中药临床药师培训教学案例 100 例

组织编写 中华中医药学会医院药学分会

主　编　唐洪梅　曹俊岭

副主编　李国辉　梅全喜　闫雪

编　者（以姓氏笔画为序）

于　蕾	马　静	王　玉	王　莹	王　爽	王　曼	王世伟
王可欣	王姿媛	王雅琦	王颖彦	方志娥	叶秋明	田　磊
丘振文	付　虹	白海玉	冯　璇	冯时茵	华国栋	刘　莹
刘　群	刘晓倩	闫　雪	阮　菲	孙　立	孙　旭	孙建宇
孙洪胜	苏芬丽	李　芹	李　翔	李　颖	李庆玉	李国辉
李学林	李春晓	李艳艳	李梦岚	杨　敏	杨文华	杨亚蕾
杨雅淋	肖望重	吴　斌	吴惠妃	利亭婷	邱雄泉	何　颖
余应嘉	邹爱英	汪小惠	汪永忠	沈夕坤	沈玉巧	宋亚娟
张　谦	张文霞	张庆业	张学顺	张彦丽	张夏兰	陈　军
陈　设	陈树和	陈晓露	林　华	欧阳荣	欧阳勇	欧阳林旗
罗　涛	罗懿妮	金惠静	郑丽丽	孟　菲	赵　娅	赵生俊
赵华叶	赵熙婷	荣春蕾	胡　兰	段晓红	姜玉凤	姚　莉
姚　媛	姚　毅	秦方序	袁　静	聂继红	索　娟	顾志荣
徐　鑫	高　山	高　越	高优恒	郭丁妮	郭宇鸽	唐洪梅
梅全喜	曹俊岭	梁　颖	梁鑫宇	董　琼	韩　赟	靳梦亚
赖潇潇	雷珍珍	蔡庆群	蔡家驹	廖小红	廖建萍	谭喜莹
熊　芬	黎　旭	薛　昀	薛春苗	鞠建峰		

人民卫生出版社

·北京·

版权所有，侵权必究！

图书在版编目（CIP）数据

中药临床药师培训教学案例 100 例 / 唐洪梅，曹俊岭
主编 . -- 北京 ：人民卫生出版社，2024.9. -- ISBN
978-7-117-36809-4

Ⅰ. R285.6

中国国家版本馆 CIP 数据核字第 2024KT9582 号

人卫智网	www.ipmph.com	医学教育、学术、考试、健康，购书智慧智能综合服务平台
人卫官网	www.pmph.com	人卫官方资讯发布平台

中药临床药师培训教学案例 100 例

Zhongyao Linchuang Yaoshi Peixun Jiaoxue Anli 100 Li

组织编写：中华中医药学会医院药学分会
主　　编：唐洪梅　曹俊岭
出版发行：人民卫生出版社（中继线 010-59780011）
地　　址：北京市朝阳区潘家园南里 19 号
邮　　编：100021
E - mail：pmph @ pmph.com
购书热线：010-59787592　010-59787584　010-65264830
印　　刷：河北宝昌佳彩印刷有限公司
经　　销：新华书店
开　　本：787 × 1092　1/16　印张：33
字　　数：824 千字
版　　次：2024 年 9 月第 1 版
印　　次：2024 年 10 月第 1 次印刷
标准书号：ISBN 978-7-117-36809-4
定　　价：98.00 元

打击盗版举报电话：010-59787491　E-mail：WQ @ pmph.com
质量问题联系电话：010-59787234　E-mail：zhiliang @ pmph.com
数字融合服务电话：4001118166　E-mail：zengzhi @ pmph.com

前　言

　　具有丰富的理论知识和扎实的临床实践能力，是成为一名优秀中药临床药师的基本要求。中药临床药师的培养是一项系统工程，而对其解决临床问题的能力培养，特别需要通过分析典型案例来进行，使其学会在实践中运用基本知识和基本技能，最终可以解决临床实际问题。中华中医药学会中药临床药师培训自 2017 年 3 月开始招生以来，截至 2024 年春季，已有培训基地 47 家，设培训专业 15 个，共培训学员 2 233 名。该培训受到了广大药师的热烈欢迎，同时也得到了行业内的广泛关注和大力支持，经过 7 年多的培训，培训模式逐步完善，培训效果日益凸显。

　　为持续提升培训质量，为中药临床药师规范化培训提供典型的教学案例，中华中医药学会医院药学分会在曹俊岭主任委员的带领下，组织各培训基地编写形成了这本《中药临床药师培训教学案例 100 例》。本书的出版可为提升医院药学服务、加强住院医师规范化培训、提升药师专业能力等提供教学素材，也可为中药临床药师对患者用药的规范化管理和监护提供参考。

　　本书包括肺病、心血管疾病、脑病等 11 个专科的共 100 份案例，每份案例包括病例资料、诊疗过程、存在问题、分析及药学监护，以及可溯源的参考文献。这些案例均是在实践过程中积累的用药经验和教学考核病例素材。本书依据医学院校教材、相关临床指南、循证医学（药学）证据等专业领域的权威参考资料进行分析编写，编委成员均为经验丰富的各培训基地的带教师资以及长期工作在一线的中药临床药师。

　　由于医学科学的不断进步，本书虽经多次、反复修改，难免有不当或疏漏之处，恳请各位读者不吝指正，以期不断完善和改进。

　　本书的编写得到了中华中医药学会医院药学分会和各培训基地同仁的大力支持，在此致以诚挚的谢意！

编　者

2024 年 6 月

检验指标缩略语表

英文缩写	中文名称	英文缩写	中文名称
24h UPRO	24 小时尿蛋白	CK	肌酸激酶
α_1-MG	α_1- 微球蛋白	CK-MB	肌酸激酶同工酶
β_2-MG	β_2- 微球蛋白	CO_2CP	二氧化碳结合力
β-OHB	β- 羟基丁酸	C-P	C 肽
A/G	白蛋白 / 球蛋白	CPK	肌酸磷酸激酶
ACR	尿微量白蛋白 / 尿肌酐	Cr	肌酐
ADA	腺苷脱氨酶	CRP	C 反应蛋白
ALB	白蛋白	cTnI	肌钙蛋白 I
ALP	碱性磷酸酶	cTnT	肌钙蛋白 T
ALT	谷丙转氨酶	CysC	半胱氨酸蛋白酶抑制剂 C
AMY	血清淀粉酶	DBIL	直接胆红素
ANA	抗核抗体	D-Dimer	D- 二聚体
anti-GBM	抗肾小球基底膜	E_2	雌二醇
anti-HBcⅡ	乙肝病毒核心抗体	eGFR	肾小球滤过率
anti-PLA2R	抗磷脂酶 A_2 受体抗体	EOS	嗜酸性粒细胞
anti-Tg	甲状腺球蛋白抗体	ESR	红细胞沉降率
ApoA	载脂蛋白 A	FDP	纤维蛋白原降解产物
ApoB	载脂蛋白 B	FER	血清铁蛋白
APTT	活化部分凝血活酶时间	FIB	纤维蛋白原
AST	谷草转氨酶	FT_3	游离三碘甲腺原氨酸
BASO	嗜碱性粒细胞	FT_4	游离甲状腺素
BE	碱剩余	G	球蛋白
BLD	尿潜血	GGT	γ- 谷氨酰转移酶
BNP	B 型钠尿肽	Glu	葡萄糖
BUN	尿素	Hb	血红蛋白
C3	补体 3	HBDH	α- 羟丁酸脱氢酶
C4	补体 4	HBeAg	乙肝病毒 e 抗原
CEA	癌胚抗原	HBsAg	乙肝病毒表面抗原
CH50	总补体	HBV	乙肝病毒
CHE	胆碱酯酶	HBV-LP	乙肝表面大蛋白

英文缩写	中文名称	英文缩写	中文名称
HCG	人绒毛膜促性腺激素	PDW	血小板体积分布宽度
HCT	血细胞比容	pH	酸碱度
HCV	丙肝病毒	PLT	血小板
HCY	同型半胱氨酸	PRO	尿蛋白
HDL-C	高密度脂蛋白胆固醇	PT	凝血酶原时间
HEV	戊肝病毒	PTA	凝血酶原活动度
HLA-B27	人类白细胞抗原 B27	PTH	甲状旁腺激素
hs-CRP	超敏 C 反应蛋白	RBC	红细胞
IBIL	间接胆红素	RDW-CV	红细胞分布宽度
IG	未成熟粒细胞（血分析）	RET	网织红细胞
IgA	免疫球蛋白 A	SAA	血清淀粉样蛋白 A
IgG	免疫球蛋白 G	SaO_2	动脉血氧饱和度
IgM	免疫球蛋白 M	SBC	标准碳酸氢根浓度
IL-6	白细胞介素 6	SBE	标准碱剩余
INR	国际标准化比值	SFe	血清铁
Insulin	胰岛素	$TaCO_2$	动脉血总二氧化碳
KET	尿酮体	TAT	凝血酶 - 抗凝血酶复合物
LDH	乳酸脱氢酶	TBA	总胆汁酸
LDL-C	低密度脂蛋白胆固醇	TBIL	总胆红素
LEU	白细胞（酯酶法）	TC	总胆固醇
LPS	脂肪酶	TF	血清转铁蛋白
LY	淋巴细胞	TG	甘油三酯
mALB	微量白蛋白	TgAb	甲状腺球蛋白抗体
MCH	平均 RBC 血红蛋白含量	tHb	总血红蛋白浓度
MCHC	平均 RBC 血红蛋白浓度	TP	总蛋白
MCV	红细胞平均体积	TPOAb	甲状腺过氧化物酶抗体
MONO	单核细胞	TRAb	促甲状腺激素受体抗体
MPV	血小板平均体积	TropI	超敏肌钙蛋白 I
MYO	肌红蛋白	TS	转铁蛋白饱和度
NEUT	中性粒细胞	TSH	促甲状腺激素
NIT	亚硝酸盐	TT	凝血酶时间
NSE	神经元特异性烯醇化酶	TT_3	三碘甲腺原氨酸
NT-proBNP	N 末端脑钠肽前体	TT_4	甲状腺素
P	孕酮	UA	尿酸
PAB	前白蛋白	UF	白细胞（沉渣法）
$PaCO_2$	二氧化碳分压	UREA	尿素
PaO_2	氧分压	VMA	尿香草苦杏仁酸
PaO_2/FiO_2	动脉血氧合指数	WBC	白细胞
PCT	降钙素原	YLC	类酵母菌
PCT	血小板压积（血分析）		

目　　录

二、心血管疾病科案例

三、脑病科案例

四、脾胃病科案例

五、肾病科案例

六、内分泌疾病科案例

一、肺病科案例

案例1 风温肺热（肺病感染合并2型糖尿病）

（一）病例资料

患者，男，93岁，身高160cm，体重48kg，体重指数18.75kg/m²。

主诉： 发热气促1周。

现病史： 患者于1周前无明显诱因出现发热，测体温37.6℃，伴咳嗽咳痰，气促，活动后明显，休息可缓解，服小柴胡颗粒后热退至正常，10月28日再发热，热峰39℃，无寒战，于社区医院治疗后热退。后再次发热时服退热药及物理退热处理后热可退，但未能退至正常。今早气促明显，由急诊以"肺部感染"收入呼吸科。入院症见：精神差，不能言语，咳嗽，咳痰，痰黄难咳出，伴流黄稠涕，喘息，未闻及呻吟及其他异常声响及气味，纳眠一般，大便正常，小便少。脉浮弦。

既往史： 脑梗死病史10余年，遗留右侧肢体偏瘫，语言不利；高血压病史10余年，收缩压最高180mmHg，平素服用苯磺酸左氨氯地平片5mg q.d.，诉血压控制可；糖尿病史10余年，平素服用二甲双胍片1g q.d.，诉血糖控制尚可。

个人史、家族史、过敏史： 无特殊。

体格检查： T 37.4℃，R 24次/min，P 80次/min，BP 150/89mmHg。胸廓对称无畸形，呼吸促，叩诊清音，呼吸规整，双肺呼吸音粗，双侧肺闻及散在干啰音。心率80次/min，心律齐。

中医四诊： 患者面色淡白，精神疲倦，喘息，言语不利，咳嗽，咳痰，痰黄难咳出，伴流黄稠涕，未闻及呻吟及其他异常声响及气味，舌红，苔薄黄，脉浮弦。

辅助检查：

10月30日肺部CT：①肺气肿，双肺感染，部分肺间质纤维变，右上肺尖段及后段为著；②纵隔淋巴结稍大，主动脉及冠状动脉硬化，双侧胸膜稍增厚。

入院诊断：

中医诊断： 风温肺热（邪犯肺卫证）。

西医诊断： ①肺部感染；②高血压病3级（极高危）；③2型糖尿病；④脑梗死后遗症。

(二)诊疗过程

初始治疗药物(10月31日)

药品名称	剂量	用法
注射用头孢哌酮钠舒巴坦钠(2:1)	3g	i.v.gtt. q.8h.
0.9%氯化钠注射液	100ml	
热毒宁注射剂	20ml	i.v.gtt. q.d.
0.9%氯化钠注射液	250ml	
盐酸氨溴索注射液	60mg	i.v.gtt. q.d.
0.9%氯化钠注射液	100ml	
多索茶碱注射液	0.2g	i.v.gtt. q.d.
0.9%氯化钠注射液	100ml	
吸入用布地奈德混悬液	2ml	雾化 t.i.d.
0.9%氯化钠注射液	2ml	
盐酸二甲双胍片	2g	鼻饲 q.d.

10月31日(D2)

咳嗽咳痰,痰黄难咳出,伴流黄稠涕,气促,活动后加重,休息可缓解,纳眠一般,小便少。家属诉患者今日未大便。体格检查:T 36.8℃,P 86次/min,R 23次/min,BP 125/85mmHg。肺部听诊同前。舌红,苔薄黄,脉浮弦。

辅助检查:

血糖:昨晚11.4mmol/L(22:00);今早5.6mmol/L(5:51)。

血常规:WBC 6.35×10^9/L,NEUT% 61.1%,EOS 0.53×10^9/L。

PCT:2.27ng/ml。

凝血四项:FIB 5.51g/L,D-Dimer 5.01mg/L。

生化全套:UA 495μmol/L,ALB 36.4g/L,Fe 7.3μmol/L,TF 1.53g/L,GA 19.5%,Cr 103μmol/L,eGFR 29.52ml/min,HbA1c 6.5%。

相关抗原七项:CA125 60.74U/ml。

(1-3)-β-D 葡聚糖(G试验):90.19pg/ml。

肺炎支原体血清学试验、真菌涂片检查、结核菌涂片检查、结核分枝杆菌DNA定量检测、感染四项、呼吸道病原体IgM八联检、咽拭子流感抗原A+B检测、登革热病毒血清学三项、心电图均无明显异常。

药物治疗调整:

加用:吸入用乙酰半胱氨酸溶液0.3g+0.9% NS 3ml 雾化 t.i.d.。

厄贝沙坦片75mg 鼻饲 q.d.。

肠内营养混悬液(SP)500ml 鼻饲 q.d.。

枸橼酸莫沙必利分散片5mg 鼻饲 t.i.d.。

调整:盐酸二甲双胍片由2g鼻饲q.d.调整为0.5g鼻饲t.i.d.。

加用中药方剂①：

中药方剂①				用法用量
金银花 15g	连翘 15g	桔梗 15g	牛蒡子 10g	
苦杏仁 10g	北柴胡 15g	黄芩 15g	川贝母 10g	水煎至婴儿量 早晚鼻饲
桑白皮 15g	石菖蒲 10g	薏苡仁 30g	炙甘草 6g	
大黄 5g^{（后下）}				

11月1日（D3）

患者偶咳嗽咳痰，痰黄难咳出，伴流黄稠涕，睡眠可，饮食可，小便正常，家属代诉：2天未排大便。体格检查：T 36.7℃，R 15次/min，P 80次/min，BP 154/85mmHg。肺部听诊同前。舌红，苔薄黄，脉浮弦。

辅助检查：

结核感染T细胞γ-干扰素释放试验：阴性。

血糖：昨晚 5.6mmol/L（22:00），今早 10.6mmol/L（7:00）。

药物治疗调整：

停用：吸入用布地奈德混悬液；热毒宁注射剂；盐酸二甲双胍片。

加用：格列美脲片 2mg 鼻饲 q.d.；乳果糖口服溶液 30ml 鼻饲 q.d.。

11月3日（D5）

患者偶咳嗽咳痰，痰黏难咯，色白稍黄，睡眠可，饮食可，小便正常，家属代诉：昨日解稀烂大便 1次。体格检查：T 36.6℃，R 16次/min，P 82次/min，BP 115/69mmHg。余同前。舌红苔黄，脉浮弦。

辅助检查：

血糖：昨日 7.9mmol/L（7:00），5.8mmol/L（11:00），5.4mmol/L（17:00），4.4mmol/L（22:00）；今日 5.2mmol/L（7:00）。

痰细菌培养+鉴定：有致病菌或条件致病菌生长。

大便检查三项：无异常。

药物治疗调整：

加用：注射用艾司奥美拉唑钠 40mg + 0.9% NS 10ml i.v. st。

11月4日（D6）

患者咳嗽咳痰，痰黏难咯，色白。家属代诉：昨日解稀烂大便 3次，今日亦排稀烂水样便。体格检查：T 36.5℃，R 17次/min，P 78次/min，BP 105/69mmHg。舌淡红，苔白，脉浮弦，其余大致同前。

辅助检查：

血常规：WBC 9.58×10^9/L，NEUT% 78.7%，Hb 99g/L。

生化八项：K 3.42mmol/L，Glu 2.52mmol/L。

血糖：昨晚 3.8mmol/L（22:00），今早 3.0mmol/L（7:00）。

大便检查三项：无异常。

痰结核菌涂片检查：未发现抗酸杆菌。

胸片：考虑肺气肿，双肺感染，部分肺间质纤维变。心影稍大，主动脉硬化。

纤维支气管镜检查：患者双侧中鼻道见息肉样新生物阻塞，中鼻道见脓性分泌物引流，声门活跃，闭合良好，支气通畅，气管下段及左主支气管见大量白色黏稠分泌物，右主支气管见少量白色黏稠分泌物，黏膜充血水肿，触之易出血。

药物治疗调整：

调整：盐酸氨溴索注射液由 60mg i.v.gtt. q.d. 调整为 90mg i.v.gtt. q.d.。

注射用头孢哌酮钠舒巴坦钠（2：1）由 3g i.v.gtt. q.8h. 调整为 3g i.v.gtt. q.12h.。

肠内营养混悬液（SP）由 1 瓶 i.v.gtt. q.d. 调整为 1 瓶 i.v.gtt. b.i.d.。

加用：盐酸洛哌丁胺胶囊 4mg 鼻饲 once。

盐酸小檗碱片 0.3g 鼻饲 once。

10% 葡萄糖注射液 100ml i.v.gtt. once。

5% 葡萄糖注射液 100ml i.v.gtt. once。

10% 葡萄糖注射液 250ml i.v.gtt. once。

停用：枸橼酸莫沙必利分散片；格列美脲片。

11 月 5 日（D7）

患者偶咳嗽，痰多、色白、黏稠，气促，睡眠可，小便量少，患者仍旧排水样大便。体格检查：T 36.6℃，R 17 次 /min，P 78 次 /min，BP 134/76mmHg。留置胃管通畅，余同前。舌淡红，苔黄，脉浮弦。

辅助检查：

肺泡灌洗液真菌涂片检查：未发现真菌。

血糖：昨晚 7.9mmol/L（22:00），今早 8.1mmol/L（7:00）。

11 月 6 日（D8）

患者咳嗽好转，痰白量多稠腻，气促好转，今日腹泻状况仍未好转。家属诉患者昨日排黑色水样大便 3 次。体格检查：T 36.7℃，R 19 次 /min，P 79 次 /min，BP 155/88mmHg。余同前。舌淡红，苔黄，脉浮弦。

辅助检查：

痰肺泡灌洗液真菌涂片检查：未发现真菌。

血糖：昨晚 14.8mmol/L（22:00），今早 14.4mmol/L（7:00）。

药物治疗调整：

停用：肠内营养混悬液（SP）。

加用：阿卡波糖 50mg 鼻饲 t.i.d.。

复方氨基酸注射液（18AA）250ml i.v.gtt. q.d.。

肠内营养混悬液（TPF）500ml i.v.gtt. b.i.d.。

10% 氯化钾溶液 30ml 鼻饲 once。

11 月 7 日（D9）

患者咳白色腻稠痰，量多。患者家属代诉：患者昨日排稀烂大便 6 次。余无特殊。体格检查：T 36.5℃，R 17 次 /min，P 74 次 /min，BP 120/71mmHg。余同前。舌淡，苔白腻，脉虚缓。

辅助检查：

11 月 4 日送检肺泡灌洗液真菌培养鉴定＋药敏试验：白色假丝酵母菌。

血糖：昨晚 11.3mmol/L（22:00），今早 10mmol/L（7:00）。

药物治疗调整：

加用：10% 氯化钾溶液 30ml 鼻饲 once。

中药方剂①调整为中药方剂②：

中药方剂②				用法用量
熟党参 15g	白术 15g	茯苓 15g	炒白扁豆 10g	水煎至婴儿量，早晚鼻饲
蒸陈皮 6g	山药 30g	莲子 15g	薏苡仁 30g	
黑枣 10g	桔梗 10g	炙甘草 6g		

11 月 9 日（D11）

患者咳白色腻稠痰，量较前少，呼吸稍促。家属诉患者今日排水样大便 1 次，量少。余无特殊。体格检查：T 36.4℃，R 17 次 /min，P 68 次 /min，BP 134/69mmHg，留置胃管通畅。肺部听诊痰鸣音较前减轻。舌淡，苔白腻，脉虚缓。

辅助检查：

血糖：昨晚 10.2mmol/L（22:00），今早 10.1mmol/L（7:00）。

11 月 11 日（D13）

患者痰量较前减少，色白，气促情况较前改善，睡眠可，小便正常，患者家属代诉：昨日排 4 次糊状大便。体格检查：T 36.4℃，R 17 次 /min，P 66 次 /min，BP 125/61mmHg。留置胃管通畅，肺部听诊啰音较前减轻。舌淡，苔白腻，脉虚缓。

辅助检查：

血糖：昨晚 8.7mmol/L（22:00），今早 8.2mmol/L（7:00）。

药物治疗调整：

盐酸小檗碱片 0.3g 鼻饲 b.i.d.。

中药方剂③：中药方剂②加太子参 30g、麸炒枳壳 10g，水煎至婴儿量，早晚鼻饲。

11 月 12 日（D14）

患者咳嗽咳痰较前改善，痰白量较前减少，睡眠可，饮食可，小便正常，患者家属代诉：大便可。体格检查：T 36.5℃，R 20 次 /min，P 75 次 /min，BP 136/75mmHg。呼吸促，双肺呼吸音粗，双侧肺闻及散在干啰音。舌淡，苔白腻，脉虚缓。患者病情好转，予以办理出院。

辅助检查：

血常规：WBC 7.33×10^9/L，NEUT% 63.8%，EOS% 12.2%，Hb 89g/L。

PCT 0.08ng/ml。D-Dimer 2.66mg/L。

血糖：昨晚 8.2mmol/L（22:00），今早 8.7mmol/L（7:00）。

出院诊断：

中医诊断：风温肺热（邪犯肺卫证）。

西医诊断：①吸入性肺炎；②高血压病 3 级（极高危组）；③2 型糖尿病；④脑梗死后遗症。

出院带药：

药品名称	剂量	用法	天数
左氧氟沙星片	0.5g	p.o. q.d.	7d
盐酸氨溴索片	30mg	p.o. t.i.d.	7d
茶碱缓释片	0.1g	p.o. b.i.d.	7d
阿卡波糖片	50mg	p.o. t.i.d.	7d
厄贝沙坦片	75mg	p.o. q.d.	7d

（三）存在问题

1. 降血糖方案不合理。

2. 中药方剂的使用欠合理。

3. 抗感染方案欠合理。

（四）分析及药学监护

1. 降血糖方案分析

（1）《二甲双胍临床应用专家共识（2018 年版）》中指出中度（3b 级）和严重肾衰竭或肾功能不全［CrCl < 45ml/min 或 eGFR < 45ml/（min·1.73m^2）］属于二甲双胍的禁忌证。盐酸二甲双胍片的药品说明书中也指出严重肾功能不全患者禁用该药。该患者 10 月 31 日生化全套提示 eGFR 29.52ml/min，因此二甲双胍的使用存在禁忌。

（2）二甲双胍可引起恶心、呕吐、腹泻、食欲不振等胃肠道反应，为避免这些不良反应，使患者更好耐受，每日用量超过 2g 时，一般建议患者随三餐分次服用。患者刚入院时，予以 2g, q.d. 的用法不适宜。

（3）在停用二甲双胍后，医生予以格列美脲片 2mg, q.d. 降血糖。《磺脲类药物临床应用专家共识（2016 年版）》中指出，格列美脲在 eGFR < 45ml/min 的患者中是禁用的。因此，对于该患者予以格列美脲片是不合理的。

2. 中药方剂使用分析

（1）该患者 93 岁高龄，因调摄不慎，感受外邪，邪犯卫表，卫表不和，肺失清肃，咳嗽咯黄痰，肺热内蒸，蒸液成痰见痰黏而稠，难咳出，舌红，苔薄黄，脉浮弦，中医诊断为风温肺热，邪犯肺卫。10 月 31 日予以银翘散加减以辛凉透表、清热解毒，选方合理。

（2）银翘散出自吴瑭的《温病条辨》，既遵《黄帝内经》"风淫于内，治以辛凉，佐以苦甘……热淫于内，治以咸寒，佐以甘苦"之旨，又宗喻昌"芳香逐秽"之说，共成辛凉透表，芳香辟秽，清解解毒之剂。方中金银花、连翘以清热宣肺透邪；牛蒡子、桔梗、甘草清宣肺气、疏风泄热以利咽止咳；柴胡、黄芩清解郁结之热，疏肝行气；川贝母、苦杏仁化痰止咳平喘；桑白皮清泄肺热；石菖蒲豁痰开窍；薏苡仁利湿排脓；因患者近两日未大便，在苦杏仁润肠通便基础上加用大黄泄热通便，组方合理。

（3）11 月 2 日患者大便已解。方中大黄泻下作用峻烈，气味重浊，直达下焦，此时应停用。11 月 3 日患者出现腹泻症状，原方依旧继续使用。11 月 4 日舌淡红，苔白，脉浮弦，此时患者热证已不明显，原方仍未停用。患者 11 月 4—5 日每日大便 3 次，11 月 6 日腹泻次数增加至 6 次，中药引起腹泻的可能性较大。该患者存在停药、换方不及时的问题。

3. 抗感染方案分析

（1）头孢哌酮钠舒巴坦钠使用剂量不合理。舒巴坦的药物总清除率与肌酐清除率密切相关。该患者年龄、体重、Cr，使用 Cockcroft-Gault 公式计算肌酐清除率为 26.9ml/min，说明书推荐肌酐清除率为 15～30ml/min 的患者每日舒巴坦的最高使用剂量为 2g。而该患者每日输注的舒巴坦日剂量为 3g，可能会造成舒巴坦在体内蓄积，增加不良反应的发生的概率。

（2）左氧氟沙星为浓度依赖性药物，主要以原型由尿排出体外，如果存在肾功能不全，可能会使左氧氟沙星的清除率下降。当患者肌酐清除率 ＜50ml/min 时，需调整给药剂量。患者肌酐清除率为 26.9ml/min，说明书中对肌酐清除率为 20～49ml/min 的患者的推荐剂量为首剂 500mg，此后每 24 小时 250mg，而该患者的出院带药左氧氟沙星的用量为 500mg，q.d.。该用法用量有可能会导致左氧氟沙星在体内的蓄积，增加患者发生药物毒性的危险。

（3）结合患者的临床症状、实验室检查，患者入院后已无发热，咳嗽好转，痰白量少，血液分析无明显异常，PCT 为 0.08ng/ml，且抗菌药物使用 14 天，疗程已足，出院带药无须带左氧氟沙星片。

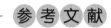

参 考 文 献

[1]　中华医学会糖尿病学分会. 中国 2 型糖尿病防治指南（2020 年版）[J]. 中华糖尿病杂志，2021，4（13）：317-411.

[2]　母义明，纪立农，宁光，等. 二甲双胍临床应用专家共识（2018 年版）[J]. 中国糖尿病杂志，2019，27（3）：161-173.

案例2 风温肺热（社区获得性肺炎）

（一）病例资料

患者，女，20岁，身高155cm，体重44kg，体重指数18.31kg/m²。

主诉：发热咳嗽2天。

现病史：缘患者2天前无明显诱因出现发热、恶寒，最高体温40℃，伴有咳嗽，咳少量白色黏痰，不易咯出，打喷嚏，咽痒，无鼻塞，无咽痛，无呼吸困难。昨日于外院就诊查血常规未见明显异常，胸片示：支气管炎。当地医师予磷酸奥司他韦胶囊、富马酸酮替芬片、布洛芬片等对症处理后，体温可降至正常，但仍有反复发热，咳嗽症状缓解不明显，遂于门诊就诊并拟"风温肺热"于2020年2月11日16:30收入呼吸内科。

既往史：否认高血压病、糖尿病病史。否认肝炎、结核等传染病史。否认重大外伤及其他手术史。

个人史、婚育史、家族史、过敏史：生于原籍，长期居住于广州，否认近期接触过新型冠状病毒感染人员，否认疫水接触史，生活起居尚规律。否认吸烟嗜酒史。未婚未育。否认家族遗传病和传染病病史。否认食物、药物过敏史。

体格检查：T 39.3℃，R 20次/min，P 120次/min，BP 134/82mmHg。患者神清，精神疲倦，咽充血，双侧扁桃体无肿大，全身浅表淋巴结未触及肿大，胸廓对称无畸形，双肺呼吸音粗，未闻及明显干湿啰音。余无异常。

中医四诊：患者发热恶寒，面红，口渴，咽痒，咳嗽咳痰不爽，痰白干黏，不易咯出，平素饮食不节，纳眠可，二便尚调。舌淡红，苔白腻，脉滑数。

辅助检查：

2月11日 血常规：WBC 4.99×10⁹/L，NEUT% 68.10%。

2月11日 血气分析：pH 7.454，$PaCO_2$ 32.6mmHg，PaO_2 88.1mmHg，PaO_2/FiO_2 419mmHg。

2月11日 其他指标：PCT 0.29ng/ml，CRP 24.33mg/L。

2月11日 胸部CT示：双肺感染性病变，非病毒感染可能性大。

入院诊断：

中医诊断：风温肺热（痰浊阻肺证）。

西医诊断：社区获得性肺炎。

（二）诊疗过程

初始治疗药物（2月11日）

药品名称	剂量	用法
注射用阿莫西林钠克拉维酸钾	1.2g	i.v.gtt. q.8h.
0.9%氯化钠注射液	100ml	
盐酸米诺环素胶囊	100mg	p.o. q.12h.

续表

药品名称	剂量	用法
喜炎平注射液	250mg	i.v.gtt. q.d.
0.9%氯化钠注射液	100ml	
复方甲氧那明胶囊	2粒	p.o. t.i.d.
羧甲司坦片	0.5g	p.o. t.i.d.
盐酸阿比多尔颗粒	0.2g	p.o. t.i.d.

2月12日（D2）

患者今晨体温37.6℃，仍有少许恶寒，咳嗽，痰色白黏稠，不易咯出，咽痒，无气促，无鼻塞咽痛，纳眠可，二便调。舌淡红，苔白腻，脉滑数。

辅助检查：

肺炎支原体/衣原体IgM抗体测定（-）。

呼吸道病毒七项检测（-）。

新型冠状病毒核酸检测（-）。

药物治疗调整：

加用：中药方剂①

中药方剂①				用法用量
金银花10g	连翘10g	板蓝根15g	柴胡15g	每日1剂，水煎至400ml 分早晚2次温服
芦根10g	薄荷5g	荆芥穗5g	砂仁10g	
广藿香15g	桑白皮10g	神曲10g	甘草10g	

2月13日（D3）

患者神清，精神稍倦，昨日有1次热峰，体温最高38℃，今晨暂无发热，体温37℃，咳嗽较前稍缓解，诉昨夜腹痛，解黄色水样便2次，余无不适。

辅助检查：

离子四项：K 3.4mmol/L，Na 129.7mmol/L。

痰涂片检查：WBC＞25个/LP，SEC＜10个/LP，WBC内未见细菌。

药物治疗调整：

停用：盐酸阿比多尔颗粒。

2月15日（D5）

患者无发热，咽痒，咳嗽较前明显缓解，痰色白黏稠，可咳出，无恶心呕吐，无腹泻腹痛，纳眠可，二便调。

辅助检查：

血常规：WBC 4.16×10⁹/L，NEUT% 38.3%。

离子四项：K 3.8mmol/L，Na 137.9mmol/L。

其他指标：PCT 0.23ng/ml，CRP 9.80mg/L。

胸部CT：双肺感染性病变，病灶较前吸收消散。

药物治疗调整：

中药方剂①调整为中药方剂②：

中药方剂②				用法用量
桑叶 10g	菊花 10g	百部 15g	紫苏叶 10g	
苦杏仁 10g	板蓝根 10g	枇杷叶 10g	川贝母 3g	每日 1 剂，水煎至 400ml
砂仁 5g	蒸陈皮 5g	广藿香 10g	木蝴蝶 5g	分早晚 2 次温服
薄荷 5g	甘草 10g			

2月17日（D7）

患者咳嗽咳痰较前减轻，症状明显好转，无腹泻腹痛，住院期间 3 次非同日新型冠状病毒核酸检测阴性，予以出院。

出院诊断：

中医诊断： 风温肺热（痰浊阻肺证）。

西医诊断： 社区获得性肺炎。

出院带药：

药品名称	剂量	用法	天数
莫西沙星片	0.4g	p.o. q.d.	6d
羧甲司坦片	0.5g	p.o. t.i.d.	6d

（三）存在问题

1. 初始抗感染方案不合理。

2. 患者腹痛腹泻与药物使用相关。

3. 盐酸阿比多尔颗粒与中药存在潜在相互作用。

4. 中药方剂①、②中芳香类中药未注明"后下"。

（四）分析及药学监护

1. 初始抗感染用药方案评价

（1）患者社区发病，发热，体温 >37.3℃，出现咳嗽、咳痰等呼吸道症状，以及胸部 CT 提示双肺感染性病变，根据《中国成人社区获得性肺炎诊断和治疗指南（2016 年版）》，需要住院治疗但无基础疾病青壮年的社区获得性肺炎（CAP）患者，常见的病原菌为：肺炎链球菌、流感嗜血杆菌、卡他莫拉菌、金黄色葡萄球菌、肺炎支原体、肺炎衣原体、流感病毒、腺病毒、其他呼吸道病毒等。初始经验性抗感染药物推荐：①青霉素类 / 酶抑制剂复合物；②第二或第三代头孢菌素或其酶抑制剂复合物、头霉素、氧头孢烯类、厄他培南等碳青霉烯类；③上述药物单用或者联合大环内酯类；④呼吸喹诺酮类。

（2）该患者近两年无住院史、未使用过激素类药物，可暂不予考虑铜绿假单胞菌感染，使用青霉素类 / 酶抑制剂复合物阿莫西林克拉维酸钾，可覆盖常见社区获得性感染细菌如链球菌、葡萄球菌、流感嗜血杆菌等；患者外周血白细胞计数 <10×10⁹/L，不排除非典型病原菌感染，联合盐酸米诺环素可覆盖肺炎支原体、肺炎衣原体等非典型病原菌，扩大了病原菌覆盖面。

（3）盐酸米诺环素说明书使用方法为首次剂量0.2g，以后每12小时或24小时服用0.1g。该患者初始治疗方案即使用米诺环素0.1g q.12h.，使用方法不合理，首剂需负荷剂量使用。

（4）患者体温正常＞72小时，实验室检查指标下降，影像学检查提示肺部病灶有所吸收，无伴发其他疾病，治疗疗程未足10～14天，需出院继续用药治疗。莫西沙星为呼吸喹诺酮类，使用0.4g q.d.即可达到有效的治疗浓度，可覆盖常见社区获得性感染细菌以及非典型病原菌，可较好地序贯原住院用药方案，治疗疗程合理，若患者入院初始抗感染方案予以莫西沙星进行治疗则更为合适。

2. 患者腹痛腹泻情况与药物相关性的评价

（1）患者入院后出现腹痛腹泻情况，排除饮食因素后，需考虑是否因药物所致的不良反应。

（2）患者发生腹泻前使用了注射用阿莫西林钠克拉维酸钾、盐酸阿比多尔颗粒、复方甲氧那明胶囊、羧甲司坦片，查阅以上药品说明书均有胃肠道副作用，其中盐酸阿比多尔颗粒出现腹泻的不良反应较为常见。

（3）患者新型冠状病毒核酸检测为阴性，无发热乏力，两周内亦未接触过新型冠状病毒感染人员，暂可排除新型冠状病毒感染，予暂停使用盐酸阿比多尔颗粒后，未出现腹痛腹泻情况，也无呼吸道症状加重、发热等表现。根据药品不良反应关联性评价分析，盐酸阿比多尔颗粒很可能导致患者出现腹痛腹泻的不良反应。

（4）患者出现腹泻后查电解质发现K、Na离子稍偏低，可予口服补液盐或嘱患者多进食新鲜蔬菜、水果，同时需监护患者有无出现心悸、乏力等情况，以及定期监测电解质变化。

3. 盐酸阿比多尔颗粒与中药潜在相互作用的分析

（1）阿比多尔平均血浆蛋白结合率为89.2%～91.6%，临床联合用药时，应谨防与其他药物竞争结合血浆蛋白，导致药物浓度异常升高，出现药效增强甚至药物不良反应的发生。细胞色素P450酶（CYP450）3A4是参与阿比多尔代谢的主要亚型，表明阿比多尔和CYP3A4抑制剂和诱导剂之间可能存在药物相互作用。

（2）中药方剂①中所使用的桑白皮、甘草可能与阿比多尔存在潜在药物相互作用。有研究提示，桑色素是桑白皮中的黄酮类成分，桑色素是外排蛋白的底物，在多种细胞系上有不同程度的抑制外排蛋白、抑制细胞色素P450酶CYP1A2、CYP1A1、CYP2C8、CYP3A4亚型的作用；甘草中具有多种药理活性的主要生物活性成分甘草醇A对CYP3A4为竞争性抑制。因此桑色素、甘草醇A可能会与阿比多尔存在潜在药物相互作用，影响阿比多尔生物利用度及代谢。

（3）有研究表明喜炎平注射液（主要成分穿心莲内酯总磺化物）对CYP3A4、CYP2E1有较强的抑制作用，因此喜炎平注射液也可能会影响阿比多尔代谢。

4. 中药方剂①、②的分析与煎煮方式

（1）中药方剂①为银翘散加减，中药方剂②为桑菊饮加减。

（2）银翘散出自《温病条辨》（清·吴瑭），为"辛凉平剂"，功效辛凉透表，清热解毒。患者入院初主要临床表现为发热，恶寒，咳嗽，咽痒，舌红，苔白腻，脉滑数。患者以发热、咳嗽、痰难咳出为主要表现，在该方基础上加了柴胡、板蓝根清热，砂仁、陈皮理气健脾，广藿香芳香化浊，神曲消食健胃。

（3）经治疗后，患者无发热、咳嗽咳痰减轻，予换方桑菊饮，该方同出自《温病条辨》（清·吴瑭），为"辛凉轻剂"，功效辛凉解表，疏风清热，宣肺止咳。主治风温初起，咳嗽，身热不甚,口微渴,苔薄白,脉浮数者。在该方以及前方基础上加了紫苏叶解表、行气和胃,川贝母、百部润肺化痰止咳,木蝴蝶清肺利咽等。

（4）患者中医临床症状以表证为主,用药多为辛散之品,煎煮时需注意无须久煎,其中薄荷、砂仁、广藿香、荆芥穗应注明"后下",即在其他药武火煮沸,文火煎 15 分钟后,停火前的 5～10 分钟时再将其纳入,煎沸 5～10 分钟即可。

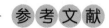

参 考 文 献

[1] 中华医学会呼吸病学分会. 中国成人社区获得性肺炎诊断和治疗指南（2016 年版）[J]. 中华结核和呼吸杂志,2016,39（4）:253-279.

[2] 余学庆,谢洋,李建生. 社区获得性肺炎中医诊疗指南（2018 修订版）[J]. 中医杂志,2019,60（4）:350-360.

[3] 国家卫生健康委合理用药专家委员会. 国家抗微生物治疗指南 [M]. 3 版. 北京:人民卫生出版社,2023.

[4] 景王慧,吴文进,燕茹,等. 归肺经中药桑白皮的化学、药理与药代动力学研究进展 [J]. 世界中医药,2014,9（1）:109-112.

[5] 谢又佳,梁虹艺,林伟斌,等. 中西医结合治疗新型冠状病毒肺炎中潜在药物相互作用途径 [J]. 实用医学杂志,2020,36（7）:842-848.

案例3 风温肺热(社区获得性肺炎)

(一)病例资料

患者,女,15岁,身高169cm,体重47kg,体重指数16.46kg/m²。

主诉: 发热间作5天。

现病史: 5月15日患者无明显诱因出现发热,自测体温39.2℃,伴有咳嗽、咳痰,乏力、头痛、头晕,遂就诊于社区门诊,给予头孢类抗菌药物(具体药品名称、用法用量不详)静脉滴注1天,效果不佳,患者家属要求更换药物,于5月16日给予注射用头孢哌酮钠舒巴坦钠3g,一日1次,静脉滴注,治疗4日,发热较前好转,但咳嗽缓解不明显;今日再次出现发热,自测体温39℃,就诊于××第一人民医院,胸片示:左侧肋膈角变钝。故由急诊以"肺炎"收住入院。入院症见:患者神志清,精神欠振,发热,测体温39.2℃,微恶风寒,咽痛咳嗽,痰少而黄,偶有头痛、口干欲饮,无咯血、盗汗,无胸闷、胸痛,无恶心、呕吐,无腹痛、腹泻,无皮疹,无关节疼痛,无尿频、尿急、尿痛,乏力明显,饮食及睡眠差,二便正常,近期体重未见明显变化。

既往史: 平素健康状况一般,否认高血压、糖尿病、冠心病等慢性病史,否认肝炎、肺结核、伤寒等传染病史,否认地方病,否认职业病,预防接种史不详,否认输血史,否认外伤、中毒史。

个人史、婚育史、家族史、过敏史: 无烟酒等不良嗜好。未婚。否认家族遗传病和传染病病史。海鲜(虾)过敏,过敏表现为皮疹,呼吸困难;否认药物过敏史。

体格检查: T 39.2℃, R 21次/min, P 32次/min, BP 101/71mmHg。患者神清,精神疲倦。胸廓对称无畸形,叩诊呈清音,双肺呼吸音粗,双肺闻及少许湿啰音,心界无扩大,心律齐。余无特殊。

中医四诊: 患者面色淡白,精神疲倦,对答切题,语声低微无力,发热、乏力明显,微恶风寒,咳嗽、痰少色黄,无汗,口干欲饮,饮食睡眠差,二便正常。舌尖红,苔薄黄,脉浮数。

辅助检查:

5月20日 全血细胞分析+CRP: WBC 10.21×10⁹/L, NEUT% 73.8%, LY% 16.10%, MONO 0.74×10⁹/L, NEUT 7.54×10⁹/L, CRP 11.2mg/L。

5月20日 降钙素原+白介素6: PCT 0.08ng/ml, IL-6 32.07pg/ml。

5月20日 凝血四项: PT 14.2秒, APTT 41.6秒,纤维蛋白原5.27g/L, D-二聚体0.54μg/ml。

5月20日 肝功能、肾功能未见明显异常。

5月20日 电解质: Na 134.50mmol/L,其余离子未见明显异常。

5月20日 胸片示(外院):左侧肋膈角变钝;肺部CT示:肺部多叶多灶感染。

入院诊断:

中医诊断: 风温肺热病(风热犯肺证)。

西医诊断: 社区获得性肺炎(非重症)。

（二）诊疗过程
初始治疗药物（5月20日）

药品名称	剂量	用法
注射用头孢哌酮钠舒巴坦钠	3g	i.v.gtt. q.8h.
0.9% 氯化钠注射液	100ml	
阿奇霉素胶囊	2粒（0.5g）	p.o. q.d.
复方甲氧那明胶囊	2粒	p.o. t.i.d.
磷酸奥司他韦胶囊	1粒（75mg）	p.o. b.i.d.
苏黄止咳胶囊	3粒	p.o. t.i.d.
吸入用布地奈德混悬液	2mg	雾化吸入 b.i.d.
吸入用异丙托溴铵溶液	500μg	

5月21日（D2）

患者昨日下午至今日凌晨体温波动于 36.3～37.8℃ 之间，12:00 体温高达 38.2℃，咳嗽咳痰，痰少色黄，咽痛明显，偶有头痛、口干欲饮，无汗出，饮食睡眠可，查体：胸廓对称，双侧语颤对称，叩诊呈清音，双肺呼吸音粗，双肺闻及少许湿啰音，心界无扩大，心律齐，各瓣膜听诊区未闻及病理性杂音，腹软，全腹无压痛，肝脾肋下未触及，各输尿管点无压痛，双肾区无叩击痛，双下肢无水肿。舌尖红，苔薄黄，脉浮数。

辅助检查：

病毒五项＋肺炎三项：肺炎支原体抗体 IgM 阳性（＋），风疹病毒 IgG 17.9AU/ml，EB病毒 IgG 285U/ml，肺炎衣原体抗体 IgM 及军团菌抗体 IgM 均阴性。

尿液分析＋尿沉渣：WBC 56.9 个/μl，RBC 45.50 个/μl，比重 1.034。

红细胞沉降率：ESR 48mm/h。

尿培养、粪便常规＋隐血、便培养均未见明显异常。

药物治疗调整：

加用中药方剂：

中药方剂①				用法用量
金银花 20g	青翘 15g	淡竹叶 9g	荆芥 9g	每日 1 剂水煎至 400ml 分早晚 2 次温服
淡豆豉 9g	桔梗 9g	薄荷 9g	炒牛蒡子 15g	
芦根 20g	川贝母 3g	前胡 6g	炒苦杏仁 9g	
麻黄 9g	炙甘草 9g			

5月22日（D3）

患者神清，精神欠振，仍有发热，最高体温 38.5℃，咳嗽咳痰，自行服用布洛芬退热，用药后体温恢复正常。余大致同前。

药物治疗调整： 加用孟鲁司特钠片 10mg/次，1 次/晚。

5月23日（D4）

患者神志清，精神欠振，自行服用布洛芬退热后至今还未再发热，体温均正常。恶寒、乏力较前明显缓解，但仍有咳嗽、咳痰，痰少色黄，易咳出；咽痛明显，小便色黄，口干，饮食及睡眠正常。查体：T 36.5℃，R 20 次 /min，P 96 次 /min，胸廓对称，双侧语颤对称，叩诊呈清音，双肺呼吸音粗，双肺湿啰音较前减弱，心界无扩大，心律齐，各瓣膜听诊区未闻及病理性杂音，腹软，全腹无压痛，肝脾肋下未触及，各输尿管点无压痛，双肾区无叩击痛，双下肢无水肿。

药物治疗调整：

停用：磷酸奥司他韦胶囊。

5 月 25 日（D6）

患者神志清，精神尚可，间断发热，仍有咳嗽、咳痰，痰量少色微黄，小便色黄，但较前色变浅，头痛、咽痛、口干较前缓解，饮食及睡眠可。查体：T 36.8℃，R 20 次 /min，P 85 次 /min。

药物治疗调整：

停用：中药方剂。

5 月 26 日（D7）

患者神志清，精神佳，体温恢复正常，咳嗽、咳痰较前缓解，饮食及睡眠可，二便正常。查体：T 36.6℃，R 20 次 /min，P 87 次 /min，BP 121/78mmHg。查体：神清，无气促，发绀不明显，两肺未闻及湿啰音，腹平软，全腹无压痛。患者病情好转，予以办理出院。

药物治疗调整：

停用：注射用头孢哌酮舒巴坦、阿奇霉素胶囊、吸入用布地奈德混悬液、吸入用异丙托溴铵溶液、复方甲氧那明胶囊、苏黄止咳胶囊。

出院诊断：

中医诊断：风温肺热病（风热犯肺证）。

西医诊断：社区获得性肺炎（非重症）。

出院带药：

药品名称	剂量	用法	天数
福多司坦胶囊	2 粒	p.o. t.i.d.	4d
中药膏方	1 勺	p.o. b.i.d.	30d

住院期间主要辅助检查结果及体温见表 3-1 和表 3-2。

表 3-1　住院期间主要辅助检查结果

项目		日期	
		5 月 20 日	5 月 21 日
血常规	WBC/($\times 10^9 \cdot L^{-1}$)	10.21	—
	NEUT/%	73.8	—
	NEUT/($\times 10^9 \cdot L^{-1}$)	7.54	—
PCT/($ng \cdot ml^{-1}$)		0.08	—
IL-6/($pg \cdot ml^{-1}$)		32.07	—
CRP/($mg \cdot L^{-1}$)		11.2	—
肺炎三项（肺炎支原体抗体）		—	阳性（+）
ESR/($mm \cdot h^{-1}$)		—	48

表 3-2　住院期间体温　　　　　　　　　　　　单位：℃

日期	5月20日	5月21日	5月22日	5月23日	5月24日	5月25日	5月26日	5月27日
体温	39.2	38.2	38.5	36.5	37.5	36.8	37	36.6

（三）存在问题

1. 社区医院抗感染治疗不合理。

2. 入院初始抗感染方案不合理。

3. 中药方剂饮片炮制品选择及加减使用不适宜。

4. 中药方剂与中成药制剂联合使用不适宜。

5. 该患者使用孟鲁司特钠片不合理。

（四）分析及药学监护

1. 社区医院抗感染治疗的合理性分析　患者在社区门诊已使用过抗菌药物治疗，前后静脉滴注过两种头孢类抗菌药物，先静脉滴注的头孢类抗菌药物具体名称不详，静脉滴注1天效果不明显，后更换为头孢哌酮钠舒巴坦钠，静脉滴注头孢哌酮钠舒巴坦钠后发热有所好转，但咳嗽好转不明显，提示药物治疗效果不佳。具体分析如下：

（1）患者依从性欠佳，静脉滴注药物仅1天未见热势有所下降就认为治疗无效，自行要求更换药物，存在用药疗程不足的问题。经验性使用抗菌药物，也需72小时观察疗效，疗程未到，效果自然不佳。

（2）注射用头孢哌酮钠舒巴坦钠的使用（3g/次，1次/d，静脉滴注）存在用法用量不适宜的问题。头孢类抗菌药物属于时间依赖性抗菌药物，其杀菌作用主要取决于血药浓度高于细菌最低抑菌浓度的时间（即细菌的暴露时间），对于半衰期为1～2小时的头孢哌酮钠舒巴坦钠来说，一般应在24小时内给药2～3次才能达到杀菌作用。

2. 入院后初始抗感染方案分析　患者初始用药使用头孢哌酮钠舒巴坦钠联合阿奇霉素胶囊、磷酸奥司他韦胶囊抗感染，三药联合不适宜，具体分析如下：

该患者入院查血常规：WBC 10.21×10^9/L，NEUT 7.54×10^9/L；CRP 11.2mg/L；IL-6 32.07pg/ml；肺部CT提示肺部多叶多灶感染。细菌感染的可能性大，初始用药选择奥司他韦胶囊属于无指征用药。

3. 中药方剂饮片炮制品选择及加减使用分析

（1）中药方剂①为银翘散加减，主治温病初起的发热、恶寒、咳嗽咽痛；功用辛凉解表，疏风清热。

（2）方中连翘有青翘与老翘之分，青翘清热解毒之力较强，老翘长于透热达表、疏散风热，此方选用老翘更为适宜；炙甘草是用蜂蜜进行炮制而成的，对有咳嗽的患者可能更为有益，但炙甘草较生甘草补益性更强，此方重在取用甘草的清热解毒之功，故选用生品。

（3）患者发热，微恶寒，咽痛，口渴，舌尖红，苔薄黄，脉浮数皆为温病初起之象，而银翘散为"辛凉平剂"是治疗风温初起之常用方，选方合理。但患者高热、咽痛、口渴明显，应对原方稍作调整：一可加青蒿、黄芩等强清热之力，使其治疗发热头痛之力更佳；二可去薄荷、荆芥，加玄参、僵蚕、山豆根等加强解毒利咽之效；三渴甚者，可加天花粉增生津止渴之力。

4. 中药方剂与中成药制剂联合使用分析

（1）苏黄止咳胶囊主要成分有麻黄、紫苏叶、地龙、枇杷叶、紫苏子、蝉蜕、前胡、炒牛蒡子、五味子。与中药方剂银翘散加减同时服用，存在药物重复的问题，两方中均有麻黄、牛蒡子、前胡等解表之药，无形当中增加药物剂量，会增加药物不良反应的风险。

（2）苏黄止咳胶囊虽可疏风宣肺、止咳利咽，但多用于风邪犯肺、肺气失宣所致的咳嗽、咽痒或呛咳阵作，气急、遇冷空气、异味等因素突发或加重，或夜卧晨起咳剧，多呈反复发作，干咳无痰或少痰，舌苔薄白者。感冒后期咳嗽或咳嗽变异性哮喘见上述证候者。而患者入院时有痰、色黄，舌尖红，苔薄黄，说明患者正处于感染期（温病初起），应重在疏风清热，此时用苏黄止咳胶囊存在用药时机不适宜，后期患者外邪十去八九，其邪未尽，肺气仍失于宣降或舌苔由黄转白、干咳无痰时可给予该药。

5. 该患者使用孟鲁司特钠片适宜性分析 该患者使用孟鲁司特钠片存在无适应证用药的问题。

（1）该药适用于 15 岁及 15 岁以上成人哮喘的预防和长期治疗，包括预防白天和夜间的哮喘症状，治疗对阿司匹林敏感的哮喘患者以及预防运动诱发的支气管收缩。

（2）该药适用于减轻过敏性鼻炎引起的症状（15 岁及 15 岁以上成人的季节性过敏性鼻炎和常年性过敏性鼻炎）。

（3）该患者未有哮喘及过敏性鼻炎病史，不应使用。

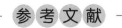

参 考 文 献

[1] 《抗菌药物临床应用指导原则》修订工作组. 抗菌药物临床应用指导原则: 2015 年版 [M]. 北京: 人民卫生出版社, 2015.

[2] 张伯礼, 吴勉华. 中医内科学 [M]. 4 版. 北京: 中国中医药出版社, 2017.

[3] 李冀, 连建伟. 方剂学 [M]. 4 版. 北京: 中国中医药出版社, 2016.

案例4 风温肺热（社区获得性肺炎合并高血压）

（一）病例资料

患者，男，78岁，身高168cm，体重65kg，体重指数23kg/m²。

主诉：咳嗽、发热1周。

现病史：患者1周前不慎受凉后出现阵发性咳嗽，发热，最高体温39.0℃，口服退热药后热退（具体不详），热退且反复，伴咯白黏痰，量少。遂至医院门诊就诊，胸部CT：①两肺多发感染，实变，建议CT增强检查；②主动脉壁及冠状动脉壁钙化；③双侧胸膜增厚、粘连。门诊以"肺部感染"为诊断收治入院。

既往史："高血压病"病史10余年，血压最高可达160/70mmHg，目前口服替米沙坦片（80mg q.d. p.o.）药物治疗，自诉血压控制良好；发现"窦性心律失常 房性期前收缩"病史2年，未行规范化治疗。余无异常。

个人史：无烟酒等不良嗜好。

婚育史：已婚已育，子女及配偶体健。

家族史：否认家族遗传病和传染病病史。

过敏史：否认食物、药物过敏史。

体格检查：T 38.2℃，R 19次/min，P 80次/min，BP 152/48mmHg。呼吸运动正常，肋间隙正常，语颤正常，无胸膜摩擦感，未触及皮下捻发感，叩诊清音，呼吸规整。肺下界正常，双肺呼吸音稍粗，可闻及少量湿啰音。

中医四诊：表情疲惫，面色少华，精神差，形体正常，动静姿态，语声清，喉间可闻及痰鸣音，咳甚引头痛、两胁肋部疼痛；夜间咽干甚，饮水稍缓解；周身酸困不适，无胸闷、气短、喘息、恶寒等症，纳差，眠差，二便调。舌质暗红，苔白腻，脉沉细略数。

辅助检查：

10月7日 血常规及CRP示：WBC 7.7×10^9/L，NEUT% 78.0%，CRP 210.4mg/L。

10月7日 血栓止血示：FIB 7.86g/L，D-Dimer 2.04mg/L，PCT-Q 0.15ng/ml。

10月7日 肝肾功能、电解质、血脂、血糖、镜前筛查均未见明显异常。

10月7日 心脏彩超示，EF：58%，左心房大，二尖瓣及主动脉瓣少量反流，左心室舒张功能降低。

入院诊断：

中医诊断：风温肺热病（痰浊阻肺证）。

西医诊断：①社区获得性肺炎；②高血压2级（很高危）；③心律失常（房性期前收缩）。

（二）诊疗过程

初始治疗药物（10月7日）

药品名称	剂量	用法
注射用盐酸头孢替安	2g	i.v.gtt. b.i.d.
0.9%氯化钠注射液	100ml	
盐酸莫西沙星注射液	0.4g	i.v.gtt. q.d.
0.9%氯化钠注射液	250ml	
硫酸特布他林注射液	0.5mg	压缩雾化 b.i.d.
吸入用布地奈德混悬液	1mg	压缩雾化 b.i.d.
复方甲氧那明胶囊	2粒	p.o. t.i.d.
桉柠蒎肠溶软胶囊	0.3g	p.o. t.i.d.
退热合剂	30ml	p.o. t.i.d.
痰热清注射液	40ml	i.v.gtt. q.d.
0.9%氯化钠注射液	250ml	

中药方剂①				用法用量
法半夏 9g	蜜紫菀 20g	化橘红 15g	炒苦杏仁 9g	每日1剂，水煎至400ml，分早晚2次饭后温服
茯苓 20g	款冬花 15g	前胡 15g	姜厚朴 10g	
麸炒白术 15g	炒白芥子 15g	炒紫苏子 15g	北柴胡 24g	
黄芩 9g	人参 15g	炙甘草 6g		

10月8日（D2）

患者神清，精神差，发热，今日 00:49 患者测体温 39.2℃，咳嗽声重，咯白黏痰。余大致同前。

药物治疗调整：

加用：注射用赖氨匹林　0.9g＋2ml 0.9%NS i.m. q.d.。

　　　硝苯地平缓释片　20mg p.o. q.d.。

10月9日（D3）

患者咳嗽较前减轻，咳甚引头痛、两胁肋部疼痛稍缓解，低热 37.4℃，睡眠较前改善，纳差。余大致同前。

辅助检查：

血清 G 试验、血清 GM 试验：无异常。

痰涂片：未见真菌、抗酸杆菌。

结核感染 T 细胞 γ- 干扰素释放试验：阴性。

呼吸道感染项目全阴性（－）。

药物治疗调整：

加用：注射用泮托拉唑钠　40mg＋10ml 0.9% NS i.v. b.i.d.。

10月12日(D6)

患者咳嗽明显减轻,咳嗽头痛、两胁肋部疼痛消失,间断发热,最高37.5℃,痰白黏,量少,较前易咳出,咽干甚,周身酸困减轻,纳可,眠较前改善。余大致同前。

辅助检查:

血常规无异常。CRP 128.4mg/L。

血气分析:pH 7.444,$PaCO_2$ 35.5mmHg,PaO_2 104.9mmHg,HCO_3^- 24.6mmol/L,BE 1.2mmol/L,PaO_2/FiO_2 361.9mmHg。

痰培养(10月8日采样)结果:星群链球菌星群亚种(++)。药敏试验结果显示敏感的抗菌药物:氨苄西林、青霉素、头孢曲松、头孢吡肟、万古霉素、氯霉素、利奈唑胺、达托霉素、左氧氟沙星、美罗培南、四环素。

药物治疗调整:

停用:盐酸莫西沙星注射液。

注射用盐酸头孢替安。

加用:利奈唑胺葡萄糖注射液0.6g i.v.gtt. q.12h.。

注射用磺苄西林钠4g+0.9% NS100ml i.v.gtt. b.i.d.。

10月15日(D9)

患者咳嗽明显减轻,咳嗽头痛、两胁肋部疼痛消失,间断发热37.5℃,痰白黏,量少,较前易咳出,咽干、周身酸困消失,纳可,眠较前改善,大便干难解,小便可。余大致同前。

辅助检查:

支气管镜支气管刷片:见纤毛柱状上皮细胞、淋巴细胞,未见恶性肿瘤细胞。

肺泡灌洗液涂片及TCT:镜下见淋巴细胞、吞噬细胞及少量纤毛柱状上皮细胞,未见恶性肿瘤细胞。

药物治疗调整:

停用:痰热清注射液。

加用:通秘合剂20ml p.o. t.i.d.。

中药方剂②:中药方剂①去炒苦杏仁9g,加黄芪30g、当归15g、阿胶珠10g、百合15g、麦冬15g、天冬15g、炒酸枣仁15g、炒槟榔15g。

温服每日1剂分早晚2次服用。

10月18日(D12)

患者偶咳嗽,痰量少,较易咳出,无发热,痰白黏,纳眠可,大便仍干难解,小便可。

10月21日(D15)

患者较入院时症状明显改善,但大便仍干难解。血压控制不佳,151/64mmHg,余大致同前。

辅助检查:

血常规:无异常,C反应蛋白(CRP)8.2mg/L。

胸部CT:考虑两肺多发感染,实变,局部较前稍吸收,建议CT增强检查。

动态血压:昼夜血压曲线呈非勺型分布;平均血压:141/64mmHg,收缩血压负荷:63.83%,舒张压血压负荷:12.77%;白天,平均血压:134/64mmHg,收缩血压负荷:50.00%,舒张压血压负荷:50.88%;夜间,平均血压:159/63mmHg,收缩血压负荷:100.00%,舒张压血压负荷:30.77%。

药物治疗调整：

停用：利奈唑胺葡萄糖注射液。

注射用磺苄西林钠。

加用：缬沙坦胶囊 80mg p.o. q.d.。

硝苯地平缓释片 20mg p.o. q.d. 调整为 20mg p.o. b.i.d.。

10月24日（D18）

患者症状、体征明显改善，二便调。血压 BP：141/65mmHg，余大致同前。

10月27日（D21）

患者基本无咳，痰白黏，量少，易咳出。T 36.6℃，P 80次/min，R 18次/min，BP 143/64mmHg。患者病情好转，予以办理出院。

出院诊断：

中医诊断：风温肺热病（痰浊阻肺证）。

西医诊断：①社区获得性肺炎；②高血压2级（很高危）；③心律失常，房性期前收缩。

出院带药：

药品名称	剂量	用法	天数
硝苯地平缓释片	20mg	p.o. b.i.d.	7d
缬沙坦胶囊	80mg	p.o. q.d.	7d

（三）存在问题

1. 抗感染治疗方案不合理。
2. 特布他林雾化剂型选择不合理。
3. 中药方剂①中款冬花的炮制品选择不当。
4. 痰热清注射液选用与证型不符。

（四）分析及药学监护

1. 抗感染治疗方案分析 患者初始选用注射用盐酸头孢替安联合盐酸莫西沙星注射液抗感染治疗，入院第6天，抗菌药物更换为利奈唑胺葡萄糖注射液联合注射用磺苄西林钠，两次抗菌药物的选用不合理，具体分析如下：

（1）该患者入院查血常规：WBC 7.7×10^9/L，NEUT% 78.0%，CRP 210.4mg/L；胸部CT提示两肺多发感染，体格检查：T 38.2℃，具有抗菌药物使用指征。该患者CURB-65评分2分，对于需要住院治疗但不必收住ICU的有基础疾病或年龄≥65岁的CAP患者常见的病原菌为肺炎链球菌、流感嗜血杆菌、肺炎克雷伯菌等肠杆菌科菌，流感病毒，卡他莫拉菌，厌氧菌，军团菌，初始经验性抗感染药物推荐：①青霉素类/酶抑制剂复合物；②第三代头孢菌素或其酶抑制剂复合物、头霉素、氧头孢烯类、厄他培南等碳青霉烯类；③上述药物单用或者联合大环内酯类；④呼吸喹诺酮类。

患者无其他肺部基础疾病，且近两年无住院史，病原菌多考虑为肺炎链球菌、流感嗜血杆菌等常见的细菌，药物推荐上建议单用β-内酰胺类或联合多西环素、米诺环素、大环内酯类，或单用呼吸喹诺酮类。与联合用药相比，单用呼吸喹诺酮类治疗不良反应少，且不需给药皮试。盐酸头孢替安与盐酸莫西沙星注射液的抗菌谱有重叠，且莫西沙星覆盖的抗菌谱更广。结合患者感染指标及病情，建议初始抗感染治疗单一应用盐酸莫西沙星注射液，以减少细菌耐药的发生,降低患者经济负担。

(2)入院第 6 天患者咳嗽明显减轻,痰较前易咳出,间断低热,T 37.5℃。血常规无异常,CRP 128.4mg/L,炎症指标较入院时降低,证明抗感染治疗有效。痰培养结果显示星群链球菌星群亚种阳性。星群链球菌属于咽峡炎链球菌组(米勒链球菌),是人体的正常寄生菌群,存在于健康人口腔和上呼吸道,可从牙龈缝隙、牙斑、喉、鼻咽部、扁桃体隐窝等分离到。星群链球菌是一种兼性厌氧、革兰氏阳性、易发生脓肿的条件致病菌。《国家抗微生物治疗指南》(第 3 版)推荐米勒链球菌感染首选青霉素治疗,次选除青霉素外的 β- 内酰胺类药物,喹诺酮类药物也有效。根据药敏试验结果,结合《国家抗微生物治疗指南》推荐,该患者初始使用的抗菌药物即可覆盖星群链球菌,仅凭一次痰培养结果,就改用利奈唑胺葡萄糖注射液联合注射用磺苄西林钠抗感染治疗的依据不充分。此外,磺苄西林为时间依赖性抗生素,如使用此药应增加给药次数,一日分四次给药。

2. 硫酸特布他林注射液雾化吸入方式给药分析 硫酸特布他林注射液以雾化吸入的方式给药不合理,应选用雾化剂型用药。

(1)硫酸特布他林注射液属于静脉制剂,说明书中的用法是静脉滴注。《雾化吸入疗法合理用药专家共识(2019 年版)》指出非雾化吸入制剂用于雾化吸入治疗属于超说明书用药,临床比较普遍,但存在较大的安全隐患。

(2)静脉制剂中含有防腐剂,如酚、亚硝酸盐等吸入后可诱发哮喘发作。非雾化制剂的药物无法达到雾化颗粒要求,无法通过呼吸道清除,可能在肺部沉积,从而增加肺部感染的发生率,不推荐雾化使用。

3. 中药方剂①中款冬花的炮制品选择分析

(1)《社区获得性肺炎中医诊疗指南(2018 修订版)》指出痰浊阻肺证治法:燥湿化痰,宣降肺气。方药:半夏厚朴汤合三子养亲汤加减。此证亦可选用二陈汤加味。

(2)该患者入院时咳嗽声重,咳甚引头痛、两胁肋部疼痛,发热,咯白黏痰,难咯,咯吐不尽感,喉间可闻及痰鸣音,夜间咽干甚,饮水稍缓解,纳差,二便调。舌质暗红,苔白腻,脉沉细略数。故诊断为痰浊阻肺证,诊断明确。中药方剂①由半夏厚朴汤 + 三子养亲汤 + 二陈汤加味 + 小柴胡汤化裁而来,选药符合《社区获得性肺炎中医诊疗指南(2018 修订版)》的推荐。

(3)中药方剂中款冬花选择生品给药,生品长于散寒止咳,多用于肺虚久咳或阴虚燥咳,若蜜灸后药性温润,能增强润肺止咳的功效。结合该患者情况,选择蜜灸品更为恰当。

4. 痰热清注射液的选用分析 痰热清注射液由黄芩、熊胆粉、山羊角、金银花、连翘组成。具有清热、化痰、解毒的功效。用于风温肺热病 - 痰热阻肺证,症见:发热、咳嗽、咯痰不爽、咽喉肿痛、口渴、舌红、苔黄;肺炎早期、急性支气管炎、慢性支气管炎急性发作以及上呼吸道感染属上述证候者。该患者临床诊断为风温肺热病 - 痰浊阻肺证,选用痰热清注射液与其证型不符。

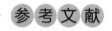

参考文献

[1] 《抗菌药物临床应用指导原则》修订工作组. 抗菌药物临床应用指导原则:2015 年版 [M]. 北京:人民卫生出版社,2015.

[2] 余学庆,谢洋,李建生. 社区获得性肺炎中医诊疗指南(2018 修订版)[J]. 中医杂志,2019,60(4):350-360.

案例 5 喘证（间质性肺病伴慢性阻塞性肺疾病急性加重）

（一）病例资料

患者，女，74 岁，身高 155cm，体重 60kg，体重指数 24.97kg/m²。

主诉： 反复咳嗽咳痰伴气促 4 年余，加重 3 天。

现病史： 患者 4 年多前开始无明显诱因出现咳嗽咳痰，痰白质黏量多，受凉或天气变化时加重，无发热恶寒，多次当地医院就诊，予对症处理后可缓解。2017 年 3 月因咳嗽咳痰加重于外院住院治疗，查胸部 CT：①双肺炎症；双侧胸膜略增厚；②心影增大。予抗感染等治疗后病情未见明显好转，转至上一级医院进一步治疗，诊断：①间质性肺炎；②慢性阻塞性肺疾病（COPD）急性加重（AECOPD）；③类风湿关节炎；④双膝关节退行性病变，治疗好转后出院。出院后规律服用复方甲氧那明胶囊 2 粒 t.i.d.、孟鲁司特钠片 10mg q.n.。3 天前患者因受凉开始出现咳嗽咳痰气促加重，遂至当地医院就诊未见明显好转，为求系统治疗，门诊拟"慢性阻塞性肺疾病急性加重"收入呼吸科。症见：患者神清，精神可，咳嗽、气促、咳痰，痰量多、色白、质黏、难咯；伴流清涕，色白、量多；口干口苦，无发热恶寒，无胸闷心悸，无恶心呕吐，无腹胀腹痛，纳眠可，二便调。近期体重未见明显变化。

既往史： 类风湿关节炎病史 6 年余，间质性肺炎 2 年余，现规律口服甲泼尼龙片 8mg q.d.、骨化三醇胶丸 0.25μg q.d.、复方甲氧那明胶囊 2 粒 t.i.d.、孟鲁司特钠片 10mg q.n.。

个人史、家族史、过敏史： 无吸烟、饮酒、药物等嗜好，无冶游史。否认家族性遗传病史，否认家族性肿瘤病史。否认食物、药物过敏史。

体格检查： T 36.6℃，R 18 次 /min，P 91 次 /min，BP 123/77mmHg。双肺呼吸音粗，双下肺可闻及散在干啰音，呼气相可闻及少量痰鸣音。心腹查体未见明显异常。

中医四诊： 发育正常，营养良好，正常面容，表情自如，自动体位，神志清楚，精神状态良好，语音清晰，查体合作，对答切题。舌质淡白，苔少，脉弦滑。

辅助检查： 胸部 DR 示慢性支气管炎并感染。主动脉硬化。双膝关节 DR：双侧膝关节类风湿关节炎并退行性变。胸部 CT：①双肺肺间质性病变，考虑慢性支气管炎并感染、右肺中叶及左肺上叶前段少许支气管扩张，建议治疗后复查。②双侧胸膜增厚。③心影增大（右心室为主）。④主动脉硬化。

入院诊断：

中医诊断： 喘证（痰浊阻肺证）。

西医诊断： ①间质性肺病；②慢性阻塞性肺疾病急性加重；③类风湿关节炎；④骨质疏松症。

（二）诊疗过程
初始治疗药物（6月2日）

药品名称	剂量	用法
注射用头孢曲松钠	2g	i.v.gtt. q.12h.
0.9% 氯化钠注射液	250ml	
热毒宁注射剂	20ml	i.v.gtt. q.d.
0.9% 氯化钠注射液	250ml	
盐酸氨溴索注射液	30mg	i.v.gtt. b.i.d.
0.9% 氯化钠注射液	100ml	
吸入用乙酰半胱氨酸溶液	0.3g/3ml	雾化 b.i.d.
脾多肽注射液	2ml	i.m. q.d.
碳酸钙 D_3 片	600mg	p.o. q.d.
氨酚双氢可待因片	510mg	p.o. t.i.d.

中药方剂①				用法用量
黄芩 10g	栀子 10g	桔梗 8g	麦冬 15g	共 3 剂，日一剂，水煎至 250ml，饭后温服
毛冬青 15g	浙贝母 10g	化橘红 10g	茯苓 12g	
桑白皮 10g	知母 10g			

6月3日（D2）

咳嗽、气促，咳痰，痰量多、色白、质黏、难咯，伴流清涕，色白、量多；口干口苦，二便调。体格检查：T 36.6℃，R 19 次 /min，P 88 次 /min，双肺呼吸音粗，双下肺可闻及 Velcro 啰音，无胸膜摩擦音。心腹查体未见明显异常。舌质淡白，苔少，脉弦滑。

辅助检查：

血液分析：Hb 108g/L、NEUT% 70.4%。

CRP 23.30mg/L；D-Dimer、BNP、PCT 未见明显异常。

生化全套：UA 362μmol/L、ALB 35.8g/L, Cr 91μmol/L。

hs-CRP 18.09mg/L；ESR 34mm/h。

痰细菌涂片检查：发现 G^+ 球菌，G^- 杆菌。尿组合、流感 A＋B 抗原检测、相关抗原二项、糖化血红蛋白未见明显异常。

6月4日（D3）

咳嗽、咳痰、气促未见好转，痰多、色白、质黏、难咯，夜间尤甚；口干口苦，二便调。体格检查：T 36.6℃，R 18 次 /min，P 82 次 /min；双肺呼吸音粗，双下肺可闻及 Velcro 啰音，无胸膜摩擦音。心腹查体未见明显异常。舌质淡白，苔少，脉弦滑。

药物治疗调整：

调整为中药方剂②：

中药方剂②				用法用量
百部 10g	蛤壳^(先煎)30g	炙甘草 10g	法半夏 15g	共 2 剂,日一剂,水煎至 250ml,饭后温服
桔梗 10g	紫菀 15g	茯苓 10g	生姜 6g	
白前 10g	白术 10g	陈皮 10g		

6月7日(D6)

仍有咳嗽咳痰,痰量多、色白、质黏、难咯,夜间尤甚,口干口苦,二便调。体格检查:T 36.8℃,R 19 次 /min,P 81 次 /min;双肺呼吸音粗,双下肺可闻及 Velcro 啰音,无胸膜摩擦音。心腹查体未见明显异常。舌质淡白,苔少,脉弦滑。

辅助检查:

抗 ENA 抗体谱 + 自身免疫五项:循环免疫复合物 69.09RU/ml、抗核抗体阳性,胞浆颗粒型 1:100。

痰细菌培养 + 鉴定、痰结核菌涂片检查、(1-3)-β-D 葡聚糖、呼吸道病毒抗原七项、结核感染 T 细胞 γ- 干扰素释放试验未见明显异常。

药物治疗调整:

停用:注射用头孢曲松 2g+0.9% 氯化钠注射液 250ml i.v.gtt. q.12h.。

盐酸氨溴索注射液 30mg+0.9% 氯化钠注射液 100ml i.v.gtt. b.i.d.。

热毒宁注射剂 20ml+0.9% 氯化钠注射液 250ml i.v.gtt. q.d.。

加用:注射用亚胺培南西司他丁钠 0.5g+0.9% 氯化钠注射液 100ml i.v.gtt. q.8h.。

盐酸氨溴索片 30mg p.o. t.i.d.。

清肝润肺止咳露 10ml p.o. q.n.(交患者)。

6 月 5 日加用氨酚双氢可待因片 510mg p.o. once。

调整为中药方剂③:

中药方剂③				用法用量
茯苓 15g	炙甘草 6g	五味子 10g	生姜 12g	共 2 剂,日一剂,水煎至 250ml,饭后温服
细辛 6g	桂枝 6g	麸炒白术 15g	法半夏 10g	
薏苡仁 30g	芡实 30g			

6月9日(D8)

咳嗽咳痰较前好转,痰多、色白、质黏、难咯,夜间尤甚,口干口苦,二便调。体格检查:T 36.5℃,R 19 次 /min,P 78 次 /min;双肺呼吸音粗,双下肺可闻及 Velcro 啰音,无胸膜摩擦音。心腹查体未见明显异常。舌质淡白,苔少,脉弦滑。

辅助检查:

痰真菌培养及鉴定未见明显异常。

胸部 CT:①考虑双肺慢性间质性肺炎并部分纤维变,右肺中叶外侧段病灶较前增多,余肺所见大致如前,右肺中叶及左肺上叶前段少许支气管扩张,双侧胸膜增厚。②心脏增大。

药物治疗调整:

停用:吸入用乙酰半胱氨酸溶液 3ml 雾化 b.i.d.。

中药方剂④：中药方剂③去芡实 30g，加紫菀 15g、款冬花 10g、粤丝瓜络 15g、豆蔻^(后下) 10g、苦杏仁 15g，共 2 剂，日一剂，水煎至 250ml，饭后温服。

6月12日（D11）

咳嗽咳痰较前好转，痰少质黏。二便调。体格检查：T 36.5℃，R 19 次 /min，P 78 次 /min，双肺呼吸音粗，双下肺可闻及 Velcro 啰音。舌质淡白，苔少，脉弦滑。现患者症状较前好转，予办理出院。

出院诊断：

中医诊断：喘证（痰浊阻肺证）。

西医诊断：①间质性肺病；②慢性阻塞性肺疾病伴有急性加重；③类风湿关节炎；④骨质疏松症。

出院带药：

药品名称	剂量	用法	天数
孟鲁司特钠片	10mg	p.o. q.n.	7d
甲泼尼龙片	8mg	p.o. q.d.	7d
骨化三醇胶丸	0.25μg	p.o. q.d.	7d
碳酸钙 D$_3$ 片	600mg	p.o. q.d.	7d
复方甲氧那明胶囊	2 粒	p.o. t.i.d.	7d
盐酸氨溴索片	30mg	p.o. t.i.d.	7d
艾司奥美拉唑镁肠溶片	40mg	p.o. q.d.	7d
阿奇霉素片	0.25g	p.o. q.d.	7d
罗浮山风湿膏药	1 贴	外用 q.d.	7d

（三）存在问题

1. 镇咳药的选用欠合理。

2. 6月2日中药方剂①的使用欠合理。

3. 热毒宁注射液的使用不合理。

4. 初始抗感染方案不合理。

（四）分析及药学监护

1. 镇咳药的使用分析　氨酚双氢可待因为复方制剂，含 500mg 对乙酰氨基酚和 10mg 酒石酸双氢可待因。其中的对乙酰氨基酚是非甾体抗炎药，具有镇痛和解热作用，可选择性地抑制中枢神经系统前列腺素的生物合成。双氢可待因是阿片受体的弱激动剂，可以直接作用于咳嗽中枢，属于中枢性镇咳药。氨酚双氢可待因可用于各种剧烈咳嗽，但主要适用于非炎性干咳。该患者气促，喘咳，痰量多、色白、质黏、难咯，不宜使用中枢性镇咳药。

2. 中药方剂①使用分析

（1）患者的中医证型分析：患者 74 岁，久病体虚，因受凉致咳嗽咳痰加重，患者入院时咳嗽、痰多、色白、质黏，以寒痰阻肺为主，根据《中医诊断学》，患者舌淡白，苔少，即是虚寒，脉弦滑提示患者痰饮。

（2）中药方剂①以清金化痰汤加减组成，具有清肺化痰的功效，主治咳嗽，咳黄稠痰，面赤，鼻出热气，咽喉干痛，舌苔黄腻，脉濡数。方中黄芩、栀子性寒，黄芩主治肺热咳嗽，栀子性寒主治热病心烦，桑白皮清肺火，化橘红理气化痰，茯苓健脾祛湿，浙贝母、桔梗清热涤痰，麦冬、知母养阴清热。该方主要以清热化痰为主，与患者中医证型及临床症状不符。

3. 热毒宁注射剂的使用分析

（1）患者的中医证型分析见上题。

（2）热毒宁注射剂由青蒿、金银花、栀子组成。用于外感风热所致感冒、咳嗽，症见高热、微恶风寒、头痛身痛、咳嗽、痰黄；上呼吸道感染、急性支气管炎见上述证候者。该患者辨证为寒痰阻肺，用热毒宁注射剂不合理。

4. 初始抗感染方案分析

（1）患者老年女性，入院诊断：①间质性肺病；②慢性阻塞性肺疾病急性加重；《2024 GOLD 慢性阻塞性肺疾病全球倡议：COPD 预防、诊断和管理全球策略》指出，慢性阻塞性肺疾病急性加重期患者如果存在呼吸困难加重，痰量增多和脓性痰这三个基本特征，或含脓性痰在内的两个基本症状，或需要有创或无创机械通气治疗，就应该接受抗生素治疗，推荐抗生素的使用疗程为5～7天。该患者符合抗菌药物的应用指征。

（2）该患者为结构性肺病患者，长期服用甲泼尼龙片，近期有应用抗菌药物的住院史，存在铜绿假单胞菌感染高危因素，应选择有抗铜绿假单胞菌活性的抗菌药物。而初始治疗方案中的头孢曲松，并不能覆盖铜绿假单胞菌，选药不合理。

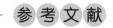

参 考 文 献

[1] 朱文锋. 中医诊断学 [M]. 北京：中国中医药出版社，2017.

[2] Global Initiative for Chronic Obstructive Lung Disease. Global strategy for prevention，diagnosis and management of COPD: 2024 report[EB/OL]. [2024-02-15]. https://goldcopd.org/2024-gold-report/.

案例6 热哮(支气管哮喘急性发作合并感染)

(一)病例资料

患者,女,37 岁,身高 168cm,体重 69kg,体重指数 24.45kg/m²。

主诉: 反复咳嗽、咳痰、喘息气短 5 个月,加重 1 个月。

现病史: 患者 5 个月前无明显诱因出现咳嗽、咯黄白色黏痰,不易咯出,伴喘息气短,就诊于外院,查血常规:EOS 1.65×10^9/L,EOS% 21.8%。曲霉菌 IgG 抗体大于 500.0AU/ml。胸部 CT 示左肺上叶炎症,双肺局限性纤维化。鼻窦 CT 示鼻咽右侧咽鼓管圆枕增粗,鼻窦炎。予布地奈德福莫特罗干粉吸入剂 1 吸,吸入 b.i.d.,孟鲁司特钠片 10mg p.o. q.n.,氨茶碱缓释片 100mg p.o. q.d.,富马酸酮替芬片 1mg p.o. q.n.,症状未得到控制,于 2019 年 8 月 8 日就诊于北京某医院,诊断为"支气管哮喘",予扩气道抗炎等对症治疗后症状好转出院,出院后规律予沙美特罗替卡松粉吸入剂 50μg/250μg 吸入 b.i.d.,孟鲁司特钠片 10mg p.o. q.d.,甲泼尼龙片 20mg p.o. q.d.,逐渐减量,2019 年 10 月患者停止口服甲泼尼龙片后再次出现咳嗽、咯黄黏痰,不易咯出,伴喘息症状加重,活动耐量下降,步行至 2 楼即出现喘息气短,自行口服中药治疗(具体用药不详)症状未明显改善,现患者为进一步中西医结合诊治收入肺病科。

既往史: 过敏性鼻炎病史 10 余年,未系统诊治。7 年前行剖宫产手术。否认"心、肾"等重要脏器疾病史;否认高血压、糖尿病、冠心病;否认"肝炎、结核"等传染病病史,否认输血、外伤、中毒及手术史。预防接种史不详。

个人史、婚育史、家族史、过敏史: 无烟酒等不良嗜好。已婚已育,子女及配偶体健。否认家族遗传病和传染病病史。否认食物、药物过敏史。

体格检查: T 36.2℃,R 20 次/min,P 70 次/min,BP 134/61mmHg。患者神志清楚,发育正常,营养良好,慢性病容,自主体位,步行入院,查体合作,对答切题。言语清晰,呼吸平稳,未闻及异常气味。胸廓对称,胸骨无压痛,双肺呼吸运动正常,叩诊呈清音,听诊呼吸规整,呼吸音粗,双肺闻及散在干鸣音,无胸膜摩擦音。听诊心率 70 次/min,心律齐。余无特殊。

中医四诊: 神气不足,面色少华,形体适中,姿态自然,语声自然,气息急促,舌质红,舌形适中,舌体自然,舌苔薄、黄,脉弦滑。

辅助检查:

11 月 18 日 血常规:WBC 8.64×10^9/L,NEUT% 43.2%,EOS% 27.1%,BA 0.10×10^9/L。

11 月 18 日 血气分析:$PaCO_2$ 29mmHg,PaO_2 62mmHg。

11 月 18 日 随机血糖:5.3mmol/L。

11 月 18 日 心电图:心率 85 次/min,正常心电图。

11 月 18 日 胸部 CT:①双肺轻度气肿;②考虑双肺炎症,部分慢性炎症,合并邻近胸膜粘连肥厚、纵隔多发小淋巴结伴钙化改变,建议治疗后复查。

入院诊断：
中医诊断： 哮病（热哮证）。
西医诊断： ①支气管哮喘急性发作合并感染（低氧血症）；②过敏性鼻炎。

（二）诊疗过程

初始治疗药物（11月18日）

药品名称	剂量	用法
吸入用丙酸倍氯米松混悬液	1.6mg	空气压缩泵雾化吸入 b.i.d.
0.9%氯化钠注射液	2ml	
注射用多索茶碱	0.3g	i.v.gtt. q.d.
0.9%氯化钠注射液	100ml	
羧甲司坦片	0.5g	p.o. t.i.d.
孟鲁司特钠片	10mg	p.o. q.n.

11月19日（D2）

患者咳嗽、咯大量黄色黏痰，不易咯出，喘息气短，活动后加重，喉间可闻及哮鸣，纳少，寐欠安，二便可。舌红，苔薄黄，脉弦滑。口唇轻度发绀，咽后壁红，胸廓对称，双肺呼吸音粗，可闻及散在干鸣音。P 72 次/min，BP 136/65mmHg。患者自发病后规律口服糖皮质激素2个月，停药后再次出现症状反复，伴 EOS、IgE、FeNO 的升高，建议患者再次用糖皮质激素抗炎，患者拒绝，暂予扩气道解痉等对症治疗。

辅助检查：

肝功能：AST 10U/L，Cr 74.0μmol/L，LP（a）344mg/L。

肾功能：LEU 788/μl，LEU（HP）141.8个/HP，管型计数15个/μl，管型（LP）44.83个/LP，LEU +++，PRO ±。

免疫球蛋白E：IgE 1 450.00mg/L。

肺功能：阻塞性通气功能障碍，支气管舒张试验阴性，呼出气一氧化氮试验：FeNO 110μg/L，CaNO ＜1μg/L。

药物治疗调整：

加用：盐酸左氧氟沙星注射液 0.4g i.v.gtt. q.d.。

氯化钠注射液（0.9%）200ml i.v.gtt. q.d.。

噻托溴铵粉吸入剂 18μg 吸入 q.d.。

11月21日（D4）

患者咳嗽较前好转，咯中等量黄白色黏痰，较前易咯出，活动后喘息气短较前稍减轻，喉间偶可闻及哮鸣，双肺呼吸音粗，可闻及散在干鸣音。P 74 次/min，BP 132/68mmHg。余大致同前。患者诉双下腿起皮疹3周余，伴痒。皮肤科检查：未见风团，舌质红，苔薄黄腻，脉细弦。皮肤科会诊，中医诊断：瘾疹病（湿热下注证）；西医诊断：荨麻疹。

药物治疗调整：

加用：葡萄糖酸钙注射液 20ml i.v.gtt. st.。

5%葡萄糖注射液 250ml i.v.gtt. st.。

注射用维生素C 1g i.v.gtt. st.。

11月23日(D6)

患者神清、精神可,时有咳嗽,闻及刺激性气味加重,咯中等量黄白色黏痰,易咯出,活动后喘息气短较前好转,喉间未闻及哮鸣,舌质红,苔薄黄腻,脉细弦。P 70 次 /min,BP 135/72mmHg。余大致同前。

辅助检查:

过敏原检测:蒿、虾、蟹过敏。

药物治疗调整:

加用中药方剂①:

中药方剂①				用法用量
蜜桑白皮 20g	蜜款冬花 10g	黄芩 15g	甘草 10g	
苦杏仁 10g	紫苏子 10g	辛夷 9g	炒苍耳子 12g	
石菖蒲 15g	白芷 15g	瓜蒌 30g	桔梗 6g	每日 1 剂,水煎至 400ml,分早晚 2 次饭后温服
淡竹叶 15g	细辛 3g	银柴胡 10g	防风 12g	
蝉蜕 10g	乌梅 10g	陈皮 10g	姜半夏 10g	

11月26日(D9)

患者神清、精神可,咳嗽次数较前减少,闻及刺激性气味加重,咯中等量白色黏痰,易咯出,活动后喘息气短较前减轻,喉间未闻及哮鸣,咽后壁稍红,双肺呼吸音粗,未闻及干湿啰音,舌质红,苔黄腻,脉细弦。P 72 次 /min,BP 132/74mmHg。

药物治疗调整:

中药方剂②:中药方剂①加地龙 10g。

11月29日(D12)

患者偶有咳嗽,闻及刺激性气味加重,咯少量白痰,易咯出,活动后喘息气短较前明显减轻,时有流涕,喉间未闻及哮鸣,舌质红,苔黄腻,脉细弦。P 69 次 /min,BP 136/70mmHg。余大致同前。

辅助检查:

血常规:WBC 8.09×10^9/L,NEUT% 36.70%,EOS 2.58×10^9/L,EOS% 31.9%,BASO 0.09×10^9/L,BASO% 1.10%。

肾功能:Cr 77.0μmol/L。

IgE:1 169.00mg/L。

药物治疗调整:

停用:盐酸左氧氟沙星注射液 0.4g i.v.gtt. q.d.。

中药方剂③:中药方剂②加黄芪 10g、麸炒白术 10g。

12月2日(D15)

患者闻及刺激性气味后咳嗽明显减轻,咯少量白痰,易咯出,活动后喘息气短较前明显改善,偶有流涕,喉间未闻及哮鸣,纳少,寐安,舌质红,苔薄黄,脉细弦。P 72 次 /min,BP 135/74mmHg。余大致同前。

辅助检查:

血常规:WBC 7.27×10^9/L,NEUT% 42.40%,EOS 2.23×10^9/L,EOS% 30.7%。

肺功能：阻塞性通气功能障碍，支气管舒张试验阴性。呼出气一氧化氮试验：FeNO 90ppb，CaNO 8.7ppb。患者病情好转，予以办理出院。

出院诊断：

中医诊断：哮病（热哮证）。

西医诊断：①支气管哮喘急性发作合并感染（低氧血症）；②过敏性鼻炎；③荨麻疹。

出院带药：

药品名称	剂量	用法	天数
噻托溴铵粉吸入剂	18μg	吸入 q.d.	—
沙美特罗替卡松粉吸入剂	50μg/250μg	吸入 b.i.d.	—
孟鲁司特钠片	10mg	p.o. q.n.	7d

（三）存在问题

1. 初始抗感染方案不合理。

2. 中药药味裁减不适宜。

3. 中药炮制品选用不合理。

（四）分析及药学监护

1. 初始抗感染方案分析

（1）该患者入院查血常规：WBC 8.64×10^9/L，NEUT% 43.2%，EOS% 27.1%，BASO 0.10×10^9/L。胸部 CT：①双肺轻度气肿；②考虑双肺炎症，部分慢性炎症，合并邻近胸膜粘连肥厚、纵隔多发小淋巴结伴钙化改变。

（2）根据《支气管哮喘急性发作评估及处理中国专家共识》（2018 年）建议，大多数轻中度哮喘发作不必常规应用抗菌药物。但重度哮喘发作时由于下述原因易于并发呼吸道和肺部感染而需给予抗菌药物治疗：①支气管痉挛和气道内分泌物；②激素的应用抑制机体抵抗力；③氨茶碱会降低中性粒细胞的趋化力，使其吞噬能力降低。

（3）为避免滥用抗菌药物而产生耐药性，应严格掌握抗菌药物使用指征。对确实需要应用抗菌药物的哮喘发作者，应遵循：①静脉给药为主；②采取痰液等标本做细菌培养和药敏试验后，先结合当地细菌耐药情况，经验性应用抗菌药物，后根据药效药敏试验结果调整抗菌药物；③注意药物对肝肾功能的影响及可能发生的变态反应。

（4）该患者属于支气管哮喘急性加重，但血常规＋CRP 均无感染指征，胸部 CT 提示慢性炎症，轻度肺气肿，暂时不符合使用抗菌药物指征，若需要使用，可采取痰液等标本做细菌培养和药敏试验后再给予决定。

2. 中药方剂的使用分析 哮病治疗应遵循"发时治标，平时治本"的原则，常年反复发作、缠绵不愈者，可标本兼治，有所侧重。患者诊断热哮，中药应以清热宣肺，化痰定喘为主。患者中药方剂为定喘汤＋过敏煎加减。但患者定喘汤中去麻黄、白果，原方中麻黄主要宣肺平喘，白果敛肺定喘，二药配伍，散收结合，既能增强平喘之功，又可使宣肺而不耗气，敛肺而不留邪，共为君药，不宜裁减。

方中加陈皮、半夏，以燥湿健脾。半夏炮制品种类多，均可化痰，但功效各有特点，临床应用应结合患者病证选择合适的品种。清半夏辛温燥烈之性较缓，适用于湿痰咳嗽，胃脘痞满；法半夏温性较弱，功能燥湿化痰，适用于痰多咳嗽，痰饮眩悸，风痰眩晕，痰厥头痛；

姜半夏温中化痰，长于降逆止呕，适用于痰饮呕吐，胃脘痞满；竹沥半夏药性偏凉，功能清热化痰，适用于胃热呕吐，肺热咳嗽，以及痰热内闭，中风不语等。患者为热哮，而姜半夏因炮制过程中加入生姜，增加其温燥之性，因此选用姜半夏欠合理。

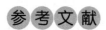

参考文献

[1] 中华医学会呼吸病学分会哮喘学组，中国哮喘联盟. 支气管哮喘急性发作评估及处理中国专家共识 [J]. 中华内科杂志，2018，57（1）：4-14.

[2] 中华中医药学会肺系病分会. 支气管哮喘中医诊疗专家共识（2012）. 中医杂志，2013，54（7）：627-629.

[3] 中华中医药学会肺系病专业委员会，中国民族医药学会肺病分会. 支气管哮喘中医证候诊断标准（2016版）[J]. 中医杂志，2016，57（22），1978-1980.

案例 7 哮病（支气管哮喘急性发作）

（一）病例资料

患者，女，66 岁，身高 156cm，体重 65kg，体重指数 $26.7kg/m^2$。

主诉： 反复咳嗽、咳痰、气短 40 年，加重 3 天。

现病史： 患者 40 年前因感冒后出现咳嗽、咳痰症状，在家中自行不规律口服抗菌药物，症状缓解。之后每逢季节变化或感受风寒后，咳嗽、咳痰症状反复发作，且伴气促，活动耐力逐年下降，自服"肺宝三效片、氨茶碱"等药物（具体用法不详）对症治疗后均可缓解。2 年前，因上述症状发作且伴双下肢水肿，就诊于医院，完善相关检查，明确诊断为"慢性阻塞性肺疾病，肺源性心脏病，支气管哮喘"，住院予对症治疗，病情好转出院。2019 年 1 月 25 日因"慢性阻塞性肺疾病急性加重"再次入住本院，入院后查支气管舒张试验：舒张后 FEV_1 占预计值 39.9%，FEV_1% 为 43.65%。予相关治疗好转后出院。3 天前，因劳累后咳嗽、咳痰、气促症状再次发作且加重，咳白色泡沫样痰，日常活动即感呼吸困难，家中自服肺宝三效片，症状不缓解。患者为求中西医系统治疗，遂于今日入住医院。

既往史： 2017 年 8 月于外院诊断为"精神分裂症"，主要表现为失眠、幻听、幻视，经治疗后病情好转，现予氯硝西泮片 2mg p.o. q.d.，病情稳定；2002 年因"胆囊息肉"行"胆囊切除术"，2013 年因"腰椎管狭窄"于外院行"腰椎管狭窄手术"；高血压病史 1 年，最高 160/90mmHg，现予珍菊降压片 1 片 p.o. q.d. 降血压，血压未规律监测。

个人史、婚育史、家族史、过敏史： 出生并成长于内蒙古乌兰察布市，未到过疟疾、肺吸虫、血吸虫病等流行区。无烟酒嗜好。18 岁结婚，育二子一女，配偶及子女体健。父母已故，否认家族中有遗传病、传染病及类似病史。有喹诺酮类药物过敏史，头孢哌酮钠舒巴坦钠、头孢曲松皮试阳性，否认食物过敏史。

体格检查： T 36.1℃，R 20 次/min，P 115 次/min，BP 151/80mmHg。颈软，颈动脉无异常搏动，颈静脉未见怒张，气管居中，肝-颈静脉回流征阴性，双侧甲状腺无肿大。桶状胸，肋间隙增宽，胸骨无压痛，双肺呼吸运动正常，触诊语颤减弱，无胸膜摩擦感，叩诊呈过清音，听诊呼吸不规整，呼吸音粗，可闻及干湿啰音，无胸膜摩擦音。心前区无隆起，心尖搏动正常，触诊心尖搏动正常，叩诊心界无扩大。听诊心率 115 次/min，心律齐，心音正常，各瓣膜听诊区未闻及病理性杂音，无异常周围血管征。

中医四诊： 咳嗽，咳痰，痰白质稀，易咳出，动则喘甚，喉中哮鸣，神疲乏力，腰酸腰痛，怕冷，纳可，少寐，二便调。神气不足，面色少华，形体适中，行动困难，语声低微，气息急促，舌质红，舌形适中，舌体自然，舌苔白腻，脉滑数。

辅助检查：

6 月 10 日 血常规：WBC 6.85×10^9/L，NEUT% 69.9%。

6 月 10 日 CRP 25.71mg/L，MYO 65.43ng/ml。

6 月 10 日 血气分析：pH 7.33，$PaCO_2$ 64mmHg，PaO_2 75mmHg。

6 月 10 日 心电图：窦性心动过速，低电位差（四肢导联）。

入院诊断：

中医诊断：哮病（痰浊阻肺证）。

西医诊断：①支气管哮喘急性发作（Ⅱ型呼吸衰竭）；②慢性阻塞性肺疾病急性加重期；③慢性肺源性心脏病；④高血压病 2 级（高危组）；⑤精神分裂症；⑥腰椎管狭窄术后；⑦胆囊切除术后。

（二）诊疗过程

初始治疗药物（6 月 10 日）

药品名称	剂量	用法
硫酸依替米星注射液	150mg	i.v.gtt. q.12h.
0.9% 氯化钠注射液	100ml	
吸入用丙酸倍氯米松	1.6mg	雾化吸入 b.i.d.
硫酸特布他林雾化液	5mg	
0.9% 氯化钠注射液	2ml	
注射用多索茶碱	0.3g	i.v.gtt. q.d.
5% 葡萄糖注射液	100ml	
噻托溴铵吸入粉雾剂	18μg	吸入 q.d.
布地奈德福莫特罗粉吸入剂	320μg/9μg	吸入 b.i.d.
注射用甲泼尼龙琥珀酸钠	40mg	i.v.gtt. q.d.
0.9% 氯化钠注射液	100ml	
注射用盐酸溴己新	4mg	i.v.gtt. q.d.
0.9% 氯化钠注射液	100ml	

6 月 11 日（D2）

患者于 00:48 如厕后出现呼吸困难，张口抬肩、不能平卧、不能活动，喉间发出尖锐哮鸣音，大汗出，语声微弱不得续，听诊双肺呼吸音低，可闻及哮鸣音及湿啰音。R 35 次 /min，P 126 次 /min，BP 120/75mmHg，SaO_2 93%。予甲泼尼龙琥珀酸钠 40mg 静脉输液，予硫酸沙丁胺醇吸入气雾剂 2 喷，间隔 2～5 分钟重复给药 1 次，共给药 3 次。下病危通知。01:25 患者呼吸困难缓解，可少量活动，喉间尖锐哮鸣音减弱，汗出停止，听诊双肺仍满布哮鸣音。予无创呼吸机辅助通气。急查血气分析：pH 7.34，$PaCO_2$ 57mmHg，PaO_2 61mmHg。R 27 次 /min，P 108 次 /min，BP 124/73mmHg，SaO_2 95%，舌苔白腻，脉滑数。给予甲泼尼龙琥珀酸钠 40mg、多索茶碱 0.3g 静脉输液。

辅助检查：

血常规：WBC $6.4×10^9$/L，NEUT% 82.50%，LY $0.94×10^9$/L，LY% 14.70%，MONO% 2.80%。

CRP：18.62mg/L。

尿常规：RBC 26 个 /μl，RBC（HP）7.4 个 /HP，尿比重 1.032，PRO+，隐血 +；Glu 6.74mmol/L。

NT-proBNP 237.6pg/ml。

肾功能：Cr 65μmol/L。

药物治疗调整：

停用：硫酸特布他林雾化液和吸入用丙酸倍氯米松混悬液雾化吸入。

加用：氯化钾缓释片 1g p.o. b.i.d.。

　　　孟鲁司特钠片 10mg p.o. q.n.。

调整：硫酸依替米星注射液 300mg＋0.9% 氯化钠注射液 250ml i.v.gtt. q.d.。

　　　注射用甲泼尼龙琥珀酸钠 40mg＋0.9% 氯化钠注射液 100ml i.v.gtt. b.i.d.。

　　　注射用盐酸溴己新 4mg＋0.9% 氯化钠注射液 100ml i.v.gtt. b.i.d.。

6月12日（D3）

患者症状较昨日无变化，舌苔白腻，脉滑数。

体格检查： T 36.6℃，R 21 次 /min，P 92 次 /min，BP 153/83mmHg。

药物治疗调整：

加用：吸入用倍氯米松福莫特罗气雾剂 1 掀 吸入 b.i.d.。

　　　硝苯地平缓释片（Ⅱ）20mg p.o. q.d.。

　　　中药方剂①

中药方剂①				用法用量
生黄芪 30g	麸炒白术 15g	防风 15g	党参 30g	
醋五味子 10g	茯苓 30g	干姜 12g	细辛 3g	
蜜麻黄 9g	桂枝 10g	白芍 20g	清半夏 9g	每日 1 剂，水煎至 400ml，分早晚 2 次饭后温服
炙淫羊藿 15g	仙茅 12g	穿山龙 30g	地龙 20g	
生龙骨 20g	生牡蛎 20g			

6月13日（D4）

患者精神差，仍喘息气短，稍动则加剧，汗出，不能平卧，咳少量白黏痰，痰不易咳出，腰酸腰痛，纳食一般，睡眠差，二便正常。留置导尿管。体格检查：T 36.4℃，R 19 次 /min，P 100 次 /min，BP 140/80mmHg，听诊双肺呼吸音粗，双肺满布干湿啰音及哮鸣音，舌质淡红，苔白腻，脉细弱。

药物治疗调整：

停用：硫酸依替米星注射液。

加用：注射用亚胺培南西司他丁钠 1g＋0.9% 氯化钠注射液 100ml i.v.gtt. q.8h.。

　　　注射用多索茶碱 0.3g＋地塞米松磷酸钠注射液 5mg＋5% 葡萄糖注射液 100ml i.v.gtt. q.d.。

　　　硫酸庆大霉素注射液 16 万 IU＋0.9% 氯化钠注射液 250ml 膀胱冲洗 b.i.d.。

6月14日（D5）

患者精神差、喘息气短较昨日稍有好转，仍动则加重，尚可平卧。舌苔白腻，脉细弱。

体格检查：T 36.4℃，R 20 次 /min，P 90 次 /min，BP 140/90mmHg，SaO_2 96%。

药物治疗调整：

停用：吸入用倍氯米松福莫特罗气雾剂。

加用：吸入用布地奈德混悬液 2mg＋硫酸特布他林雾化液 2.5mg＋0.9% 氯化钠注射液 2ml 雾化吸入 b.i.d.。

调整：注射用甲泼尼龙琥珀酸钠 40mg＋0.9% 氯化钠注射液 100ml i.v.gtt. q.d.。

患者下午雾化吸入后突发喘息气短、呼吸困难，端坐呼吸，自汗出。体格检查：听诊，双肺满布哮鸣音；R 35 次 /min，P 121 次 /min，SaO$_2$ 92%，BP 196/93mmHg。

药物治疗调整：

停用：吸入用布地奈德混悬液和硫酸特布他林雾化液雾化吸入。

加用：注射用甲泼尼龙琥珀酸钠 40mg＋0.9% 氯化钠注射液 100ml i.v.gtt. st.。

二羟丙茶碱注射液 0.5g＋0.9% 氯化钠注射液 250ml i.v.gtt. st.。

硝苯地平片 5mg 含服 st.。

6 月 16 日（D7）

患者精神改善，喘息气短好转、偶可闻及喉间哮鸣音，轻微活动后即感气加重，可平卧。咳少量白黏痰，痰不易咳出，舌苔白腻，脉细弱。体格检查：T 36.5℃，R 21 次 /min，P 94 次 /min，BP 120/74mmHg，SaO$_2$ 94%。听诊双肺呼吸音粗，双肺仍可闻及散在干湿啰音。加机械排痰治疗。

药物治疗调整：

调整：注射用甲泼尼龙琥珀酸钠 20mg＋0.9% 氯化钠注射液 100ml i.v.gtt. q.d.。

加用：盐酸氨溴索颗粒 30mg p.o. t.i.d.。

6 月 17 日（D8）

患者神志清，精神改善，喘息气短明显好转，轻微活动后仍感气短，可平卧，舌苔白腻，脉细弱。腰酸腰痛改善，咳少量白黏痰，痰不易咳出。拔出尿管。体格检查：T 36.6℃，R 20 次 /min，P 90 次 /min，BP 127/75mmHg。

药物治疗调整：

停用：硫酸庆大霉素注射液膀胱冲洗。

中药方剂②：中药方剂①加用伸筋草 30g。

6 月 20 日（D11）

患者神志清，喘息气短进一步好转，活动后仍稍感气短，可平卧，汗出较多，咳少量白黏痰，不易咳出。体格检查：听诊：双肺呼吸音粗，吸气末仍有哮鸣音，舌质淡红，苔白腻，脉细弱。

辅助检查：

胸部 CT：与 2019 年 1 月 26 日相比，①慢性支气管炎、肺气肿，多发肺大疱，右肺下叶新增小结节及小斑片影，考虑炎性改变。②右肺中叶内侧端、左肺上叶舌段、下叶后段慢性炎症改变，部分较前新增。

药物治疗调整：

调整：注射用多索茶碱 0.3g＋地塞米松磷酸钠注射液 2.5mg＋5% 葡萄糖注射液 100ml i.v.gtt. q.d.。

停用：注射用亚胺培南西司他丁钠。

加用：硫酸依替米星注射液 150mg＋0.9% 氯化钠注射液 100ml i.v.gtt. q.12h.。

6 月 21 日（D12）

患者神志清，喘息气短较前明显好转，活动后稍感气短，可平卧，汗出较多，咳少量白黏痰，不易咳出，偶有口干。体格检查：听诊双肺呼吸音粗，吸气末仍有哮鸣音；舌质淡红，苔白腻，脉细弱。

药物治疗调整：

中药方剂③：中药方剂②去细辛，加用浙贝母 10g、瓜蒌 15g、天花粉 10g、桔梗 10g、陈皮 15g。

6月24日（D15）

患者精神佳，喘息气短较前明显好转，活动后稍感气短，可平卧，汗出减少，咳少量白黏痰，较前易咳出，纳食可，睡眠好转，二便正常。体格检查：听诊，吸气末稍有哮鸣音，较前明显好转，舌质淡红，苔白腻，脉细弱。

药物治疗调整：

中药方剂④：中药方剂③加用牛膝 30g。

6月26日（D17）

患者精神佳，未见明显喘息气短，可平卧，汗出减少，咳少量白黏痰，较易咳出，腰酸腰痛好转，纳食可，睡眠好转，二便正常。体格检查：听诊，双肺呼吸音粗，未闻及干湿啰音及哮鸣音；舌质淡红，苔白腻，脉细弱。

患者病情明显好转，请示上级医师，今日准予出院。

出院诊断：

中医诊断：哮病（痰浊阻肺证）。

西医诊断：①支气管哮喘急性发作（Ⅱ型呼吸衰竭）；②慢性阻塞性肺疾病急性加重期；③慢性肺源性心脏病；④高血压病 2 级（高危组）；⑤精神分裂症；⑥腰椎管狭窄术后；⑦胆囊切除术后。

出院带药：

药品名称	剂量	用法	天数
布地奈德福莫特罗粉吸入剂	320μg/9μg	吸入 b.i.d.	7d
噻托溴铵吸入粉雾剂	18μg	吸入 q.d.	7d
孟鲁司特钠片	10mg	p.o. q.n.	7d
氨溴索颗粒	30mg	p.o. t.i.d.	7d

住院期间主要辅助检查结果见表 7-1。

表 7-1 住院期间主要辅助检查结果

项目		日期		
		6月10日	6月11日	6月13日
血气分析	$PaCO_2$/mmHg	64	57	—
	PaO_2/mmHg	75	61	—
	pH	7.33	7.34	—
血常规	WBC/($\times 10^9 \cdot L^{-1}$)	6.85	6.40	—
	NEUT/%	69.9	82.5	—
CRP/($mg \cdot L^{-1}$)		25.71	18.62	—
NT-proBNP/($pg \cdot ml^{-1}$)		—	237.6	224.7
Cr/($\mu mol \cdot L^{-1}$)		—	65	—

（三）存在问题

1. 硫酸庆大霉素注射液用于膀胱冲洗不合理。

2. 地塞米松磷酸钠注射液与注射用甲泼尼龙琥珀酸钠合用不合理。

3. 盐酸溴己新与氨溴索颗粒合用不合理。

4. 中药方剂①的使用不合适。

（四）分析及药学监护

1. 抗感染治疗方案分析

（1）根据《支气管哮喘急性发作评估及处理中国专家共识》（2018 年）大多数轻中度哮喘发作不必常规应用抗菌药物。但重度哮喘发作时由于下述原因易于并发呼吸道和肺部感染而需给予抗菌药物治疗：①支气管痉挛和气道内分泌物；②激素的应用抑制机体抵抗力；③氨茶碱会降低中性粒细胞的趋化力，使其吞噬能力降低。

《慢性阻塞性肺疾病急性加重诊治中国专家共识（2023 年修订版）》中提出了慢性阻塞性肺疾病急性加重抗菌药物的应用指征：①在慢性阻塞性肺疾病急性加重时，同时出现以下三种症状：呼吸困难加重，痰量增加和痰液变脓性；②患者仅出现以上三种症状中的两种但包括痰液变脓性这一症状；③严重的急性加重，需要有创或无创机械通气。

2017 欧洲呼吸学会及美国胸科学会慢性阻塞性肺疾病急性加重管理指南认为，慢性阻塞性肺疾病急性加重患者抗菌药物治疗失败率较低，且再次发生慢性阻塞性肺疾病急性加重时间延长。抗菌药物治疗可降低慢性阻塞性肺疾病急性加重治疗失败和早期复发的风险。

本患者哮喘持续状态，病情较重，呼吸困难，喘息气短，需要使用无创呼吸机；痰液不易咯出，需要使用激素、支气管舒张抗炎解痉平喘；辅助检查患者 CRP 升高，以上症状符合使用抗菌药物的指征。

（2）根据哮喘及慢性阻塞性肺疾病常见致病菌，本患者最宜使用的抗菌药物为盐酸左氧氟沙星注射液或头孢哌酮舒巴坦，但本患者有喹诺酮类药物过敏史，头孢哌酮舒巴坦、头孢曲松皮试阳性，所以不能使用上述几种药物。综合患者痰液白稀，考虑为革兰氏阴性杆菌感染，本次使用硫酸依替米星注射液抗感染治疗合理。

（3）患者 D4 仍哮喘持续状态，又合并慢性阻塞性肺疾病急性加重，感染较重，依替米星使用四天效果不明显，为尽快控制感染，升级抗菌药物为亚胺培南西司他丁。

（4）硫酸庆大霉素注射液膀胱冲洗不合理。硫酸庆大霉素膀胱冲洗预防尿路感染为超说明书用药。WHO《医院获得性感染预防与控制实用指南》（第二版）及 2010 年卫生部发布的《导尿管相关尿路感染预防与控制技术指南（试行）》指出，膀胱冲洗对预防尿路感染是无效的，膀胱冲洗不仅因达不到有效的血药浓度而无效，还可能使细菌耐药。患者膀胱冲洗当天停用硫酸依替米星（300mg q.d.），加用亚胺培南西司他丁抗感染，依替米星与亚胺培南西司他丁均对泌尿系感染有效；硫酸依替米星和硫酸庆大霉素均为氨基糖苷类抗菌药物，两药合用或先后局部或全身应用，可增加耳肾毒性及神经肌肉阻滞作用。

2. 地塞米松磷酸钠注射液与注射用甲泼尼龙琥珀酸钠合用的合理性分析

（1）甲泼尼龙琥珀酸钠为中效糖皮质激素，其作用时间为 12～36 小时，地塞米松磷酸钠为长效糖皮质激素，作用时间可达 36～54 小时，其抗炎作用为甲泼尼龙的 6 倍。

（2）地塞米松血浆和组织中半衰期长，对脑垂体 - 肾上腺轴的抑制时间长，HPA 轴与神经学所涉及的情绪紊乱和功能性疾病都有一定关系，而本患者为高血压、精神病患者，使用长效的地塞米松磷酸钠注射液可能增加患者精神病病发及高血压加重。

（3）《慢性阻塞性肺疾病急性加重诊治中国专家共识（2023 年修订版）》及《支气管哮喘急性发作评估及处理中国专家共识》（2018 年）未推荐使用地塞米松。

（4）《支气管哮喘急性发作评估及处理中国专家共识（2018）》推荐部分极重症患者需要较大剂量激素，可用甲泼尼龙 80～160mg/d，最高 320mg/d。

3. 盐酸溴己新与氨溴索颗粒合用的合理性分析　氨溴索与溴己新均为祛痰剂，氨溴索的化学结构较溴己新多一个羟基，少一个甲基，溴己新在体内可代谢为氨溴索及其他代谢产物。2015 年欧洲药品评审局发布安全通报，氨溴索与溴己新可引起严重的皮肤不良反应。故两药同时使用会增加氨溴索在体内的剂量，可能增加不良反应的发生率，同时两药药理作用也相似，联用并不能取得更好的祛痰作用，建议使用乙酰半胱氨酸（使痰中糖蛋白多肽中的二硫键断裂）或桉柠蒎肠溶软胶囊（增强纤毛清除功能）。

4. 中药方剂①选方的合理性分析

（1）中药方剂①为玉屏风散合小青龙汤加减，整方具有解表散寒、温肺化饮、益卫固表、镇静安神、祛风除湿的功效。

（2）小青龙汤具有解表散寒、温肺化饮之效，玉屏风散具有益卫固表之效，另方中党参益气生津；茯苓健脾渗湿、安神；淫羊藿、仙茅强筋健骨、祛痰除湿；龙骨、牡蛎镇静安神、平肝潜阳；穿山龙祛风湿、止咳平喘；地龙通络平喘，整方具有解表散寒、温肺化饮、益卫固表、镇静安神、通络平喘之效。

（3）患者咳嗽，咳痰，痰白质稀，易咳出，动则喘甚，喉中哮鸣，神疲乏力，腰酸腰痛，舌苔白腻，脉滑数。当属痰浊阻肺之证，治当祛痰降逆，宣肺平喘为主。

（4）玉屏风散合小青龙汤加减用于外寒内饮证兼表虚自汗，不适用于该患者，选方不合理。

参考文献

[1] 中华医学会呼吸病学分会哮喘学组, 中国哮喘联盟. 支气管哮喘急性发作评估及处理中国专家共识 [J]. 中华内科杂志, 2018, 57（1）: 4-14.

[2] 慢性阻塞性肺疾病急性加重诊治专家组. 慢性阻塞性肺疾病急性加重诊治中国专家共识（2023 年修订版）[J]. 国际呼吸杂志, 2023, 43（2）: 132-149.

[3] 中华医学会, 中华医学会杂志社, 中华医学会全科医学分会, 等. 支气管哮喘基层诊疗指南（2018 年）[J]. 中华全科医师杂志, 2018, 17（10）: 751-762.

案例 8 肺络张（支气管扩张伴感染）

（一）病例资料

患者，女，49 岁，身高 156cm，体重 58kg，体重指数 23.83kg/m²。

主诉：反复咳嗽咳痰伴咯血 10 年，加重半个月余。

现病史：缘患者 10 年前开始出现咳嗽，咳黄脓痰，间有咯少量血丝，曾于外院就诊诊断为"支气管扩张"。半个月前患者受凉后咳嗽较前增多，咳黄脓痰，伴活动后气促，4 天前患者自觉发热，最高体温 37.7℃，于外院就诊予静脉滴注左氧氟沙星、头孢他啶、氨溴索等对症处理，症状未见明显缓解。昨夜患者出现咯鲜红色血液，量约 10ml，今日咯血 3 次，痰中带鲜红色血丝，每次量约 2ml，遂于急诊就诊并拟"肺络张"于 2019 年 5 月 29 日 21:30 收入呼吸内科。

既往史：否认高血压、糖尿病、冠心病等慢性病史。否认肝炎、结核等传染病史。否认重大手术及外伤史。

个人史、婚育史、家族史、过敏史：无烟酒等不良嗜好。已婚已育，子女及配偶体健。否认家族遗传病和传染病病史。否认食物、药物过敏史。

体格检查：T 36.0℃，R 20 次 /min，P 74 次 /min，BP 135/88mmHg。患者神清，精神可，胸廓对称，双肺叩诊清音，听诊双肺呼吸音粗，左下肺可闻及明显干湿啰音，余肺野未闻及干湿啰音。余无异常。

中医四诊：患者咳嗽气喘，胸满，微恶风寒，有汗不多，痰黄脓，量多质黏伴少量血丝痰，纳眠一般，小便短赤，大便正常。舌红，苔黄腻，脉滑。

辅助检查：

5 月 29 日 血常规：WBC 8.79×10^9/L，NEUT% 71%，PLT 421×10^9/L。

5 月 29 日 凝血功能：TT 21.5 秒，FIB 5.28g/L。

5 月 29 日 其他指标：CRP 15.5mg/L，PCT 0.13ng/ml。

1 年前胸部 CT 示：①双肺感染性病变，考虑为继发性肺结核未排；②右肺中叶及左下肺支气管扩张。

入院诊断：

中医诊断：肺络张（痰热郁肺证）。

西医诊断：支气管扩张伴感染。

（二）诊疗过程

初始治疗药物（5 月 29 日）

药品名称	剂量	用法
注射用哌拉西林钠舒巴坦钠（2:1）	3g	i.v.gtt. q.8h.
0.9% 氯化钠注射液	100ml	

药品名称	剂量	用法
盐酸氨溴索注射液	90mg	i.v. q.8h.
0.9% 氯化钠注射液	10ml	
喜炎平注射液	10ml	i.v.gtt. q.d.
5% 葡萄糖注射液	250ml	
蛇毒血凝酶注射液	1ml：1U	i.v. q.d.
0.9% 氯化钠注射液	10ml	
肾上腺色腙片	5mg	p.o. t.id.
云南白药	1g	p.o. q.i.d.

5月30日（D2）

患者神清，精神一般，无发热恶寒，咳嗽，咳黄脓痰，量多质黏，间中咳血丝痰，活动后稍气促，纳眠一般，予耳穴（肺、气管、神门、皮质下）压豆，完善结核菌素（PPD）试验。

辅助检查：

胸部 CT：①两肺感染性病变：考虑为继发性肺结核可能？②右肺中叶及左下肺支气管扩张伴感染；③两侧胸膜局限性增厚、粘连。

药物治疗调整：

停用：云南白药，蛇毒血凝酶注射液。

加用：中药方剂①

中药方剂①				用法用量
浙贝母 15g	知母 10g	黄芩 10g	桔梗 10g	每日 1 剂，水煎至 400ml 分早晚 2 次温服
桑白皮 15g	茯苓 20g	鱼腥草 15g	炒薏苡仁 30g	
蒲公英 10g	白术 10g	北沙参 10g	甘草 10g	

5月31日（D3）

患者无咳血丝痰，行纤维支气管支镜检查，右肺可见中量黄色黏稠分泌物，未见新生物及出血。左下叶基底段及背段可见大量黄色黏稠分泌物涌出，未见新生物及出血。予左下叶基底段及背段行肺泡灌洗，并留取标本送检。

辅助检查：

痰涂片、肺泡灌洗液涂片（WBC > 25 个 /LP，SEC < 10 个 /LP）：WBC 内见革兰氏阳性分枝状菌丝，形态似诺卡菌。

涂片抗酸染色：未见抗酸杆菌，抗酸染色弱阳性。

药物治疗调整：

加用：复方磺胺甲噁唑片 0.96g p.o. q.12h.。

6月1日（D4）

患者精神可，咳嗽咳痰减少，无咳血，无潮热盗汗、低热、消瘦等结核感染症状，PPD 试验阴性，可暂时排除活动性肺结核。

辅助检查: PPD 试验(−)。

6月4日(D7)

患者症状明显好转,咳嗽咳痰较前明显减轻,无咳血,乏力较前明显好转,仍有活动后稍气促。舌红,苔黄腻,脉滑。结核分枝杆菌检测阴性,可基本排除活动性肺结核。

辅助检查:

血常规:WBC 6.73×10^9/L,NEUT% 65%,PLT 445×10^9/L。

其他指标:CRP 25.6mg/L。

肺泡灌洗液 GM 试验:0.14。

结核分枝杆菌及利福平耐药检测(−)。

痰、肺泡灌洗液培养鉴定药物敏感试验:星形诺卡菌生长。

药物治疗调整:

停用:肾上腺色腙片。

调整为中药方剂②:

中药方剂②				用法用量
浙贝母 15g	知母 10g	黄芩 10g	桔梗 10g	
桑白皮 15g	茯苓 20g	鱼腥草 15g	芦根 10g	每日 1 剂,水煎至 400ml
炒薏苡仁 30g	枇杷叶 10g	瓜蒌子 10g	桃仁 10g	分早晚 2 次温服
麦冬 15g	四季青 10g	甘草 5g		

6月7日(D10)

患者神清,精神可,间有少许咳嗽,无明显咳痰,诉活动后稍气短,休息后可缓解,无咳血,无乏力,纳眠可,二便正常,复查各项指标正常,予明日办理带药出院。

辅助检查:

血常规:WBC 6.91×10^9/L,NEUT% 60.6%,PLT 439×10^9/L。

其他指标:CRP 1.3mg/L。

出院诊断:

中医诊断:肺络张(痰热郁肺证)。

西医诊断:支气管扩张伴感染。

出院带药:

药品名称	剂量	用法	天数(疗程)
复方磺胺甲噁唑片	0.96g	p.o. q.12h.	7d(6 个月)

(三)存在问题

1. 诺卡菌肺部感染治疗用药方案不适宜。

2. 使用复方磺胺甲噁唑片缺少预防不良反应的药物方案。

3. 盐酸氨溴索注射液用量不适宜。

4. 中药方剂②中选用瓜蒌入药部位不适宜。

（四）分析及药学监护

1. 诺卡菌肺部感染的用药治疗方案分析

（1）诺卡菌肺部感染首选方案为复方磺胺甲噁唑（SMZ），其中甲氧苄啶 10～15mg/（kg·d），磺胺甲噁唑 50～100mg/（kg·d），分 2～4 次静脉给药或口服给药，免疫正常者疗程至少 6 个月，免疫抑制者疗程至少 12 个月。

（2）SMZ 规格为 0.48g（0.4g 磺胺甲噁唑，0.08g 甲氧苄啶），该患者体重 58kg，肾功能正常，计算使用剂量每日至少需 SMZ 8 片 /d，该患者使用 SMZ 0.96g q.12h.（4 片 /d），使用剂量不足，应调整为 0.96g q.6h.。

（3）耐药诺卡菌病治疗通常需要 2 种或 3 种抗菌药物联合治疗，多以磺胺类药物为基础，联合其他敏感药物如阿米卡星、亚胺培南、第三代头孢菌素（头孢曲松 / 头孢噻肟）、米诺环素、氟喹诺酮类（莫西沙星）、利奈唑胺和替加环素等。

（4）若患者对磺胺类药物过敏，或者有禁忌证不能使用，可以使用以下药物替代治疗：①米诺环素（100～200mg，每日 2 次）；②体外药敏试验敏感情况下，可选择阿莫西林克拉维酸钾 875mg/125mg 每日 2 次，或多西环素、红霉素、克拉霉素、利奈唑胺或氟喹诺酮类等组合方案。

2. 复方磺胺甲噁唑片药学监护及用药教育

（1）SMZ 主要自肾小球滤过和肾小管分泌，服用期间容易出现结晶尿、血尿等，应嘱患者用药期间应多饮水（1 500ml 以上），如果见尿液浑浊，及时就医。该患者使用 SMZ 治疗过程中应同时使用碳酸氢钠片（0.5g，3 次 /d）碱化尿液，碱性药物可以增强 SMZ 在尿液中的溶解度，加快药物在尿液中的排泄，减少对肾脏损伤。

（2）磺胺甲噁唑与甲氧苄啶均作用于叶酸合成代谢，如服用本品引起叶酸缺乏时，可同时服用叶酸制剂。如有骨髓抑制征象发生时，应即停用本品，并给予叶酸 3～6mg 肌内注射，一日 1 次，使用 2 日或根据需要用药至造血功能恢复正常，对长期、过量使用本品者可给予高剂量叶酸并延长疗程。

（3）患者使用的中药方剂中含有蒲公英、四季青、瓜蒌子、枇杷叶均含有较多有机酸类成分，会使得 SMZ 在尿中溶解度降低而增加副作用。需嘱咐患者中药方剂应与西药间隔 2～3 小时服用。

（4）需对患者进行监护的其他不良反应如皮疹、光敏性皮炎、血小板减少、恶心、呕吐等，另外 SMZ 可抑制大肠埃希菌的生长，阻碍 B 族维生素在肠内合成，如用药超过 1 周以上者，建议同时使用维生素 B。

3. 盐酸氨溴索注射液用法用量分析

（1）患者咳黄脓痰，量多质黏，氨溴索具有促进黏液排出作用及溶解分泌物的特性，并提高抗菌药物在肺部的浓度，另外可降低炎症介质的释放、减轻破坏作用、减轻肺氧化性损伤等。该患者具备使用适应证。

（2）盐酸氨溴索注射液超说明书最大用药日剂量为 90mg/d，而该患者使用氨溴索日剂量为 270mg/d，远远超过说明书用量，属于超说明书用药。

（3）广东省药学会《超药品说明书用药目录（2019 年版）》已将 1 000mg/d 的超说明书用法剔除，目前尚缺乏关于支气管扩张使用大剂量氨溴索的循证依据，故该患者使用氨溴索 270mg/d 的用量不合理。临床药师需提醒医生注意盐酸氨溴索注射液可能引起的严重过敏反应，若需超说明书用药，必须与患者沟通并签署"超说明书用药知情同意书"。

4. 分析中药方剂②的中瓜蒌的用药部位分析

（1）中药方剂②基础方为清金化痰汤，该方出自《医学统旨》（明·叶文龄），功效清肺化痰，主治咳嗽，咯痰黄稠腥臭，或带血丝，面赤，鼻出热气咽喉干痛。原方中所用瓜蒌为瓜蒌子。

（2）栝楼 *Trichosanthes kirilowii* Maxim. 或双边栝楼 *T. rosthornii* Harms 为葫芦科植物，其干燥成熟果实（瓜蒌）、果皮（瓜蒌皮）、种子（瓜蒌子）、根（天花粉）。其中瓜蒌善于清热涤痰、宽胸散结、润燥滑肠；瓜蒌皮善于清热化痰、利气宽胸；瓜蒌子善于润肺化痰、滑肠通便；天花粉善于清热泻火、生津止渴、消肿排脓。

（3）瓜蒌皮主要含氨基酸、黄酮类、甾醇、挥发油、多糖等有效成分，瓜蒌皮总氨基酸有良好的祛痰作用，与传统功效中的"清热化痰"相对应。其中天冬氨酸能缓解细胞的炎症，减少分泌物，增强细胞免疫；半胱氨酸可通过分解痰液黏蛋白来稀释痰液；甲硫氨酸在一定程度上可转化为半胱氨酸或胱氨酸从而起协同化痰作用，适用于肺热咳嗽、痰浊黄稠等症。该患者以咳嗽、咳痰带血丝为主要表现，在该方基础上进行加减，遣方中使用瓜蒌皮更符合患者痰热郁肺证，比瓜蒌子使用更为适宜。

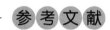

参 考 文 献

[1] 翁心华，张继明，张文宏. 翁心华疑难感染病和发热病例精选与临床思维. 2014[M]. 上海：上海科学技术出版社，2014.

[2] 吉尔伯特，钱伯斯，萨格，等. 热病：桑福德抗微生物治疗指南：新译第 53 版 [M]. 范洪伟，译. 北京：中国协和医科大学出版社，2024：81.

[3] 超药品说明书用药目录（2019 年版）[J]. 今日药学，2020，30（2）：73-98.

[4] 奚宝华. 大剂量氨溴索治疗支气管扩张合并肺部感染的疗效研究 [J]. 中国医药指南，2018，16（15）：125-126.

[5] 唐昀彤，杜正彩，郝二伟，等. 基于栝楼不同药用部位化学成分和性效关系的质量标志物分析 [J]. 中草药，2020，51（6）：1617-1627.

案例9 肺络张(肺栓塞)

(一)病例资料

患者,女,51岁,身高165cm,体重60kg,体重指数22.0kg/m²。

主诉:反复咳嗽、咳痰2个月余,加重伴咯血1个月余。

现病史:患者于2个多月前无明显诱因出现咳嗽、咳痰,痰呈黄色。无咯血、盗汗,无夜间阵发呼吸困难。曾多次于外院就诊。经对症治疗后,疗效欠佳。1个月多前咳嗽,咳痰加重,伴咯血,偶有气促,遂至外院就诊,查胸部CT示右中下肺支气管扩张,双肺炎症。经对症治疗后,疗效欠佳。现为求进一步系统治疗,来医院急诊就诊,遂由急诊拟"咯血查因"收入呼吸内科。

既往史:高血压病10余年,最高血压170/105mmHg,现口服氨氯地平片5mg q.d.,血压控制一般;有外伤史,3个月前摔倒致右下肢及右胸胁部骨折,并于外院行手术治疗。余无特殊。

个人史、婚育史、家族史、过敏史:无特殊。否认食物、药物过敏史。

体格检查:T 36.6℃,R 21次/min,P 80次/min,BP 140/104mmHg。患者神清,精神疲倦。胸廓对称无畸形,呼吸正常,右肺叩诊浊音,双肺呼吸音正常,右肺可闻及湿啰音。心律齐,各瓣膜听诊区未闻及病理性杂音。双下肢浮肿。余无特殊。

中医四诊:患者神清,精神一般,咳嗽,咳痰,痰为黄色,伴咯血,少许气促,无胸痛,无恶寒发热,无鼻塞流涕,无心悸,无呕吐,无腹痛,双下肢浮肿,纳一般,眠一般,大便调,色黄,一日一行,小便调,色黄。舌红,苔黄厚,脉滑。

辅助检查:

3月20日 CT肺动脉造影:左右肺动脉及其主要分支广泛栓塞。右肺下叶实变灶,考虑肺梗死灶,请结合临床。右肺中下叶支气管扩张并感染。

3月20日 CRP 18.4mg/L;D-Dimer>20μg/ml。

3月20日 凝血四项:PT 16.1秒,INR 1.3,PT% 67%,FIB 4.62g/L。

3月20日 血常规、BNP、PCT、心肌梗死、电解质无明显异常。

入院诊断:

中医诊断:肺络张(痰热郁肺证)。

西医诊断:①肺栓塞;②支气管扩张伴咯血;③胸腔积液;④右侧肋骨骨折;⑤高血压病1级(中危)。

(二)诊疗过程

初始治疗药物(3月20日)

药品名称	剂量	用法
莫西沙星氯化钠注射液	0.4g	i.v.gtt. q.d.
注射用矛头蝮蛇血凝酶	2U	i.m. q.d.
0.9%氯化钠注射液	2ml	

续表

药品名称	剂量	用法
肾上腺色腙片	5mg	p.o. t.i.d.
氨溴索片	60mg	p.o. t.i.d.
复方甲氧那明胶囊	2粒	p.o. t.i.d.

3月21日（D2）

患者一般情况同前。体格检查：T 36.5℃，R 22 次 /min，P 85 次 /min，BP 149/116mmHg。患者昨日咯血查因入院较晚，先予对症处理；CT 肺动脉造影提示广泛肺栓塞，今日行抗凝治疗。

辅助检查：

凝血四项：PT 16.6 秒，INR 1.4，PT% 67%，APTT 47.2 秒。

红细胞沉降率、电解质、CRP、HbA1c、UA、血脂、肝功能、粪便常规、尿常规、梅毒、HIV、肺炎支原体抗体、自身免疫十二项、甲状腺功能、肿瘤二项、痰涂片均未见明显异常。

双侧下肢动、深静脉彩超：右侧下肢髂股静脉、股静脉血栓形成（不完全性）。腘静脉、胫后静脉血栓形成（完全性）。左侧下肢深静脉未见明显异常。符合两侧下肢动脉硬化性闭塞症。两侧下肢动脉粥样硬化斑块形成。右侧胫前动脉、两侧胫后动脉中度狭窄。

药物治疗调整：

加用：华法林钠片 3mg p.o. q.d.。

依诺肝素钠注射液 6 000IU i.h. q.12h.。

注射用丹参多酚酸盐 0.16g ＋ 5% 葡萄糖注射液 250ml i.v.gtt. q.d.。

停用：注射用矛头蝮蛇血凝酶、肾上腺色腙片。

加用中药方剂①：

中药方剂①				用法用量
桑白皮 10g	黄芩 15g	栀子 10g	浙贝母 10g	每日 1 剂，水煎至 400ml，分早晚 2 次饭后温服
瓜蒌子 10g	桔梗 10g	橘红 10g	甘草 5g	
茯苓 20g	知母 15g			

3月23日（D4）

患者一般情况同前，气促好转。

辅助检查：

DIC 全套：PT 19.6 秒，INR 1.7，TT 23.1 秒，APTT 51.2 秒，PT% 48%，D- 二聚体 16.58μg/ml。

脉管炎三项、心电图、甲状腺彩超、心脏彩超无明显异常。

3月28日（D9）

患者咳嗽好转、咳黄痰，无咯血。余无特殊。于今日 12 时 30 分送介入室在局部麻醉下行下腔静脉滤器置入术。

辅助检查：

DIC 全套：PT 22.3 秒，INR 2.0，APTT 55.2 秒，PT% 40%，D-Dimer 10.53μg/ml。

痰培养，常规药敏试验定量试验：铜绿假单胞菌（黏液性），左氧氟沙星中介，余均敏感。

药物治疗调整：

停用：依诺肝素钠注射液。

注射用丹参多酚酸盐 0.16g i.v.gtt. q.d. 调整为 0.2g i.v.gtt. q.d.。

调整为中药方剂②：

中药方剂②				用法用量
桃仁 10g	红花 15g	当归 15g	生地黄 20g	每日1剂，水煎至400ml，分早晚2次饭后温服
川芎 15g	赤芍 15g	桔梗 10g	川牛膝 15g	
柴胡 15g	枳壳 15g			

4月1日（D13）

患者右下肢浮肿较前减轻，术口无渗血，余无特殊。

辅助检查：

DIC 全套：PT 26.2 秒，INR 2.4，APTT 57.6 秒，PT% 31%，TT 18.5 秒，D-Dimer 3.38μg/ml。

电解质、血常规无明显异常。

药物治疗调整：

停用：莫西沙星氯化钠注射液。

4月4日（D16）

患者病情好转，予办理出院。

出院诊断：

中医诊断：肺络张（痰热郁肺证）。

西医诊断：①肺栓塞；②支气管扩张伴感染；③胸腔积液；④右肺梗死灶；⑤高血压病1级（中危）；⑥右下肢深静脉血栓形成，双下肢动脉硬化。

出院带药：

药品名称	剂量	用法	天数
华法林钠片	3mg	p.o. q.d.	3d
氨氯地平胶囊	10mg	p.o. q.d.	3d

住院期间 INR 见表 9-1。

表 9-1　住院期间 INR

日期	3月20日	3月21日	3月23日	3月28日	4月1日
PT/s	16.1	16.6	19.6	22.3	26.2
INR	1.3	1.4	1.7	2.0	2.4

（三）存在问题

1. 初始抗感染方案不适宜。

2. 选用注射用丹参多酚酸盐抗凝不适宜。

3. 中药方剂①可优化。

（四）分析及药学监护

1. 初始抗感染方案分析 该患者选用莫西沙星氯化钠注射液抗感染不适宜，具体分析如下。

（1）根据《成人支气管扩张症诊治专家共识（2012 版）》，患者咳嗽、痰量增加或性质改变、脓痰增加和 / 或喘息、气急、咯血及发热等全身症状时，应考虑应用抗菌药物。患者入院时咳嗽，咳痰，痰为黄色，伴咯血，少许气促，故该患者有使用抗菌药物指征。

（2）根据《成人支气管扩张症诊治专家共识（2012 版）》支气管扩张症患者急性加重时最常分离出的细菌为流感嗜血杆菌和铜绿假单胞菌。铜绿假单胞菌的危险因素包括：①近期住院；②频繁（每年 4 次以上）或近期（3 个月以内）应用抗生素；③重度气流阻塞（FEV$_1$<30%）；④口服糖皮质激素（最近 2 周每日口服泼尼松 >2 周），至少符合 4 条中的 2 条则应考虑选择覆盖抗铜绿假单胞菌的抗菌药物。该患者一个月前有住院史，且存在使用抗菌药物史，故该患者存在铜绿假单胞菌风险。

（3）根据《抗菌药物临床应用指南》（第 3 版），支气管扩张合并感染存在铜绿假单胞菌风险患者推荐选择覆盖铜绿假单胞菌的环丙沙星、左氧氟沙星、头孢他啶、头孢吡肟、头孢哌酮舒巴坦等。由于莫西沙星对铜绿假单胞菌抗菌作用较差，因此该患者使用莫西沙星抗感染不合理。

2. 抗凝方案适宜性分析 该患者抗凝方案为：依诺肝素钠注射液 6 000IU i.h. q.12h. + 华法林钠片 3mg p.o. q.d. + 注射用丹参多酚酸盐 0.16g i.v.gtt. q.d.

（1）根据《内科学》（第 10 版）临床上对急性肺栓塞的主要治疗方法为抗凝和溶栓，其中溶栓治疗主要适用于高危患者，对于血压稳定和右心室运动功能正常的低危患者，不宜溶栓，如无抗凝禁忌证，如活动性出血、凝血功能障碍、未予控制的严重高血压等，推荐抗凝治疗。根据《肺血栓栓塞症诊治与预防指南》（2018），该患者肺栓塞为低危组，虽患者入院第一天有少许咯血，经治疗后入院第二天已无咯血，且对于确诊的肺栓塞患者，大部分禁忌证属相对禁忌证，综合考虑患者病情，该患者选择抗凝治疗合理。

（2）低分子肝素联合华法林是临床上抗凝治疗的主要治疗方法。根据《内科学》（第 10 版）：在肝素开始应用后的第 1 天即可加用华法林，华法林初始推荐剂量为 3.0～5.0mg。由于华法林需要数天才能发挥全部作用，因此与肝素需至少重叠应用 5 天，当 INR 达到 2.0～3.0 时，或 PT 延长至正常值的 1.5～2.5 倍时，持续至少 24 小时，方可停用肝素，一般口服华法林的疗程至少为 3 个月。根据以上原则，该患者依诺肝素钠注射液及华法林钠片选择合理，用法用量及用药停药时机合理。

（3）患者在采用依诺肝素钠联合华法林抗凝的同时，加用丹参多酚酸盐。有文献报道：采用低分子肝素联合华法林及丹参多酚酸盐对中、低危急性肺栓塞临床疗效较好，可有效改善呼吸循环功能。但根据丹参多酚酸盐说明书：本品活血、化瘀、通脉，用于冠心病稳定型心绞痛，分级为Ⅰ、Ⅱ级，心绞痛症状表现为轻、中度，中医辨证为心血瘀阻证者，症见胸痛、胸闷、心悸。该患者无冠心病、心绞痛，用于肺栓塞，虽有文献报道，但文献质量不高。此外，丹参多酚酸盐为广东省重点监控品种，根据粤医保发〔2023〕24 号文，丹参多酚酸盐限制范围为限二级及以上医疗机构并有明确冠心病稳定型心绞痛诊断的患者，该患者不在限制范围内。故选药不合理。

3. 中药方剂①分析

（1）中医古籍无"肺栓塞"的病名，历代医家根据肺栓塞的症状进行归纳和分析，将其归属于"胸痹""厥证""喘证"等范畴。目前，肺栓塞中医证型的相关研究显示临床上其常见证型为：气虚血瘀、痰瘀互阻、阳气暴脱、痰浊闭阻。且有研究表明，中医不同证型在不同危险分层中存在差异，高危组以阳气暴脱型为主，中危组以气虚血瘀和痰瘀互阻型为主，低危组以痰瘀互阻型为主。根据《肺血栓栓塞症诊治与预防指南》（2018），该患者为低危肺栓塞。

（2）相关研究显示，本病多继发于长期卧床、术后、创伤等诱因诱导的深静脉血栓形成。该患者 3 个月前因摔倒致右下肢及右胸胁部骨折，并行手术治疗。此次住院双侧下肢动、深静脉彩超示右侧下肢深静脉血栓形成。提示该患者有瘀血，结合患者中医症状：咳痰，痰为黄色，伴咯血，胸闷，少许气促，双下肢浮肿，大便调，色黄，一日一行，小便调，色黄。舌红，苔黄厚，脉滑。推断该患者应属痰瘀互阻型。因此，该患者仅针对痰热治疗是不够的，应在化痰的同时给予活血化瘀药，故中药方剂以清金化痰汤＋血府逐瘀汤加减更为适宜。

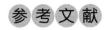

参 考 文 献

[1]　中华医学会呼吸病学分会肺栓塞与肺血管病学组. 肺血栓栓塞症诊治与预防指南 [J]. 中华医学杂志，2018，98（14）：1060-1087.

[2]　成人支气管扩张症诊治专家共识编写组. 成人支气管扩张症诊治专家共识（2012 版）[J]. 中华危重症医学杂志（电子版），2012，5（5）：315-328.

[3]　杨惠琴，杨剑，李冬. 肺栓塞中医证型与西医危险分层及预后的相关性研究 [J]. 新疆中医药杂志，2017，35（5）：1-3.

[4]　汪复，张婴元. 抗菌药物临床应用指南 [M]. 3 版. 北京：人民卫生出版社，2020.

[5]　罗培，刘冬梅，房建斌，等. 低分子肝素联合华法林及丹参多酚酸盐治疗中、低危急性肺栓塞患者的疗效 [J]. 贵州医科大学学报，2017，42（1）：97-100.

案例 10 肺痿（肺间质纤维化）

（一）病例资料

患者，男，70 岁，身高 179cm，体重 84kg，体重指数 26.22kg/m²。

主诉： 反复咳喘 5 年，加重 1 周。

现病史： 患者自诉反复咳喘 5 年，气候寒冷，劳累后加重。曾于外院住院诊断"肺间质纤维化"，给予对症治疗后症状缓解。1 周前因受凉后咳嗽，咳痰，咳大量黄绿色痰，伴胸闷、气短、心悸、夜尿频等不适，今日为求中医药综合治疗，遂入医院就诊，门诊以"肺间质纤维化"收入院。

既往史： 肺间质纤维化病史，冠心病病史。

个人史、手术史、婚育史、家族史、过敏史： 无烟酒等不良嗜好。有心脏支架手术史。已婚已育，子女及配偶体健。否认家族遗传病和传染病病史。否认食物、药物过敏史。

体格检查： T 36.3℃，R 20 次/min，P 95 次/min，BP 130/80mmHg。双肺可闻及少量干啰音。

中医四诊： 患者神志清楚，表情痛苦，面色无华，口唇淡紫，语言流利，查体合作，咳喘，咳大量黄绿痰，流清涕咽痒，口干，心悸，胸闷气短，活动后加重，乏力，纳可，入睡困难，夜寐不佳，大便干，夜尿频。舌质红，苔薄黄，脉细涩。

辅助检查：

10 月 17 日 胸部 CT 示：双肺间质纤维化。

10 月 17 日 心电图示：ST 段改变。

入院诊断：

中医诊断： 肺痿（痰瘀阻络证）。

西医诊断： ①肺间质纤维化；②冠状动脉粥样硬化性心脏病。

（二）诊疗过程

初始治疗药物（10 月 17 日）

药品名称	剂量	用法
喜炎平注射液	6ml	i.v.gtt. q.d.
0.9% 氯化钠注射液	100ml	
参芎葡萄糖注射液	100ml	i.v.gtt. q.d.
0.9% 氯化钠注射液	100ml	i.v.gtt. b.i.d.
盐酸氨溴索注射液	15mg	
苏黄止咳胶囊	1.35g	p.o. t.i.d.
百令胶囊	3g	p.o. t.i.d.
复方丹参滴丸	27mg	p.o. t.i.d.
至灵菌丝胶囊	0.75g	p.o. t.i.d.

中药方剂①				用法用量
丹参 30g	平贝母 20g	桃仁 15g	地龙 15g	每日 1 剂水煎至 400ml
川芎 15g	桔梗 20g	黄芪 30g	党参 20g	分早晚 2 次温服
补骨脂 15g	麦冬 20g	五味子 15g		

10 月 18 日(D2)

患者咳喘,咳黄痰量多,流清涕,咽痒口干,胸闷、气短,活动后加重,心悸,乏力,纳可,入睡困难,夜寐不佳,大便干,夜尿频。查体: T 36.3℃,R 20 次 /min,P 95 次 /min,BP 132/78mmHg。

10 月 20 日(D4)

患者咳嗽咳痰减轻,咯白痰,仍有咽痒、口干,活动后气短,胸闷,心悸,乏力,纳眠、二便无明显改善。

辅助检查:

痰细菌培养及鉴定结果:大肠埃希菌。

药物治疗调整:

停用:喜炎平注射液。

10 月 22 日(D6)

患者咳嗽咳痰较前减轻,活动后仍诉气短,胸闷等不适,BP 145/84mmHg。

药物治疗调整:

加用:0.9% 氯化钠注射液 200ml + 单硝酸异山梨酯注射液 40mg i.v.gtt. q.d.。

10 月 24 日(D8)

患者咳嗽咳痰,活动后气促、胸闷较前减轻,纳可,入睡困难,夜寐不佳,二便尚可。查体: T 36.3℃,P 95 次 /min,R 20 次 /min,BP 131/83mmHg。表情痛苦,面色少华,口唇淡紫,咽部无充血,双肺部可闻及 Velcro 音;舌质红,苔薄黄,脉细涩。

药物治疗调整:

中药方剂②:中药方剂①加红花 15g,每日 1 剂水煎至 400ml,分早晚 2 次温服。

10 月 26 日(D10)

患者咳嗽明显减轻,活动后气短,胸闷缓解,咯少量白痰,纳可,夜寐欠佳,二便尚可。查体: T 36.2℃,P 91 次 /min,R 18 次 /min,BP 135/80mmHg。

10 月 28 日(D12)

患者咳嗽,咳少量白痰,活动后气短、胸闷较前明显减轻,纳可,夜寐尚可,二便尚可。查体: T 36.1℃,P 93 次 /min,R 18 次 /min,BP 121/80mmHg。面色少华,口唇淡紫,咽部无充血,双肺部可闻及 Velcro 音;舌质红,苔薄黄,脉细涩。病情稳定,治疗好转,予以出院。

出院诊断:

中医诊断:肺痿(痰瘀阻络证)。

西医诊断:①肺间质纤维化;②冠状动脉粥样硬化性心脏病。

出院带药：

药品名称	剂量	用法	天数
复方丹参滴丸	270mg	p.o. t.i.d.	7d
百令胶囊	3g	p.o. t.i.d.	7d

住院期间主要辅助检查结果和血压见表10-1和表10-2。

表10-1 住院期间主要辅助检查结果

项目		日期	
		10月18日	10月28日
血常规	WBC/($\times 10^9 \cdot L^{-1}$)	7.84	13.45
	NEUT/%	51.30	76.1
	EOS/%	5.10	3.93
	hs-CRP/($mg \cdot L^{-1}$)	2.88	0.92

表10-2 住院期间血压

日期	10月17日	10月18日	10月20日	10月22日	10月24日	10月26日	10月27日	10月28日
血压/mmHg	130/76	132/78	134/76	145/84	131/83	135/80	133/82	121/80

（三）存在问题

1. 初始治疗药物中百令胶囊和至灵菌丝胶囊属于重复用药。
2. 初始用药苏黄止咳胶囊的使用不适宜。
3. 参芎葡萄糖注射液选用不适宜。

（四）分析及药学监护

1. 百令胶囊和至灵菌丝胶囊使用分析

（1）《医院处方点评管理规范（试行）》明确指出重复用药是主要的用药不适宜情况之一，重复用药的处方属于不适宜处方。中成药重复用药的点评关注点有四种：适应证重复、组方药味重复、属于同一功效类别、含有特殊组分（毒、烈性饮片或化学药物）。百令胶囊和至灵菌丝胶囊属于适应证重复。

（2）至灵菌丝胶囊的成分为虫草被孢菌粉，主要功效为补肺益肾。用于肺肾两虚，精气不足引起的咳喘、水肿、神疲乏力、腰膝酸软；亦可用于各类肾病，支气管哮喘，慢性肝炎及肿瘤的辅助治疗。

（3）百令胶囊的成分为发酵冬虫夏草菌粉，主要功效为补肺肾，益精气。用于肺肾两虚引起的咳嗽、气喘、腰背酸痛；慢性支气管炎的辅助治疗。

（4）两种药物在治愈该患者方面的适应证相对重复，造成患者重复用药，为患者带来身体和经济负担。建议百令胶囊和至灵菌丝胶囊二者选用一种即可。

2. 苏黄止咳胶囊的使用分析

（1）苏黄止咳胶囊具有疏风宣肺，止咳利咽的功效。用于风邪犯肺，肺气失宣所致的咳嗽，咽痒，或呛咳阵作，气急，遇冷空气、异味等因素突发或加重，或夜卧晨起咳剧，多呈反复发作，干咳无痰或少痰，舌苔薄白等。感冒后咳嗽或咳嗽变异性哮喘见上述证候者。

（2）患者现症见：咳喘，胸闷，气短，活动后加重，咳黄痰量多，流清涕，心悸，咽痒，口干，乏力，纳可，入睡困难，夜寐不佳，大便干，夜尿频。

（3）根据患者咳喘，胸闷，气短，活动后加重，咳黄痰量多，流清涕，咽痒，口干，脉细涩。当属痰瘀阻络，治宜化痰止咳，清热润肺。

（4）苏黄止咳胶囊用于痰湿阻肺证，治宜燥湿化痰，理气止咳；不适用于该患者，属于不合理用药。

3. 参芎葡萄糖注射液与中药方剂存在重复用药情况　参芎葡萄糖注射液主要组成有丹参、盐酸川芎嗪、葡萄糖，中药方剂中含有丹参和川芎，二药同时用于患者，使活血化瘀作用增强，患者年龄较大，存在一定的脑出血倾向。

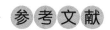

参 考 文 献

[1]　金锐，王宇光，薛春苗，等. 中成药处方点评的标准与尺度探索（二）：重复用药 [J]. 中国医院药学杂志，2015，35（7）：565-570.

[2]　梅全喜. 中药处方点评实施七要 [N]. 中国中医药报，2013-11-14（3）.

案例 11 肺胀（慢性阻塞性肺疾病急性加重）

（一）病历资料

患者，男，67岁，身高172cm，体重73kg，体重指数24.68kg/m^2。

主诉：反复咳嗽，憋喘20年，加重1个月余。

现病史：自述慢性支气管炎20年，慢性阻塞性肺疾病10余年。不规律使用布地奈德福莫特罗吸入剂治疗，1个月前因受凉出现憋喘加重，平地缓行50m即感憋喘，咳嗽，咳吐黄痰，伴头痛，无发热，门诊予中药、酮替芬、孟鲁司特钠，效不佳，之后输注左氧氟沙星、二羟丙茶碱治疗10天，效可，停药后口服头孢呋辛8天。今晨无明显诱因症状再次加重，入院治疗。

既往史：既往高血压3年，否认其他慢性疾病史，否认肝炎、结核等病史。否认药物、食物等过敏史。

既往用药史：规律服用硝苯地平控释片30mg q.d. 控制血压；不规律使用布地奈德福莫特罗粉吸入剂。

个人史、家族史：出生于原籍，无长期外地久居史。无疫区疫水接触史，长期粉尘接触史30年。饮酒，不吸烟，否认毒品及药物成瘾史。已婚，配偶体健，育有1女。否认家族遗传病病史。

中医四诊：表情自然，慢性病容，憋喘貌，面色㿠白，形体正常，无异常气味，舌淡红，苔薄黄，脉滑数。

体格检查：T 36.3℃，R 24次/min，P 115次/min，BP 179/112mmHg，SaO$_2$ 84%（未吸氧）。

老年男性，神志清，精神差，憋喘貌，大汗淋漓，可闻及喉中痰鸣。双侧呼吸运动对称，无吸气三凹征，呼吸频率整，呼吸节律齐。双肺叩诊过清音。双肺上下界无异常，双肺呼吸音粗，可闻及广泛湿啰音。心界不大，心率115次/min，心律齐，各瓣膜区未闻及病理性杂音。查体无其他异常。

辅助检查：

6月4日 血气分析：pH 7.373，PaCO$_2$ 44.8mmHg，PaO$_2$ 70.6mmHg。

5月12日 胸部CT：①双肺支气管扩张并感染及周围慢性炎症，右肺上叶不张并感染；②符合慢性支气管炎，肺气肿，肺大疱。

入院诊断：

中医诊断：①肺胀（痰热瘀肺证）；②眩晕。

西医诊断：①慢性阻塞性肺疾病急性加重（AECOPD）；②支气管扩张；③高血压病2级（中度）。

（二）诊疗过程
初始治疗药物（6月4日）

药品名称	剂量	用法
注射用美洛西林钠舒巴坦钠	5g	i.v.gtt. b.i.d
0.9% 氯化钠注射液	100ml	
硫酸依替米星注射液	0.2g	i.v.gtt. q.d.
0.9% 氯化钠注射液	100ml	
注射用甲泼尼龙琥珀酸钠	40mg	i.v.gtt. q.d.
0.9% 氯化钠注射液	100ml	
多索茶碱注射液	0.3g	i.v.gtt. q.d.
0.9% 氯化钠注射液	100ml	
吸入用布地奈德混悬液	2mg	雾化吸入 q.d.
硫酸沙丁胺醇注射液	0.4mg	
布地奈德福莫特罗粉吸入剂	320μg/9μg	经口吸入 b.i.d.
硝苯地平控释片	30mg	p.o. q.d.

中药方剂①				用法用量
麻黄 9g	细辛 3g	干姜 9g	炒白芍 9g	每日 1 剂，水煎至 400ml 分早晚 2 次空腹温服
桂枝 9g	姜半夏 9g	五味子 9g	蜜甘草 6g	
天麻 15g	钩藤(后下)15g	石决明(先煎)30g		

6月6日（D3）
患者仍诉胸闷憋喘咳嗽，咳吐黄脓痰，较前有所减少，鼻塞清涕，反酸胃灼热。查体：T 36.4℃，R 19 次 /min，P 80 次 /min，BP 178/120mmHg，SaO_2 96%（鼻导管吸氧 2L/min）。

辅助检查：

胸部 CT：①双肺支气管扩张并感染及周围慢性炎症，右肺上叶不张，感染，较 5 月 12 日减轻，新发右侧胸腔积液。②符合慢性支气管炎，肺气肿。

6 月 5 日 血常规：WBC 9.49×10^9/L，NEUT% 75.1%。

血生化：AST 15g/L，ALT 12g/L，ALB 33.3g/L，Cr 86μmol/L。

药物治疗调整：

加用：厄贝沙坦氢氯噻嗪片 150mg p.o. q.d.。

噻托溴铵喷雾剂 5μg 经口吸入 q.d.。

布地奈德福莫特罗粉吸入剂 160μg/4.5μg 经口吸入 b.i.d.。

中药方剂①调整为中药方剂②：

中药方剂②				用法用量
炒白果 9g	鱼腥草 18g	平贝母 15g	清半夏 9g	
桑白皮 12g	炒紫苏子 12g	黄芩 12g	炒苦杏仁 9g	
前胡 18g	浙贝母 15g	瓜蒌 18g	地龙 12g	每日 1 剂，400ml 分早晚 2 次空腹温服
紫石英 15g	甘草 6g	天麻 15g	钩藤(后下)15g	
石决明(先煎)30g				

6月7日(D4)

患者自述憋喘症状显著缓解，咳嗽咳痰较前减轻，无其他明显不适。停持续低流量吸氧。查体：T 36.5℃，R 18 次/min，P 70 次/min，BP 158/95mmHg，SaO$_2$ 97%。

药物治疗调整：

调整：注射用甲泼尼龙琥珀酸钠 20mg i.v.gtt. q.d.。

6月10日(D7)

患者胸闷憋喘明显缓解，咳嗽咳痰较前减轻，但仍见黄痰，纳眠可，二便调。

辅助检查：

6月10日痰培养：铜绿假单胞菌 70%；药敏试验：阿米卡星、头孢他啶、美罗培南、哌拉西林钠他唑巴坦钠、氨曲南敏感，庆大霉素、亚胺培南、左氧氟沙星中介。

药物治疗调整：

停用：硫酸依替米星注射液、注射用美洛西林钠舒巴坦钠。

加用：注射用乳糖酸阿奇霉素 0.5g + 0.9% 氯化钠注射液 i.v.gtt. q.d.。

注射用哌拉西林钠他唑巴坦钠 4.5g + 0.9% 氯化钠注射液 100ml i.v.gtt. b.i.d.。

中药方剂③：中药方剂②加蜜麻黄 6g。

6月13日(D10)

患者胸闷憋喘明显缓解，咳嗽咳痰较前减轻。

辅助检查：

6月12日 AST 18g/L，ALT 15g/L，ALB 35g/L，Cr 90μmol/L。

药物治疗调整：

停用：注射用甲泼尼龙琥珀酸钠。

中药方剂④：中药方剂③加陈皮 12g。

6月16日(D13)

患者咳嗽咳痰减轻，偶有黄脓痰，痰量较前明显较少，胸闷憋喘缓解，无发热恶寒。双肺呼吸音粗，可闻及湿啰音。T 36.5℃，R 18 次/min，P 63 次/min，BP 144/90mmHg，SaO$_2$ 96%。患者病情明显好转，予以出院。

出院诊断：

中医诊断：①肺胀（痰热瘀肺证）；②眩晕。

西医诊断：①慢性阻塞性肺疾病急性加重；②支气管扩张；③高血压病 2 级（中度）。

出院带药:

药品名称	剂量	用法	天数
噻托溴铵喷雾剂	5μg	经口吸入 q.d.	—
布地奈德福莫特罗粉吸入剂	320μg/9μg	经口吸入 b.i.d.	—
硝苯地平控释片	30mg	p.o. q.d.	7d
厄贝沙坦氢氯噻嗪片	150mg	p.o. q.d.	7d

(三)存在问题

1. 初始雾化药物剂型选择不合理。

2. D7 抗感染方案调整无指征。

3. 甲泼尼龙的用法不规范。

4. D1 中药方剂①选方不适宜。

(四)分析及药学监护

1. 初始雾化方案分析

(1)该患者 AECOPD 诊断明确,根据患者的症状和指征,呼吸频率未超过 30 次/min,无精神意识状态改变,属于轻中度 AECOPD。《慢性阻塞性肺疾病急性加重诊治中国专家共识(2023 年修订版)》推荐雾化吸入短效 β_2 受体激动剂(SABA)和/或异丙托溴铵;联合雾化吸入高剂量吸入性糖皮质激素(ICS)。该患者使用布地奈德 + 沙丁胺醇雾化吸入,具有用药指征。

(2)方案中选择硫酸沙丁胺醇注射液用于雾化吸入不合理。雾化对吸入药物的粒径大小是有要求的,否则不能在气道停留或到达深部气道。非雾化剂型药物分子粒径无法达到有效雾化颗粒要求,且无法经呼吸道清除,会增加肺部感染风险。硫酸沙丁胺醇注射液含有稀硫酸等辅料,吸入后可能对患者造成不良影响。经济性比较,选择雾化吸入溶液更为经济。综上选择沙丁胺醇注射液用于雾化吸入是不合理的,应选用沙丁胺醇的吸入剂型。

2. D7 抗感染方案调整无指征的分析

(1)该患者既往 COPD 病史,现咳嗽咳痰,痰量增加,咳吐黄痰,且憋喘加重,具有应用抗感染药物的指征。年龄 >65 岁,近期有抗菌药物使用史,综合分析有铜绿假单胞菌感染的风险,初始经验治疗应选择具有抗铜绿假单胞菌活性的抗菌药物。

(2)根据《抗菌药物临床应用指导原则(2015 年版)》,可选用抗铜绿假单胞菌的 β-内酰胺类/β-内酰胺酶抑制剂 ± 氨基糖苷。该患者初始使用注射用美洛西林钠舒巴坦钠联合依替米星抗感染治疗,二者均具有抗铜绿假单胞菌活性,二者联合能覆盖 AECOPD 常见的病原菌。

(3)患者 6 月 10 日痰培养结果显示铜绿假单胞菌,药敏试验显示哌拉西林钠他唑巴坦钠、阿米卡星等敏感。此时患者呼吸困难已得到明显改善,咳嗽咳痰减轻,黄痰减少,提示初始治疗方案有效。药敏试验结果中两类药物的敏感性尚可,临床使用 6 天,治疗效果明显,暂时没有更换抗菌药物的指征。在明确铜绿假单胞菌感染同时,可考虑继续使用原方案,根据患者的病情变化及时调整治疗方案。

3. 甲泼尼龙的用法分析

(1)AECOPD 在应用支气管舒张剂的基础上,加用口服或静脉糖皮质激素治疗可加快患者恢复,改善肺功能和低氧血症,降低治疗失败率。

（2）《慢性阻塞性肺疾病急性加重诊治中国专家共识（2023 年修订版）》指出口服糖皮质激素与静脉应用糖皮质激素疗效相当。依据《糖皮质激素类药物临床应用指导原则》推荐静脉给予甲泼尼龙 40mg/d，2～5 天后改为口服。建议患者憋喘症状明显好转，咳嗽咳痰减轻后，改为口服给药。

（3）甲泼尼龙为中效糖皮质激素，使用过程中应密切监测不良反应，如感染、代谢紊乱、血压异常等，在监测的同时应严格控制其用药疗程。

（4）该患者在 D1 甲泼尼龙 40mg/d，连用 3 天后，D4 减量为 20mg/d，使用至 D10 停药，静脉使用疗程偏长。

4. 中药方剂①分析

（1）中药方剂①为小青龙汤加减，功用解表散寒，温肺化饮。主治外寒内饮证，症见恶寒发热，头身疼痛，无汗，喘咳，痰多清稀而量多，胸痞，或干呕，或痰饮喘咳，不得平卧，或身体疼重，头面四肢浮肿，舌苔白滑，脉浮。另加天麻、钩藤、石决明平肝息风，用于高血压属肝阳上亢，肝风上扰者。

（2）患者大汗淋漓，咳嗽，咳吐黄脓痰，舌淡红，苔薄黄，脉滑数。属痰热瘀肺证，应当宣降肺气，清热化痰。

（3）小青龙汤治疗外寒内饮证，不适用于该患者，选方不适宜。

（4）因麻黄有升压作用，需要密切注意其对患者血压的影响，在高血压患者中谨慎使用麻黄及其制剂。

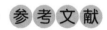

参 考 文 献

[1] 中华医学会临床药学分会《雾化吸入疗法合理用药专家共识》编写组. 雾化吸入疗法合理用药专家共识（2019 年版）[J]. 医药导报，2019，38（2）：135-146.

[2] 慢性阻塞性肺疾病急性加重诊治专家组. 慢性阻塞性肺疾病急性加重诊治中国专家共识（2023 年修订版）[J]. 国际呼吸杂志，2023，43（2）：132-149.

[3] 中华医学会. 糖皮质激素类药物临床应用指导原则 [J]. 中华内分泌代谢杂志，2012，28：增录 2a-1-32.

[4] 陆基宗. "老高友"（老年高血压）慎用麻黄碱类药 [J]. 心血管病防治知识（科普版），2018（3）：16-20.

[5] 《抗菌药物临床应用指导原则》修订工作组. 抗菌药物临床应用指导原则：2015 年版 [M]. 北京：人民卫生出版社，2015.

案例 12　肺胀(慢性阻塞性肺疾病伴有急性下呼吸道感染)

(一)病例资料

患者,女,74 岁,身高 156cm,体重 62kg,体重指数 25.48kg/m²。

主诉:咳嗽 40 年,喘累 2 年,加重 1 周。

现病史:40 年前受凉后出现咳嗽,干咳为主,偶咳白色泡沫痰,冬季及受凉后咳嗽明显,每年累计时间超过 3 个月,连续发作 2 年以上,自行服药(具体不详)后稍可缓解,停药后反复,未进一步检查。2 年前出现爬坡后喘累、气促明显,伴夜间高枕卧位,无夜间阵发性呼吸困难,外院诊断为"慢性阻塞性肺疾病",未正规治疗。3 个月前病情加重于呼吸科住院,诊断为"慢性阻塞性肺疾病急性加重期",痰培养提示"铜绿假单胞菌(黏液型)",予以美罗培南抗感染及对症治疗后好转出院。出院后未规范用药。1 周前受凉后出现咳嗽、喘累、气促加重,静息状态即感喘累,干咳为主,偶咳白色泡沫黏痰,咳痰费力,伴咽痒、口干、剑突下隐痛,时有胸闷,于当地医院静脉滴注"头孢类"抗生素 2 天后症状缓解不明显。为进一步治疗转至本院,拟以"慢性阻塞性肺疾病急性加重"收入。自患病以来,精神状态较差,不欲饮食,夜寐不安,体重无明显变化,大便稍结,小便频数。

既往史:否认肝炎、结核等传染病病史,否认高血压、冠心病、糖尿病等慢性疾病病史,否认手术、外伤史,否认输血史。预防接种史不详。否认食物、药物过敏史。

体格检查:T 36.2℃,R 18 次/min,P 78 次/min,BP 124/62mmHg。发育正常,慢性病容,营养较差,自动体位,神志清楚,精神状态较差。口唇发绀,桶状胸,肋间隙增宽,双侧语颤减弱。叩诊清音,呼吸规整,双肺呼吸音低,双侧肺可闻及湿啰音,心率 78 次/min,心律齐,P2>A2。

中医四诊:望之少神、表情正常、面色少华、体形消瘦、动则喘累、精神不振、发育正常、营养中等;声音洪亮、言语清晰、气促、咳嗽、咳声较响,无呕吐、太息、呻吟、腹鸣之声;无异常气味;舌暗红,苔黄厚腻,脉弦滑。

辅助检查:

5 月 3 日　指脉氧:92%。

5 月 3 日　随机血糖:4.7mmol/L。

5 月 3 日　血气分析(未吸氧):pH 7.458,$PaCO_2$ 47.1mmHg,PaO_2 55.8mmHg。

入院诊断:

中医诊断:肺胀(痰热壅肺证)。

西医诊断:慢性阻塞性肺疾病伴有急性下呼吸道感染(Ⅰ型呼吸衰竭、代谢性碱中毒)。

（二）诊疗过程
初始治疗药物（5月3日）

药品名称	剂量	用法
富马酸酮替芬片	1mg	p.o. q.n.
孟鲁司特钠片	10mg	p.o. q.n.
吸入用布地奈德混悬液	1mg	雾化吸入 t.i.d.
噻托溴铵吸入剂	18μg	吸入 q.d.
吸入用异丙托溴铵溶液	500μg	雾化吸入 t.i.d.
注射用多索茶碱	0.3g	i.v.gtt. q.d.
0.9% 氯化钠注射液	100ml	
羧甲司坦口服溶液	0.5g	p.o. t.i.d.
盐酸氨溴索氯化钠注射液	60mg	i.v.gtt. q.d.
乙酰半胱氨酸片	0.6g	p.o. b.i.d.
注射用哌拉西林钠他唑巴坦钠	4.5g	i.v.gtt. q.8h.
0.9% 氯化钠注射液	250ml	

中药方剂①

中药方剂①				用法用量
燀苦杏仁 10g	芦根 30g	薏苡仁 30g	姜厚朴 10g	水煎服，每日一剂，每日 3 次，一次 100ml
通草 10g	白术 20g	京半夏 15g	茯苓 20g	
竹茹 10g	天花粉 20g	沉香（后下）3g	前胡 15g	
炙甘草 5g	麸炒枳实 15g	酒黄芩 15g	桑白皮 15g	

5月4日（D2）

患者诉时有咳黄色或白色黏痰，仍感喘累、气促，夜间明显，仍阵性咳嗽，偶咳黄白色泡沫痰，咳痰费力，时有剑突下隐痛，纳眠差，大便稀溏，昨日大便 2 次，小便正常。体格检查：T 36.3℃，R 19 次 /min，P 75 次 /min，BP 129/70mmHg。口唇发绀，颈静脉充盈，肝 - 颈静脉回流征弱阳性，双侧肺可闻及湿啰音，无胸膜摩擦音。心前区无隆起，心尖冲动未见异常，心率 75 次 /min，心律齐，各瓣膜听诊区未闻及病理性杂音，双下肢无浮肿。舌暗红，苔黄厚腻，脉弦滑。

辅助检查：

血常规：WBC 9.63×10^9/L，NEUT% 83.6%，LY% 10.6%。

炎症标志物：ESR 30mm/h。

其他：CRP 31.60mg/L，PCT 0.1ng/L，K 3.61mmol/L。

真菌 G 实验、GM 试验：（-）。

胸部 CT：①双肺散在支气管扩张伴感染；②双肺气肿；③主动脉及冠状动脉壁多发钙化斑块。

涂片检查：找到革兰氏阴性杆菌，未见真菌。

抗酸染色检查：抗酸杆菌（−）。

NT-proBNP 1 113.7pg/ml。

药物治疗调整：

加用：枸橼酸钾颗粒　2g p.o. t.i.d.。

<u>5 月 6 日（D4）</u>

患者一般情况较前缓解。

辅助检查：

肾功能＋电解质：UREA 2.40mmol/L，UA 130μmol/L，二氧化碳 38μmol/L。

血气分析（吸氧浓度：33%）：pH 7.41，$PaCO_2$ 56.2mmHg，PaO_2 87.1mmHg。

血常规：WBC 5.82×10^9/L，NEUT% 65.3%，LY% 24.9%。

<u>5 月 8 日（D6）</u>

患者一般情况同前。舌暗红，苔黄微腻，脉弦滑。

辅助检查：

一般细菌培养：铜绿假单胞菌（黏液型），未耐药。

药物治疗调整：

加用：多潘立酮片 10mg p.o. t.i.d.，雷贝拉唑肠溶胶囊 20mg p.o. q.d.。

中药方剂①调整为中药方剂②：

中药方剂②				用法用量
京半夏 15g	酒黄连 3g	酒黄芩 15g	干姜 5g	
炙甘草 10g	人参（另煎）9g	六神曲 15g	当归 10g	水煎服，每日一剂，每日
白芍 10g	鸡内金 15g	白术 15g	茯苓 30g	3 次，一次 100ml
桂枝 10g	牡蛎（先煎）30g	龙骨（先煎）30g	川贝母粉（冲服）5g	

<u>5 月 10 日（D8）</u>

患者一般情况较前缓解。

辅助检查：

血常规：WBC 4.09×10^9/L，NEUT% 66.8%。

血生化：Cr 36μmol/L，血尿酸 136μmol/L。

其他：CRP 9.30mg/L。

<u>5 月 15 日（D13）</u>

患者诉昨日受凉后出现夜间发热，体温 38.3℃，伴汗出、口干、流涕、头部胀痛，稍有咳嗽，咳少许黄色黏痰，无痰中带血，喘累较前缓解，饮食差，睡眠一般，小便正常，大便干结。

体格检查：T 36.5℃，P 69 次 /min，心律齐，双右下肺闻及爆裂音，无胸膜摩擦音，舌尖红苔黄腻，脉弦细。

辅助检查：

支气管镜检查：左主支气管下段结节；两侧支气管炎性改变。

血常规：WBC 8.63×10^9/L，NEUT% 81.9%。

其他：CRP 60.95mg/L，PCT 0.1ng/ml。

药物治疗调整：

中药方剂③：中药方剂②去白芍、川贝母粉；加砂仁^(后下)10g，酒黄精5g。

5月16日（D14）

患者一般情况同前。

辅助检查：

血常规：WBC $7.14 \times 10^9/L$，LY% 17.8%，NEUT% 75.9%。

胸部CT：双肺气肿，主动脉及冠状动脉壁多发钙化斑块。

药物治疗调整：

停用：哌拉西林钠他唑巴坦钠 4.5g i.v.gtt. q.8h.。

加用：美罗培南 1g i.v.gtt. q.8h.，楂曲平胃合剂 15ml p.o. t.i.d.，四磨汤口服液 10ml p.o. t.i.d.。

5月21日（D19）

患者一般情况较前缓解。舌暗红，苔黄厚腻，脉弦滑。

辅助检查：

血常规：WBC $4.87 \times 10^9/L$，NEUT% 70.2%，LY $1.05 \times 10^9/L$，RBC $3.71 \times 10^{12}/L$，Hb 111g/L，MCHC 310g/L。

其他：CPR 23.43mg/L。

药物治疗方案：

调整中药方剂④：

中药方剂④				用法用量
知母 15g	黄芪 30g	玄参 15g	麦冬 15g	
当归 15g	牡丹皮 15g	豆蔻^(后下)10g	砂仁^(后下)10g	
茵陈 30g	川木通 10g	太子参 30g	桔梗 15g	水煎服。每日一剂，每日 3 次，一次 100ml
麸炒枳壳 10g	天冬 15g	炒麦芽 20g	浙贝母 10g	
地龙 15g	甘草 6g	莪术 10g		

5月22日（D20）

患者症状较前明显好转，予以办理出院。

出院诊断：

中医诊断：肺胀（痰热壅肺证）。

西医诊断：慢性阻塞性肺疾病伴急性下呼吸道感染（Ⅰ型呼吸衰竭、代谢性碱中毒）。

出院带药：

药品名称	剂量	用法	天数
孟鲁司特钠片	10mg	p.o. q.n.	7d
乙酰半胱氨酸片	0.6g	p.o. b.i.d.	7d
羧甲司坦口服溶液	0.5g	p.o. t.i.d.	7d
噻托溴铵粉吸入剂	18μg	吸入 q.d.	—

（三）存在问题

1. 雷贝拉唑肠溶胶囊使用不适宜。

2. 楂曲平胃合剂使用不适宜。

（四）分析及药学监护

1. 使用雷贝拉唑肠溶胶囊适宜性分析

（1）雷贝拉唑肠溶胶囊为质子泵抑制剂，主要用于活动性十二指肠溃疡、良性活动性胃溃疡、伴有临床症状的侵蚀性或溃疡性的胃食管反流，以及与抗菌药物合用，根治幽门螺杆菌感染等。该患者未出现以上适应证相关症状，无用药指征。

（2）该药通常用量为 20mg q.d.，用药时间一般不超过七天，该患者初始治疗方案予以雷贝拉唑肠溶胶囊 20mg p.o. q.d.（使用时间达 20 天），使用疗程过长。

（3）大剂量、长期使用质子泵抑制剂（PPI）会使胃内长期处于低酸状态，对细菌的灭活作用下降，从而使胃内处于有菌状态，易导致吸入性肺炎。

2. 使用楂曲平胃合剂适宜性分析

（1）楂曲平胃合剂由山楂、六神曲、苍术、厚朴、鸡内金、陈皮、甘草组成，主治脾胃不和，不思饮食，脘腹胀满，呕吐恶心，嗳气吞酸，大便溏泄；功用燥湿健脾，消食散满。

（2）方中山楂、六神曲、鸡内金消食健胃；苍术、厚朴、陈皮燥湿化积；甘草补脾益气。全方共奏燥湿健脾，消食散满之功。

（3）根据患者受凉后出现夜间发热，T 38.3℃伴汗出、口干、流涕、头部胀痛，稍有咳嗽，咳少许黄色黏痰，无痰中带血，喘累较前缓解，饮食差，睡眠一般，小便正常，大便干结。舌尖红苔黄腻，脉弦细。当属痰热壅肺证，治宜益气清热，健脾止咳。

（4）楂曲平胃合剂说明书提示不适用于口干、舌少津、大便干的患者，因此选药不合理。

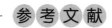

参 考 文 献

[1] Global Initiative for Chronic Obstructive Lung Disease. Pocket guide to COPD diagnosis, management and prevention: 2024 report[EB/OL]. [2024-02-15]. https://goldcopd.org/2024-gold-report/.

[2] 慢性阻塞性肺疾病急性加重诊治专家组. 慢性阻塞性肺疾病急性加重诊治中国专家共识（2023 年修订版）[J]. 国际呼吸杂志，2023，43（2）：132-149.

[3] 《抗菌药物临床应用指导原则》修订工作组. 抗菌药物临床应用指导原则：2015 年版 [M]. 北京：人民卫生出版社，2015.

案例13 肺胀（慢性阻塞性肺疾病急性加重合并支气管扩张）

（一）病例资料

患者，男，81岁，身高172cm，体重78kg，体重指数26.37kg/m²。

主诉： 反复咳痰喘10余年，加重5天。

现病史： 患者10余年前无明显诱因出现反复咳痰喘确诊为"慢性阻塞性肺疾病（COPD）"，秋冬季好发，伴胸闷不适，未予重视，咳痰、喘息呈逐年加重趋势，1年内≥2次因COPD急性发作住院治疗，平时咳嗽咳痰偶作，规律吸入沙美特罗替卡松吸入粉雾剂50μg/250μg（1吸，b.i.d.）。5天前无明显诱因下出现咳嗽咳痰，咳吐大量黄黏痰，伴活动后胸闷气喘，自服孟鲁司特钠片、桉柠蒎肠溶胶囊，症状无明显好转，现由门诊以"慢性阻塞性肺疾病急性加重"收住入院。

既往史： 有"支气管扩张"病史60余年，未规律服药。

个人史、婚育史、家族史、过敏史： 吸烟50余年，日均吸烟20支，已戒烟4年余。婚育史、家族史、过敏史无特殊。

体格检查： T 36.7℃，R 18次/min，P 89次/min，BP 136/78mmHg。神清，精神可，胸廓呈桶状，呼吸动度对称，双侧语颤减弱，双肺叩诊清音，听诊呼吸音粗，闻及散在干湿啰音，双手杵状指，双下肢无水肿。

中医四诊： 神志清楚，精神可，形体偏瘦，面色正常，目光正常，声音正常，舌体适中，舌紫红，苔厚黄腻，脉滑。

辅助检查：

血常规：WBC 10.19×10^9/L，NEUT% 80.1%。

其他：PCT 0.632ng/ml。

胸部CT：两肺慢性支气管炎伴感染，右侧为著；两肺多发小结节，炎性可能性大。

入院诊断：

中医诊断： 肺胀（痰热壅肺证）。

西医诊断： ①慢性阻塞性肺疾病急性加重；②支气管扩张；③肺部感染。

（二）诊疗过程

初始治疗药物（12月6日）

药品名称	剂量	用法
注射用美罗培南	0.5g	i.v.gtt. q.8h.
0.9%氯化钠注射液	100ml	
注射用甲泼尼龙琥珀酸钠	40mg	i.v.gtt. q.d.
0.9%氯化钠注射液	100ml	
多索茶碱葡萄糖注射液	0.3g	i.v.gtt. q.d.
盐酸溴己新葡萄糖注射液	4mg	i.v.gtt. b.i.d.

续表

药品名称	剂量	用法
注射用泮托拉唑	40mg	i.v.gtt. q.d.
0.9%氯化钠注射液	100ml	
盐酸班布特罗片	5mg	p.o. b.i.d.
吸入用布地奈德混悬液	2mg	雾化吸入 b.i.d.
吸入用异丙托溴铵溶液	500μg	

12月7日(D2)

患者神清,咳嗽咳痰阵作,咳吐大量黄黏痰,胸闷气喘,活动后加重,夜寐欠佳,大便3日未行。胸廓桶状,两肺散在干湿啰音。舌紫红,苔厚黄腻,脉滑。

辅助检查:

呼吸道五联:肺炎支原体 IgM 阳性(+)。

药物治疗调整:

加用中药方剂①:

中药方剂①				用法用量
蜜桑白皮 15g	酒黄芩 15g	浙贝母 10g	焦栀子 10g	
炒淡豆豉 10g	蜜瓜蒌皮 15g	竹沥半夏 10g	苦杏仁 10g	每日1剂,水煎至400ml,
知母 10g	南沙参 15g	白前 10g	麸炒枳壳 10g	分早晚2次饭后温服
桔梗 6g	天花粉 10g	炙甘草 6g		

12月8日(D3)

患者咳嗽咳痰仍多,痰黄黏,胸闷气喘减轻,活动后加重,夜寐欠佳。体格检查:听诊两肺散在干湿啰音。

辅助检查:

血常规:WBC 9.35×10^9/L,NEUT% 72.3%;其他:PCT 0.125ng/ml。

12月6日 痰涂片:黄绿色、脓性,WBC>25 个/LP、鳞状上皮细胞<10 个/LP,合格,咽部正常菌群。

药物治疗调整:

停用:盐酸班布特罗片。

加用:氯化铵甘草合剂 15ml p.o. t.i.d.;美敏伪麻溶液 10ml p.o. t.i.d.。

12月11日(D6)

患者咳嗽咳痰阵作,痰黄黏,咳痰不畅,胸闷气喘不明显,夜寐欠佳,大便未行。听诊两肺散在干湿啰音。

辅助检查:

12月6日 痰培养及鉴定＋药敏试验:咽部正常菌群。

药物治疗调整:

加用:桉柠蒎肠溶胶囊 0.3g p.o. t.i.d.。

调整:注射用甲泼尼龙琥珀酸钠 40mg i.v.gtt. q.d. 调整为 30mg i.v.gtt. q.d.。

12月14日（D9）

患者咳嗽咳痰好转，咳吐少量黄黏痰，咳痰不畅，胸闷气喘不明显，经推拿通便，大便已行。听诊两肺少许干湿啰音。

药物治疗调整：

停用：美罗培南、氯化铵甘草合剂、美敏伪麻溶液。

加用：注射用哌拉西林钠他唑巴坦钠 2.5g i.v.gtt. b.i.d.。

调整：注射用甲泼尼龙琥珀酸钠 30mg i.v.gtt. q.d. 调整为 20mg i.v.gtt. q.d.。

12月17日（D12）

患者咳嗽胸闷不显，偶有黄黏痰。听诊两肺少许干湿啰音。舌红，质有紫气，苔淡黄厚腻，脉滑。

辅助检查：

肺功能：FEV_1/FVC 50%，$FEV_1/pred$ 37%，FVC/pred 54.7%，混合性通气功能障碍。

药物治疗调整：

停用：注射用甲泼尼龙琥珀酸钠。

调整为中药方剂②：

中药方剂②				用法用量
蜜桑白皮 15g	酒黄芩 15g	麦冬 10g	蜜麻黄 5g	
炙地龙 10g	桔梗 6g	生甘草 10g	鱼腥草（后下）30g	每日 1 剂，水煎至 400ml，
蜜紫菀 10g	白果仁 6g	脐带 1 条	砂仁（后下）5g	分早晚 2 次饭后温服
沉香片 5g				

12月19日（D14）

患者无明显咳嗽咳痰，但动后仍气急，听诊两肺少许干湿啰音。

药物治疗调整：

停用：吸入用布地奈德混悬液、吸入用异丙托溴铵溶液。

加用：噻托溴铵粉雾剂 18μg q.n.；沙美特罗替卡松吸入粉雾剂 50μg/500μg b.i.d.。

12月21日（D16）

患者无明显胸闷、咳嗽、咳痰，双肺听诊未闻及明显干湿啰音。

辅助检查：

胸部 CT：两肺可见散在斑片影，右肺支气管散在柱状稍扩张，两侧胸膜腔未见积液影，两肺感染复查较前片好转。

出院诊断：

中医诊断：肺胀（痰热壅肺证）。

西医诊断：①慢性阻塞性肺疾病急性加重；②支气管扩张；③肺部感染。

出院带药：

药品名称	剂量	用法	天数
桉柠蒎肠溶软胶囊	0.3g	p.o. t.i.d.	12d
沙美特罗替卡松吸入粉雾剂	50μg/500μg	经口吸入 b.i.d.	—
噻托溴铵粉雾剂	18μg	经口吸入 q.n.	—

（三）存在问题

1. 初始抗感染方案不合理。

2. 静脉使用糖皮质激素疗程过长。

3. 使用氯化铵甘草合剂、美敏伪麻溶液镇咳不适宜。

4. 使用注射用泮托拉唑不合理。

5. 中药方剂①品种选择不适宜。

（四）分析及药学监护

1. 初始抗感染方案分析　患者初始治疗使用美罗培南抗感染不适宜，具体分析如下：

（1）该患者入院时咳嗽、咳大量黄黏痰，伴胸闷气喘，听诊有干湿啰音，血常规 WBC $10.19×10^9$/L；胸部 CT 示两肺慢性支气管炎伴感染，具有抗菌药物使用指征。

（2）该患者 81 岁高龄，1 年内≥2 次因 COPD 住院治疗，根据 2019 版《慢性阻塞性肺疾病急性加重抗感染治疗中国专家共识》，为复杂慢性阻塞性肺疾病并且有铜绿假单胞菌感染风险，推荐的抗感染治疗方案有：环丙沙星或左氧氟沙星、半合成青霉素（哌拉西林）、β- 内酰胺酶抑制剂合剂（哌拉西林 / 他唑巴坦、头孢哌酮 / 舒巴坦）、第三代头孢菌素（头孢他啶）、第四代头孢菌素（头孢吡肟）。

（3）根据《碳青霉烯类抗菌药物临床应用评价细则》第一部分，碳青霉烯类抗菌药物适应证为：①多重耐药但对该类药物敏感的需氧革兰氏阴性杆菌所致严重感染，包括血流感染、肺炎、上尿路感染、中枢神经系统感染、腹腔感染等；②脆弱拟杆菌等厌氧菌与需氧菌混合感染的重症患者；③粒细胞缺乏伴发热等病原菌尚未查明的免疫缺陷患者中重症感染的经验治疗；④耐碳青霉烯类肠杆菌科细菌（CRE）感染。该患者入院后初始经验性抗感染治疗选用美罗培南无病原学检查及药敏试验支持，也非粒细胞缺乏伴发热等免疫缺陷的患者，因此初始抗感染方案不合理。

2. 静脉使用糖皮质激素抗炎平喘方案分析　该患者静脉使用糖皮质激素 12 天不适宜。

（1）根据《慢性阻塞性肺疾病诊治指南（2021 修订版）》：住院的慢性阻塞性肺疾病急性加重患者宜在应用支气管舒张剂基础上，口服或静脉滴注激素，建议口服泼尼松 30～40mg/d，连续用 10～14 天后停药，对于个别患者视情况逐渐减量停药，也可以静脉给予甲泼尼龙 40mg，每日 1 次，3～5 天后改为口服。

（2）该患者连续 12 天静脉使用注射用甲泼尼龙琥珀酸钠抗炎，胸闷气喘症状改善后虽有逐渐减量，但未及时改为口服序贯治疗。

3. 使用氯化铵甘草合剂、美敏伪麻溶液适宜性分析　入院第 3 天，患者咳嗽、咳痰较多，痰黄黏，临床予氯化铵甘草合剂、美敏伪麻溶液镇咳治疗不适宜。

（1）氯化铵甘草合剂中含复方樟脑酊，2020 年版《中华人民共和国药典》中复方樟脑酊主要成分是樟脑和阿片酊，而阿片酊含有吗啡、磷酸可待因、盐酸罂粟碱、那可丁、蒂巴因及其他两个阿片类物质，因此，氯化铵甘草合剂为中枢性镇咳药物，且具有成瘾性。

（2）美敏伪麻中所含的右美沙芬亦为中枢性镇咳药，能直接作用于延髓咳嗽中枢抑制咳嗽反射。

（3）患者 COPD 急性发作，气道内产生大量黏性分泌物，使用镇咳药可能导致分泌物滞留，影响气道通畅，加重慢性阻塞性肺疾病患者通气功能障碍，同时滞留的痰液可能引起继发感染，因此使用氯化铵甘草合剂、美敏伪麻溶液镇咳不适宜。

4. 使用注射用泮托拉唑适宜性分析　该患者使用注射用泮托拉唑不适宜。

（1）注射用泮托拉唑为质子泵抑制剂，主要用于口服疗法不适用的胃食管反流替代疗法，口服疗法不适用的急性胃或十二指肠溃疡出血的低危患者，以及降低成人胃和十二指肠溃疡出血内镜治疗后再出血风险。该患者未出现以上适应证相关症状，不需要使用。

（2）根据《老年人质子泵抑制剂合理应用专家共识》（2015年版），大剂量、长期使用PPI会使胃内长期处于低酸状态，对细菌的灭活作用下降，从而使胃内处于有菌状态。当发生生理性或病理性胃食管反流时，含菌胃内容物会反流至咽喉部，随之误吸入肺，易导致吸入性肺炎。

（3）目前所用药物中甲泼尼龙可能会产生一定的胃黏膜损伤风险，但一般是长期使用才会出现。该患者无胃部基础疾病，且暂未出现相关症状，暂不予使用。

5. 中药方剂①使用分析

（1）中药方剂①为桑白皮汤加减，其中桑白皮、黄芩共为君药，桑白皮性寒主入肺经，能泻肺平喘而不伤气；黄芩善清上焦实热，长于清肺止咳，二药合用，清肺泻火，止咳平喘之疗效尤佳。浙贝母清热化痰为臣药。焦栀子降而不升，清利小便，泻心肺之火；淡豆豉升而不降，散热邪之郁结。两者相辅相成，共使热邪清，郁热解。瓜蒌皮、天花粉、竹沥半夏三药合用，清肺化痰，宽胸散结。知母、南沙参清热泻火的同时，滋肺阴，润肺燥。桔梗辛散苦泄，宣开肺气，祛痰涎、止嗽咳，调达利气，与白前、苦杏仁、枳壳合用，降气化痰止咳。甘草清热，润肺止咳，调和诸药。

（2）患者舌紫红，苔厚黄腻，脉滑，咳嗽咳痰阵作，咳吐大量黄黏痰，痰中无血，胸闷气喘，四诊合参，当属祖国医学"肺胀"范畴，属痰热壅肺证，治以清肺化痰止咳，选方合理。方中天花粉甘而微苦，功擅清肺中无形之热，又能生津润燥。与天花粉同出一源的瓜蒌，功在清除肺中有形痰热，且质润入肠，能润燥滑肠。患者有大量黄黏痰，未见口干口渴等津液亏虚之症，且大便3日未行，选用瓜蒌更为适宜。

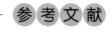

参 考 文 献

[1] 慢性阻塞性肺疾病急性加重抗感染治疗中国专家共识编写组. 慢性阻塞性肺疾病急性加重抗感染治疗中国专家共识 [J]. 国际呼吸杂志, 2019, 39 (17): 1281-1296.

[2] 中华医学会呼吸病学分会慢性阻塞性肺疾病学组, 中国医师协会呼吸医师分会慢性阻塞性肺疾病工作委员会. 慢性阻塞性肺疾病诊治指南 (2021年修订版) [J]. 中华结核和呼吸杂志, 2021, 44 (3): 170-205.

[3] 郑松柏, 姚健凤. 老年人质子泵抑制剂合理应用专家共识 [J]. 中华老年病研究电子杂志, 2015, 2 (4): 1-7.

案例 14　肺胀（慢性阻塞性肺疾病急性加重合并肺部感染）

（一）病例资料

患者，男，80 岁，身高 170cm，体重 68kg，体重指数 23.53kg/m^2。

主诉：反复咳嗽咳痰伴气急 40 余年，再发 4 天。

现病史：患者 40 年来反复发作咳嗽咳痰伴活动后气急，诊断为慢性阻塞性肺疾病，一直未予重视，平素不用药。4 天前患者再次出现反复咳嗽咳痰伴气急，遂至当地卫生院予"阿奇霉素 + 头孢噻肟"静脉滴注 2 天，症状无明显改善。5 月 26 日来医院门诊就诊，为求进一步诊治，收住入院。刻下：发热，咳嗽阵作，咳痰量多，色白质黏，胸闷气急，活动后尤甚，鼻塞流涕，胃纳差，二便正常，睡眠可，近期无明显体重减轻。

既往史：既往有高血压病史 10 余年，服用复方卡托普利片 1 片 q.d.，血压控制不详。

个人史、婚育史、家族史、过敏史：有吸烟史 40 年，约 40 支 /d，已戒 10 年；否认饮酒史。已婚已育，子女及配偶体健。否认家族遗传病和传染病病史。否认食物、药物过敏史。

体格检查：T 38.1℃，R 20 次 /min，P 86 次 /min，BP 135/97mmHg。胸廓呈桶状，双侧呼吸运动对称，语颤对称未见异常，双肺叩诊过清音，听诊呼吸音低，未闻及干湿啰音。

中医四诊：舌淡苔薄白，脉弦滑。

辅助检查：

5 月 26 日　血常规：WBC 13 × 10^9/L，NEUT% 82.4%，PLT 198 × 10^9/L，RBC 5.2 × 10^{12}/L。

5 月 26 日　血生化：ALT 23.4U/L，AST 19.6U/L，TP 54.9g/L，ALB 26.9g/L，Cr 42.7μmol/L。

5 月 26 日　凝血功能：D-Dimer 1.34mg/L。

5 月 26 日　其他：PCT 0.305ng/ml，CRP 98.5mg/L。

5 月 26 日　胸部 CT：慢性支气管炎、肺气肿；两肺门略增大，建议必要时 CT 增强检查；两肺多发大泡；两肺下叶炎症伴两侧胸腔积液；胆囊多发结石。

入院诊断：

中医诊断：肺胀（痰浊阻肺证）。

西医诊断：①慢性阻塞性肺疾病急性加重；②肺部感染；③高血压病 1 级（中危）。

（二）诊疗过程

初始治疗药物（5 月 26 日）

药品名称	剂量	用法
头孢哌酮舒巴坦注射液（2∶1）	3g	i.v.gtt. q.8h.
0.9% 氯化钠注射液	100ml	
乳酸环丙沙星注射液	0.4g/200ml	i.v.gtt. q.12h.
甲泼尼龙注射液	40mg	i.v.gtt. q.d.
0.9% 氯化钠注射液	100ml	

续表

药品名称	剂量	用法
多索茶碱注射液	0.2g	i.v.gtt. q.d.
0.9% 氯化钠注射液	100ml	
人血白蛋白注射液	10g	i.v.gtt. q.d.
布地奈德混悬液	2mg	经口吸入 b.i.d.
吸入用复方异丙托溴铵	2.5ml	
氨溴索注射液	60mg	i.v.gtt. b.i.d.
0.9% 氯化钠注射液	100ml	
兰索拉唑片	15mg	p.o. b.i.d.
复方卡托普利片	1 片	p.o. q.d.

中药方剂:

中药方剂				用法用量
炙桑白皮 15g	炒黄芩 10g	桔梗 6g	生甘草 6g	
鱼腥草 30g	制半夏 10g	化橘红 10g	炙紫菀 10g	每日 1 剂,水煎至 400ml,
白前 10g	炙百部 10g	炙地龙 10g	炒谷芽 15g	分早晚 2 次饭后温服
炒麦芽 15g	苏子 10g	五味子 5g	金银花 15g	
连翘 10g				

5月27日(D2)

患者咳嗽、咳痰,色白质黏,胸闷气急,活动后尤甚,鼻塞流涕,胃纳差,夜尿频繁,睡眠可。体格检查:T 36.8℃,R 21 次 /min,P 82 次 /min,BP 123/64mmHg。胸廓呈桶状,双肺叩诊过清音,听诊呼吸音低,未闻及干湿啰音。

辅助检查:

支原体检测:阴性。

5月28日(D3)

患者诉使用布地奈德混悬液 + 复方异丙托溴铵后咽部不适,无发热,咳嗽阵作,痰白质黏,胸闷气急明显好转,胃纳差,小便频繁,夜间尤甚,睡眠可。体格检查:T 36.4℃,R 18 次 /min,P 80 次 /min,BP 114/74mmHg。胸廓呈桶状,听诊未闻及干湿啰音。

辅助检查:

血常规:WBC 9.8×10^9/L,NEUT% 73.7%,PLT 149×10^9/L,RBC 5.3×10^{12}/L。

血生化:ALT 15.9U/L,AST 20.1U/L,TP 58.6g/L,ALB 31.2g/L。

其他:CRP 43.9mg/L。

药物治疗调整:

停用:人血白蛋白注射液、布地奈德混悬液 + 吸入用复方异丙托溴铵。

加用:蒲地蓝消炎口服液 10ml p.o. t.i.d.。

5 月 31 日（D6）

患者无发热，无咽部不适，咳嗽时作，痰量较前减少，胸闷气急好转，胃纳一般，小便次数多。体格检查：T 36.7℃，P 76 次 /min，R 16 次 /min，BP 122/86mmHg。胸廓呈桶状，未闻及干湿啰音。

辅助检查：

5 月 26 日 痰培养：咽部正常菌群 +++。

5 月 26 日 痰找抗酸杆菌（3 次）：未找到抗酸杆菌。

腹部 B 超：胆囊结石；肝脏、胆总管、脾脏及胰腺未见明显异常；双肾囊肿；双侧输尿管未见明显扩张；前列腺增生伴钙化。

心脏彩超：左心室壁舒张期松弛性减退，主动脉瓣退变伴轻度反流，二尖瓣轻度反流。

药物治疗调整：

调整：甲泼尼龙注射液 40mg i.v.gtt. q.d. 调整为 20mg i.v.gtt. q.d.。

停用：蒲地蓝消炎口服液。

6 月 3 日（D9）

患者无发热，咳嗽偶作，无明显胸闷气急，胃纳可，小便偏多。体格检查：T 36.2℃，R 16 次 /min，P 72 次 /min，BP 124/88mmHg。胸廓呈桶状，未闻及干湿啰音。

药物治疗调整：

停用：甲泼尼龙注射液。

加用：甲泼尼龙片 12mg p.o. q.d.。

6 月 6 日（D12）

患者无发热，稍有咳嗽、咳痰，无明显胸闷气急，胃纳一般，二便正常，睡眠可。体格检查：T 36.5℃，R 16 次 /min，P 78 次 /min，BP 120/82mmHg。胸廓呈桶状，未闻及干湿啰音。

辅助检查：

胸部 CT：慢性支气管炎、肺气肿；两肺多发大泡；两肺下叶炎症，较前片好转；胆囊多发结石；双肾多发囊肿。

出院诊断：

中医诊断： 肺胀（痰浊阻肺证）。

西医诊断： ①慢性阻塞性肺疾病急性加重；②肺部感染；③高血压病 1 级（中危）；④胆结石。

出院带药：

药品名称	剂量	用法	天数
甲泼尼龙片	8mg	p.o. q.d.	3d
	4mg		
茶碱缓释片	0.2g	p.o. b.i.d.	7d
金荞麦片	4 片	p.o. t.i.d.	7d

住院期间主要辅助检查结果见表 14-1。

表 14-1 住院期间主要辅助检查结果

项目		日期	
		5 月 26 日	5 月 28 日
血常规	WBC/($\times 10^9 \cdot L^{-1}$)	13	9.8
	NEUT/%	82.4	73.7
PCT/(ng·ml^{-1})		0.305	—
CRP/(mg·L^{-1})		98.5	43.9
ALB/(g·L^{-1})		26.9	31.2

（三）存在问题

1. 抗感染方案未及时降阶梯治疗。

2. 使用人血白蛋白注射液无指征。

3. 氨溴索超说明书用量不合理。

4. 雾化吸入布地奈德混悬液＋复方异丙托溴铵后患者咽部不适，停药后加用蒲地蓝消炎口服液不适宜。

5. 初始治疗中药方剂不合理。

（四）分析及药学监护

1. 抗感染治疗分析

（1）该患者入院时咳嗽咳痰加重伴发热，查血常规示 WBC 13×10^9/L，NEUT% 82.4%；胸部 CT 示两肺下叶炎症伴两侧胸腔积液，具有抗菌药物使用指征。

（2）根据 2019 版《慢性阻塞性肺疾病急性加重抗感染治疗中国专家共识》，该患者为复杂慢性阻塞性肺疾病并且有铜绿假单胞菌感染风险，推荐的抗感染治疗方案有：环丙沙星或左氧氟沙星、半合成青霉素（哌拉西林）、β- 内酰胺酶抑制剂合剂（哌拉西林他唑巴坦、头孢哌酮舒巴坦）、第三代头孢菌素（头孢他啶）、第四代头孢菌素（头孢吡肟）。该患者使用头孢哌酮舒巴星＋环丙沙星可覆盖铜绿假单胞菌等可能的病原菌，对于反复铜绿假单胞菌感染的患者联合用药优于单药。

（3）考虑到环丙沙星是肝脏 CYP1A2 酶抑制剂，抑制多索茶碱代谢，需密切监护患者是否发生茶碱毒性反应。

2. 该患者使用人血白蛋白注射液无指征 该患者入院时白蛋白为 26.9g/L，营养支持应首先考虑肠内营养，当肠内营养不能耐受时，才考虑肠外营养。《美国医院联合会人血白蛋白、非蛋白胶体及晶体溶液使用指南》指出：人血白蛋白推荐用于白蛋白水平极低（<15g/L）的危重患者，若白蛋白水平在 15～20g/L，应视患者情况而定。

该患者属于无明确指征输注外源性人血白蛋白，反而可能抑制自身白蛋白合成，加速蛋白分解，加重循环负荷，建议停用。

3. 氨溴索超说明书用量的分析 氨溴索说明书推荐成人及 12 岁以上儿童：每天 2～3 次，每次 15mg，慢速静脉注射，严重病例可增至每次 30mg。说明书中，最大剂量来自婴儿呼吸窘迫综合征，每日最大剂量 30mg/kg，分 4 次，按此计算，成人在急性呼吸窘迫综合征（ARDS）时剂量可以很高，国外文献报道大剂量时能用到 1 000mg/d，该患者为 AECOPD，临床氨溴索注射液每次用量高达 60mg，剂量偏大，属于超说明书用药，容易引起胃部不适、纳差、便秘、腹泻等不良反应，因此，应尽量避免超说明书用药，从而降低医疗风险。

2012 年国家食品药品监督管理局在《药品不良反应信息通报（第 49 期）警惕盐酸氨溴索注射剂的严重过敏反应》中提醒关注"盐酸氨溴索注射剂"引起严重过敏反应的问题。很多严重病例都是因为使用剂量超出说明书范围。

4. 患者雾化治疗后咽部不适，停药后加用蒲地蓝消炎口服液的适宜性分析　雾化治疗结束后应及时漱口，以防药液在口咽部沉积出现声嘶、咽部不适及口咽部真菌感染。

根据《蒲地蓝消炎口服液临床应用专家共识》（2019）：蒲地蓝消炎口服液由蒲公英、苦地丁、板蓝根、黄芩等组成，适用于热毒壅盛证引起的咽喉肿痛，临床建议的适应证有上呼吸道感染、扁桃体炎、腮腺炎引起的咽痛。该患者咽部不适，是雾化后未充分漱口，残存药液刺激引起的，因此使用蒲地蓝消炎口服液不适宜。

5. 初始治疗中药方剂不合理

（1）中药方剂选桑白皮汤加减。桑白皮汤具有清火涤痰，止咳平喘之效，主治痰热壅肺证。方中君药桑白皮泻肺平喘，佐以黄芩清热泻火，加用鱼腥草、金银花、连翘清热解毒，半夏燥湿化痰降逆，助苏子降气祛痰，五味子、地龙相伍，益气生津，清热通络平喘；桔梗辛散苦泄，宣开肺气，祛痰涎，止嗽咳，调达利气，合用白前、紫菀降气消痰，化橘红燥湿化痰，百部润肺止咳，炒谷芽与炒麦芽起健脾开胃、消食化滞的作用，生甘草祛痰止咳，调和诸药。全方清热降气化痰，止咳平喘健脾。

（2）患者发热，咳嗽阵作，咳痰量多，色白质黏，胸闷气急，活动后尤甚，鼻塞流涕，胃纳差，二便正常，舌淡苔薄白，脉弦滑，四诊合参，当属祖国医学"肺胀"范畴，属痰浊阻肺证，应以燥湿化痰，降逆平喘为治法。用以桑白皮汤加减与患者"痰浊阻肺证"不符。

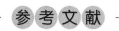

参考文献

[1] 慢性阻塞性肺疾病急性加重抗感染治疗中国专家共识编写组. 慢性阻塞性肺疾病急性加重抗感染治疗中国专家共识 [J]. 国际呼吸杂志, 2019, 39 (17): 1281-1296.

[2] 王连心, 苗青, 谢雁鸣, 等. 蒲地蓝消炎口服液临床应用专家共识 [J]. 中国中药杂志, 2019, 44 (24): 5277-5281.

案例15 肺胀（慢性阻塞性肺疾病伴肺部感染）

（一）病例资料

患者，女，88岁，身高158cm，体重42.61kg，体重指数17.07kg/m²。

主诉： 反复咳嗽、咳痰、气促10年余，加重伴双下肢水肿2天。

现病史： 患者于10年余前无明显诱因出现咳嗽、咳痰、气促，咯中等量白黏痰。夜间明显，秋、冬季多发，夜间阵发呼吸困难，伴双下肢水肿，右下肢较甚，无咯血、盗汗。咳嗽、咳痰不适每年累计时间超过3个月，连续超过2年。曾多次于医院就诊，2日前患者无明显诱因咳嗽、咳痰、气促加重，伴双下肢水肿，右下肢较甚，为求进一步系统治疗，由门诊拟"慢性阻塞性肺疾病"收入院。

既往史： 平素健康状况一般；有高血压病15年，现口服氯沙坦钾氢氯噻嗪片1片（100mg：25mg）p.o. q.d.，血压控制在150/100mmHg；有"脑梗死"病史6年，2011年曾于医院住院治疗；有手术史，2007年曾行白内障手术；余无特殊。

个人史、婚育史、家族史、过敏史： 无特殊。

体格检查： T 36.7℃，R 21次/min，P 104次/min，BP 159/81mmHg。患者神清，精神疲倦，桶状胸，呼吸稍促，左肺叩诊过清音，右下肺叩诊浊音，双肺呼吸音减弱，双肺可闻及干湿啰音。心界扩大，心律不齐，各瓣膜听诊区未闻及病理性杂音。

中医四诊： 神识清晰，精神疲倦，表情忧虑，面色欠荣润，形体偏瘦。咳嗽，咳痰，痰为白色质黏，少许气促，活动后加重，夜间阵发呼吸困难，伴双下肢水肿，右下肢较甚，无咯血，无胸痛，无恶寒发热，无鼻塞流涕，无心悸、呕吐、腹痛，纳一般，眠差，大便难解，小便频、量少、色黄。舌淡红，苔白腻，脉滑。

入院诊断：

中医诊断： 肺胀（痰湿阻肺证）。

西医诊断： ①慢性阻塞性肺疾病伴肺部感染；②慢性心功能不全（心功能2级）；③心房纤颤；④高血压病2级（很高危）；⑤甲状腺功能亢进症。

（二）诊疗过程

初始治疗药物（2月26日）

药品名称	剂量	用法
注射用阿莫西林钠克拉维酸钾	1.2g	i.v.gtt. q.8h.
0.9%氯化钠注射液	100ml	
布地奈德（吸入）混悬液	2ml	加压雾化 q.8h.
异丙托溴铵（吸入）溶液	500μg	
0.9%氯化钠注射液	2ml	
氨溴索片	30mg	p.o. t.i.d.

续表

药品名称	剂量	用法
复方甲氧那明胶囊	2粒	p.o. t.i.d.
奥美拉唑肠溶片	10mg	p.o. b.i.d.
注射用托拉塞米	20mg	i.v. once
0.9% 氯化钠注射液	20ml	
螺内酯片	40mg	p.o. b.i.d.
呋塞米片	40mg	p.o. b.i.d.
普萘洛尔片	10mg	p.o. q.d.
胺碘酮片	0.2g	p.o. q.d.
培哚普利叔丁胺片	8mg	p.o. q.d.
氯沙坦钾氢氯噻嗪片	1片(100mg∶25mg) (100mg∶25mg)	p.o. q.d.
单硝酸异山梨酯缓释片	40mg	p.o. q.d.
辛伐他汀片	40mg	p.o. q.n.
阿司匹林肠溶片	100mg	p.o. q.d.
复方氨基酸胶囊(8-11)	2粒	p.o. t.i.d.

中药方剂①：

中药方剂①				用法用量
茯苓 15g	法半夏 10g	甘草 5g	蒸陈皮 10g	每日 1 剂，水煎至 400ml，分早晚 2 次饭后温服
瓜蒌子 10g	紫苏子 10g	芥子 10g	甘草 5g	
大枣 10g				

2月27日(D2)

患者一般情况同前。

辅助检查：

血常规：WBC 4.71×10^9/L，NEUT% 76.20%，Hb 66g/L。

凝血：FIB 5.41g/L，D-Dimer 1.26μg/ml。

生化八项：BUN 9.99mmol/L，Cr 123μmol/L，Glu 8.20mmol/L。

CRP 6.4mg/L，PCT 0.10ng/ml，ESR > 140mm/h。

BNP 227pg/ml。

肝功能八项：ALT 12U/L，AST 20U/L，AST/ALT 1.7，GGT 33U/L，ALB 32.8g/L，A/G 0.97，IBIL 3.03μmol/L。

甲状腺功能三项：TSH 0.005μIU/ml，FT_3 5.49pmol/L，FT_4 40.76pmol/L。

心电图：①心房颤动；②T波改变。

心肌酶、血气分析、痰(晨痰)涂片未见明显异常。

药物治疗调整：

停用：注射用托拉塞米。

调整：螺内酯片调整为 20mg p.o. b.i.d.，呋塞米片调整为 20mg p.o. b.i.d.。

3月2日（D5）

少许咳嗽，咳痰，痰少色白，余情况同前。

辅助检查：

积液常规：颜色，淡黄色；混浊度，微混；凝块，有。

李凡他试验：（±）；RBC 2×10^9/L，WBC 36×10^6/L，MONO% 97.2%。

胸腹水生化：TP 17.6g/L，ALB 10.0g/L，G 7.6g/L，A/G 1.32，ADA 4U/L，Glu 8.93mmol/L，LDH 89U/L。

晨痰培养、引流液（胸腔积液）涂片未见明显异常。

药物治疗调整：

调整：螺内酯片 20mg p.o. b.i.d. 调整为 20mg p.o. q.d.。

呋塞米片 20mg p.o. b.i.d. 调整为 20mg p.o. q.d.。

加用：芪蓉润肠口服液 10ml p.o. t.i.d.。

乳果糖口服溶液 33ml p.o. t.i.d.。

3月4日（D7）

患者一般情况同前。

辅助检查：

肾功能：BUN 16.05mmol/L，Cr 301μmol/L。

其他：PCT 0.06ng/ml，BNP 206pg/ml，Hb 66g/L。

药物治疗调整：

加用：益血生胶囊 4 粒 p.o. t.i.d.。

复方 α- 酮酸片 2.52g p.o. t.i.d.。

3月6日（D9）

无气促，偶有咳嗽，无咳痰，双下肢稍水肿，无咯血，余无特殊。

辅助检查：

复查胸腔积液彩超：左侧胸腔中量积液；右侧胸腔未见明显异常积液。

胸腔积液病理示：DNA 定量；未见异倍体细胞；镜下见退变的淋巴细胞、少许中性粒细胞，未见肿瘤细胞。

药物治疗调整：

停用：注射用阿莫西林钠克拉维酸钾。

中药方剂①调整为中药方剂②：

中药方剂②				用法用量
熟地黄 20g	山萸肉 10g	山药 10g	牡丹皮 10g	每日 1 剂，水煎至 400ml，分早晚 2 次饭后温服
泽泻 10g	茯苓 20g	黑顺片 10g	肉桂 5g	
柴胡 15g	枳壳 15g			

<u>3月7日(D10)</u>

偶有咳嗽,无痰,无气促,双下肢水肿较前好转,无咯血,予今日出院。

辅助检查:

引流液(胸腔积液)培养及鉴别:经5天35℃培养无需氧菌生长。

出院诊断:

中医诊断:咳嗽(痰湿阻肺证)。

西医诊断:①慢性阻塞性肺疾病伴肺部感染;②肺动脉高压(中-重度);③双侧胸腔积液;④慢性心功能不全(心功能2级);⑤心房纤颤;⑥高血压病2级(很高危);⑦甲状腺功能亢进症。

出院带药:

药品名称	剂量	用法	天数
奥美拉唑肠溶片	20mg	p.o. b.i.d.	3d
普萘洛尔片	10mg	p.o. q.d.	3d
培哚普利叔丁胺片	8mg	p.o. q.d.	3d
单硝酸异山梨酯缓释片	40mg	p.o. q.d.	3d
氯沙坦钾氢氯噻嗪片	1片	p.o. q.d.	3d
辛伐他汀片	40mg	p.o. q.n.	3d
阿司匹林肠溶片	100mg	p.o. q.d.	3d
胺碘酮片	0.2g	p.o. q.d.	3d
螺内酯片	20mg	p.o. q.d.	3d
呋塞米片	20mg	p.o. q.d.	3d
芪蓉润肠口服液	20ml	p.o. t.i.d.	3d
益血生胶囊	4粒	p.o. t.i.d.	3d
复方α-酮酸片	2.52g	p.o. t.i.d.	3d
金匮肾气丸+五苓散(中药方剂)	1剂	p.o. q.d.	3d

住院期间血压见表15-1。

表15-1 住院期间血压　　　　单位:mmHg

日期	2月26日	2月27日	2月28日	3月1日	3月2日	3月3日	3月4日	3月5日	3月6日
血压	159/81	153/66	132/58	150/71	135/77	148/56	141/67	102/71	168/67

(三)存在问题

1. 初始抗菌药物治疗方案不合理。
2. 利尿剂使用方案不适宜。
3. 胺碘酮用药不适宜。
4. 抗高血压用药方案不适宜。
5. 甲状腺功能亢进症用药方案不适宜。

6. 中药方剂②的使用仍需优化。

（四）分析及药学监护

1. 初始抗菌药物治疗方案分析

（1）根据《慢性阻塞性肺疾病急性加重抗感染治疗中国专家共识》，无脓痰者加强支气管扩张剂雾化吸入治疗，可暂不给予抗菌药物，但应密切观察病情变化，一旦出现肺部湿啰音、痰量增多、喘息加重等感染迹象应酌情加用抗菌药物。患者咳嗽、咳痰不适每年累计时间超过3个月，连续超过2年，曾多次于医院就诊，约1个月前因同样诊断住院治疗，此次再次出现咳嗽、咳痰、气促加重，且双肺可闻及干湿啰音，可使用抗菌药物。

（2）患者年龄88岁，2016年肺功能检查结果 $FEV_1\%pred \leq 50\%$，同时合并心脏疾病，根据预后不良危险因素（年龄≥65岁；$FEV_1\%pred \leq 50\%$；每年急性加重次数≥2次；合并心脏疾病；需持续氧疗），患者为复杂慢性阻塞性肺疾病。且患者在1个月前曾住院治疗，有感染铜绿假单胞菌的危险因素。因此，患者静脉使用抗菌药物时应选择抗铜绿假单胞菌的β-内酰胺类，推荐使用哌拉西林钠他唑巴坦钠等。

2. 利尿剂使用方案分析 根据《慢性阻塞性肺疾病急性加重诊治中国专家共识（2023年修订版）》，利尿剂适用于明显水肿的 AECOPD 患者。在应用利尿剂时，不应过快及过猛，以避免血液浓缩，痰黏稠而不易咳出，一般选用缓慢或中速利尿剂。《慢性肺源性心脏病基层诊疗指南（实践版·2018）》指出，原则上宜选用作用温和的利尿剂，联合保钾利尿剂，小剂量、短疗程使用。

患者入院时咳嗽、咳痰、气促加重，伴双下肢水肿，右下肢较甚，BP 159/81mmHg，适宜使用利尿剂。托拉塞米、呋塞米均属于袢利尿剂，建议改用低效或中效利尿剂联合保钾利尿剂，小剂量、短疗程使用。如氢氯噻嗪联用螺内酯。

3. 胺碘酮的用药禁忌及联合用药风险分析 患者有房颤疾病，使用胺碘酮用于治疗心律失常。同时该患者伴有甲状腺功能亢进症，根据胺碘酮说明书该药可诱发甲状腺功能亢进，故甲亢患者禁用。因β受体拮抗剂也避免用于重度慢性阻塞性肺疾病，该患者不伴有心脏收缩不全，建议选用非二氢吡啶类钙离子拮抗剂。《药物警戒快讯》（总第84期）提示胺碘酮能够增加辛伐他汀横纹肌溶解的风险，故二者联用时辛伐他汀日剂量不宜超过20mg。

4. 抗高血压用药分析 培哚普利叔丁胺片属于血管紧张素转化酶抑制剂（ACEI），氯沙坦钾氢氯噻嗪片属于血管紧张素受体阻滞剂（ARB）。二者均通过肾素-血管紧张素系统发挥降血压作用，二者联用存在重复用药问题；患者3月4日血肌酐为301μmol/L，氯沙坦钾氢氯噻嗪片说明书提示：严重肾功能不全（肌酐清除率≤30ml/min）或肝功能不全的患者，不推荐使用氯沙坦钾氢氯噻嗪。

5. 甲状腺功能亢进症选用β受体拮抗剂的用药分析 患者伴有甲状腺功能亢进症，β受体拮抗剂可作为甲亢初始期的辅助治疗。普萘洛尔还有抑制 T_4 转化为 T_3 的作用，因此《中国甲状腺疾病诊治指南——甲状腺功能亢进症》（2007）推荐普萘洛尔。但患者存在心力衰竭、肺气肿和肾功能衰退等基础疾病，均为普萘洛尔慎用疾病，故推荐美托洛尔。因为普萘洛尔可竞争性拮抗异丙肾上腺素和去甲肾上腺素的作用，阻断 β_2 受体，降低血浆肾素活性，可致支气管痉挛，加重 COPD 气喘症状。

6. 中药方剂用药分析 患者因"反复咳嗽、咳痰、气促10年余，加重伴双下肢水肿2天"入院，入院症见：咳嗽，咳痰，痰为白色，气促，活动后加重，夜间阵发呼吸困难，伴双下肢水肿，无咯血，无胸痛，无恶寒发热，无鼻塞流涕，无心悸、呕吐、腹痛，纳一般，眠差，大便难解，小便频、量少，色黄。舌淡红，苔白，脉滑。四诊合参，中医诊断为肺胀，证属痰湿阻肺，中医治以"化痰降逆"为法，中药方剂①以"二陈汤合三子养亲汤"加减。经治疗后，3 月 6 日患者无气促，咳嗽咳痰均好转，双下肢稍水肿，舌淡红胖，苔白滑，脉沉细，考虑痰湿已除，患者证型转为阳虚水泛证，应以"温肾健脾，化饮利水"为治法。中药方剂②拟"金匮肾气丸合五苓散"加减。金匮肾气丸以补肾助阳为主，治疗肾阳不足证，症见：腰痛脚软，小便不利或反多，舌淡而胖，脉虚弱而尺部沉细。五苓散可利水渗湿，温阳化气，主治膀胱气化不利之蓄水证。两方合用，后方温阳化气，具有利尿消肿的作用，但前方利水之力不足。《中医内科学》指出肺胀病阳虚水泛证代表方为真武汤 + 五苓散。真武汤功能温阳利水，主治阳虚水泛证，症见：畏寒肢冷，心下悸动不安，下肢浮肿，小便不利，舌淡胖，苔白滑，脉沉细。根据患者证型选择真武汤 + 五苓散更为适宜。

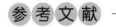

参 考 文 献

[1] Global Initiative for Chronic Obstructive Lung Disease. Global strategy for prevention, diagnosis and management of COPD: 2024 report[EB/OL]. [2024-02-15]. https://goldcopd.org/2024-gold-report/.

[2] 鄢欢，程虹，张觅. 胺碘酮致甲状腺毒症 1 例 [J]. 药物流行病学杂志，2020，29（3）：215-216.

[3] 国家卫生计生委合理用药专家委员会，中国医师协会高血压专业委员会. 高血压合理用药指南（第 2 版）[J]. 中国医学前沿杂志（电子版），2017，9（7）：28-126.

[4] 中华医学会内分泌学分会《中国甲状腺疾病诊治指南》编写组. 中国甲状腺疾病诊治指南：甲状腺功能亢进症 [J]. 中华内科杂志，2007，46（10）：876-882.

[5] 慢性阻塞性肺疾病急性加重诊治专家组. 慢性阻塞性肺疾病急性加重诊治中国专家共识（2023 年修订版）[J]. 国际呼吸杂志，2023，43（2）：132-149.

[6] 王辰，迟春华，陈荣昌. 慢性肺源性心脏病基层诊疗指南（实践版·2018）[J]. 中华全科医师杂志，2018，17（12）：966-969.

[7] 慢性阻塞性肺疾病急性加重抗感染治疗中国专家共识编写组. 慢性阻塞性肺疾病急性加重抗感染治疗中国专家共识 [J]. 国际呼吸杂志，2019，39（17）：1281-1296.

[8] 薛博瑜，吴伟. 中医内科学 [M]. 北京：人民卫生出版社，2016.

案例 16　肺胀（慢性肺源性心脏病伴慢性阻塞性肺疾病急性加重）

（一）病例资料

患者，男，66 岁，身高 176cm，体重 75kg，体重指数 24.21kg/m²。

主诉： 反复喘息气短、下肢水肿 2 年，加重 1 周。

现病史： 患者 2 年前无明显诱因出现喘息气短，甚至夜间不能平卧，未予重视，未系统治疗。后患者因上述症状加重伴双下肢水肿就诊于某医学院附属医院，诊断为"慢性阻塞性肺疾病、肺心病"，予对症治疗后症状好转出院。其后患者因病情加重分别于 2018 年 8 月、2019 年 1 月两次于呼吸科住院治疗，诊断为慢性肺源性心脏病（右心功能不全）、慢性阻塞性肺疾病，予强心、利尿、扩血管等对症治疗后好转出院。出院后间断给予布地奈德福莫特罗干粉吸入剂 320μg 吸入 b.i.d.，单硝酸异山梨酯缓释片 40mg p.o. q.d. 控制症状，症状控制尚可。1 周前患者因感冒后出现上述症状加重，未予重视，自行口服"消炎药"治疗（具体药品名称及用法不详）后未见明显缓解，今为求进一步系统诊治收入呼吸科。病程中无发热、盗汗、咳血，无胸痛、肩背部放射痛。

既往史： 2017 年于某医学院附属医院诊断糖耐量异常，平素服阿卡波糖片 50mg p.o. q.d.，早晚餐时嚼服，空腹血糖 5～7mmol/L，餐后血糖未监测。冠状动脉粥样硬化性心脏病病史 2 年，规律口服阿司匹林肠溶片 100mg p.o. q.d.，单硝酸异山梨酯缓释片 40mg p.o. q.d.，瑞舒伐他汀钙片 10mg p.o. q.n.。2018 年 8 月于医院诊断脂肪肝、前列腺增生。脑梗死病史 8 年，现口服脑心通胶囊 1.2g p.o. t.i.d.，症状控制尚可。高血压病史 15 年，血压最高 180/90mmHg，口服苯磺酸左氨氯地平 5mg p.o. b.i.d.，血压控制在（140～150）/（70～80）mmHg。右眼分别于 30 余年前及 20 余年前外伤后视力下降。

个人史、婚育史、家族史、过敏史： 吸烟 40 余年，2 包 /d，饮酒 40 余年，2～3 两 /d（1 两 = 50g）。已婚已育，子女及配偶体健。否认家族遗传病和传染病病史。否认食物、药物过敏史。

体格检查： T 36.2℃，R 21 次 /min，P 66 次 /min，BP 122/70mmHg。患者神志清楚，慢性病容，口唇发绀，胸廓呈桶状胸，胸骨无压痛，双肺呼吸运动正常。叩诊呈过清音，呼吸音粗，叩诊心界左下扩大。双下肢轻度凹陷浮肿。余无特殊。

中医四诊： 神气不足，面色少华，形体适中，活动自如，语声自然，气息平匀。舌质紫暗，舌形适中，舌体自然，舌苔腻、白，脉弦。

辅助检查：

10 月 21 日　心电图：逆时针旋转；HR：59 次 /min。

10 月 21 日　血气分析：$PaCO_2$ 49mmHg，PaO_2 58mmHg，PaO_2/FiO_2 200mmHg，SaO_2 90%。

10 月 21 日　随机血糖：5.8mmol/L。

入院诊断：

中医诊断： 肺胀（肺肾两虚兼血瘀证）。

西医诊断： ①慢性肺源性心脏病（右心功能不全、Ⅰ型呼吸衰竭）；②慢性阻塞性肺疾病急性加重；③支气管哮喘；④冠状动脉粥样硬化性心脏病；⑤高血压病 3 级（很高危）；⑥陈旧性脑梗死；⑦脂肪肝；⑧前列腺增生；⑨糖耐量异常。

（二）诊疗过程

初始治疗药物（10月21日）

药品名称	剂量	用法
布地奈德福莫特罗粉吸入剂	320μg/9μg	吸入 b.i.d.
注射用多索茶碱	0.3g	i.v.gtt. q.d.
0.9% 氯化钠注射液	100ml	
吸入用丙酸倍氯米松混悬液	0.8mg	空气压缩泵雾化吸入 b.i.d.
0.9% 氯化钠注射液	2ml	
注射用头孢曲松钠	3g	i.v.gtt. q.d.
0.9% 氯化钠注射液	100ml	
阿司匹林肠溶片	0.1g	p.o. q.d.
孟鲁司特钠片	10mg	p.o. q.n.
单硝酸异山梨酯缓释片	40mg	p.o. q.d.
阿卡波糖片	50mg	p.o. b.i.d.

10月22日（D2）

患者喘息，气短，活动后加重，无咳嗽咳痰，时有心慌，头痛，头闷，视物模糊，乏力，双下肢水肿，纳可，寐佳，大便正常，小便可。舌质紫暗，舌形适中，舌体自然，舌苔腻、白，脉弦。口唇发绀，胸廓呈桶状胸，双肺叩诊呈过清音，呼吸音粗，叩诊心界左下扩大。双下肢轻度凹陷浮肿。

补充诊断： 肺部感染、支气管哮喘。

辅助检查：

血常规：WBC 7.73×10^9/L，NEUT% 59.4%，MONO 0.62×10^9/L，EOS 0.83×10^9/L，EOS% 10.7%，BASO 0.09×10^9/L，BASO% 1.20%。

肝肾功能：PAB 0.19g/L，DBIL 8.9μmol/L，Cr 54.0μmol/L。

血脂：TC 2.19mmol/L，HDL-C 1.01mmol/L，LDL-C 0.93mmol/L，ApoB 0.44g/L。

糖化血红蛋白：HbA1c 6.10%。

免疫球蛋白E：IgE 2 923.00mg/L。

心脏彩超示：全心增大，三尖瓣少量反流，主动脉窦部及升主动脉增宽，肺动脉主干及分支增宽，左心室舒张功能减低。

头颅 CT 示：①双侧基底节区、侧脑室旁多发腔隙性脑梗死，部分软化；②脑白质疏松。

胸部 CT 示：①慢性支气管炎、肺气肿，多发肺大疱形成，左肺条索，合并双肺下叶炎症，建议治疗后复查，请结合临床；②冠状动脉硬化。

肺功能：混合性通气功能障碍（中重度），支气管舒张试验阳性。呼出气一氧化氮试验：FeNO 16ppb，CaNO 7.2ppb。

药物治疗调整：

加用中药方剂①：

中药方剂①				用法用量
陈皮 10g	姜半夏 10g	茯苓 15g	炒白术 15g	
山药 20g	紫苏子 12g	炒莱菔子 10g	地龙 10g	
蝉蜕 10g	银柴胡 10g	乌梅 10g	防风 12g	每日 1 剂，水煎至 200ml，分早晚 2 次饭后温服
桂枝 6g	麸炒白芍 20g	丹参 15g	川芎 10g	
泽兰 10g	益母草 15g	甘草 6g		

10 月 23 日（D3）

患者喘息，气短，活动后加重，无咳嗽咳痰，仍时有心慌，头痛、头闷，视物模糊，乏力，纳可，寐佳，大便正常，小便可。舌质紫暗，舌形适中，舌体自然，舌苔白腻，脉弦。口唇发绀，呼吸音粗，可闻及散在干鸣音，双下肢轻度凹陷浮肿，余大致同前。

药物治疗调整：

加用：注射用甲泼尼龙 40mg i.v.gtt. st.。

0.9% 氯化钠注射液 100ml i.v.gtt. st.。

10 月 25 日（D5）

患者喘息，气短，活动后加重，无咳嗽咳痰，时有心慌，头痛、头闷，视物模糊，乏力。双肺叩诊呈过清音，呼吸音粗，可闻及散在干鸣音，叩诊心界左下扩大。双下肢轻度凹陷浮肿。余大致同前。

药物治疗调整：

中药方剂②：中药方剂①中地龙由 10g 增至 20g。

10 月 28 日（D8）

患者喘息，气短，活动后加重较前减轻，无咳嗽咳痰，时有心慌，头痛、头闷，视物模糊，乏力较前好转，仍有双下肢水肿。余大致同前。

药物治疗调整：

中药方剂③：中药方剂②加用猪苓 10g。

10 月 29 日（D9）

患者活动后喘息气短较昨日加重，无咳嗽咳痰，无心慌，仍诉头痛、头闷，行走偏颇，视物模糊，乏力较前好转，双下肢轻度水肿，夜间明显，纳寐可，二便可。口唇发绀，胸廓呈桶状胸，双肺叩诊呈过清音，呼吸音粗，可闻及散在湿啰音。余大致同前。

药物治疗调整：

吸入用丙酸倍氯米松混悬液 0.8mg 空气压缩泵雾化吸入 b.i.d. 调整为 1.6mg 空气压缩泵雾化吸入 b.i.d.。

停用：脑心通胶囊 1.2g（3 粒）p.o. t.i.d.。

10 月 31 日（D11）

患者活动后喘息气短明显好转，无咳嗽咳痰，无心慌，头痛、头闷稍减轻，仍行走偏颇，视物模糊，乏力不明显，呼吸音粗，未闻及明显干湿啰音，余大致同前。

辅助检查：

肌电图示：周围神经受损（以感觉为主）。

11月3日(D14)

患者神清,精神可,活动后喘息气短较前明显减轻,无咳嗽咳痰,无心慌,头痛、头闷较前好转,行走偏颇改善,视物模糊,无乏力,无双下肢水肿。

呼吸训练:疗程结束后患者肌力指数由 55.62cmH$_2$O 上升至 63.73cmH$_2$O,吸气峰流速由 3.06L/s 升至 3.98L/s,体积由 0.55L 至 0.77L。患者病情好转,予以办理出院。

出院诊断:

中医诊断: 肺胀(肺肾两虚兼血瘀证)。

西医诊断: ①慢性肺源性心脏病(右心功能不全、Ⅰ型呼吸衰竭);②慢性阻塞性肺疾病急性加重合并感染;③支气管哮喘;④冠状动脉粥样硬化性心脏病;⑤高血压病 3 级(很高危);⑥陈旧性脑梗死;⑦脂肪肝;⑧前列腺增生;⑨糖耐量异常;⑩周围神经受损(以感觉为主)。

出院带药:

药品名称	剂量	用法	天数
布地奈德福莫特罗粉吸入剂	320μg/9μg	吸入 b.i.d.	—
阿司匹林肠溶片	100mg	p.o. q.d.	7d
单硝酸异山梨酯缓释片	40mg	p.o. q.d.	7d
孟鲁司特钠片	10mg	p.o. q.n.	7d

住院期间主要辅助检查结果见表 16-1。

表 16-1 住院期间主要辅助检查结果

项目		日期			
		10月21日	10月22日	11月1日	11月2日
血常规	WBC/(×10^9·L^{-1})	—	7.73	8.16	—
	NEUT/%	—	59.4	62.4	—
	MONO/(×10^9·L^{-1})	—	0.62	0.69	—
	EOS/(×10^9·L^{-1})	—	0.83	0.75	—
	EOS/%	—	10.7	9.2	—
	BASO/(×10^9·L^{-1})	—	0.09	0.08	—
	BASO/%	—	1.20	9.2	—
IgE/(mg·L^{-1})		—	2 923	2 582	—
Glu/(mmol·L^{-1})		5.8	—	—	5.9

(三)存在问题

1. 扩气道解痉方案不合理。

2. 初始抗感染方案不合理。

3. 中药方剂选用不合理。

（四）分析及药学监护

1. 支气管扩张剂用药方案分析

（1）注射用多索茶碱用于支气管哮喘、喘息性慢性支气管炎及其他支气管痉挛引起的呼吸困难。在平喘作用上是茶碱的 10～15 倍。茶碱的治疗剂量和中毒剂量相近，需要监测血浆茶碱浓度。根据《2020 年 GOLD 慢性阻塞性肺疾病诊断、治疗及预防全球策略解读》的建议，静脉使用甲基黄嘌呤类药物（茶碱或氨茶碱）为二线用药，适用于对短效支气管扩张剂疗效不佳的患者以及某些较为严重 AECOPD。

（2）该患者入院诊断主要为慢性肺源性心脏病（右心功能不全），应予对心脏影响较小的二羟丙茶碱作为该患者的扩气道解痉治疗药物。

（3）二羟丙茶碱注射液适用于支气管哮喘、喘息性支气管炎、阻塞性肺气肿等以缓解喘息症状，也用于心源性肺水肿引起的哮喘。平喘作用与茶碱相似，心脏兴奋作用仅为氨茶碱的 1/20～1/10，对心脏和神经系统的影响较少。

2. 初始抗感染方案分析

（1）该患者入院查血常规正常，第二天血液检查：MONO 0.62×10^9/L，EOS 0.83×10^9/L，EOS% 10.7%，BA 0.09×10^9/L，BA% 1.20%。胸部 CT 提示慢性支气管炎、肺气肿，多发肺大疱形成，左肺条索，合并双肺下叶炎症。考虑有肺部感染。

（2）根据 2019 年《慢性阻塞性肺疾病急性加重抗感染治疗中国专家共识》，初始抗感染方案应结合疾病危险分层和铜绿假单胞菌感染风险制订。根据是否有预后不良危险因素，将慢性阻塞性肺疾病患者分为单纯慢性阻塞性肺疾病和复杂慢性阻塞性肺疾病。单纯慢性阻塞性肺疾病患者以流感嗜血杆菌、肺炎链球菌、卡他莫拉菌为主，复杂慢性阻塞性肺疾病患者以肠杆菌科细菌及产 β- 内酰胺酶细菌为主。铜绿假单胞菌感染危险因素包括：①近 1 年住院史；②经常（> 4 次 / 年）或近期（近 3 个月内）抗菌药物应用史；③极重度慢性阻塞性肺疾病（FEV_1% pred < 30%）；④应用口服糖皮质激素；⑤既往分离培养出铜绿假单胞菌。患者为 66 岁老年男性，且合并心脏疾病，入院前服用抗菌药物，符合复杂慢性阻塞性肺疾病特点，有铜绿假单胞菌感染可能。

（3）注射用头孢曲松钠为半合成的第三代头孢菌素，对大多数革兰氏阳性菌和阴性菌都有强大抗菌活性，但临床应用时对有铜绿假单胞菌感染危险因素的人群不予选用。结合患者疾病危险分层和铜绿假单胞菌感染风险，建议选用抗铜绿假单胞菌的 β- 内酰胺类，如头孢他啶、头孢哌酮等。

3. 中药方剂的使用分析

（1）中药方剂为二陈汤 + 过敏煎加减。方中陈皮理气健脾，燥湿化痰；姜半夏温中化痰，降逆止呕；茯苓利水渗湿，健脾宁心；炒白术健脾养胃，利尿，增强免疫力。随症加减：山药补脾养胃，生津益肺，补肾涩精；紫苏子降气消痰，润肺平喘，行气宽中；莱菔子降气化痰，消食；地龙清热定惊，通络，平喘，利尿；蝉蜕散风除热，利咽，透疹，解痉；桂枝发汗解肌，温通经络，助阳化气；白芍敛阴止汗，平肝止痛，养血调经；丹参活血祛瘀；川芎活血行气；泽兰行血利尿，散郁疏肝；益母草祛风散寒，活血化瘀，调理经络。全方配伍具有健脾利湿，祛风平喘，温阳活血之功。

（2）肺胀为本虚标实，虚实错杂的病症，治当扶正祛邪，攻补兼施。患者症见喘息，气短，活动后加重，无咳嗽咳痰，时有心慌，头痛、头闷，视物模糊，乏力，双下肢水肿，纳可，寐佳，大便正常，小便可。中医四诊：神气不足，面色少华，形体适中，活动自如，语声自然，气息平匀，舌质紫暗，舌形适中，舌体自然，舌苔白腻，脉弦。当属肺肾两虚兼血瘀证，用药除祛邪，还宜补肺益肾活血。

（3）患者所用中药方剂中二陈汤可燥湿化痰，理气和中，过敏煎祛风除湿，益气固表。但过敏煎原方减去五味子，去其益气生津、补肾宁心的作用。方中未再添加补肺、益肾制品，用药欠合理。

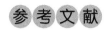

[1] 慢性阻塞性肺疾病急性加重抗感染治疗中国专家共识编写组. 慢性阻塞性肺疾病急性加重抗感染治疗中国专家共识 [J]. 国际呼吸杂志，2019，39（17）：1281-1296.

[2] 陈亚红. 2020 年 GOLD 慢性阻塞性肺疾病诊断、治疗及预防全球策略解读 [J]. 中国医学前沿杂志（电子版），2019，11（12）：32-50.

案例 17 咳嗽（社区获得性肺炎）

（一）病例资料

患者，男，31岁，身高175cm，体重73kg，体重指数23.84kg/m²。

主诉： 咳嗽咳痰伴发热半个月余。

现病史： 患者半个月前无明显诱因出现咳嗽、咳痰伴胸痛发热，体温最高39.0℃。外院诊断为"肺炎、胸腔积液"，给予胸腔穿刺引流，头孢哌酮舒巴坦、依替米星、莫西沙星、利奈唑胺等治疗。患者胸闷好转，但仍发热、咳嗽，门诊以"社区获得性肺炎"收入院。

既往史： 既往体健，否认高血压、糖尿病等慢性疾病，否认肝炎、结核等传染病。否认疫区疫水接触史。

个人史： 吸烟10年，约10支/d，戒烟20天。不饮酒，已婚已育，子女及配偶体健。否认食物、药物过敏史。

体格检查： T 37.6℃，R 19次/min，P 85次/min，BP 115/85mmHg。患者神志清，营养良好，全身皮肤及黏膜无黄染，眼睑未水肿，巩膜未黄染，未见皮下出血，浅表淋巴结未触及肿大，肝浊音正常，肝脾区无明显叩击痛。胸廓正常，双肺呼吸音粗，左下肺呼吸音低，未闻及干湿啰音，未闻及胸膜摩擦音。其他查体无异常。

中医四诊： 表情自然，面色红润，形体正常，动静姿态，语气清，气息平；无异常气味，舌质红、苔黄，舌下脉络正常，脉滑数。

辅助检查：

11月24日 胸部CT：双肺炎症，胸腔积液（外院）。

入院诊断：

中医诊断： 咳嗽（痰郁互结证）。

西医诊断： ①社区获得性肺炎；②胸腔积液；③感染性发热？

（二）诊疗过程

初始治疗药物（12月4日）

药品名称	剂量	用法
硫酸依替米星注射液	0.3g	i.v.gtt. q.d.
0.9%氯化钠注射液	100ml	
盐酸莫西沙星氯化钠注射液	0.4g	i.v.gtt. q.d.

12月5日（D2）

患者咳嗽，仍发热，最高体温38.9℃，发热时伴周身不适，汗多，无恶心呕吐，无头晕头痛。查体：T 38.3℃，R 17次/min，P 86次/min，BP 115/85mmHg，静脉血栓栓塞（VTE）Padua评分：1分。

辅助检查：

12 月 5 日 血常规：WBC 11.71×10⁹/L，NEUT% 67.0%，CRP 96.6mg/L，PCT 0.64ng/ml，ESR 104mm/h。

血生化：AST 50U/L，ALT 107U/L，ALP 129U/L，GGT 205U/L。

凝血功能：APTT 55.3 秒，D-Dimer＞20μg/ml。

呼吸道病毒、结核、肿瘤、免疫等相关检查均为阴性，病毒肝炎系列均为正常。

药物治疗调整：

加用：

低分子肝素钠注射液 4 000AXaIU i.h. q.12h.。

注射用血塞通＋0.9% 氯化钠注射液 400mg i.v.gtt. q.d.。

吲哚美辛栓 0.1g p.r.n.。

加用中药方剂①：

中药方剂①				用法用量
柴胡 12g	清半夏 9g	黄芩 15g	太子参 15g	
白芍 9g	酒五味子 6g	厚朴 6g	银柴胡 12g	
地骨皮 12g	牡丹皮 12g	青蒿（后下）9g	醋鳖甲（先煎）12g	每日 1 剂，水煎至 400ml 分早晚 2 次空腹温服
胡黄连 12g	秦艽 12g	生地黄 12g	黄药子 9g	
甘草 6g				

12 月 6 日（D3）

患者仍有咳嗽咳痰。下午发热，最高体温 38.6℃，较入院前有所下降。双肺呼吸音粗，左下肺呼吸音低，未闻及明显干湿啰音，未闻及胸膜摩擦音。

辅助检查：G 试验、GM 试验均为阴性。

药物治疗调整：停用硫酸依替米星。

12 月 9 日（D6）

患者体温较前好转，最高体温 37.8℃，咳嗽较前减轻。今日行胸腔穿刺引流术进一步明确诊断。

辅助检查：

胸部 CT：左侧胸腔积液并左肺下叶部分膨胀不全、不张；双肺炎症，左侧著。

凝血：APTT 51.9 秒，D-Dimer＞20μg/ml。

血生化：AST 55U/L，ALT 152U/L，ALP 201U/L，GGT 205U/L。

血常规：WBC 6.42×10⁹/L，NEUT% 55.9%，CRP 56.2mg/L。

胸水：渗出液，WBC 302×10⁶/L，有核细胞少见，未查到癌细胞。

药物治疗调整：

中药方剂①去黄药子 9g，余不变。

加用：水飞蓟宾胶囊 140mg p.o. t.i.d.。

12 月 14 日（D11）

患者未再发热，偶有咳嗽，咳少量白痰。

辅助检查：

凝血：APTT 46.4 秒，D-Dimer 11.63μg/ml。

血生化：AST 73U/L，ALT 163U/L，ALP 171U/L，GGT 181U/L。

血常规：WBC 5.33×10^9/L，NEUT% 42.9%，CRP 10.2mg/L。

药物治疗调整：

加用：谷胱甘肽片 0.4g p.o. t.i.d.。

甘草酸二铵肠溶胶囊 150mg p.o. t.i.d.。

12 月 17 日（D14）

患者体温正常，偶有咳嗽，无明显咳痰，无恶心，无呕吐，无头痛头晕，纳眠尚可，二便尚可。双肺呼吸音粗，未闻及明显干湿啰音，未闻及胸膜摩擦音。今日准予出院。

出院诊断：

中医诊断：咳嗽（痰郁互结证）。

西医诊断：①社区获得性肺炎；②胸腔积液。

出院带药：

药品名称	剂量	用法	天数
水飞蓟宾胶囊	140mg	p.o. t.i.d.	14d，2 周后复查，依据复查结果再定
谷胱甘肽片	0.4g	p.o. t.i.d.	
甘草酸二铵肠溶胶囊	150mg	p.o. t.i.d.	
左氧氟沙星片	0.5g	p.o. q.d.	

（三）存在问题

1. 初始抗感染方案不合理。

2. 抗凝方案不合理。

3. 保肝药物用药方案不合理。

4. 住院期间中药方剂①的黄药子使用不适宜。

（四）分析及药学监护

1. 初始抗感染方案不合理

（1）该患者发热，咳嗽咳痰，结合 CT 和相关检查，CAP 诊断明确，具有应用抗菌药物的指征。

（2）根据《中国成人社区获得性肺炎诊断和治疗指南（2016 年版）》，对于需住院但不必收住 ICU 的无基础疾病青壮年患者，常见的病原菌为：肺炎链球菌、流感嗜血杆菌、肺炎克雷伯菌等肠杆菌科菌，流感病毒，卡他莫拉菌等。初始经验性抗感染药物推荐：①青霉素类 / 酶抑制剂复合物；②第三代头孢菌素或其酶抑制剂复合物、头霉素类、氧头孢烯类、厄他培南等碳青霉烯类；③上述药物单用或者联合大环内酯类；④呼吸喹诺酮类。

（3）该患者外院治疗 10 天，已使用头孢哌酮舒巴坦等多种广谱抗菌药物，不能排除耐药菌或铜绿假单胞菌感染的风险。应留取标本做病原学检查，依照结果调整抗感染方案，但此患者治疗过程中未进行病原学的检查。

（4）综上分两种情况：①如考虑患者有铜绿假单胞菌感染风险，因莫西沙星对铜绿假单胞菌效果差，不应用于该患者的治疗，应选择环丙沙星 / 左氧氟沙星联合依替米星；②如患者无铜绿假单胞菌感染风险,单用莫西沙星注射液即可,无联合使用依替米星的必要性。

2. 抗凝方案不合理

(1)该患者 Padua 评分为 1 分,为 VTE 发生的低危患者,但患者 D-Dimer＞20μg/ml。临床研究显示 D-Dimer 水平与 CAP 患者的病情严重程度相关,水平越高,预示病情控制不佳。适量给予抗凝治疗,可减轻炎症和凝血纤溶紊乱导致的机体损害,可改善肺炎患者预后,因此具有抗凝的指征。

(2)一般情况下对于内科患者,预防静脉血栓栓塞性疾病时,低分子肝素推荐剂量为每日一次,皮下给药 4 000AXaIU;当患者合并栓塞性疾病时,治疗剂量为每日两次,100AXaIU/kg。该患者目前无深静脉血栓 / 肺栓塞,为预防用药。因此 q.12h. 的给药方案不合理,应 q.d. 给药。

(3)血塞通成分为三七总皂苷,具有活血祛瘀,通脉活络功效,说明书推荐用于中风偏瘫、瘀血阻络及脑血管疾病后遗症、胸痹心痛。用于本患者属超适应证用药,同时和低分子肝素联合后出血的风险增加。

3. 保肝药物用药方案不合理

(1)患者 ALT、ALP 等指标升高,提示存在一定的肝损伤。根据患者病史及其他检查结果,可排除病毒性肝病、酒精性肝病等常见肝病,结合患者近半个月的用药史,考虑为药物性肝损伤。但因外院用药较多且不易追溯,无法确定为哪种药物引起的肝损伤。患者入院前已用过莫西沙星、依替米星,故从此角度考虑,应避免选用这两个药物。

(2)目前尚无证据显示 2 种或以上抗炎保肝药物对药物性肝损伤有更好的疗效;《肝脏炎症及其防治专家共识》中也提到,同时使用的抗炎保肝药物种类不宜过多,通常选用 1～2 种抗炎保肝药物,以免增加肝脏负担。该患者在 D6 使用水飞蓟宾,D11 加用谷胱甘肽、甘草酸二铵联合抗炎保肝治疗。结合患者肝功能指标,为轻度肝损伤,无须 3 种药物联合。

4. 中药方剂①的使用分析

(1)中药方剂①为小柴胡汤合青蒿鳖甲汤加减,和解少阳,养阴透热。可用于原因不明的发热、各种传染病恢复期低热等,属阴虚内热,低热不退者。

(2)黄药子具有凉血、消瘿、降火、解毒的作用,近年来,对黄药子临床药理和有效成分的深入研究发现,它的一些毒副作用多集中于其对肝脏的损伤。有研究报道口服黄药子后导致患者死亡的病例,另有多项研究表明黄药子可导致肝脏出现不同程度的损伤,临床表现为口干、纳差、恶心、黄疸、肝功能异常、肝大、腹水等,类似于中毒性肝炎的临床体征。

(3)患者生化显示 ALT、ALP 等指标均升高,应用黄药子可能会增加肝损伤风险,造成不良反应,故不宜使用。

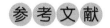

参考文献

[1] 中华医学会呼吸病学分会. 中国成人社区获得性肺炎诊断和治疗指南(2016 年版)[J]. 中华结核和呼吸杂志,2016,39(4):253-279.

[2] 中华医学会呼吸病学分会感染学组. 中国铜绿假单胞菌下呼吸道感染诊治专家共识(2022 年版)[J]. 中华结核和呼吸杂志,2022,45(8):739-752.

[3] 内科住院患者静脉血栓栓塞症预防中国专家建议写作组,中华医学会呼吸病学分会,中华医学会老年医学分会,等. 内科住院患者静脉血栓栓塞症预防中国专家建议(2015)[J]. 中华结核和呼吸杂志,2015,38(7):484-491.

[4] 白淑荣,吴源,杨静,等. 不同严重程度社区获得性肺炎患者凝血与纤溶指标的研究 [J]. 中华医院感染学杂志,2016,26(19):4449-4451.

[5] 中华医学会肝病学分会药物性肝病学组. 药物性肝损伤诊治指南 [J]. 中华肝脏病杂志,2015,23(11):810-820.

[6] 中华医学会感染病学分会,肝脏炎症及其防治专家共识专家委员会. 肝脏炎症及其防治专家共识 [J]. 中国实用内科杂志,2014,34(2):152-162.

[7] 杜立娟,孟祥,倪青. 黄药子不良反应及配伍减毒方法研究进展 [J]. 中华中医药杂志,2017,32(4):1659-1662.

[8] 杨辉,苑景春. 黄药子的临床应用和不良反应综述 [J]. 北京中医,2004,23(2):102-104.

[9] 张利平,周慧萍. 黄药子致死亡1例 [J]. 医药导报,2009,28(8):1097.

[10] 郭翠英,楚成华. 黄药子引起转氨酶升高1例报告 [J]. 中华临床医学研究杂志,2007,13(16):2439.

[11] 姜爱华,杨丽敏. 黄药子致肝功能异常1例 [J]. 中国保健营养(中旬刊),2014(5):3187.

[12] 李维昌,杨军,李惠文,等. 黄药子致药物性肝病1例 [J]. 临床合理用药,2009,2(15):79.

案例 18 咳嗽（支气管扩张伴感染）

（一）病例资料

患者，女，62 岁，身高 158cm，体重 48kg，体重指数 19.23kg/m²。

主诉： 咳嗽、咳痰 30 年，咯血 20 年，加重 2 天。

现病史： 患者于 30 年前无明显诱因反复出现咳嗽、咳痰，咳黄色黏液痰，未予重视及药物治疗。20 年前起出现间断少量咯血，外院诊断为"支气管扩张"，症状加重时患者自行服用"消炎药"（具体不详）后咯血可好转，但仍有反复，逐渐出现爬坡后喘累气促，仍未重视及未行正规治疗。2 天前无明显诱因出现咳嗽、咳黄痰，咯少量鲜血，爬坡后感喘累，伴胸部疼痛、咽痛，服用"抗生素"后症状无好转。遂至本院就诊，拟"支气管扩张伴咯血"收入院。自发病以来，患者精神状态一般，饮食正常，夜寐安，大小便正常，近 3 年来体重逐渐下降 5kg。

既往史及个人史： 患者于 50 年前诊断为"肺结核"，自诉已治愈，12 年前于外院行"子宫切除术"，否认高血压、冠心病、糖尿病等慢性疾病病史。否认家族性遗传病史，否认家族性肿瘤病史。否认食物、药物过敏史。

体格检查： T 36.5℃，R 23 次 /min，P 96 次 /min，BP 100/66mmHg。患者发育正常，营养中等，慢性病容，表情痛苦，自动体位，神志清楚，精神状态一般。叩诊清音，呼吸规整，双肺呼吸音粗，双肺未闻及干湿啰音及哮鸣音，心率 96 次 /min，心律齐。

中医四诊： 望之少神、表情正常，面色少华，体形消瘦；行动自如、精神一般、发育正常、营养良好；语音低微、言语清晰、呼吸稍促、咳嗽、咳声轻微，无呕吐、太息、呻吟、腹鸣之声，无异常气味；舌红，苔黄腻，脉细数。

辅助检查：

5 月 16 日　随机血糖：4.8mmol/L。

入院诊断：

中医诊断： 咳嗽（痰热壅肺证）。

西医诊断： 支气管扩张伴感染。

（二）诊治过程

初始治疗药物（5 月 16 日）

药品名称	剂量	用法
卡络磺钠氯化钠注射液	100ml	i.v.gtt. b.id.
注射用哌拉西林钠舒巴坦钠（4∶1）	5g	i.v.gtt. q.8h.
0.9% 氯化钠注射液	100ml	
盐酸氨溴索氯化钠注射液	100ml	i.v.gtt. b.id.

5月17日（D2）

患者诉偶咳嗽、咳白色黏痰，未见咯血，颈部不适伴头昏，无恶心呕吐、胸闷、胸痛，心悸等，纳眠可，大小便正常。查体：BP 120/70mmHg，双肺呼吸音粗，双肺未闻及干湿啰音，舌红苔黄腻，脉细数。

辅助检查：

血常规：NEUT 6.46×10^9/L，NEUT% 76.3%。

胸部CT：1.肺气肿；2.双肺散在支气管扩张、感染；3.右肺中叶征象，考虑中叶综合征；4.纵隔淋巴结增多、部分增大，建议随访。

粪便常规：OB（±）。

心电图：①窦性心律；②提示不完全性右束支阻塞；③T波轻度异常。

经胸心脏彩超：左心室舒张功能减低。

血气分析：pH 7.406，PaO_2 71mmHg，$PaCO_2$ 41.0mmHg，SBE 25.1mmol/L。

肺功能测试：阻塞性通气功能障碍（轻度），大气道功能轻中度损害，小气道功能重度损害，最大通气量轻度降低，肺弥散功能轻度降低；支气管舒张实验：（−）。

药物治疗调整：

加用中药方剂①：

中药方剂①				用法用量
蜜百部 20g	紫菀 20g	白前 15g	桔梗 10g	
荆芥 15g	陈皮 15g	炒牛蒡子 10g	石菖蒲 15g	水煎服。每日1剂，一天3次，一次100ml
广藿香 15g	浙贝母 15g	蜜款冬花 20g	苦杏仁 10g	
麸炒苍术 15g	防风 15g	砂仁(后下)6g	甘草 5g	

5月20日（D5）

患者一般情况同前。

辅助检查：

抗酸染色检查：抗酸杆菌（−）。

痰涂片检查：白细胞＞25个/低倍视野，上皮细胞＞25/低倍视野，找到革兰氏阴性杆菌、革兰氏阳性球菌（链状）及革兰氏阴性双球菌，未见真菌。

药物治疗调整：

调整为中药方剂②：

中药方剂②				用法用量
酒黄芩 10g	浙贝母 15g	瓜蒌皮 20g	天花粉 20g	
法半夏 15g	前胡 15g	知母 10g	桑枝 15g	
粉葛 20g	麸炒白术 20g	党参 20g	山药 20g	水煎服。每日1剂，一天3次，一次100ml
木香 10g	炒白扁豆 20g	陈皮 15g	炒鸡内金 20g	
炒麦芽 30g	茯苓 20g	制黄精 20g	炙甘草 5g	

5月25日（D10）

患者诉咳嗽、咳痰较前好转，咳白色黏痰，未见咯血，颈部、上肢、双侧膝关节麻木疼痛较前减轻。舌红，苔白腻，脉细数。

药物治疗调整：

停用卡络磺钠氯化钠注射液。

5月27日（D12）

患者一般情况同前。舌红，苔白腻，脉沉细。

药物治疗调整：

调整为中药方剂③：

中药方剂③				用法用量
党参20g	麸炒白术20g	茯苓20g	陈皮15g	
木香10g	砂仁(后下)6g	甘松10g	广藿香15g	
浙贝母15g	瓜蒌皮20g	石菖蒲15g	燀苦杏仁10g	水煎服。每日1剂，一天3次，一次100ml
豆蔻(后下)20g	姜厚朴15g	麸炒苍术15g	炒鸡内金20g	
炒麦芽30g	炒六神曲20g	鸡血藤20g	甘草6g	

5月30日（D15）

患者症状较前明显好转，予以办理出院。

出院诊断：

中医诊断：咳嗽（痰热壅肺证）。

西医诊断：①支气管扩张伴咯血；②慢性阻塞性肺疾病急性加重期。

出院带药：

中药方剂④：中药方剂③去党参、炒鸡内金、鸡血藤；加太子参20g，薏苡仁20g，黄柏15g，共7剂，每日1剂，水煎服，一天3次，一次100ml。

（三）存在问题

1. 抗菌药物用药方案不适宜。

2. 咯血治疗方案不适宜

3. 中药方剂①的使用不合适。

（四）分析及药学监护

1. 抗菌药物用药方案分析

（1）根据患者的症状、体征及影像学检查结果判断患者为支气管扩张急性加重期。对于急性加重的患者，推荐经验性抗菌治疗前送检痰培养加药敏试验。患者住院期间未见痰培养及药敏试验结果，仅在D5见痰涂片结果：白细胞 >25 个 / 低倍视野，上皮细胞 >25 个 / 低倍视野，找到革兰氏阴性杆菌，革兰氏阳性球菌（链状）及革兰氏阴性双球菌，该标本不合格。因此临床只能进行经验治疗，不符合《抗菌药物临床应用指导原则（2015 年版）》，对患者长期治疗不利。

（2）中重度患者的经验性用药建议选用具有抗铜绿假单胞菌活性的抗菌药物治疗，推荐疗程为 14 天，支气管扩张合并急性细菌感染时，最常见病原菌为铜绿假单胞菌和流感嗜血杆菌，其次为肺炎链球菌和金黄色葡萄球菌，有铜绿假单胞菌感染危险因素的患者，静脉用药可以选用抗铜绿假单胞菌 β- 内酰胺类 ± 氨基糖苷类或环丙沙星、左氧沙星。

（3）患者所用抗菌药物为哌拉西林钠舒巴坦钠（4∶1），为复方制剂，与国际通用品种哌拉西林钠和他唑巴坦钠（8∶1）相比，两者主要成分均为哌拉西林，但配伍的酶抑制剂不同。舒巴坦对血液系统影响更小，患者如有血液方面疾病如白细胞减少、血小板减少等疾病建议选择舒巴坦进行治疗。他唑巴坦比舒巴坦的抑酶抗菌谱广、抑制 β- 内酰胺酶的活性强。哌拉西林钠他唑巴坦钠（8∶1）适用于产 β- 内酰胺酶细菌引起的中、重度感染，有更高的临床循证医学证据和临床应用。选用哌拉西林钠他唑巴坦钠较选用哌拉西林钠舒巴坦钠更为适宜。

2. 咯血治疗方案分析

（1）咯血是支气管扩张最常见的并发症，常由气道炎症反应加剧和 / 或血管畸形引起，如果咯血量在 24 小时内少于 10ml，可使用适当的口服抗菌药物及止血药物治疗，个别中成药可能也有一定作用。

（2）患者入院时自述"咯少量鲜血"，尚未达到大咯血的标准，不需要静脉使用止血药卡络磺钠氯化钠注射液，给药途径不合理。

3. 中药方剂①的使用分析

（1）中药方剂①为止嗽散加减，主治外感咳嗽；功用宣肺疏风，止咳化痰。

（2）方中百部、紫菀、款冬花疏风止咳化痰为君药，白前、桔梗止咳化痰，荆芥、防风疏风解表，共为臣药；砂仁、陈皮理气化湿，石菖蒲、苍术、广藿香芳香化浊，苦杏仁降气化痰，浙贝母清热化痰，牛蒡子清热利咽，共为佐药，甘草调和诸药为使药。

（3）根据患者偶咳嗽、咳白色黏痰，未见咯血，颈部不适伴头昏，无恶心呕吐、胸闷、胸痛、心悸等，纳眠可，大小便正常，舌红苔黄腻，脉细数。当属痰热壅肺证，治宜清热泻火、化痰止咳。

（4）止嗽散用于风邪犯肺证，不适用于该患者，选方不合理。

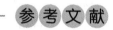

[1] 《抗菌药物临床应用指导原则》修订工作组. 抗菌药物临床应用指导原则：2015 年版 [M]. 北京：人民卫生出版社，2015.

[2] 支气管扩张症专家共识撰写协作组，中华医学会呼吸病学会感染学组. 中国成人支气管扩张症诊断与治疗专家共识[J]. 中华结核和呼吸杂志，2021，44（4）：311-321.

案例 19 咳嗽（社区获得性肺炎伴嗜酸性粒细胞性气管炎）

（一）病例资料

患者，女，54 岁，身高 160cm，体重 66.5kg，体重指数 25.98kg/m²。

主诉：反复咳嗽 3 个月余，加重 1 周。

现病史：患者 3 个多月前无明显诱因出现咳嗽，咯少许白黏痰，余无明显不适，多次外院就诊，考虑支气管炎，予药物对症处理后缓解不明显；1 周前出现症状加重，咽痒、咳嗽频数增加，痰少质黏，色黄白，不易咯出。1 月 8 日 CT 示右肺中叶及左下肺炎症，予阿奇霉素及苏黄止咳胶囊治疗，症状缓解不明显，今再次就诊，拟"社区获得性肺炎"收入肺病科。

既往史：无。

个人史、婚育史、家族史、过敏史：无烟酒等不良嗜好。已婚已育，家人体健。否认家族遗传病和传染病病史。否认食物、药物过敏史。

体格检查：T 36.6℃，R 20 次 /min，P 72 次 /min，BP 113/73mmHg。神清，精神疲倦，无发热。胸廓对称无畸形，双肺叩诊清音，听诊左下肺可闻及少许湿啰音，双肺未闻及明显干啰音及胸膜摩擦音。心前区无隆起，心界不大，心律齐，各瓣膜听诊区未闻及病理性杂音。

中医四诊：神清，精神疲倦，咽痒，咳嗽，痰少色黄白质黏，口干不苦，纳一般，眠稍差，大便偏烂，1 次 /d，小便频，夜尿 1～2 次。舌淡暗，苔白微黄，脉浮滑。

辅助检查：

1 月 8 日 胸部 CT：右肺中叶及左下肺炎症。

1 月 8 日 血常规：WBC 6.22×10^9/L，NEUT% 52.2%，EOS 0.06×10^9/L，EOS% 1.0%。

入院诊断：

中医诊断：咳嗽（肺经风热证）。

西医诊断：社区获得性肺炎（非重症）。

（二）诊疗过程

初始治疗药物（1 月 12 日）

药品名称	剂量	用法
注射用头孢美唑钠	2g	i.v.gtt. q.12h.
0.9% 氯化钠注射液	100ml	
孟鲁司特钠片	10mg	p.o. q.d.
蛇胆陈皮口服液	10ml	p.o. t.i.d.

1 月 13 日（D2）

患者一般情况同前，咳嗽，咽痒，痰黄白相间，可咯出，大便可，小便频，夜尿 1～2 次。

辅助检查：

生化：$TaCO_2$ 30.0mmol/L，hs-CRP 7.37mg/L。

尿常规、血常规、流感 A＋B 抗原、肺炎支原体抗体、心肌酶、肝肾功能未见异常。

药物治疗调整：

加用中药方剂①：

中药方剂①				用法用量
法半夏 10g	陈皮 5g	茯苓 15g	生姜 10g	每日 1 剂，水煎至 400ml，分早晚 2 次温服
莱菔子 10g	紫苏子 10g	炙甘草 5g	桑白皮 10g	
蝉蜕 10g	肿节风 10g	燀苦杏仁 10g	姜僵蚕 10g	

1 月 14 日（D3）

患者一般情况同前，咳嗽平卧时加重，时有咽痒，痰白，可咯出。

辅助检查：

痰涂片：革兰氏阳性菌∶革兰氏阴性菌∶真菌＝9∶1∶0。

药物治疗调整：

予复方甲氧那明胶囊 2 粒 p.o. t.i.d.，氢溴酸右美沙芬片 15mg p.o. q.n.。

1 月 16 日（D5）

患者一般情况同前，纳可，眠稍差。

辅助检查：

痰培养：检出口咽部正常菌群。

药物治疗调整：

加用：阿奇霉素片 500mg p.o. q.d. 抗感染。

调整为中药方剂②：

中药方剂②				用法用量
法半夏 10g	陈皮 5g	茯苓 15g	生姜 5g	每日 1 剂，水煎至 400ml，分早晚 2 次温服
莱菔子 10g	炙甘草 5g	旋覆花^(包煎)10g	麦冬 10g	
党参 10g	姜厚朴 10g	白芍 10g		

1 月 17 日（D6）

患者一般情况同前，咽痒、咳嗽时作，平卧时明显，咽喉异物感，痰少难咯出，口干。

耳鼻喉科会诊意见：急性咽喉炎。

药物治疗调整：

停用：头孢美唑钠和阿奇霉素片。

加用：盐酸莫西沙星氯化钠注射液 400mg i.v.gtt. q.d. 抗感染。

1 月 19 日（D8）

患者一般情况同前，咽痒、咳嗽较前稍有缓解，仍以夜间平卧时为主，痰少，不易咯出，偶有口干。咳嗽以平卧时为主，不除外胃食管反流可能。

药物治疗调整：

加用：艾司奥美拉唑镁肠溶片 20mg p.o. q.d.，枸橼酸莫沙必利片 5mg p.o. t.i.d.。

中药方剂③：中药方剂②去莱菔子、白芍、旋覆花、麦冬；加苍术 10g，诃子 10g，款冬花 10g，前胡 10g，麸炒薏苡仁 10g。

1月22日（D11）

患者一般情况同前，咽痒、咳嗽较前稍有缓解，仍以夜间平卧时为主，痰少，不易咯出，偶有口干。

药物治疗调整：

加用：苏黄止咳胶囊 3 粒 p.o. t.i.d.。

调整为中药方剂④：

中药方剂④				用法用量
蜜麻黄 5g	苦杏仁 10g	甘草 5g	蝉蜕 10g	
蜜枇杷叶 10g	姜僵蚕 10g	紫苏叶 10g	紫苏子 10g	每日 1 剂，水煎至 400ml，
地龙 10g	白前 10g	牛蒡子 10g	五味子 10g	分早晚 2 次温服
射干 15g	金荞麦 30g	浙贝母 15g		

1月23日（D12）

患者一般情况同前，时有咽痒、咳嗽，无明显咳痰。诱导痰嗜酸性粒细胞比例升高，予补充诊断：咳嗽（嗜酸性粒细胞性气管炎）。

辅助检查：

胸片：心肺未见病变。

诱导痰：嗜酸性粒细胞比例 6%。

药物治疗调整：

加用：布地奈德福莫特罗粉吸入剂（160/4.5）2 吸   吸入 q.d.，盐酸左西替利嗪溶液 10ml p.o. b.i.d.。

1月26日（D15）

患者一般情况同前，咳嗽、咽痒较前好转，稍有口干。双肺未闻及明显干湿啰音及胸膜摩擦音。经治疗患者症状好转，予带药出院。

出院诊断：

中医诊断：咳嗽（肺经风热证）。

西医诊断：①社区获得性肺炎（非重症）；②急性咽喉炎；③咳嗽（嗜酸性粒细胞性气管炎）。

出院带药：

中药方剂⑤：中药方剂④加钩藤（后下）10g，共 7 剂，每日 1 剂，水煎至 400ml，分早晚 2 次温服。

（三）存在问题

1. 抗感染治疗方案选择不适宜。
2. 镇咳药选用不适宜。
3. 嗜酸性粒细胞性气管炎治疗药物选用不适宜。
4. 中药方剂①选药不当。
5. 中药方剂④与苏黄止咳胶囊同时使用不适宜。

（四）分析及药学监护

1. 抗感染治疗方案分析

（1）患者以咳嗽为主要症状，入院查血常规正常，超敏 C 反应蛋白稍高，胸部 CT 示右肺中叶及左下肺炎症，左下肺可闻及少许湿啰音；社区获得性肺炎诊断明确，有抗菌药物使用指征。

（2）根据《中国成人社区获得性肺炎诊断和治疗指南（2016 年版）》，对需要住院治疗但不必收住 ICU 的无基础疾病的 CAP 患者，初始经验性抗感染药物推荐：①青霉素、氨基青霉素、青霉素类/酶抑制剂复合物；②第二代、第三代头孢菌素，头霉素类，氧头孢烯类；③上述药物联合多西环素、米诺环素或大环内酯类；④呼吸喹诺酮类；⑤大环内酯类。

（3）患者入院前已使用阿奇霉素治疗 2 天，效果不佳。入院后予头孢美唑治疗 5 天后症状仍未缓解，再次予阿奇霉素口服，联合方案仅用 1 天后又改莫西沙星抗感染。抗菌药物治疗方案选择不适宜，未及时评估治疗效果。

2. 止咳平喘治疗方案的分析 1 月 14 日医嘱予复方甲氧那明胶囊和右美沙芬镇咳。右美沙芬为中枢镇咳药，通过抑制延髓咳嗽中枢而起镇咳作用；适用于无痰干咳，包括频繁、剧烈的咳嗽。复方甲氧那明胶囊含盐酸甲氧那明、那可丁、氨茶碱和马来酸氯苯那敏，用于呼吸系统疾病引起的咳嗽、咳痰、喘息等症状。其说明书明确规定"请勿与其他镇咳祛痰药、抗感冒药、抗组胺药、镇静药等联合使用"。患者有痰，复方甲氧那明胶囊足量使用同时不宜联用中枢镇咳药。

3. 嗜酸性粒细胞性气管炎治疗的分析

（1）嗜酸性粒细胞性气管炎是慢性咳嗽的常见病因，以气道嗜酸性粒细胞浸润为特征，痰嗜酸性粒细胞增高，但气道炎症范围较局限，平滑肌内肥大细胞浸润密度、炎症程度、氧化应激水平均低于哮喘患者。诱导痰嗜酸性粒细胞增高是诊断嗜酸性粒细胞性气管炎的主要指标。

（2）根据《咳嗽的诊断与治疗指南（2021）》，嗜酸性粒细胞性气管炎对糖皮质激素治疗反应良好，治疗后咳嗽很快消失或明显减轻。建议首选吸入性糖皮质激素（ICS）治疗，持续应用 8 周以上（2C）。初始治疗可联合应用泼尼松口服每天 10~20mg，持续 3~5 天。

（3）患者诱导痰示嗜酸性粒细胞比例升高，结合症状，嗜酸性粒细胞性气管炎诊断明确，予布地奈德福莫特罗粉吸入剂（160/4.5）吸入，盐酸左西替利嗪溶液口服治疗。布地奈德、福莫特罗分别为吸入性糖皮质激素（ICS）和长效 β_2-受体激动剂（LABA），适用于单药控制不佳的哮喘的常规治疗。嗜酸性粒细胞性气管炎患者若肺通气功能和呼气峰流速变异率正常，可以单独使用 ICS，不需联合应用 LABA。

4. 中药用药的分析

（1）患者入院以咳嗽为主症，伴咽痒，口干，痰少，舌淡暗，苔白微黄，脉浮滑，辨证为肺经风热。治疗应以疏风清热，宣肺止咳为主。中药方剂①为二陈汤合三子养亲汤加减，该方用于痰湿证，虽加桑白皮、蝉蜕、肿节风、姜僵蚕、苦杏仁等兼有疏风清热利咽的作用，但初始治疗基本方选择不适宜。

（2）服用中药方剂①期间，同时予蛇胆陈皮口服液。该药顺气化痰、祛风健胃，用于风寒咳嗽、痰多呕逆，与中医辨证肺经风热证不相符，也与患者痰少的症状不符。

（3）初始治疗症状缓解不明显，且有呃逆、反胃，咽中异物感，考虑气逆上行，加半夏厚朴汤理气以期改善患者呃逆反酸症状，故调整为中药方剂②以宣肺化痰止咳理气。

（4）服药 3 天后效果仍不佳，痰少难咯，调整为中药方剂③，二陈汤加苍术、前胡、诃子、款冬花、炒薏苡仁以止咳化痰、理气健脾。

（5）咽痒、咳嗽较前稍有缓解，仍以夜间平卧时为主，痰少，不易咯出。调整为中药方剂④，麻杏甘石汤加减以宣肺化痰止咳，方中有麻黄、杏仁、牛蒡子、蝉蜕、射干、白前、枇杷叶、浙贝母、五味子、紫苏叶、紫苏子、金荞麦、甘草。联合使用苏黄止咳胶囊，含麻黄、紫苏叶、地龙、蜜枇杷叶、炒紫苏子、蝉蜕、前胡、炒牛蒡子、五味子。所用中成药与中药方剂相似（炮制不同）或重复的药味达 7 种，属于重复用药。

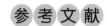

[1] 中华医学会呼吸病学分会. 中国成人社区获得性肺炎诊断和治疗指南（2016 年版）[J]. 中华结核和呼吸杂志，2016，39（4）：253-279.

[2] 中华医学会呼吸病学分会哮喘学组. 咳嗽的诊断与治疗指南（2021）[J]. 中华结核和呼吸杂志，2022，45（1）：13-46.

案例20 咳嗽(吸入性肺炎)

(一) 病例资料

患者,男,70岁,身高165cm,体重56kg,体重指数20.6kg/m²。

主诉: 咳嗽,咯血2天。

现病史: 缘患者2天前无明显诱因开始出现咳嗽,伴咯血,每次量约3～5ml,头晕,口干,无发热、心悸、胸痛、呕吐、腹泻,于医院急诊就诊,行CT检查:①双肺炎症;②双肺肺气肿、多发肺大疱;③原左主支气管混杂密度影(黏液栓);④肝右叶钙化、结石。血常规:WBC 5.87×10^9/L, NEUT 4.45×10^9/L, NEUT% 75.80%, RBC 4.23×10^{12}/L, Hb 80g/L。生化八项:氯94.8mmol/L,钠136.9mmol/L。DIC全套、心肌酶三项未见异常。急诊予氨甲苯酸注射液止血等治疗。为求进一步治疗,遂来本院门诊就诊,由门诊拟"咯血查因"收入呼吸科。

既往史: 高血压史多年,平素规律服药,具体药物不详,血压控制一般,最高血压150/101mmHg;鼻咽癌病史11年;曾多次行放化疗(具体不详);2个月前因全身抽搐发作1次于医院住院治疗,出院诊断:①症状性癫痫;②鼻咽癌放化疗后;③双耳耳聋。否认糖尿病。否认冠心病;否认肝炎、结核等传染病病史;无输血史;预防接种史不详,有手术史;2013年前曾因前列腺结石行手术治疗(具体不详);无其他手术史,外伤史。

个人史、婚育史、家族史、过敏史: 无烟酒等不良嗜好。已婚已育,子女及配偶体健。否认家族遗传病和传染病病史。否认食物、药物过敏史。

体格检查: T 36.8℃, R 20次/min, P 68次/min, BP 127/82mmHg。患者神清,精神疲倦。胸廓对称无畸形,双肺叩诊清音,听诊双肺呼吸音粗,右肺可闻及湿啰音。余无特殊。

中医四诊: 患者神清,精神疲倦,咯血,量少,咳嗽,咳少量痰,痰呈黄色。伴有头晕,口干,无心悸,无呕吐,无腹痛,纳一般,眠一般,大便干硬、色黄,数日一行,小便调、色黄。舌红,苔薄黄,脉滑。

辅助检查:

11月19日 血常规: NEUT% 60.9%, Hb 80g/L。

11月19日 胸部CT示:①双肺炎症,较前增多进展;②双肺肺气肿、多发肺大疱,大致同前;③原左主支气管混杂密度影(黏液栓),较前已吸收;④肝右叶钙化、结石,同前。

11月19日 DIC全套: APTT 65.2秒, FIB 7.96g/L, D-Dimer 0.83μg/ml。

11月20日 血常规: Hb 77g/L。

11月20日 CRP 32.9mg/L, ESR 86mm/h。

11月20日 急诊生化八项、急诊心肌酶三项、血气分析、HIV、BNP、PCT未见明显异常。

入院诊断:

中医诊断: 咳嗽(痰热壅肺证)。

西医诊断: ①吸入性肺炎;②咯血查因:支气管扩张?上呼吸道出血?③癫痫;④双肺肺气肿、多发肺大疱;⑤放射性脑病;⑥贫血;⑦双耳耳聋;⑧高血压病1级(很高危);⑨电解质代谢紊乱。

(二) 诊疗过程
初始治疗药物 (11 月 20 日)

药品名称	剂量	用法
莫西沙星氯化钠注射液	0.4g	i.v.gtt. q.d.
肾上腺色腙片	5mg	p.o. t.i.d.
注射用矛头蝮蛇血凝酶	2 单位	i.m. q.d.
0.9% 氯化钠注射液	2ml	
注射用二乙酰氨乙酸二胺	0.6g	i.v.gtt. q.d.
0.9% 氯化钠注射液	250ml	
雷贝拉唑肠溶胶囊	20mg	p.o. q.d.
氨溴索片	30mg	p.o. t.i.d.
吸入用异丙托溴铵溶液	500μg	加压雾化 q.8h.
0.9% 氯化钠注射液	2ml	

中药方剂①:

中药方剂①				用法用量
法半夏 10g	茯苓 20g	陈皮 10g	白芥子 10g	每日 1 剂,水煎至 400ml, 分早晚 2 次饭后温服
莱菔子 15g	紫苏子 15g	茜草 10g	甘草 10g	
桑白皮 10g	侧柏叶 15g			

11 月 21 日 (D2)
患者神清,精神尚可,咳嗽,咳少量黄痰,暂无咯血,暂无明显头晕,口干,无心悸、无呕吐、无腹痛,纳一般,眠一般,大便干硬,色黄,数日一行,小便调,色黄。体格检查:T 36.7℃,R 21 次 /min,P 78 次 /min,BP 112/62mmHg。双肺叩诊清音,呼吸音正常,左肺未闻及吸气相干湿啰音,右肺未闻及吸气相干湿啰音。心律齐。舌红,苔薄黄,脉滑。

辅助检查:
心脏 + 左心功能彩超:心瓣膜结构退行性改变;三尖瓣关闭不全(轻度);左心室舒张功能降低,收缩功能测值正常。

甲状腺功能三项:FT_4 10.78pmol/L。

EB 病毒 IgA 抗体:弱阳性。

尿常规、糖化血红蛋白、UA、血脂、肝功能、肺炎支原体抗体、梅毒、痰涂片均未见明显异常。

药物治疗调整:
加用:比沙可定肠溶片 5mg p.o. q.d.。

11 月 22 日 (D3)
患者一般情况同前。体格检查:T 36.4℃,R 20 次 /min,P 87 次 /min,BP 126/81mmHg。
辅助检查:
粪便常规未见明显异常。

药物治疗调整：

加用：芪蓉润肠口服液 20ml p.o. t.i.d.。

中药方剂①调整为中药方剂②：

中药方剂②				用法用量
桑白皮 20g	瓜蒌子 10g	知母 20g	栀子 10g	每日 1 剂，水煎至 400ml，分早晚 2 次饭后温服
浙贝母 10g	黄芩 10g	桔梗 10g	橘红 10g	
火麻仁 20g	郁李仁 20g	麦冬 10g	甘草 5g	

11 月 24 日（D5）

诉左嘴角麻痹，右侧齿痛。体格检查：T 36.5℃，R 20 次/min，P 85 次/min，BP 134/78mmHg。余大致同前。舌红，苔薄黄，脉沉。

辅助检查：

痰（真菌）培养：白念珠菌，对伏立康唑、伊曲康唑等药敏感。

纤维支气管镜示：支气管炎症改变。

药物治疗调整：

停用：注射用矛头蝮蛇血凝酶。

中药方剂②调整为中药方剂③：

中药方剂③				用法用量
生地黄 20g	熟地黄 5g	醋龟甲 30g	砂仁 10g	每日 1 剂，水煎至 400ml，分早晚 2 次饭后温服
火麻仁 20g	郁李仁 20g	墨旱莲 10g	牛膝 10g	
女贞子 10g	肉桂 3g	知母 20g	甘草 5g	

11 月 27 日（D8）

患者无明显咳嗽咳痰，无咯血。T 36.5℃，R 20 次/min，P 75 次/min，BP 132/80mmHg，心律齐。右肺可闻及少许散在湿啰音。患者病情好转，予以办理出院，嘱定期门诊随诊。

出院诊断：

中医诊断：咳嗽（痰热壅肺证）。

西医诊断：①吸入性肺炎；②癫痫；③肺气肿；④肺大疱；⑤放射性脑病；⑥贫血；⑦双耳耳聋；⑧高血压病 1 级（很高危）；⑨电解质代谢紊乱；⑩鼻咽癌放疗术后。

出院带药：

药品名称	剂量	用法	天数
雷贝拉唑肠溶胶囊	20mg	p.o. q.d.	3d
肾上腺色腙片	5mg	p.o. t.i.d.	3d
氨溴索片	30mg	p.o. t.i.d.	3d
芪蓉润肠口服液	20ml	p.o. t.i.d.	3d
左氧氟沙星片	0.2g	p.o. b.i.d.	3d

（三）存在问题

1．初始抗感染方案不适宜。

2．中药方剂①的使用不适宜。

3．使用肾上腺色腙片止血不适宜。

（四）分析及药学监护

1．初始抗感染方案分析　该患者初始用药选用莫西沙星氯化钠注射液抗感染不适宜，具体分析如下：

（1）根据《热病：桑福德抗微生物治疗指南》（新译第 53 版）：吸入性肺炎病原体主要是厌氧菌和甲型溶血性链球菌，推荐治疗方案首选克林霉素 300～450mg p.o. t.id. 或莫西沙星 400mg p.o. q.d. 或氨苄西林舒巴坦 3g i.v.gtt. q.6h. 或头孢曲松 1g i.v.gtt. q.24h.+ 甲硝唑 500mg i.v.gtt. q.6h. 或 1g i.v.gtt. q.12h.，备选方案哌拉西林他唑巴坦 3.375g i.v.gtt. q.6h. 或 4.5g 首剂后开始 3.375g q.8h. 输注 4 小时或厄他培南 1g i.v.gtt. q.24h 或阿莫西林 / 克拉维酸钾 875mg/125mg p.o. q.8h. 莫西沙星 400mg p.o. q.d.，其他治疗方案包括哌拉西林钠他唑巴坦钠 3.375g i.v.gtt. q.6h.、莫西沙星 400mg i.v.gtt. 或 p.o. q.d.、阿莫西林 / 克拉维酸钾 875mg/125mg.。

（2）根据《抗菌药物临床应用指南》（第 3 版），氟喹诺酮类药物注意事项指出：有癫痫等中枢神经系统疾病患者避免使用该类药物。莫西沙星氯化钠注射液说明书提及使用喹诺酮类可诱发癫痫的发作，对于已知或怀疑有中枢神经系统疾病的患者（如癫痫），或存在其他风险因素的患者（如有癫痫发作倾向或癫痫发作阈值降低），在使用莫西沙星氯化钠注射液时要慎重。

（3）该患者 2 个月前因全身抽搐发作 1 次于医院住院治疗，出院诊断为症状性癫痫，因此该患者使用莫西沙星氯化钠注射液抗感染，存在诱发癫痫发作的风险，选用药物不适宜，推荐使用氨苄西林舒巴坦 3g i.v.gtt. q.6h. 或者哌拉西林钠他唑巴坦钠 3.375g i.v.gtt. q.6h.。

2．中药方剂①的使用分析

（1）中药方剂①为二陈汤合三子养亲汤加减，用于痰湿阻肺证。方中半夏辛温性燥，功善燥湿化痰，且又和胃降逆；陈皮理气行滞，燥湿化痰；茯苓健脾渗湿；白芥子温肺化痰，利气散结；紫苏子降气化痰、止咳平喘，莱菔子消食导滞，下气祛痰；桑白皮泻肺平喘；茜草、侧柏叶凉血止血；甘草调和诸药，全方共奏燥湿化痰、理气止咳、凉血止血之功效。

（2）该患者，咳嗽，咳少量黄痰，暂无咯血，暂无明显头晕，口干，大便干硬，数日一行，舌红，苔薄黄，脉滑。中医诊断为咳嗽，证属痰热壅肺证，治宜清热化痰，肃肺止咳，根据《咳嗽中医诊疗专家共识意见（2021）》，痰热郁肺型咳嗽可选方药清金化痰汤（《医学统旨》）加减。

（3）该患者中医辨证为痰热壅肺证，二陈汤合三子养亲汤适用于痰湿阻肺证，不适用于该患者，选方不适宜。

3．使用肾上腺色腙片止血适应性分析

（1）肾上腺色腙片为肾上腺素的氧化产物肾上腺色素的缩氨脲水杨酸钠盐，能增强毛细血管对损伤的抵抗力，稳定血管及其周围组织中的酸性黏多糖，降低毛细血管的通透性，增强受损毛细血管端的回缩作用，使血块不易从管壁脱落，从而缩短止血时间，但不影响凝血过程。

（2）肾上腺色腙片主要适用于毛细血管损伤及通透性增加所致的出血，如鼻衄、视网膜出血、咯血、胃肠出血、血尿、痔疮及子宫出血等。

（3）肾上腺色腙片说明书明确指出其对癫痫患者可引起异常脑电活动，有癫痫史及精神病史的患者慎用。

（4）该患者2个月前因全身抽搐诊断为症状性癫痫，使用本品存在风险，药物选择不适宜。建议使用云南白药0.25g p.o. q.i.d.。

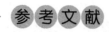

参 考 文 献

[1] 吉尔伯特，钱伯斯，萨格，等. 热病：桑福德抗微生物治疗指南：新译第53版 [M]. 范洪伟，译. 北京：中国协和医科大学出版社，2024：47.

[2] 汪复，张婴元. 抗菌药物临床应用指南 [M]. 3版. 北京：人民卫生出版社，2020.

[3] 中华中医药学会肺系病分会，世界中医药学会联合会肺系病专业委员会. 咳嗽中医诊疗专家共识意见（2021）[J]. 中医杂志，2021，62（16）：1465-1472.

案例 21 咳嗽（重症肺炎）

（一）病例资料

患者，男，39岁，身高168cm，体重67kg，体重指数23.74kg/m²。

主诉：咳嗽伴发热6天加重1天。

现病史：缘患者6天前无明显诱因出现畏寒发热，口服退热药后热退，反复发作，伴咳嗽，咳少量黄白色黏痰，无明显头晕头痛，无咽痛，无鼻塞流涕，无尿频尿急尿痛，解黄色成形大便。近1天来伴呼吸困难加重，于2022年12月31日至发热门诊就诊，新型冠状病毒核酸检测阳性，胸部CT示：①左肺上叶舌段、左肺下叶及右肺散在感染性病变；②胸骨术后改变。拟"咳嗽"收至急诊病区后予吸氧、止咳、化痰等对症处理，患者时有恶寒发热伴呼吸困难，次日经呼吸内科医师会诊后考虑为重症肺炎，于2023年1月1日转入呼吸内科。

既往史：既往纵隔肿瘤切除手术史。否认高血压病、糖尿病病史。否认肝炎、结核等传染病史。

个人史、婚育史、家族史、过敏史：生于原籍，无外地久居史，生活规律，无毒物、粉尘及放射性物质接触史。否认境内外疫情高发地区旅居史。无饮酒嗜好。无吸烟嗜好。已婚育，家人均体健。否认家族遗传病和传染病病史。否认食物、药物过敏史。

体格检查：T 38.3℃，R 26次/min，P 127次/min，BP 124/73mmHg。患者精神疲倦，咳嗽，咯少量黄白色黏痰，呼吸困难，活动后气促明显。胸部正中有一约20cm术后瘢痕，胸骨无压痛，听诊双肺可闻及明显湿啰音。余无异常。

中医四诊：患者咳嗽气喘，咳嗽咳痰不爽，痰黄白黏，咯吐不利，喘而胸满闷塞，甚则胸盈仰息，伴有发热恶寒，身热不扬，倦怠乏力，无汗出。纳差，眠一般，小便可，解黄色稀烂大便。舌红，苔薄黄，脉弦。

辅助检查：

2022年12月31日 新型冠状病毒核酸检测CT值30.98。

2022年12月31日 血常规：WBC 10.38×10^9/L，NEUT% 88.20%，LY 0.51×10^9/L。

2022年12月31日 血气分析：pH 7.440，$PaCO_2$ 39.2mmHg，PaO_2 138mmHg，FiO_2 70%，PaO_2/FiO_2 197mmHg。

2022年12月31日 生化指标：ALT 60U/L，AST 70U/L，LDH 428U/L。

2022年12月31日 其他指标：CRP 88.03mg/L，PCT 0.18ng/ml。

入院诊断：

中医诊断：咳嗽（痰浊内阻证）。

西医诊断：①重症肺炎；②呼吸衰竭；③新型冠状病毒感染；④纵隔肿瘤术后；⑤肝功能检查结果异常。

（二）诊疗过程
初始治疗药物（1月1日）

药品名称	剂量	用法
奈玛特韦片 / 利托那韦片组合包装	300mg/100mg	p.o. q.12h.
注射用甲泼尼龙琥珀酸钠	80mg	i.v.gtt. q.d.
0.9% 氯化钠注射液	100ml	
注射用头孢哌酮钠舒巴坦钠	3g	i.v.gtt. q.12h.
0.9% 氯化钠注射液	100ml	
吸入用布地奈德混悬液	2mg	雾化 q.8h.
吸入用复方异丙托溴铵溶液	2.5ml	
盐酸氨溴索注射液	30mg	i.v. q.12h.
0.9% 氯化钠注射液	10ml	
那曲肝素钙注射液	4 100IU	i.h. q.12h.

中药方剂①

中药方剂①				用法用量
柴胡 15g	法半夏 10g	黄芩 15g	党参 15g	每日 1 剂，水煎至 400ml 分早晚 2 次温服
麻黄 10g	石膏 30g	射干 10g	芦根 10g	
苦杏仁 10g	干姜 10g	大枣 10g	甘草 10g	

1月2日（D2）

患者神清，四肢稍乏力，查体：T 37.6℃，R 24 次 /min，P 80 次 /min，BP 125/90mmHg，高流量吸氧（FiO_2 80%）下 SaO_2 90%～92%，气促情况稍有改善，无明显吸气困难，仍有咳嗽，咯少量黄白色黏痰，余无异常；协助患者行俯卧位治疗，嘱每日尽量不少于 12 小时保持俯卧位通气。

辅助检查：

血气分析：pH 7.441，$PaCO_2$ 42.5mmHg，PaO_2 71.5mmHg，PaO_2/FiO_2 89.3mmHg。

血常规：WBC 18.90×10^9/L，NEUT% 94.8%，LY 0.43×10^9/L。

肝功能：ALT 124U/L，AST 52U/L。

其他指标：CRP 55.98mg/L。

血液 T 细胞分类免疫组化检测提示：细胞免疫严重低下。

药物治疗调整：

停用：注射用甲泼尼龙琥珀酸钠。

加用：多烯磷脂胆碱胶囊 0.456g p.o. t.i.d.。

地塞米松磷酸钠注射液 10mg i.v.gtt. q.d.

1月4日（D4）

患者无发热，呼吸困难较前好转，下床活动稍有四肢乏力，余大致同前。舌淡红，苔薄黄，脉弦滑。

辅助检查：

血气分析：pH 7.432，$PaCO_2$ 45.9mmHg，PaO_2 69.6mmHg，PaO_2/FiO_2 87mmHg。

血常规：WBC 15.44×10^9/L，NEUT% 92.5%，LY 0.52×10^9/L。

肝功能：ALT 112U/L，AST 48U/L。

其他指标：CRP 18.77mg/L。

结核感染 T 细胞斑点试验（-）。

药物治疗调整：

停用：注射用头孢哌酮钠舒巴坦钠。

加用：盐酸莫西沙星注射液 0.4g i.v.gtt. q.d.。

调整为中药方剂②：

中药方剂②				用法用量
蜜麻黄 10g	紫苏子 10g	法半夏 10g	知母 10g	
黄芩 10g	苦杏仁 5g	化橘红 5g	地龙 10g	每日 1 剂，水煎至 400ml
细辛 6g	醋莪术 10g	麦冬 15g	紫菀 10g	分早晚 2 次温服
甘草 10g				

1月6日（D6）

患者经治疗咳嗽咳痰、呼吸困难、气促等症状较前好转，SaO_2 92%～95%。

辅助检查：

血气分析：pH 7.449，$PaCO_2$ 40.5mmHg，PaO_2 130mmHg，PaO_2/FiO_2 162mmHg。

胸部 CT 示：与2022年12月31日 CT 比较，双肺炎症，病灶较前有所吸收、减少。

药物治疗调整：

调整：地塞米松磷酸钠注射液 5mg i.v.gtt. q.d.。

1月9日（D9）

患者诉咽干，口舌疼痛，无咽痒咽痛，查看口腔黏膜见散在白斑，高流量吸氧（FiO_2 60%），SaO_2 95%～97%，余大致同前。舌红，苔腻稍黄，脉滑。

辅助检查：

血气分析：pH 7.442，$PaCO_2$ 41.1mmHg，PaO_2 115mmHg，PaO_2/FiO_2 202mmHg。

血常规：WBC 12.33×10^9/L，NEUT% 92.3%，LY 0.76×10^9/L。

肝功能：ALT 66U/L，AST 17U/L。

其他指标：CRP 5.65mg/L，PCT 0.09ng/ml。

药物治疗调整：

加用：氟康唑片 200mg p.o. q.d.（首日），100mg p.o. q.d.（维持）。

碳酸氢钠注射液 50ml 口腔含漱 t.i.d.。

停用：多烯磷脂胆碱胶囊。

调整为中药方剂③：

中药方剂③				用法用量
广藿香 15g	姜厚朴 15g	草果 10g	羌活 10g	
苍术 10g	炒薏苡仁 30g	茯苓 30g	知母 10g	每日 1 剂，水煎至 400ml
黄芩 10g	法半夏 15g	化橘红 10g	紫苏子 10g	分早晚 2 次温服
蜜麻黄 10g	苦杏仁 5g	细辛 6g	干姜 5g	
炙甘草 10g				

1月11日（D11）

患者口腔黏膜见散在白斑较前好转，改为常规低流量吸氧，无明显呼吸困难，SaO₂ 97%~98%。

辅助检查：

血气分析：pH 7.449，$PaCO_2$ 41.2mmHg，PaO_2 99.6mmHg，FiO_2 21%，PaO_2/FiO_2 474mmHg。

胸部 CT 示：与 2023 年 1 月 6 日 CT 比较，双肺炎症，病灶较前有所吸收、减少。

药物治疗调整：

停用：地塞米松磷酸钠注射液。

1月12日（D12）

经治疗，患者症状较前好转，咽稍干，查看口腔黏膜白斑溃疡情况有所好转，无明显咳嗽，无呼吸困难，活动后无明显气促，稍有乏力。经请示上级医师同意后，予今日办理出院。嘱患者出院 1 周后复查胸部 CT，一旦出现症状加重情况，应及时就诊。

出院诊断：

中医诊断：咳嗽（痰浊内阻证）

西医诊断：①重症肺炎；②呼吸衰竭；③新型冠状病毒感染；④纵隔肿瘤术后；⑤口腔念珠菌感染？⑥肝功能检查结果异常。

出院带药：

药品名称	剂量	用法	天数
盐酸氨溴索分散片	30mg	p.o. t.i.d.	5d
氟康唑片	100mg	p.o. q.d.	5d

（三）存在问题

1. 使用抗病毒药物奈玛特韦片/利托那韦片时，发病已超过 5 天，不合理。

2. 糖皮质激素用药方案欠合理。

3. 中药方剂②、③中，细辛的用量超过《中国药典》的规定用量。

（四）分析及药学监护

1. 使用抗病毒药物奈玛特韦片/利托那韦片的用药时机与适宜性评价

（1）奈玛特韦片/利托那韦片适应证：用于治疗成人伴有进展为重症高风险因素的轻至中度新型冠状病毒感染患者，新型冠状病毒感染的第 1~5 天属于病毒快速复制期，建议在新型冠状病毒感染确诊或出现症状后 5 天内尽快服用，连续服用 5 天。

（2）在药物可及性受限的情况下，患者在发病的第 8 天开始使用抗病毒药物，用药时间略有延后；相关临床用药建议对于重型/危重型患者，发病 >5 天，核酸 CT 值 <30，应用抗病毒药物仍可能有一定获益。

（3）新型冠状病毒感染发病早期部分患者可出现肝功能相关酶、乳酸脱氢酶增高，患者入院检验查肝功能异常，无重度肝损伤情况，肝功能符合使用奈玛特韦片／利托那韦片的条件，且无须调整剂量。

（4）该患者病情进行性加重发展，当医院获得奈玛特韦片／利托那韦片时立即予以使用。临床药师评估其符合一定的用药指征与用药条件，其用药时机虽有延后，但仍获得比较理想的治疗效果。

2. 使用激素治疗方案的适宜性评价

（1）糖皮质激素可抑制新型冠状病毒感染后机体过度的免疫反应及炎症因子风暴所导致的肺部炎性渗出及脏器损伤，多项研究显示新型冠状病毒感染患者能够从全身应用糖皮质激素治疗中获益，尤其应用于危重型患者可能获益更明显。

（2）《新型冠状病毒感染诊疗方案（试行第十版）》推荐对于氧合指标进行性恶化、影像学进展迅速、机体炎症反应过度激活状态的重型和危重型病例，酌情短期内（不超过 10 天）使用糖皮质激素，建议地塞米松 5mg/d 或甲泼尼龙 40mg/d。

（3）关于激素的使用剂量不同地区的诊疗指南有所不一样，汇总如下：地塞米松 5～6mg/d，特殊体重（超轻或超重）患者按 1mg/10kg 剂量，或甲泼尼龙 40mg/d，3～5 天后可酌情减量为 20mg/d，疗程 7～10 天。病情严重或合并 ARDS 者，可适当加大剂量与延长疗程。

（4）该患者入院后先予甲泼尼龙 80mg/d，后调整为地塞米松 10mg/d×4 天、5mg/d×5 天，用药总天数为 10 天。患者存在呼吸困难，但无 ARDS 或需机械通气，糖皮质激素使用剂量欠合理。

3. 中药组方思路与辨证用药评价

（1）中药方剂①、②基于清肺排毒汤进行加减，中药方剂③基于寒湿阻肺证推荐方进行加减，其中中药方剂②、③均使用了细辛 6g。

（2）《中国药典》中注明细辛的用量为 1～3g，散剂每次服 0.5～1g，而本案例使用细辛的用量（6g）超过《中国药典》的规定用量。在《新型冠状病毒感染诊疗方案（试行第十版）》中医治疗的内容中指出，涉及超《中国药典》剂量，应当在医师指导下使用。

（3）细辛的主要毒性成分是挥发油中的甲基丁香酚、黄樟醚，在散剂中细辛挥发油损失极小，大部分毒性成分得到保留，用量超过 3g 会有中毒的危险，而细辛水煎后毒性成分甲基丁香酚、黄樟醚的含量随煎煮时间的延长而下降，有效成分细辛脂素的含量则增加。因此，细辛入汤剂的剂量可根据病情应用超过 3g（《中国药典》规定用量），但需注意煎煮时间应大于 30 分钟小于 2 个小时，以保证有害成分减少，有效成分得以保留。

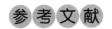

参 考 文 献

[1] 浙江省医院药事管理质控中心. 奈玛特韦片／利托那韦片组合包装的临床问题及药学建议：新型冠状病毒感染临床用药建议（一）[J]. 中国合理用药探索，2023，20（2）：40-53.

[2] 陈庆，范忠杰，杨梅英，等. 糖皮质激素在新型冠状病毒肺炎患者中应用临床探讨 [J]. 中国呼吸与危重监护杂志，2021，20（4）：235-240.

[3] 国家卫生健康委员会，国家中医药管理局综合司. 新型冠状病毒感染诊疗方案（试行第十版）[J]. 全科医学临床与教育，2023，21（1）：5-9.

[4] 黄鮫，易进海，刘玉红，等. 细辛煎煮过程中甲基丁香酚、黄樟醚和细辛脂素的变化研究 [J]. 中成药，2012，34（10）：1971-1974.

案例22 咳嗽(病毒性肺炎)

(一) 病例资料

患者,男,62岁,身高175cm,体重59kg,体重指数19.3kg/m²。

主诉: 咳嗽发热8天。

现病史: 患者于8天前开始出现发热,体温最高达38.3℃,阵发少许咳嗽,咯少许黄白痰,乏力,患者未行正规治疗,体温波动于37.5~38.0℃,3天前患者自觉发热症状加重,体温达38.5℃,自行应用布洛芬、双氯芬酸钠栓、头孢他啶,体温可回至正常,患者2023年1月4日于当地中医院就诊,完善相关检查后诊断为"肺部感染",于当地诊所行输液治疗(利巴韦林+头孢菌素类),症状未见明显好转,今患者为求进一步诊治,遂来本院就诊,门诊医师综合查体及阅片后拟"肺部感染"收住入院。

既往史: 有高血压病史20年,目前服用"苯磺酸氨氯地平0.5片q.d."控制血压,血压控制情况不详;有糖尿病史5年,目前服用"利格列汀50mg q.d.",有期前收缩病史,现口服阿司匹林片及他汀类药物。否认脑梗死史;否认冠心病史;有预防接种史;否认外伤史;否认手术史;否认输血史。既往健康状况良好。

个人史、婚育史、家族史、过敏史: 无烟酒等不良嗜好。已婚已育,子女及配偶体健。否认家族遗传病和传染病病史。否认食物、药物过敏史。

体格检查: T 36.3℃,R 19次/min,P 88次/min,BP 130/85mmHg。

中医四诊:

望诊:神志清楚,反应灵敏,目光有神,面色正常,表情自如,呼吸平稳,发育正常,形体适中,营养良好,舌质红,苔薄。闻诊:语声正常,气味描述正常。切诊:脉平。

入院诊断:

中医诊断: 咳嗽(风寒袭表证)。

西医诊断: ①病毒性肺炎;②肺部感染;③高血压病2级(低危);④2型糖尿病。

(二) 诊疗过程

初始治疗药物(1月5日)

药品名称	剂量	用法
注射用盐酸环丙沙星	0.4g	i.v.gtt. q.o.d.
0.9%氯化钠注射液	200ml	
木糖醇注射液	250ml	i.v.gtt. q.o.d.
注射用环磷腺苷	40mg	i.v.gtt. q.o.d.
吸入用布地奈德混悬液	2ml	雾化 q.o.d.
吸入用复方异丙托溴铵溶液	2.5ml	雾化 q.o.d.

续表

药品名称	剂量	用法
注射用头孢噻肟钠	2g	i.v.gtt. b.i.d.
0.9% 氯化钠注射液	100ml	
苯磺酸氨氯地平片	5mg	p.o. q.o.d.
利格列汀片	50mg	p.o. q.o.d.

中药方剂①：治拟宣肺止咳化痰。

中药方剂①				用法用量
西洋参 10g	北柴胡 18g	酒黄芩 10g	生石膏 15g	共 2 剂，每日 1 剂，水煎至 400ml，分 2 次温服
麻黄 6g	燀苦杏仁 10g	马鞭草 15g	虎杖 15g	
徐长卿 15g	草果仁 10g	槟榔 10g	姜厚朴 15g	
地龙 15g	葶苈子 15g	白术 20g	六神曲 15g	
焦山楂 15g				

1月6日（D2）

患者诉昨日有发热，体温达 38.5℃，给予退热栓后降至正常。

查体：SaO₂ 95%，神志清楚，精神可，皮肤黏膜、巩膜无黄染，无肝掌，无蜘蛛痣，双肺呼吸音正常，双肺可闻及湿啰音，腹部外形正常，无腹壁静脉曲张，腹部柔软，腹部无压痛，腹部无反跳痛，肝肋下未及，脾肋下未及，墨菲征阴性，肝区无叩击痛，移动性浊音阴性，双下肢无水肿。舌淡红苔薄白，脉弦。

辅助检查：

1月6日 新型冠状病毒核酸检测阳性。

1月6日 血气分析：标准离子钙 0.65mmol/L；余正常。

1月6日 血常规：WBC 2.25×10^9/L，NEUT% 81.30%，LY% 11.60%，EOS% 0.00%，LY 0.26×10^9/L，EOS 0.00×10^9/L，RBC 2.57×10^{12}/L，Hb 82.0g/L，HCT 24.800%，RDW-CV 10.60%，PLT 43.0×10^9/L，PCT 0.040%，CRP 28.60mg/L；余正常。

1月6日 IL-6 17.15pg/ml。

1月6日 肝功能、心肌酶：AST 12U/L，CK 42U/L，LDH 114U/L，HCY 2.49μmol/L；余正常。

1月6日 凝血功能：PT 19.2 秒，PTA 44.20%，INR 1.62，APTT 50.5 秒；余正常。

药物治疗调整：

停用：注射用盐酸环丙沙星。

加用：注射用炎琥宁 400mg + 0.9% 氯化钠注射液 250ml i.v.gtt. once。

　　　奈玛特韦片 / 利托那韦片 1 片 p.o. b.i.d.。

调整为中药方剂②：

中药方剂②				用法用量
北柴胡 10g	炒黄芩 10g	法半夏 10g	陈皮 10g	
黄芪 30g	麸炒白术 10g	防风 10g	党参 10g	共 3 剂，每日 1 剂，水煎
炒僵蚕 10g	蝉蜕 10g	大黄 3g	片姜黄 10g	（浓）服，分 2 次温服
虎杖 10g	绵马贯众 6g	佩兰 10g	甘草 10g	

1 月 9 日（D5）

患者诉未有发热不适，精神、饮食、睡眠、二便正常。

查体：SaO_2 96%，余同前。

辅助检查：

1 月 7 日 血常规：WBC 2.70×10^9/L，LY% 14.40%，NEUT 1.71×10^9/L，LY 0.58×10^9/L，EOS 0.01×10^9/L，RDW-CV 10.80%，PLT 103.0×10^9/L，PCT 0.100%，CRP 34.41mg/L；余正常。

1 月 7 日 肝肾功能：TP 60.3g/L，ALB 36.8g/L，UREA 2.4mmol/L，UA 192μmol/L，磷 0.82mmol/L；余正常。

1 月 7 日 凝血功能：FIB 4.75g/L；余正常。

1 月 7 日 淋巴细胞亚群：Th/Ts（$CD4^+$/$CD8^+$）（Th/Ts）2.56；T 淋巴细胞绝对计数 108 个 /μl；T 抑制细胞绝对计数 30 个 /μl；T 辅助细胞绝对计数 76 个 /μl；B 淋巴细胞绝对计数 22 个 /μl；NK 细胞绝对计数 42 个 /μl；余正常。

1 月 7 日 肺部 CT：双肺感染性病变。冠状动脉粥样硬化。胆囊小结石。

药物治疗调整：

停用：注射用环磷腺苷。

中药方剂②加桔梗 10g，桃仁 15g，地龙 15g，丝瓜络 10g，麦冬 30g；中药 3 剂，每日 1 剂，分 2 次温服，代煎（浓）。

1 月 11 日（D7）

患者诉未有发热不适，偶有咳嗽咯痰，痰量不多，胸闷喘气好转，精神、饮食、睡眠、二便正常。

查体：SaO_2 97%，余同前。

辅助检查： 2023 年 1 月 10 日新型冠状病毒核酸检测（nCov-NP）阴性。

1 月 12 日（D8）

患者无发热不适，偶有咳嗽咯痰，胸闷喘气明显好转，精神、饮食、睡眠、二便正常。

查体：SaO_2 96%（未吸氧），余同前。

处置：患者病情好转，复查结果较前好转，拟办理出院，行出院宣教。

（三）存在问题

1. 抗感染方案不合理。

2. 中药处方特殊煎煮方法不适宜。

（四）分析及药学监护

1. 抗感染药物使用分析 新型冠状病毒感染是病毒性感染，疾病初期合并细菌感染的概率低，故不推荐常规使用抗菌药物。COVID-19 患者约 10% 继发细菌感染，而入住重症监护室的危重症患者 31% 继发细菌感染。新型冠状病毒感染可表现为持续或间断性发热，病程可长达 2～3 周,初期血白细胞及中性粒细胞可轻度升高,后期可出现咯黄脓痰、脓涕等症状,早期肺部影像学可有实变、渗出成分。故发热时长、脓痰、脓涕、血白细胞轻度升高和早期肺部影像学出现实变渗出均不作为应用抗菌药物的指征。早期若无合并细菌感染证据,可不使用抗菌药物治疗。仅在有继发呼吸道或其他部位细菌感染证据时应用抗菌药物。

(1)避免盲目或不恰当使用抗菌药物,尤其是联合使用广谱抗菌药物。联合用药仅适用于耐药菌株感染,或者考虑单药治疗不能覆盖可能的病原菌。

(2)门急诊患者可予以阿莫西林克拉维酸、头孢克洛或呼吸喹诺酮类药物(左氧氟沙星、莫西沙星)口服。

(3)住院患者怀疑合并细菌感染时初始经验性治疗可选用青霉素类(如阿莫西林克拉维酸)、第三代头孢菌素(如头孢曲松、头孢他啶)或呼吸喹诺酮类药物治疗。

(4)不建议经验性使用糖肽类、碳青霉烯类等特殊使用级抗菌药物;如需使用应有细菌感染的实验室证据,并进行特殊使用级抗菌药物会诊。

(5)怀疑合并非典型病原体感染者可优先考虑应用呼吸喹诺酮类药物,如需应用 β- 内酰胺类抗生素时,可联合阿奇霉素或多西环素。

患者入院时阵发少许咳嗽,咯少许黄白痰,给予第三代头孢菌素的头孢噻肟联合环丙沙星的治疗方案,存在抗菌药物选用不合理。

2. 中药处方分析 中药包括植物药、动物药和矿物药,由于药物质量不同,其中有效成分的含量和挥发程度也不同。为了充分煎出药物的有效成分,对不同品质的药物采取不同时间的煎煮,使各种药物都能发挥其应有的药效。质地坚硬的药物需煎煮时间长些,煎煮时间过短很难将有效成分煎出来,中药方剂①中生石膏右上方应标注"先煎"。有些中药其黏液质使煎液黏度增大,煎液流动性降低,药液稠化一来易粘锅,二来滤药困难,三是易使药渣吸附而造成有效成分的损失,四是服药时口中黏滞不爽,为免除上述弊端,这类药宜包煎。中药方剂①中葶苈子右上方应标注"包煎"。名贵中药材西洋参,为保证有效成分充分溶出,需标注"另煎":置适宜的药锅中,加适量水,单独煎煮 1～2 小时,滤取药液合并到汤药中服用。有些药物久煎易失去功效,故在其他药物快要煎好时才下,目的是减少有效成分的损耗。中药方剂②中大黄右上角应标注"后下",在群药煎煮好前 5～10 分钟,加入同煎。

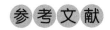

参 考 文 献

[1] 《抗菌药物临床应用指导原则》修订工作组. 抗菌药物临床应用指导原则: 2015 年版 [M]. 北京: 人民卫生出版社, 2015.

[2] 国家卫生健康委员会, 国家中医药管理局综合司. 新型冠状病毒感染诊疗方案(试行第十版)[J]. 全科医学临床与教育, 2023, 21(1): 5-9.

案例23 肺热病（肺炎）

（一）病例资料

患者，女，85岁，身高160cm，体重50kg，体重指数19.53kg/m²。

主诉：咳嗽1天，发热半天。

现病史：患者4月16日不慎受凉后出现咽痒咳嗽，咯少量黄白痰，伴少许恶寒，周身酸痛，无明显发热。4月17日上午至门诊就诊，予奥司他韦口服抗病毒，中午症状未见明显改善，且出现恶寒发热，体温39.7℃，无头晕头痛，无胸闷气促。4月18日至急诊就诊，查血常规：WBC 5.04×10⁹/L，NEUT% 82.2%，胸部+全腹CT提示左下肺炎症，支气管扩张。急诊予布洛芬退热，奥司他韦抗病毒，服药期间出现恶心呕吐，现拟以"肺炎"收入住院。

既往史：高血压病史17年，最高血压：220/100mmHg，平素服缬沙坦胶囊、苯磺酸氨氯地平片、琥珀酸美托洛尔缓释片，血压控制可；2型糖尿病病史16年，平素服阿卡波糖片50mg t.i.d.，血糖控制可；既往血脂异常病史，曾服阿托伐他汀片，已停药7年。2008年诊断骨质疏松；2012年7月诊断椎基底动脉供血不足；2013年10月诊断腰椎椎管狭窄、陈旧性髋关节脱位。否认输血史，否认外伤、中毒史及其他手术史。

个人史、婚育史、家族史、过敏史：无烟酒等不良嗜好。已婚已育，子女及配偶体健。否认家族遗传病和传染病病史。否认食物、药物过敏史。

体格检查：T 38.1℃，R 23次/min，P 60次/min，BP 136/60mmHg。神清，精神疲倦。咽充血（+），双侧扁桃体Ⅰ度肿大。双肺听诊呼吸音稍粗，左下肺少许湿啰音，余未闻及干湿啰音。余无特殊。

中医四诊：面色正常，精神疲倦，言语清晰，发热恶寒，咳嗽较频，少许咽痒，咳黄白黏痰，量少难咳，少许周身酸痛，纳眠欠佳，二便调。舌质红，舌黄腻，脉浮。

辅助检查：

4月17日 流感A+B抗原检测阴性。

4月18日 血常规：WBC 5.04×10⁹/L，NEUT% 82.2%，NEUT 4.16×10⁹/L，LY 0.41×10⁹/L，RBC 4.24×10¹²/L，Hb 128g/L，PLT 150×10⁹/L。

4月18日 心肌两项：cTnT 0.023μg/L，NTpro-BNP 1 630.0pg/ml。

4月18日 胸部+全腹CT：左下肺炎症、支气管扩张。

4月18日 心电图：窦性心律不齐。

4月18日 生化、肝功能、凝血功能、酮体、CRP、PCT未见明显异常。

入院诊断：

中医诊断：肺热病（风热犯肺证）。

西医诊断：①肺炎；②2型糖尿病不伴有并发症；③高血压病3级（很高危）；④骨质疏松；⑤椎基底动脉供血不足；⑥腰椎椎管狭窄。

（二）诊疗过程

初始治疗药物（4 月 18 日）

药品名称	剂量	用法
注射用头孢哌酮钠舒巴坦钠	3g	i.v.gtt. q.12h.
0.9%氯化钠注射液	100ml	
帕拉米韦氯化钠注射液	200ml	i.v.gtt. q.d.
苯磺酸氨氯地平片	5mg	p.o. q.d.
缬沙坦胶囊	80mg	p.o. q.d.
琥珀酸美托洛尔缓释片	47.5mg	p.o. q.d.
硫酸氢氯吡格雷片	75mg	p.o. q.d.
阿托伐他汀钙片	20mg	p.o. q.n.
连花清瘟颗粒	1袋（6g）	p.o. t.i.d.

中药方剂①

中药方剂①				用法用量
炙麻黄 9g	苦杏仁 15g	炙甘草 10g	石膏 30g	
柴胡 15g	前胡 15g	芦根 30g	白芷 30g	每日 1 剂，400ml 分早晚
白前 15g	金荞麦 30g	紫苏叶 30g	北沙参 15g	2 次温服
荆芥穗(后下)10g				

4 月 19 日（D2）

患者神疲，口淡，无口干，气上冲而咳，痰量少难咳，低热，暂无恶寒，少许周身酸痛，咳时双胁部少许疼痛，纳一般，眠可，小便可，大便硬。舌红，苔白厚，脉浮。T 37.4℃，余查体基本同前。

辅助检查：

IL-6 37.71pg/ml，SAA 342.75mg/L。呼吸道病毒抗原试验、肥达试验、外斐反应、呼吸道病原体 IgM 九项、糖化血红蛋白、血脂四项未见异常。

药物治疗调整：

停用：连花清瘟颗粒。

加用：复方枇杷叶止咳合剂 15ml p.o. t.i.d.。

中药方剂①调整为中药方剂②：

中药方剂②				用法用量
柴胡 10g	法半夏 10g	太子参 10g	炙甘草 5g	
黄芩 10g	生姜 5g	大枣 10g	细辛 1g	
五味子 5g	桂枝 10g	炙麻黄 5g	白芍 10g	每日 1 剂，400ml 分早晚
苦杏仁 10g	厚朴 10g	枳壳 10g	牡荆子 10g	2 次温服
金荞麦 15g				

4月21日(D4)

患者诉口干较前加重,汗多,余症状与查体基本同前。

药物治疗调整:

中药方剂③: 中药方剂②去大枣,太子参加量至20g。

4月22日(D5)

患者精神可,咳嗽减少,气上冲而咳,夜间为主,咯少量白稀痰,无气促,无发热恶寒,周身酸痛,双胁疼痛基本缓解,汗多,时有心慌心悸,无胸闷痛,少许乏力,口淡,轻微口干,纳可,眠欠佳,小便可,昨日3次水样便,今晨2次稀烂便。舌淡红,苔腻微黄,脉弦。查体:咽充血(-),余同前。

辅助检查:

NTpro-BNP 1 094.0pg/ml, TnT 0.025μg/L。WBC 2.53×10⁹/L, NEUT% 53.6%, NEUT 1.35×10⁹/L, LY 0.85×10⁹/L, PLT 116×10⁹/L。K 3.35mmol/L。SAA 784.28mg/L。hs-CRP、肝功能等无异常。动态心电图提示频发房性期前收缩。

药物治疗调整:

停用: 复方杷叶止咳合剂,改可待因桔梗片24mg p.o. q.n. 止咳。

加用: 利可君片20mg p.o. t.i.d. 升白细胞,氯化钾缓释片1g p.o. t.i.d. 补钾,双歧杆菌三联活菌胶囊0.63g p.o. b.i.d. 调节肠道菌群。

中药方剂③调整为中药方剂④:

中药方剂④				用法用量
茯苓15g	炙甘草5g	五味子5g	生姜10g	
细辛2g	黄芪15g	太子参20g	法半夏10g	每日1剂,400ml分早晚
麦冬15g	黄芩10g	白芍10g	浮小麦20g	2次温服
佛耳草10g	紫菀10g	人参(另煎兑服)2g		

4月24日(D7)

患者咳嗽明显减轻,仍有少量白稀痰,自觉难咯,乏力汗出好转,口淡,纳眠可,二便调。舌淡红,苔白腻,脉弦。听诊左下肺湿啰音较前减少,余查体同前。

辅助检查:

4月23日 WBC 3.04×10⁹/L, NEUT% 46.5%, NEUT 1.58×10⁹/L, LY 0.85×10⁹/L, PLT 116×10⁹/L。血培养(-)。

药物治疗调整:

加用: 盐酸氨溴索片30mg p.o. t.i.d. 化痰。

4月25日(D8)

患者少许咳嗽,少许白稀痰,汗出明显缓解,口淡,纳眠可,二便调。舌脉象同前。双肺听诊呼吸音清,未闻及干湿啰音,余查体同前。患者病情好转,可予带药出院。

辅助检查: WBC 3.18×10⁹/L, NEUT% 46.2%, NEUT 1.47×10⁹/L, LY 1.40×10⁹/L, PLT 112×10⁹/L, K 4.11mmol/L, SAA 36.29mg/L。

出院诊断:

中医诊断: 肺热病(风热犯肺证)。

西医诊断：①肺炎（其他病原体）；②高血压病3级（很高危）；③心律失常（窦性心动过缓，频发房性期前收缩，间歇性完全性右束支阻滞）；④白细胞减少；⑤主动脉动脉粥样硬化；⑥冠状动脉粥样硬化；⑦椎基底动脉供血不足；⑧骨质疏松；⑨腰椎椎管狭窄。

出院带药：

药品名称	剂量	用法	天数
苯磺酸氨氯地平片	5mg	p.o. q.d.	7d
缬沙坦胶囊	80mg	p.o. q.d.	7d
琥珀酸美托洛尔缓释片	47.5mg	p.o. q.d.	7d
硫酸氢氯吡格雷片	75mg	p.o. q.d.	7d
阿托伐他汀钙片	20mg	p.o. q.n.	7d
可待因桔梗片	24mg	p.o. q.n.	5d
盐酸氨溴索片	30mg	p.o. t.i.d.	3d

（三）存在问题

1. 使用抗病毒药物期间未对其不良反应进行充分评估，抗细菌药物使用过早。

2. 可待因桔梗片与盐酸氨溴索片同时使用不适宜。

3. 连花清瘟颗粒选用不适宜。

（四）分析及药学监护

1. 抗感染治疗

（1）患者为老年女性，入院时咳嗽，周身酸痛，伴恶寒发热。CT提示左下肺炎症、支气管扩张。虽各项病毒抗原抗体检查为阴性，但患者发病时间属流感季节，高热伴周身肌肉酸痛，血常规提示LY减少，不除外病毒感染可能。

（2）根据《流行性感冒诊疗方案（2020年版）》，年龄≥65岁的老年人感染流感病毒后较易发展为重症，重症或有重症流感高危因素的患者，推荐尽早积极防治。急诊已给患者开具奥司他韦，但在服药期间出现恶心呕吐，不除外药物不良反应，因此住院后改予帕拉米韦氯化钠注射液静脉滴注。

（3）帕拉米韦可导致白细胞减少、中性粒细胞减少等不良反应（1%～＜5%），故应严密观察，若有异常须中止给药，并采取适当的处置措施。4月22日患者血常规提示中性粒细胞减少，但临床医师未充分评估药物因素而直接予利可君片升白细胞。至出院患者中性粒细胞仍偏低。

（4）肺炎为流感常见并发症，《成人普通感冒诊断和治疗临床实践指南（2023）》指出，感冒早期（3～5天内）很难通过临床症状鉴别是否合并细菌感染，使用抗生素弊大于利，因此在感冒症状起始5天内，反对推荐抗生素治疗。该患者虽CT提示左下肺炎症，但入院时发病3天，CRP、PCT均未见升高，抗菌治疗指征不足，可考虑暂不使用抗生素，入院后动态评估是否需要使用。后期患者发生腹泻可能与抗生素使用相关。

2. 止咳化痰药联合用药的适宜性分析

（1）可待因桔梗片为可待因和桔梗组成的中西药复方制剂，有祛痰和镇咳作用。可待因选择性抑制延髓咳嗽中枢，镇咳作用强而迅速。

（2）氨溴索为黏液溶解剂，适用于伴有痰液分泌不正常及排痰功能不良的急性、慢性肺部疾病。应避免与中枢镇咳药同时使用，以免稀化的痰液堵塞气道。

（3）该患者既往无肺部疾病，后期痰已白稀量少，未达到使用氨溴索的指征，且与中枢镇咳药同时使用，增加了用药风险。

3. 中药治疗的分析

（1）连花清瘟颗粒清瘟解毒，宣肺泄热。用于治疗流行性感冒属热毒袭肺证。患者入院时为外邪束表，外寒内热之象，为风寒郁而化热，壅遏于肺所致，当予解表宣肺，清泻肺热，连花清瘟颗粒非适宜之选。

（2）中药方剂①在麻杏甘石汤宣肺平喘基础上，加白芷、荆芥穗、柴胡、前胡、芦根、白前、金荞麦、紫苏叶助宣肺降气化痰，北沙参清热养阴，避免清热太过而伤正。第二天患者热势下降，改用中药方剂②小柴胡汤合小青龙汤加减，解表透邪，祛痰宣肺，清中有温，兼和胃气，使邪去痰清，枢机得利。疾病后期，患者表邪基本已去，肺脾两虚，痰浊阻肺。中药方剂④以苓甘五味姜辛汤温肺化饮为基础，加黄芪、太子参、人参、麦冬益气养阴，白芍、浮小麦敛阴止汗，法半夏、佛耳草、紫菀祛痰止咳，黄芩清余热。配伍后温化痰浊同时益肺敛阴，益气固表，更适合病后体虚的老年患者。

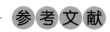

参 考 文 献

[1] 中华人民共和国国家卫生健康委员会. 流行性感冒诊疗方案（2020年版）[J]. 全科医学临床与教育，2020，18（12）：1059-1063.

[2] 中国医师协会急诊医师分会急诊感染学组. 成人普通感冒诊断和治疗临床实践指南（2023）[J]. 国际呼吸杂志，2023，43（3）：254-279.

案例24　肺热病（大叶性肺炎）

（一）病例资料

患者，男，22岁，身高174cm，体重65kg，体重指数21.5kg/m²。

主诉：咳嗽，恶寒，发热5天。

现病史：患者5天前无明显诱因出现咳嗽，发热，最高体温40℃，当地医院予蒲地蓝口服液、布洛芬缓释片口服治疗，体温可降至37.8℃左右，但高热反复，病情未见好转，于6月8日就诊于医院急诊。急诊诊断为"大叶性肺炎"予头孢西丁抗感染、热毒宁注射剂清热解毒治疗1天，病情未改善，转收呼吸病科。现症见：发热，恶寒，咳嗽，咳少量黄色黏痰，易咳出，伴头晕、头痛，口干，乏力，余无其他不适。

既往史：既往体健，否认肝炎、结核、伤寒、疟疾等病史，无手术史、外伤史及输血史，预防接种史正常。

个人史、婚育史、家族史、过敏史：无烟酒等不良嗜好。未婚。否认家族遗传病和传染病病史。否认食物、药物过敏史。

体格检查：T 39.9℃，R 21次/min，P 107次/min，BP 132/70mmHg。神志清楚、精神不振；咽部充血，扁桃体无肿大，双肺叩诊呈清音，双肺呼吸音粗，双下肺可闻及湿啰音。心率107次/min，心律齐，余无特殊。

中医四诊：患者神志清楚，精神不振，表情正常，面色略红，形体适中，行动自如；语声重浊，语言清晰，无气促、喘息，咳嗽重浊；舌红，苔黄，脉数。

辅助检查：

6月8日　血常规：WBC 5.94×10⁹/L，NEUT 79%，Hb 157g/L，PLT 194×10⁹/L。

6月8日　胸部X线片：右下叶大叶性肺炎，左肺少许炎症。

6月8日　甲、乙流病毒抗原：阴性。

6月9日　尿常规：PRO（+），KET（++++）。

6月9日　血气分析：pH 7.559，$PaCO_2$ 16.8mmHg，PaO_2 74.9mmHg，K 2.7mmol/L，HCO_3^- 15mmol/L，BE −2.7mmol/L。

入院诊断：

中医诊断：肺热病（肺热壅盛证）。

西医诊断：大叶性肺炎。

（二）诊疗过程

初始治疗药物（6月9日）

药品名称	剂量	用法
注射用哌拉西林钠他唑巴坦钠	3.375g	i.v.gtt. q.8h.
0.9%氯化钠注射液	100ml	
盐酸左氧氟沙星注射液	0.6g	i.v.gtt. q.d.

续表

药品名称	剂量	用法
盐酸氨溴索注射液	30mg	i.v.gtt. q.8h.
5% 葡萄糖注射液	100ml	
氯化钾注射液	5ml	i.v.gtt. q.d.
维生素 C 注射液	1g	
维生素 B₆ 注射液	0.1g	
热毒宁注射剂	20ml	i.v.gtt. q.d.
0.9% 氯化钠注射液	50ml	
洛索洛芬钠片	60mg	p.o. once

6月10日（D2）

体格检查：T 38.7℃，R 20 次 /min，P 95 次 /min，BP 128/72mmHg。患者咳嗽较前加重，咳少量黄色黏痰，易咳出，伴头晕头痛，口干，乏力，纳寐差，小便调，大便稀、次数多。舌红，苔黄，脉数。今晨 6:40 患者 T 39.5℃，予洛索洛芬钠后降至 38.7℃。

辅助检查：

血常规：WBC 5.67×10^9/L，NEUT% 84.6%，LY% 13.1%，EOS 0.0×10^9/L，Hb 150g/L，PLT 112×10^9/L。

CRP：146.13mg/L，PCT：0.69ng/ml。

肺炎支原体 -IgM 1.26（阳性）。

痰涂片（标本合格）：G⁺ 球菌（++），真菌阴性。

肺部 CT：右肺下叶大叶性肺炎。

尿常规、肝功能、肾功能、粪便常规＋OB、红细胞沉降率、呼吸道病毒七项、结核抗体等均正常。

药物治疗调整：

加用：肺力咳合剂 20ml/ 次 p.o. t.i.d.。

中药方剂①为麻杏石甘汤加减。

中药方剂①				用法用量
麻黄^(先煎)5g	苦杏仁 10g	生石膏^(先煎)30g	甘草 3g	
浙贝母 15g	黄芩 10g	葛根 15g	百部 10g	每日 1 剂，水煎至 400ml，分早晚 2 次饭后温服
紫菀 10g	桑白皮 10g	薄荷^(后下)6g	芦根 20g	
麸炒枳壳 10g				

6月11日（D3）

体格检查：T 36.6℃，R 20 次 /min，P 93 次 /min，BP 122/68mmHg。头晕、头痛较前好转。今晨 5:00 患者 T 39.0℃，予洛索洛芬钠后体温恢复正常。

辅助检查：

血常规：WBC 3.66×10^9/L，NEUT% 84.1%，LY% 12.3%，PLT 123.0×10^9/L。

CRP：106.15mg/L。

大便轮状病毒、腺病毒：阴性。

药物治疗调整：

加用蒙脱石散　3g/ 次 p.o. t.i.d.；双歧杆菌三联活菌胶囊　420mg/ 次　p.o. b.i.d.。

6月12日（D4）

体格检查：T 36.7℃，R 20 次 /min，P 86 次 /min，BP 120/60mmHg。患者暂无发热，头晕、头痛好转，稍气促，恶心欲呕，其余一般情况同前。舌红，苔黄腻，脉滑数。患者昨夜、今晨反复 T＞39.0℃，予洛索洛芬钠后恢复正常。

辅助检查：

6 月 12 日　血常规：WBC 3.62×10^9/L，NEUT% 77.6%，EOS 0.00×10^9/L，LY% 19.9%。

6 月 12 日　CRP 156.7mg/L，PCT 1.73ng/ml。

6 月 12 日　痰培养：正常咽喉杂菌。

6 月 12 日　肥达试验：O 抗原抗体（1∶160）。

6月13日（D5）

6 月 13 日　肺部 CT：对比 6 月 10 日，右肺下叶大叶性肺炎，较前进展。左肺上叶斑片状稍高密度影及纤维条索影较前新发，考虑左上肺上叶炎症；纵隔内多发稍肿大淋巴结；右侧胸腔少量积液，较前新发。

6 月 13 日　肥达试验：O 抗原抗体（1∶160）。

6 月 13 日　痰涂片：抗酸杆菌未找到。

6 月 13 日　γ- 干扰素释放试验：无反应性；PPD 阴性。

药物治疗调整：

停用：哌拉西林钠他唑巴坦钠。

加用：头孢哌酮舒巴坦 2.0g＋0.9% 氯化钠注射液 100ml i.v.gtt. q.8h.。

　　　注射用糜蛋白酶 4 000U＋灭菌注射用水 2ml 高压泵雾化吸入 b.i.d.。

6月14日（D6）

体格检查：T 36.4℃，R 20 次 /min，P 86 次 /min，BP 20/65mmHg。患者咳嗽较前好转，干咳为主，气促好转，大便次数减少，其余一般情况同前。舌红，苔黄腻，脉滑。患者昨日、今晨发热，最高体温 39.0℃，予洛索洛芬钠后恢复正常。

辅助检查：

血常规：WBC 2.77×10^9/L，NEUT 1.71×10^9/L，EOS 0.0×10^9/L。

CRP：87.24mg/L。

粪便培养＋涂片：真菌（＋）。

药物治疗调整：考虑副伤寒可能，中医辨证为发热，证为湿热并重，治以清热解毒利湿，调整为中药方剂②甘露消毒丹加减。

中药方剂②				用法用量
豆蔻(后下)6g	广藿香(后下)10g	黄芩 10g	连翘 10g	
小通草 6g	石菖蒲 6g	茵陈 10g	滑石粉 30g	
浙贝母 10g	薄荷(后下)5g	射干 10g	山豆根 5g	每日 1 剂，水煎至 400ml，分早晚 2 次饭后温服
板蓝根 10g	金银花 10g	黄连 5g	青蒿(后下)10g	
甘草 3g				

6月15日（D7）

体格检查：T 36.4℃，R 20 次 /min，P 63 次 /min，BP 122/68mmHg。患者无发热，仍咳嗽，稍气促，大便 4 次，质稀，无恶心欲呕及其他不适。舌红，苔黄腻，脉滑。

辅助检查：

血常规：WBC 3.02×10^9/L，NEUT% 44.40%，EOS 0.01×10^9/L。

CRP：54.23mg/L；PCT：0.9ng/ml。

纤维支气管镜：支气管炎症；涂片：G^+ 球菌（+），真菌涂片阴性，抗酸杆菌未找到。

血培养：未见细菌、真菌生长（双侧双瓶）。

药物治疗调整：

停用：热毒宁注射剂。

加用：痰热清注射液 20ml＋0.9% 氯化钠注射液 50ml，i.v.gtt. q.d.；乙酰半胱氨酸泡腾片，0.6g/ 次，p.o. b.i.d.。

6月17日（D9）

体格检查：T 36.3℃，R 20 次 /min，P 71 次 /min，BP 121/61mmHg。患者稍口干，乏力，无腹泻，咳嗽较前好转，大小便调；咽部稍红，双肺闻及少量湿啰音。舌红，苔黄腻，脉滑。

辅助检查：

肝功能：TP 59.7g/L，ALT 107.5U/L，AST 85.9U/L。

血常规：WBC 3.01×10^9/L，NEUT% 30.5%，EOS 0.05×10^9/L。

CRP：11.19mg/L。

大便培养：未见志贺菌、沙门菌生长。

药物治疗调整：

加用：复方甘草酸苷注射液 60ml＋0.9% 氯化钠注射液 100ml i.v.gtt. q.d.。

6月18日（D10）

体格检查：T 36.8℃，R 21 次 /min，P 89 次 /min，BP 123/64mmHg。患者无腹泻，稍口干，乏力明显好转，咳嗽较前减少但仍感痰难咳出；咽部稍红，双肺未闻及啰音。舌红，苔黄腻，脉滑。

辅助检查：

肺炎支原体 -IgM：0.96。

痰涂片（标本合格）：G^+ 球菌（++），真菌涂片阴性。

药物治疗调整：

调整：注射用糜蛋白酶 4 000U＋灭菌注射用水 2ml，高压泵雾化吸入 b.i.d. 更改为注射用糜蛋白酶 4 000U＋布地奈德混悬剂 2ml＋灭菌注射用水 2ml，b.i.d.，高压泵雾化吸入。

停用中药。

6月21日（D13）

体格检查：T 36.5℃，R 20 次 /min，P 87 次 /min，BP 121/68mmHg。患者稍咳嗽，无其他不适，咽部稍红，扁桃体无肿大，双肺呼吸音粗，双肺未闻及啰音。病情明显好转，予出院。

辅助检查：

血常规：WBC 4.28×10^9/L，NEUT% 43%，EOS 0.06×10^9/L，PLT 395×10^9/L。

CRP：3.64mg/L。

肝功能：TP 61.9g/L，ALT 99.40U/L，AST 71.1U/L。

胸部 X 线片：右下肺炎症较前吸收好转，左下病变较前吸收。

出院诊断：

中医诊断：肺热病（肺热壅盛证）。

西医诊断：①大叶性肺炎；②副伤寒可能性大；③肝功能异常。

出院带药：

药品名称	剂量	用法	天数
左氧氟沙星片	0.4g	p.o. q.d.	12d
头孢克肟分散片	0.2g	p.o. b.i.d.	12d
金荞麦片	1.65g	p.o. t.i.d.	8d

（三）存在问题

1. 抗感染治疗方案不合理。

2. 雾化治疗方案不合理。

3. 中药方剂②甘露消毒丹加减不合理。

（四）分析及药学监护

1. 抗感染治疗方案不合理

（1）患者为年轻男性，既往体健，社区发病，临床症状/体征及肺部影像学提示社区获得性肺炎（CAP），CURB-65 评分为低危，需入院治疗但未达到重症或入 ICU 标准，根据《中国成人社区获得性肺炎诊断和治疗指南（2016 年版）》，无基础疾病青壮年，CAP 常见病原体为肺炎链球菌、流感嗜血杆菌、卡他莫拉菌、金黄色葡萄球菌、肺炎支原体/衣原体及流感病毒、腺病毒等，推荐用药为：①青霉素类及青霉素类/酶抑制剂复合制剂；②第二、三代头孢菌素，头霉素类，氧头孢系列；③上述药物联合多西环素/米诺环素或大环内酯类；④呼吸喹诺酮类；⑤大环内酯类。酶抑制剂复合制剂 + 氟喹诺酮类适用于重症 CAP、疑似军团菌、铜绿假单胞菌或多重耐药菌重症感染患者，因此初始治疗方案中联合用药不适宜。

（2）哌拉西林钠他唑巴坦钠和头孢哌酮舒巴坦均为酶抑制剂复合制剂，两者抗菌谱基本一致，对 G^- 菌具有较强抗菌活性，对部分 G^+ 菌有一定程度的抗菌活性；但前者对多数 G^+ 菌具有一定抗菌活性，后者对 G^+ 菌相对较弱。针对 CAP 常见病原体的覆盖，哌拉西林钠他唑巴坦钠较头孢哌酮舒巴坦更合适，因此头孢哌酮舒巴坦调整依据不充分。

（3）CAP 抗感染治疗一般于热退 2～3 天主要呼吸道症状明显改善后停药，不以肺部阴影吸收程度作为停药指征；对于非典型病原体治疗反应慢者疗程延长至 10～14 天。该患者住院治疗 13 天，出院时临床症状明显改善，而出院带药左氧氟沙星 + 头孢克肟，且用药天数 12 天，存在抗感染药物联用不当及疗程过长的问题。

2. 雾化治疗方案分析

（1）患者治疗初期痰易咳出，无使用化痰、雾化治疗的指征。治疗期间使用氨溴索静脉滴注、乙酰半胱氨酸口服联合祛痰；6 月 18 日咳嗽减少、痰难咳出，改用糜蛋白酶 + 布地奈德雾化吸入治疗。

（2）治疗后期，针对痰难咳出可适当予化痰或雾化治疗，但无使用布地奈德指征，该药为吸入性糖皮质激素，用于抗炎、解痉、平喘。

（3）糜蛋白酶能降低痰液黏稠度，使痰液稀释易排出，但长期雾化吸入可导致气道上皮鳞状化生,并可致过敏反应。《成人慢性气道疾病雾化吸入治疗专家共识》(2012)指出,没有证据表明糜蛋白酶可以吸入中小气道产生治疗作用,也没有配伍相关的药理学研究数据,禁用超声方式进行雾化治疗。《雾化吸入疗法合理用药专家共识(2019年版)》不推荐 α- 糜蛋白酶的联合雾化方案,因其无相应雾化吸入制剂、无充分安全性证据,且剂量、疗程及疗效均无统一规范。

3. 中药方剂②的合理性分析

(1)患者使用的中药方剂②甘露消毒丹加减,主治湿温时疫,邪在气分,湿热并重;功用利湿化浊、清热解毒。方中滑石粉、茵陈、黄芩、小通草、黄连清热利湿,作用于下焦;石菖蒲、广藿香、豆蔻长于芳香化湿;连翘、射干、薄荷、浙贝母作用于上焦;青蒿清虚热;甘草调和诸药。

(2)此患者干咳为主,口干,乏力,无肌肉关节疼痛,无恶心呕吐,6月15日解大便4次,质稀;中药方剂②在甘露消毒丹的基础上加用了山豆根、板蓝根、金银花、黄连四味清热解毒药物,同时合用热毒宁注射剂,患者此时虽发热,但热毒上壅并不明显,且已出现脾胃损伤的症状,应避免使用过多寒凉药物,进一步损伤脾胃。

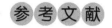

参 考 文 献

[1] 中华医学会呼吸病学分会. 中国成人社区获得性肺炎诊断和治疗指南(2016年版)[J]. 中华结核和呼吸杂志,2016,39(4):253-279.

[2] 韩英,凡芳. 社区获得性肺炎住院患者抗菌药物合理使用专项点评标准的建立与应用效果评价[J]. 山西医药杂志,2020,49(2):220-221.

[3] 茆春阳,牛阳,茆建国,等. 中医证治社区获得性肺炎研究进展概况[J]. 中医药临床杂志,2019,31(9):1793-1796.

[4] 刘毅,胡娇娇,潘杰,等. 麻杏石甘汤加减对痰热壅肺型社区获得性肺炎肺功能及免疫系统的影响[J]. 世界中医药,2019,14(9):2295-2299.

[5] 中华医学会临床药学分会《雾化吸入疗法合理用药专家共识》编写组. 雾化吸入疗法合理用药专家共识(2019年版)[J]. 医药导报,2019,38(2):135-146.

[6] 成人慢性气道疾病雾化吸入治疗专家组. 成人慢性气道疾病雾化吸入治疗专家共识[J]. 中国呼吸与危重监护杂志,2012,11(2):105-110.

案例 25 肺热病（重症肺炎）

（一）病例资料：

患者，男，68 岁，身高 170cm，体重 70kg，体重指数 24.2kg/m²。

主诉： 反复咳嗽 10 天，胸闷、气促 7 天。

现病史： 缘患者 10 天前无明显诱因开始出现咳嗽咳痰，发热，最高 38.7℃，伴咽痛，无气喘气促、胸闷胸痛、心悸心慌。遂至外院就诊，新型冠状病毒感染核酸检测结果：阳性，予对症处理，以上症状未有明显好转。7 天前开始出现胸闷、气促，无头晕头痛、心慌心悸、腹痛腹泻等不适，遂至本院急诊就诊。予对症处理，患者胸闷、气促未有明显好转，现为求进一步治疗，遂由急诊拟"重症肺炎"收入呼吸科。

入院症见： 咳嗽，有痰难咳出，呈黄白色，咽痛，胸闷、气促，无发热，无咯血、胸痛、鼻塞流涕，无心悸、呕吐、腹痛，纳一般，眠一般，二便调。近期体重无明显减轻。

既往史： 平素健康状况较差；患慢性疾病，既往"糖尿病"病史 30 余年，目前规律注射"门冬胰岛素 10U 三餐前，甘精胰岛素 11U 睡前"控制血糖，平素血糖控制在 5～9mmol/L；既往"高血压病"病史数年，血压最高 160/100mmHg，目前规律服用"缬沙坦氢氯噻嗪片"控制血压，平素血压控制在 120/90mmHg；冠心病病史 7 年余，曾口服阿司匹林，2 个月前开始停止口服阿司匹林；2 型糖尿病肾病病史 2 个月余，现口服复方 α- 酮酸片、百令胶囊；有手术史，在外院行白内障手术（具体不详）。

个人史： 既往吸烟 30 余年，平均每日 4 包；饮酒史 30 余年，偶尔饮酒。

婚育史、家族史、过敏史： 无特殊。

体格检查： T 36.8℃，R 21 次 /min，P 92 次 /min，BP 132/75mmHg。患者胸廓对称无畸形，呼吸稍促，双肺叩诊清音，听诊双肺呼吸音粗，双肺可闻及湿啰音。余无特殊。

中医四诊： 患者表情烦躁，对答切题，语声低微无力，咳嗽，有痰难咳出，呈黄白色，咽痛，胃纳一般，眠一般，二便调。舌红，苔黄腻，脉滑。

辅助检查：

12 月 28 日 血常规：WBC 7.11×10⁹/L，NEUT% 81.50%，Hb 173g/L。

12 月 28 日 肾功能四项：BUN 6.10mmol/L，Cr 89μmol/L，UA 450μmol/L。

12 月 28 日 随机血糖 16.50mmol/L。

12 月 28 日 离子四项：Cl 114.9mmol/L，Ca 1.93mmol/L。

12 月 28 日 PCT 0.41ng/ml。

12 月 28 日 胸部 CT：①双肺炎症；②双侧胸腔少量积液；③心包腔少量积液；④双肺门及纵隔多发淋巴结肿大；⑤右肾囊肿。新型冠状病毒感染核酸检测结果：阳性。

入院诊断：

中医诊断： 肺热病（痰热壅肺证）。

西医诊断： ①重症肺炎；②2 型糖尿病（2 型糖尿病肾病、糖尿病性视网膜病变）；③冠心病；④高血压病 2 级（很高危）；⑤电解质紊乱；⑥高尿酸血症；⑦肾功能不全；⑧胸腔积液；

⑨心包积液；⑩右肾囊肿。

（二）诊疗过程：

初始治疗药物（12 月 29 日）

药品名称	剂量	用法
注射用亚胺培南西司他丁钠	250mg	i.v.gtt. q.8h.
0.9% 氯化钠注射液	100ml	
多索茶碱注射液	0.2g	i.v.gtt. q.12h.
0.9% 氯化钠注射液	100ml	
0.9% 氯化钠注射液	3ml	加压雾化 t.i.d.
布地奈德混悬液	2ml	
异丙托溴铵溶液	0.5mg	
氨溴索注射液	60mg	i.v.gtt. t.i.d.
0.9% 氯化钠注射液	100ml	
阿兹夫定片	5mg	p.o. q.d.
托珠单抗注射液	400mg	i.v.gtt. q.d.
氯吡格雷片	75mg	p.o. q.d.
非洛地平缓释片	5mg	p.o. q.d.
奥美拉唑钠注射液	40mg	i.v.gtt. q.12h.
0.9% 氯化钠注射液	100ml	
阿托伐他汀钙片	20mg	p.o. q.n.
甘精胰岛素注射液	11U	I.H. q.n.
人胰岛素注射液	10U	i.v.gtt. once
10% 的葡萄糖注射液	500ml	
咪达唑仑注射液	10mg	i.v. once
注射用甲泼尼龙琥珀酸钠	40mg	i.v.gtt. once
0.9% 氯化钠注射液	100ml	
甘杏止咳合剂	33ml	p.o. t.i.d.

中药方剂①

中药方剂①				用法用量
黄芩 15g	栀子 10g	知母 15g	甘草 5g	上方加水 800ml，煎取 200ml，饭后服，每日 1 剂
浙贝母 10g	瓜蒌 10g	桔梗 10g	麦冬 10g	
桑白皮 10g	橘红 10g			

12 月 30 日（D2）

患者用药镇静状，气管插管接呼吸机辅助通气，无发热，无咯血、胸痛、鼻塞流涕，无心悸、无呕吐、无腹痛，纳一般，眠一般，二便调。查体：T 37.1℃，R 20 次 /min，P 113 次 /min，BP 123/78mmHg。舌红，苔黄腻，脉滑。

辅助检查：

血常规：WBC 9.21×10^9/L，NEUT 6.70×10^9/L，NEUT% 94.20%。

CRP：147.26mg/L。

BNP：449pg/ml。

脓毒血症两项：IL-6 45.09pg/ml，PCT 0.56ng/ml。

药物治疗调整：

停用：奥美拉唑钠注射液。

加用：呋塞米注射液 40mg i.v.。

多潘立酮片 10mg 鼻饲 t.i.d.。

艾司奥美拉唑注射液 40mg i.v. q.12h.。

肠内营养混悬液 1 000ml 鼻饲 q.d.。

调整为中药方剂②：

中药方剂②				用法用量
人参 10g	桑白皮 15g	黄芩 10g	桔梗 15g	加水 800ml，煎取 200ml，饭后服，每日一剂
川贝母 10g	大黄 10g	清半夏 15g	蒸陈皮 10g	
茯苓 10g	甘草 5g			

1月1日（D4）

患者用药镇静状，气管插管接呼吸机辅助通气，无发热，无咯血，无气促，无呕吐，留置尿管，尿量少，大便已解。查体：T 36.2℃，R 20 次 /min，P 78 次 /min，BP 155/65mmHg。舌红，苔黄腻，脉滑。余大致同前。

辅助检查：

血常规：WBC 4.43×10^9/L，NEUT 6.55×10^9/L，NEUT% 91.10%，RBC 4.01×10^{12}/L，Hb 59g/L。

肾功能：BUN 15.49mmol/L，Cr 459μmol/L。

药物治疗调整：

加用：莫西沙星氯化钠注射液 0.4g i.v.gtt. q.d.。

1月4日（D7）

患者用药镇静状，气管插管接呼吸机辅助通气，低热，无咯血，无气促，无呕吐，留置尿管，尿量可，大便已解。查体：T 37.3℃，R 20 次 /min，P 83 次 /min，BP 137/50mmHg。舌红，苔黄腻，脉滑。余大致同前。

药物治疗调整：

调整为中药方剂③：

中药方剂③				用法用量
柴胡 20g	黄芩 10g	党参 15g	法半夏 15g	加水 800ml，煎取 200ml，饭后服，每日一剂
生姜 15g	杏仁 15g	陈皮 15g	橘红 15g	
瓜蒌皮 15	大枣 10g	藿香 10g	细辛 3g	
桑白皮 10g	浙贝母 10g	炙甘草 10g		

1月5日（D8）

患者用药镇静状，气管插管接呼吸机辅助通气。查体：T 36.3℃，R 20 次 /min，P 75 次 /min，BP 105/51mmHg。舌红，苔黄腻，脉滑。余大致同前。

药物治疗调整：

调整为中药方剂④：

中药方剂④				用法用量
苇根 30g	薏苡仁 30g	冬瓜子 30g	桃仁 20g	加水 800ml，煎取 200ml，饭后服，每日一剂
大黄 10g	姜厚朴 15g	麸炒枳实 15g		

1月7日（D10）

患者用药镇静状，气管插管接呼吸机辅助通气。查体：T 36.5℃，R 18 次 /min，P 60 次 /min，BP 118/70mmHg。舌胖质淡红，苔白腻，脉滑。余大致同前。

药物治疗调整：

停用：艾司奥美拉唑注射液 40mg i.v. q.12h.。

加用：雷贝拉唑肠溶胶囊 20mg p.o. q.d.。

调整为中药方剂②。

1月13日（D16）

患者神清，精神可，鼻导管吸氧，咳嗽较前缓解，痰多，无发热，无咯血，无气促，无呕吐，留置尿管，尿量可，大便已解。查体：T 36.4℃，R 21 次 /min，P 102 次 /min，BP 116/72mmHg。舌胖质淡红，苔白腻，脉滑。余大致同前。

药物治疗调整：

停用：注射用亚胺培南西司他丁钠和莫西沙星氯化钠注射液。

加用：头孢曲松钠注射液 2g i.v.gtt. q.d.。

1月19日（D22）

患者神清，精神可，鼻导管吸氧，咳嗽较前好转，无发热，无咯血，无气促，无呕吐，尿量可，大便已解。查体：舌胖质淡红，苔白腻，脉滑。余大致同前。

出院诊断：

中医诊断： 肺热病（痰热壅肺证）

西医诊断： ①重症肺炎；②高血压病 2 级（很高危）；③2 型糖尿病（2 型糖尿病肾病、糖尿病性视网膜病变）；④冠心病；⑤新型冠状病毒感染；⑥贫血；⑦低蛋白血症；⑧高尿酸血症；⑨低钙血症；⑩心瓣膜结构退行性改变；⑪右肾囊肿；⑫前列腺增大并结石；⑬双侧胸腔积液；⑭心包积液。

出院带药：

药品名称	剂量	用法	天数
雷贝拉唑钠肠溶胶囊	20mg	p.o. b.i.d.	7d
富马酸亚铁颗粒	1袋	p.o. t.i.d.	7d
阿托伐他汀钙片	20mg	p.o. q.n.	7d
呋塞米片	20mg	p.o. q.d.	7d

续表

药品名称	剂量	用法	天数
氯吡格雷片	75mg	p.o. q.d.	7d
精蛋白人胰岛素混合针	24U	i.h. b.i.d.	7d

（三）存在问题

1. 抗感染方案给药剂量不合理。

2. 中药配伍不合理，选方不合理。

（四）分析及药学监护

1. 抗感染方案的用药分析　患者初始用药使用注射用亚胺培南西司他丁钠抗感染，给药剂量不合理，具体分析如下：

（1）该患者入院查血常规：NEUT% 81.50%，PCT 0.41ng/ml。胸部 CT 提示：①双肺炎症；②双侧胸腔少量积液；③心包腔少量积液；④双肺门及纵隔多发淋巴结肿大；⑤右肾囊肿；双肺呼吸音粗，双肺可闻及湿啰音。该患者存在细菌感染的可能，具有抗生素使用指征。

（2）根据《社区获得性肺炎诊断和治疗指南（2018 修订版）》，不同人群 CAP 患者初始经验性抗感染治疗的建议：年龄≥65 岁或有基础疾病（如充血性心力衰竭、心脑血管疾病、慢性呼吸系统疾病、肾衰竭、糖尿病等）的住院 CAP 患者，要考虑肠杆菌科细菌感染的可能。此类患者应进一步评估产超广谱 β- 内酰胺酶（ESBL）菌感染风险（有产 ESBL 菌定植或感染史、曾使用第三代头孢菌素、有反复或长期住院史、留置植入物以及肾脏替代治疗等），有肾功能不全，长期吸烟史、饮酒史、糖尿病病史等，为高风险患者；高风险患者经验性治疗可选择头霉素类、哌拉西林他唑巴坦或头孢哌酮舒巴坦等。

（3）注射用亚胺培南西司他丁钠是一种抗非发酵菌的碳青霉烯类抗生素，具有抗菌谱广、抗菌作用强和对 β- 内酰胺酶高度稳定的特点。肾功能不全者及老年患者应用本类药物时应根据肾功能减退程度减量用药。因为该患者存在肾功能不全，应评估是否存在用药剂量调整。

（4）根据《热病：桑福德抗微生物治疗指南》（新译第 53 版）：患者年龄≥65 岁且有严重基础疾病，体重 70kg，因此注射用亚胺培南西司他丁钠的给药剂量 250mg i.v.gtt. q.8h. 不合理，应调整为 500mg i.v.gtt. q.12h.。

2. 中药方剂治疗方案分析

（1）中药方剂②为二陈汤加减，方中桑白皮泻肺平喘，辅以黄芩以清泻痰热，清半夏取其辛温性燥善能燥湿化痰且降逆和胃；陈皮、桔梗理气燥湿祛痰，佐以茯苓健脾渗湿，川贝母味苦性寒能清肺化痰，人参、甘草益卫气养胃阴，甘草润肺利咽，大黄泻热通便荡涤胃肠，共奏益气通腑、化痰平喘之功。此时患者无发热，无咯血、胸痛、鼻塞流涕，二便调，不需大黄泻热通便之功，此时大黄选择了与群药同煎，也可考虑改用熟大黄。

（2）中药方剂④为千金苇茎汤合大承气汤加减，方中苇根善清肺热，冬瓜子清热化痰利湿，薏苡仁清热利湿，桃仁活血化瘀，宣通肺络。厚朴、枳实行气开胸，降气化痰，大黄荡涤胃肠，宣通腑气。千金苇茎汤功用：清肺化痰，逐瘀排脓。主治：肺痈，热毒壅滞，痰瘀互结证。症见身有微热，咳嗽痰多，甚则咳吐腥臭脓血，胸中隐隐作痛，舌红苔黄腻，脉滑数。大承气汤功用：峻下热结。该患者无发热，无咯血，无气促，无呕吐，留置尿管，尿量可（利尿剂辅助），大便未解舌红，苔黄腻，脉滑。双肺呼吸音增粗，双肺可闻及湿啰音。该方适应证与患者证候不符，不适用于该患者，选方不合理。

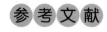

[1] 吉尔伯特，钱伯斯，萨格，等. 热病：桑福德抗微生物治疗指南：新译第 53 版 [M]. 范洪伟，译. 北京：中国协和医科大学出版社，2024.

[2] 汪复，张婴元. 抗菌药物临床应用指南 [M]. 3 版. 北京：人民卫生出版社，2020.

[3] 中华人民共和国国家卫生健康委员会. 质子泵抑制剂临床应用指导原则（2020 年版）[J]. 中国实用乡村医生杂志，2021，28（1）：1-9.

[4] 中国高血压防治指南修订委员会，高血压联盟（中国），中华医学会心血管病学分会，等. 中国高血压防治指南（2018 年修订版）[J]. 中国心血管杂志，2019，24（1）：24-56.

二、心血管疾病科案例

案例 26 心悸（心律失常）

（一）病例资料

患者，男，55 岁，身高 171cm，体重 82kg，体重指数 28kg/m²。

主诉： 阵发性胸闷、心慌 2 年，加重 5 小时。

现病史： 患者自诉 2 年前因出差劳累后出现胸闷、心慌不适，无黑矇晕厥，自行口服速效救心丸症状缓解，后于出差当地医院就诊，查心电图提示房颤，因症状已缓解，未予药物治疗。患者 1 年前劳累后再次出现胸闷、胸痛不适，伴心慌、气短，由家属送至外院急诊科，完善相关检查，明确诊断：心律失常、房颤，用药 3 小时心律转至正常，具体药物不详，出院后未坚持口服药物。半年前再次因劳累后出现心慌不适，由"120"送至医院急诊于心内科住院，泵入胺碘酮注射液联合口服盐酸胺碘酮片抗心律失常，皮下注射依诺肝素钠注射液抗凝治疗预防血栓，转窦后予抗凝治疗。患者出院后自行停服抗凝及抗高血压药。期间多次于心内科门诊予中药调理。5 小时前再次因劳累后出现胸心慌不适，伴头晕，气短，乏力，无视物旋转，无黑矇晕厥，无肢体功能障碍，由"120"送至医院急诊科，查心电图：快速心室率房颤伴室内差异传导或室性期前收缩，中度 ST 压低。心脏彩超示：EF 66%，左心房增大，主动脉硬化。血常规、电解质、心肌酶、肌钙蛋白未见明显异常。为求进一步治疗，急诊以"心律失常、房颤伴快速心室率"收住心血管科。

既往史： 血压偏高 7 年，最高达 150/90mmHg，未服抗高血压药。

个人史、婚育史、家族史、过敏史： 出生并长于河南，否认疫区旅居史及疫水接触史，从事专业技术工作，否认放射线及特殊毒物接触史。吸烟 20 余年，喜食甜食及油腻之物。文化程度：大学毕业。育 1 女，配偶及女儿体健。父母健在，父亲患脑梗死，1 弟 1 妹，均体健，否认有家族性疾病及遗传病史。否认食物、药物过敏史。

体格检查： T 36.6℃，R 19 次 /min，P 120 次 /min，BP 97/68mmHg。双肺呼吸音粗，未闻及干湿啰音，心前区无隆起，未及震颤及抬举样心尖冲动，心界叩诊不大，心率：144 次 /min，心律绝对不齐，心音强弱不等，各瓣膜听诊区未闻及病理性杂音，双下肢无浮肿。

中医四诊： 患者神清，精神欠振，心慌气短不适，伴头晕，纳食可，夜寐可，二便正常，双下肢无浮肿，近期体重未见明显变化。舌暗红苔白腻，脉弦细。

辅助检查：

5 月 9 日 NT-ProBNP：1 539.00pg/ml。

5月9日 血脂七项+肝功能1+肾功能1：UA 530.80μmol/L，TP 61.30g/L，ALB 白蛋白 38.50g/L，β_2-MG 2.33mg/L。

5月9日 血流变：全血黏度中切 30/S　5.10mPa·s。

5月9日 尿 Cr 17 922.73μmol。

5月9日 颈部血管彩色多普勒超声：双侧颈动脉内-中膜增厚右锁骨下动脉斑块左侧椎动脉狭窄（生理性）。

5月9日 动态血压：白天收缩压超过正常范围发生率为53%，夜间舒张压超过正常范围发生率为50%，最高收缩压为205mmHg，最高舒张压为107mmHg，全天血压变化曲线呈非勺型改变。结论：白天收缩压及夜间舒张压负荷超过正常范围40%。

入院诊断：

中医诊断：心悸（痰瘀互结证）。

西医诊断：①心律失常（心房颤动）；②高血压病2级（很高危）。

（二）诊疗过程

初始治疗药物（5月9日）

药品名称	剂量	用法用量
胺碘酮注射液	0.15g	i.v.gtt. 20min
	0.3g	泵入 10ml/h
	0.15g	泵入 10ml/h
盐酸胺碘酮片	0.6g	p.o. once（临时医嘱）

5月10日（D2）

患者一般情况同前，查体：T 36.5℃，R 19次/min，P 74次/min，BP 152/99mmHg。患者静脉注射胺碘酮后精神状态好转，心律已转复。

药物治疗调整：

停用：胺碘酮注射液。

加用：阿司匹林肠溶片 100mg p.o. q.d. 早餐前。

5月11日（D3）

患者一般情况同前，心慌气短不适较前减轻，查体：T 36.5℃，R 20次/min，P 74次/min，BP 150/89mmHg。

5月12日（D4）

患者一般情况同前。查体：T 36.5℃，R 20次/min，P 74次/min，BP 146/84mmHg。

药物治疗调整：

加用缬沙坦胶囊联合苯磺酸氨氯地平片协同降血压，琥珀酸美托洛尔缓释片控制血压、稳定心率，阿托伐他汀钙片调脂稳斑。

药品名称	剂量	用法
缬沙坦胶囊	80mg	p.o. q.d. 晚餐后
琥珀酸美托洛尔缓释片	47.5mg	p.o. q.d. 早餐前
苯磺酸氨氯地平片	5mg	p.o. q.d. 早餐前
阿托伐他汀钙片	20mg	p.o. q.d. 晚餐后

5月14日 (D6)

患者一般情况同前,查体大致同前。T 36.5℃,R 20 次 /min,P 74 次 /min,BP 126/73mmHg。

药物治疗调整:

停用:盐酸胺碘酮片。

5月16日 (D8)

患者一般情况同前,查体大致同前。T 36.5℃,R 20 次 /min,P 74 次 /min,BP 120/72mmHg。患者病情相对平稳,病情好转,予出院。

药物治疗调整:

加用中药方剂:

中药方剂				用法用量
红景天 12g	太子参 12g	降香 6g	玄参 12g	
天冬 12g	山麦冬 12g	丹参 12g	生地黄 12g	
熟地黄 12g	煨葛根 15g	桔梗 10g	当归 12g	
首乌藤 12g	煅牡蛎 10g	龙齿 30g	龙骨 12g	膏方
煅磁石 10g	麸炒枳壳 12g	陈皮 10g	郁金 12g	30g/ 次
石菖蒲 12g	茯苓 12g	制远志 12g	炒酸枣仁 15g	分早晚 2 次服用
柏子仁 12g	大枣 9g	炙甘草 6g	阿胶 30g	

出院诊断:

中医诊断:心悸(痰瘀互结证)。

西医诊断:①心律失常(心房颤动);②高血压病 3 级(很高危);③甲状腺结节;④脂肪肝;⑤肝血管瘤;⑥左侧椎动脉狭窄(生理性)。

出院带药:

药品名称	剂量	用法	天数
阿司匹林肠溶片	100mg	p.o. q.d. 早餐前	7d
阿托伐他汀片	20mg	p.o. q.n.	7d
琥珀酸美托洛尔缓释片	47.5mg	p.o. q.d. 早餐前	7d
苯磺酸氨氯地平片	5mg	p.o. q.d.	7d
缬沙坦胶囊	80mg	p.o. q.d.	7d

住院期间血压见表 26-1。

表 26-1 住院期间血压

单位:mmHg

日期	5 月 9 日	5 月 10 日	5 月 11 日	5 月 12 日	5 月 13 日	5 月 14 日	5 月 15 日	5 月 16 日
血压	97/68	152/99	150/89	146/84	119/72	126/73	117/67	120/72

（三）存在问题

1. 使用阿司匹林抗血栓治疗不合理。

2. 中药方剂中葛根炮制品选用欠适宜。

（四）分析及药学监护

1. 使用阿司匹林抗血栓治疗的合理性分析

（1）患者 HAS-BLED 评分 1 分，出血风险低；CHA_2DS_2-VASc 评分 2 分，房颤栓塞风险低；根据《心房颤动：目前的认识和治疗建议（2021）》，房颤持续时间 <48 小时的患者不需要常规经食管超声心动图检查，预先抗凝可直接复律。为避免房颤时左心房机械顿抑可能形成血栓，复律后仍需要 4 周的抗凝。

（2）该患者予阿司匹林片抗血小板治疗。根据上述指南：不推荐抗血小板治疗用于房颤患者血栓栓塞的预防。故给患者开具阿司匹林作为预防血栓治疗不适宜。建议选用口服抗凝药物。

2. 使用中药方剂天王补心丹加减的合理性分析

（1）患者入院时中医诊断：心悸。患者恣食肥甘，久伤脾胃，运化失司，生痰湿；脾胃为后天之本，气血生化之源，脾胃虚弱，气血生化乏源，气虚推动血运无力致血瘀，日久痰瘀互阻，阻滞心脉不通而致心悸。结合患者舌暗红苔白腻，脉弦细，证属：痰瘀互结。

（2）治疗原则：应补其不足，泻其有余。本虚宜补，权衡心脏气血阴阳之不足，调阴阳补气血，调整脏腑之偏衰，尤重视补益心气之不足；标实当泻，针对气滞、血瘀、痰浊而理气、活血、温通、化痰，尤重活血通络治法。由于本病虚实夹杂，故治疗上当以补正而不碍邪，祛邪而不伤正为原则。

（3）本病患者用药分析：选天王补心丹加减以复脉定律，祛痰化瘀。本方重用生地黄滋阴养血为君药。天冬、麦冬滋阴清热；酸枣仁、柏子仁养心安神；当归、熟地黄、阿胶补血润燥，共为臣药。太子参补气生津，使气旺而阴血自生；茯苓、远志养心安神，又可交通心肾；玄参、葛根滋阴降火，以制虚火上炎；郁金、丹参清心活血，使之补而不滞；红景天、降香活血止血、理气止痛；枳壳、陈皮、石菖蒲理气健脾、燥湿祛痰；牡蛎、龙齿、龙骨、磁石镇心安神；大枣补血安神，兼治其标，共为佐药。桔梗为使药取其载药上行，俾药力上入心经，与丹参相伍，又可行气血，使诸药滋而不腻，补不留瘀。炙甘草调和诸药药性。综合全方，以滋阴养血，补心安神为主，兼可滋阴降火，交通心肾，而治心悸、失眠诸症，补血活血，使之补而不滞，燥湿化痰。符合补其不足，泻其有余的原则，选方合理。

（4）葛根性味甘辛凉，归脾胃肺经，功能解肌退热，生津止渴，透疹，升阳止泻，通经活络，解酒毒。生葛根长于解肌退热，生津止渴，透疹，通经活络，解酒毒，多用于外感表证，项背强痛，口渴，消渴，麻疹不透，中风偏瘫，眩晕头痛，胸痹心痛，酒毒伤中。葛根煨后减轻发散作用，增强止泻功能，多用于湿热泻痢，脾虚泄泻。依据患者的证型及其治疗原则，宜重活血通络治法，且患者无腹泻之症，选用煨葛根欠适宜，使用有通经活络之效的生葛根更为适宜。

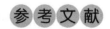

参 考 文 献

[1] 中华医学会心电生理和起搏分会，中国医师协会心律学专业委员会，中国房颤中心联盟心房颤动防治专家工作委员会. 心房颤动：目前的认识和治疗建议（2021）[J]. 中华心律失常学杂志，2022，26（1）：15-88.

案例 27 心悸（心房颤动）

（一）病例资料

患者，女，67岁，身高150cm，体重56kg，体重指数24.88kg/m^2。

主诉：反复心悸气促13年余，再发1个月余。

现病史：13年前无明显诱因下出现心悸气促，伴胸闷，无胸痛及肩背放射性痛，时有头晕及眼前黑矇，诊断为"心律失常"，住院治疗予胺碘酮等药物。出院后继续服用胺碘酮，症状反复，心悸气促发作次数增多。

2016年下半年，患者症状明显加重，出现夜间端坐呼吸，于某院治疗，出院后患者规律服用药物。

2019年2月患者再次出现心悸气促症状加重，伴双下肢轻度浮肿，少许胸闷，偶有头晕及眼黑，再次住院治疗。

2019年3月患者症状仍反复，拟"心房颤动"收入心血管科。

既往史：高血压病史14年余，最高收缩压为160mmHg，未规律服药；糖尿病史6年，平素服用阿卡波糖，自诉血糖控制尚可。

个人史、婚育史、家族史、过敏史：无烟酒等不良嗜好。生于并长期居住于广州；父亲及姐姐弟弟糖尿病病史，否认其他家族遗传病史。否认药物、食物及接触物过敏史，其余无特殊。

体格检查：T 36.5℃，R 20次/min，P 69次/min，BP 120/74mmHg。精神疲倦，胸闷头晕；双下肺呼吸音稍粗，可闻及少许湿啰音。心界向左扩大，心律不齐，心尖区可闻及收缩期吹风样杂音。双下肢稍水肿。

中医四诊：神志清楚，精神疲倦，面色红润，步行入院，舌体正常，伸舌居中，舌暗红，苔白稍腻，脉结，心悸胸闷，夜间阵发性呼吸困难，活动后气促，时有头晕，少许咳嗽咳痰，双下肢稍水肿，纳眠差，大便调，小便量少。

辅助检查：

2019年2月外院：TnT 0.77μg/L，NT-proBNP 12 349ng/L，Cr 165.8μmol/L。

心脏彩超：左心房、左心室、右心房增大；EF 57%，FS 30%，左心室壁节段性搏动稍减弱；二尖瓣重度反流，三尖瓣中度反流；重度肺动脉高压；升主动脉增宽，左心室心肌增厚。

肾脏ECT：双肾滤过及排泄功能减退（左肾18.49ml/min，右肾17.81ml/min）

动态心电图示：窦性心律+心房颤动，单发室性期前收缩46个，房性期前收缩34个（28个单发，3次成对房性期前收缩），ST-T改变共1 376分钟，最大RR间期为1.221秒。

入院心电图：①窦性心律不齐；②ST-T异常。

入院诊断：

中医诊断：心悸（气虚痰瘀阻络证）。

西医诊断：①心房颤动（阵发性）；②心力衰竭（心功能Ⅲ级）；③心脏瓣膜病（二尖瓣重度反流）；④高血压病2级（很高危）；⑤2型糖尿病不伴有并发症；⑥肾功能检查的异常结果。

（二）诊疗过程
初始治疗药物（3月4日）

药名	剂量	用法
培哚普利叔丁胺片	4mg	p.o. q.d.
富马酸比索洛尔片	5mg	p.o. q.d.
阿托伐他汀钙片	20mg	p.o. q.d.
华法林钠片	2.5mg	p.o. q.n.
阿卡波糖片	50mg	p.o. t.i.d.
呋塞米片	20mg	p.o. t.i.d.
螺内酯片	20mg	p.o. q.d.
复方 α- 酮酸片	4片	p.o. t.i.d.
尿毒清颗粒（无糖）	1袋	p.o. t.i.d.

3月5日（D2）

患者神清，精神稍倦，偶有心悸胸闷，无胸痛，无肩背放射痛，无冷汗出，无气短气促，时有头晕及眼前黑矇，无天旋地转，无耳鸣，无腹胀腹痛，无恶心呕吐，少许咳嗽咯痰，无恶寒发热，纳眠较差，大便一般，小便量少。双下肢稍水肿。

T 36.8℃，R 20 次 /min，P 68 次 /min，BP 120/74mmHg。

舌暗红，苔白稍腻，脉弦。双下肺呼吸音稍粗，可闻及少许湿啰音。心界向左扩大，房颤律。

辅助检查：

急诊生化：Cr 156.0μmol/L, Glu 10.49mmol/L, UREA 17.53mmol/L。

cTnT：0.028μg/L；BNP：2 678.5pg/ml。

CK-MB：33U/L；LDH：212U/L，AST：19U/L，CK：54U/L。

凝血：PT 30.6 秒，INR 2.94，AT 26%，APTT 50.1 秒，FIB 4.13g/L。

血常规、肝功能、甲状腺功能未见明显异常。

药物治疗调整：

停用复方 α- 酮酸片，改华法林钠片为利伐沙班片 10mg p.o. q.d.。

加用中药方剂①

中药方剂①				用法用量
太子参 20g	五味子 10g	炙甘草 30g	黄芪 30g	每日 1 剂
麦冬 15g	丹参 15g	龙骨(先煎)30g	牡蛎(先煎)30g	水煎至 400ml，分早晚
酸枣仁 30g	合欢皮 30g	制远志 10g	茯神 15g	2 次温服

3月8日（D5）

患者一般情况同前，心悸较前明显缓解，稍有咳嗽咯痰。

辅助检查:

胸片:①肺淤血,心影增大,两侧少量胸腔积液,主动脉粥样硬化;②双下肺慢性炎症纤维灶。

心脏彩超:左心房明显增大,左心室壁增厚(左心功能测量:EF 56%,FS 29%,CO 4.0L/min)。

药物治疗调整:

调整:将培哚普利叔丁胺片 4mg p.o. q.d. 调整为 2mg p.o. q.d.。

中药方剂②:中药方剂①加炒薏苡仁30g、泽泻10g。

3月10日(D7)

患者一般情况同前,稍咳嗽无咳痰,小便较少,双下肢无明显水肿。

辅助检查:

今晨复查急诊生化:Cr 193μmo/L,Glu 6.24mmol/L,UREA 16.39mmol/L。

3月12日(D9)

患者一般情况基本同前,眠可。

出院诊断:

中医诊断:心悸(气虚痰瘀阻络证)。

西医诊断:①心房颤动(阵发性);②心力衰竭(心功能Ⅲ级);③心脏瓣膜病(二尖瓣重度反流);④高血压病2级(很高危);⑤2型糖尿病不伴有并发症;⑥肾功能检查的异常结果。

出院带药:

药名	用量	用法	天数
富马酸比索洛尔片	5mg	p.o. q.d.	7d
阿托伐他汀钙片	20mg	p.o. q.d.	7d
利伐沙班片	10mg	p.o. q.d.	7d
阿卡波糖片	50mg	p.o. t.i.d.	7d
呋塞米片	20mg	p.o. t.i.d.	7d
螺内酯片	20mg	p.o. q.d.	7d
尿毒清颗粒(无糖型)	1袋(5g)	p.o. t.i.d.	7d
泮托拉唑钠肠溶胶囊	40mg	p.o. q.d.	7d

中药方剂②,共7剂,每日1剂,水煎至400ml,分早晚2次温服。

(三)存在问题

1. 更换抗凝药物时机不适宜。

2. 肾功能不全患者ACEI给药剂量不合理。

3. 中药方剂选用可更优。

(四)分析及药学监护

1. 抗凝药物使用情况分析

(1)根据《心房颤动:目前的认识和治疗建议(2021)》,建议:①对非瓣膜性房颤患者应用 CHA_2DS_2-VASc 积分进行房颤卒中风险评分(证据级别A);② CHA_2DS_2-VASc 评分≥3的女性房颤患者应长期接受抗凝治疗（证据级别 A）；③在抗凝药物选择中，如无新型口服抗凝药物（NOAC）的禁忌，可首选 NOAC，也可选用华法林抗凝（证据级别 A）；④应用华法林抗凝时，应密切监测 INR，并尽可能使 INR 在 2.0～3.0 之间的时间，维持在较高水平（证据级别 A）。

（2）患者 CHA_2DS_2-VASc 评分为 6 分，具有抗凝药物应用指征，选用华法林和 NOAC 都可以。但是华法林与食物药物相互作用较多，并需要定期监测 INR 值，且患者依从性较差，所以换成利伐沙班片是合理的。

（3）根据《2018 EHRA 实践指导：房颤患者应用非维生素 K 拮抗剂口服抗凝药》中的建议，当 INR≤2.0 时，可以立即执行 NOAC；当 2.0＜INR＜2.5，可以开始利伐沙班治疗，最好次日给药；当 INR≥2.5，连续监测 INR 至上述范围再开始给药。患者 INR 为 2.94，不应该立即使用利伐沙班，出血风险较大。可以再次监测 INR，直至小于 2.5 时次日即可开始使用利伐沙班。

2. 肾功能不全患者 ACEI 给药剂量分析　患者具有高血压病史及心力衰竭发作，应用 ACEI 既有降血压又具有抗心力衰竭的作用。但患者肾功能异常，根据培哚普利叔丁胺片说明书，剂量应根据肌酐清除率进行调整，患者肌酐清除率为 23～30ml/min，剂量应调整为隔天给药 2mg。此处培哚普利叔丁胺片剂量过大。建议在严密监测、保证疗效的前提下，调整剂量或更换使用依赖肝肾双通道代谢的同类药物。

3. 中药方剂使用分析

（1）患者年老气虚，久居岭南湿地，痰湿内蕴，痰湿阻滞气机，气不行血，血停为瘀，致阴阳不相顺接，脉络瘀阻。气血虚弱，加之痰浊瘀血阻络，心脉不畅，故见心悸；清窍失养，故见头晕；胸阳不展，故见胸闷；气促为气虚之像；舌暗红，苔白稍腻，脉弦均为气虚痰瘀阻络之像。具有"气虚、血瘀、痰湿、阳虚"的病机，辨证为心悸（气虚痰瘀阻络），治则为"益气活血、化痰通络"。

（2）患者使用的是"黄芪生脉饮加减"，具有益气活血养阴的功效，适用于气阴两虚、心阳不振、气滞血瘀之证型。方中生龙牡、酸枣仁、远志、合欢皮、茯神具有宁心安神之功效，炒薏仁、泽泻健脾利湿。全方共奏益气活血安神利水之功。

（3）但据患者四诊，未见阴虚之像，患者脉结，心悸胸闷，为胸阳不展之阳虚之证，该方以生脉散为主方，益气养阴，补阴虽不致伤阳，但阳虚应以补阳为主才能纠正患者阴阳失衡的情况，因此，建议加用温阳之品，例如桂枝。此外，中医诊断为气虚痰瘀阻络，属虚实夹杂，应泻实补虚，但该患者究其根本，病因在于痰湿，应就其根本病因加以对证用药，但该方药无祛痰湿之品，建议使用瓜蒌薤白汤加减。综上，建议方药中加入温阳化痰之药，再综合考虑调整加减。

参 考 文 献

---

[1] 中华医学会心电生理和起搏分会，中国医师协会心律学专业委员会，中国房颤中心联盟心房颤动防治专家工作委员会. 心房颤动：目前的认识和治疗建议（2021）[J]. 中华心律失常学杂志，2022，26（1）：15-88.

[2] STEFFEL J，VERHAMME P，POTPARA T S，et al. The 2018 European Heart Rhythm Association Practical Guide on the use of non-vitamin K antagonist oral anticoagulants in patients with atrial fibrillation[J]. European Heart Journal，2018，39（16）：1330-1393.

案例 28 心悸(持续性心房纤颤)

(一)病例资料

患者,女,66岁,身高158cm,体重65kg,体重指数26.04kg/m^2。

主诉:阵发性心慌胸闷5年余,再发加重伴气短2小时。

现病史:5年前患者因心慌胸闷,伴气短乏力,头痛头晕,入院后予地高辛及去乙酰毛花苷注射液控制心室率,院外患者诉规律服用通心络胶囊(3粒,b.i.d.),稳心颗粒(1袋,q.d.),酒石酸美托洛尔片(1片,q.d.),服药期间患者上症偶有发作,后自行转复为窦性心律,未再进一步治疗;1周前患者受凉感冒后出现心慌胸闷,伴气短、乏力,无恶心呕吐、胸痛等症状,至当地卫生院就诊,予头孢克洛颗粒、感冒止嗽颗粒后,未见明显好转;2小时前患者劳累后心慌发作,伴胸闷,气短乏力,持续时间延长,休息后未见缓解,今为求进一步系统治疗急来本院,急诊以"心律失常阵发性心房纤颤"为诊断收入心血管科。

既往史:否认高血压;否认糖尿病;否认脑梗死;否认脑出血;否认肺结核;否认肝炎;否认其他疾病;否认手术史;否认输血史;预防接种随当地进行。

个人史、婚育史、家族史、过敏史:无烟酒等不良嗜好。已婚已育,子女及配偶体健。否认家族遗传病和传染病病史。否认食物过敏史,青霉素皮试(+)。

体格检查:T 36.5℃,R 18次/min,P 150次/min,BP 125/76mmHg。患者听诊右肺中叶呼吸音粗,可闻及湿啰音。心率155次/min,心律绝对不齐,第一心音强弱不等,各瓣膜听诊区未闻及病理性杂音,无心包摩擦音。双下肢无水肿。

中医四诊:患者表情疲惫,面色少华,精神差,心慌胸闷,气短,乏力,口干口苦,腹胀,咳嗽咳痰,纳差,眠欠佳,小便正常,便秘,3天一次。舌质暗红,苔白腻,脉搏短绌。

辅助检查:

10月15日 心电图:①心房颤动伴不受控心室反应;②前间壁非特异性T波异常。

10月15日 急诊科内三项: D-Dimer 3.81mg/L,NT-proBNP 2 421pg/ml,CK-MB <2.50ng/ml,cTnI <0.50ng/ml,MYO <30.0ng/ml。

10月15日 肾功能:UA 467.7μmol/L。

10月15日 急诊电解质:Mg 1.05mmol/L。

10月15日 急诊血常规:WBC 7.3×10^9/L,CRP 51.0mg/L。

入院诊断:

中医诊断:心悸(肝郁气滞证,心神不宁证)。

西医诊断:①心律失常(持续性心房纤颤);②甲状腺功能亢进?

（二）诊疗过程

初始治疗药物（10 月 15 日）

药品名称	剂量	用法
注射用红花黄色素	100mg	i.v.gtt. q.d.
0.9% 氯化钠注射液	250ml	
注射用烟酰胺	0.4g	i.v.gtt. q.d.
10% 葡萄糖注射液	250ml	
低分子肝素钙注射液	0.4ml	i.h. b.i.d.
盐酸氨溴索注射液	30mg	i.v. q.d.
0.9% 氯化钠注射液	10ml	
去乙酰毛花苷注射液	0.2mg	i.v. q.d.
肺力咳胶囊	3 粒	p.o. t.i.d.
复方甲氧那明胶囊	2 粒	p.o. t.i.d.
琥珀酸美托洛尔缓释片	47.5mg	p.o. q.d.
螺内酯片	20mg	p.o. b.i.d.
呋塞米注射液	20mg	i.v. q.d.

10 月 16 日（D2）

患者心慌、胸闷减轻，气短、乏力较前好转，咳嗽咳痰减轻。体格检查：T 36.8℃，R 18 次 /min，P 83 次 /min，BP 119/68mmHg。听诊右肺中叶呼吸音粗，可闻及湿啰音。心率 98 次 /min，心律绝对不齐，第一心音强弱不等。

辅助检查：

血常规：WBC 7.0×10^9/L，CRP 54.0mg/L。

血脂：TC 3.04mmol/L，TG 1.07mmol/L，HDL-L 0.86mmol/L，LDL-L 2.10mmol/L。

生化：TBIL 25.8μmol/L，DBIL 8.3μmol/L，TP 59.2g/L，ALB 38.0g/L，GGT 51.3U/L，HBDH 194.0U/L，LDH 276.5U/L，Cr 80.67μmol/L。

尿常规：隐血（+++），红细胞 185.2 个 /μl。

甲状腺功能：FT_3 3.76pmol/L，FT_4 13.28pmol/L，TSH 1.18mU/L，TPOAb 0.5U/L，TgAb 0.1U/L。

药物治疗调整：

加用中药方剂①：

中药方剂①				用法用量
北柴胡 18g	黄芩 12g	清半夏 10g	茯苓 15g	温服
龙骨（先煎）30g	牡蛎（先煎）30g	桔梗 15g	玄参 15g	每日 1 剂
蜜苦杏仁 12g	蜜桑白皮 20g	鱼腥草 20g	姜厚朴 15g	400ml 分早晚 2 次服用
桂枝 10g	山楂 20g	甘草 6g		

<u>10月17日(D3)</u>

患者心慌、胸闷较前减轻,气短、乏力好转,咳嗽、咳痰减轻。体格检查:T 36.7℃,R 17次/min,P 105次/min,BP 121/72mmHg。听诊右肺中叶呼吸音粗,可闻及湿啰音。心率 115次/min,心律绝对不齐,第一心音强弱不等。

辅助检查:

胸部 CT 示:①右肺上叶及下叶小片状密度增高影,考虑为感染;②右肺中叶大叶性肺炎;③双肺多发纤维索条,考虑炎症;④主动脉壁钙化;⑤双侧胸膜增厚。

动态高血压示:①全天,平均血压 111/75mmHg;②白天,平均血压 109/93mmHg;③夜间,平均血压 115/79mmHg。

动态心电图示:①异位心律(心室率 48~192次/min);②持续性房颤;③间断性侧壁、持续性下壁、前壁 T 波改变;④心率变异指数(全程为异位心律);⑤窦性心律震荡(全程为异位心律)。

痰培养:普通培养 2 天正常菌群生长,未检出嗜血杆菌。

药物治疗调整:

加用:盐酸莫西沙星氯化钠注射液 0.4g i.v.gtt. q.d.。

注射用头孢哌酮钠舒巴坦钠 3g+0.9% 氯化钠注射液 100ml i.v.gtt. q.12h.。

<u>10月20日(D6)</u>

患者心慌、胸闷较前减轻,气短较前好转,咳嗽、咳痰较前好转,体格检查:T 36.7℃,P 115次/min,R 17次/min,BP 118/71mmHg。听诊右肺中叶呼吸音粗,可闻及湿啰音。心率 120次/min,心律绝对不齐,第一心音强弱不等。

药物治疗调整:

加用:阿托伐他汀钙片 20mg p.o. q.d.。

参松养心胶囊 3 粒 p.o. t.i.d.。

<u>10月22日(D8)</u>

患者胸闷较前减轻,心慌;气短较前好转,咳嗽、咳痰较前好转。体格检查:T 36.7℃,P 103次/min,R 17次/min,BP 116/73mmHg。听诊未闻及湿啰音。心率 110次/min,心律绝对不齐,第一心音强弱不等。

辅助检查:

心脏彩超示:①双房正常高限值;②二、三尖瓣少-中等量反流;③心律不齐(房颤)。

经食管超声心动图:双心房及左心耳未见明显血栓回声。

药物治疗调整:

停用:琥珀酸美托洛尔缓释片、低分子肝素钙注射液、螺内酯片。

加用:盐酸胺碘酮注射液 300mg+5% 葡萄糖注射液 44ml 微量泵入 q.d.。

达比加群酯胶囊 110mg p.o. b.i.d.。

<u>10月25日(D11)</u>

患者精神一般,心慌、胸闷减轻,气短明显好转,咳嗽、咳痰明显好转,无腹胀。体格检查:T 36.7℃,R 17次/min,P 78次/min,BP 126/75mmHg。听诊未闻及湿啰音。心率 78次/min,心律齐。

辅助检查:

血栓止血:PT 13.4秒,INR 1.24,TT 195.7秒。

生化：DBIL 6.4μmol/L，ALB 39.9g/L。

血常规：WBC 6.3×10^9/L，RBC 5.19×10^{12}/L，HCT 45.8%，CRP 13.9mg/L。

尿常规：隐血（+++），红细胞81.3 个 /μl。

心电图：窦性心律。

药物治疗调整：

停用：复方甲氧那明胶囊、盐酸氨溴索注射液、肺力咳胶囊、盐酸莫西沙星氯化钠注射液、注射用头孢哌酮钠舒巴坦钠。

调整为中药方剂②：中药方剂①去玄参、鱼腥草、桂枝；加炒僵蚕 10g，浙贝母 15g，甘松 15g，干姜 10g；北柴胡 18g 改为北柴胡 15g。

10 月 29 日（D15）

患者心慌、胸闷明显减轻，气短明显好转，无咳嗽、咳痰，无腹胀。体格检查：T 36.6℃，R 18 次 /min，P 75 次 /min，BP 124/76mmHg，未闻及湿啰音，心率 75 次 /min。

药物治疗调整：

停用：注射用红花黄色素、注射用烟酰胺、盐酸胺碘酮注射液。

加用：盐酸胺碘酮片　0.2g p.o. t.i.d.。

出院诊断：

中医诊断：心悸（肝郁气滞证，心神不宁证）。

西医诊断：①心律失常（持续性心房纤颤）；②肺部感染。

出院带药：

药品名称	剂量	用法	天数（疗程）
参松养心胶囊	3 粒	p.o. t.i.d.	7d（长期）
阿托伐他汀钙片	20mg	p.o. q.d.	7d（长期）
盐酸胺碘酮片	0.2g	p.o. t.i.d.	7d
	0.2g	p.o. b.i.d.	7d
	0.2g	p.o. q.d.	7d（长期）
达比加群酯胶囊	110mg	p.o. b.i.d.	7d（长期）

（三）存在问题

1. 中药方剂②中甘松用量过大。

2. 注射用红花黄色素用药与患者证型不符。

3. 抗感染方案不合理。

4. 口服抗凝药物疗程不适宜。

（四）分析及药学监护

1. 中药方剂②中甘松用量分析　甘松为理气药，味辛行气，芳香醒脾，性温散寒，能行气消胀，醒脾开胃，散寒止痛，《中国药典》收载其用量为 3～6g。现代药理研究发现，甘松具有抗心律失常和心肌保护作用。中药方剂②中甘松用量为 15g，是《中国药典》推荐用量 2 倍以上。患者从第 6 天开始按说明书中最大剂量服用以甘松为主要成分的参松养心胶囊，不建议汤剂中再加用大量的甘松。

2. 注射用红花黄色素用药分析　注射用红花黄色素活血、化瘀、通脉，用于冠心病稳定型劳力性心绞痛。中医辨证为心血瘀阻证，症见胸痛、胸闷、心悸。患者以心律失常入院，属于中医心悸范畴，辨证为肝郁气滞证、心神不宁证，用药与患者证型不符。

3. 抗感染方案分析

（1）根据《中国成人社区获得性肺炎诊断和治疗指南（2016年版）》，CAP致病原的组成和耐药特性在不同国家、地区之间存在差异，目前国内多项成人CAP流行病学调查结果显示：肺炎支原体和肺炎链球菌是我国成人CAP的重要致病原，其他常见病原体包括流感嗜血杆菌、肺炎衣原体、肺炎克雷伯菌及金黄色葡萄球菌。对于需要住院的CAP患者，该指南推荐单用β-内酰胺类或联合多西环素、米诺环素、大环内酯类或单用呼吸喹诺酮类。

（2）莫西沙星是第四代喹诺酮类超广谱抗生素，除了对G^-杆菌有强大作用外，对肺炎链球菌和溶血性链球菌、军团菌、支原体、衣原体、分枝杆菌等都有较好的抗菌活性。其蛋白结合率低，能深入各组织和体液中，细胞内浓度高，生物利用度高。

（3）注射用头孢哌酮钠舒巴坦钠是复合制剂，头孢哌酮是第三代头孢菌素，舒巴坦为广谱酶抑制剂，对金黄色葡萄球菌及多数G^-杆菌产生的β-内酰胺酶具有强大的不可逆的抑制作用，二者联合后的抗菌作用是单用头孢哌酮的4倍。流感杆菌、大肠埃希菌、阴沟肠杆菌、不动杆菌、肺炎杆菌等均对本品有较好的敏感性。本品主要用于由敏感菌引起的呼吸系统、泌尿生殖系统感染，腹膜炎，胆囊炎，胆道感染，腹腔内感染，败血症等的治疗。

（4）莫西沙星和注射用头孢哌酮钠舒巴坦钠联合使用，扩大了抗菌谱范围，但考虑到指南中CAP的致病原，二者联合使用，并未产生协同增效的结果，所以此处抗菌药物联合使用不合理。而喹诺酮类药物有致Q-T间期延长的不良反应，考虑到该患者有心律失常的基础疾病，不建议喹诺酮类药物作为首选药物，如需要使用，应加强心电监测。

4. 口服抗凝药物使用分析

（1）对于非瓣膜病患者，需使用CHA_2DS_2-VASc评分法对患者进行危险分层来选择抗凝药物，积分≥1分的男性或≥2分的女性房颤患者服用抗凝药物有较明显的临床净获益。在抗凝药物选择中，如无新型口服抗凝药物（NOAC）的禁忌，可首选NOAC，也可选用华法林抗凝。该患者女性，年龄66岁，CHA_2DS_2-VASc评分2分，符合抗凝标准。

（2）在抗凝治疗开始前应对房颤患者抗凝出血的风险进行评估，HAS-BLED评分有助于评价房颤患者抗凝出血风险，评分≤2分为出血低风险者，评分≥3分时提示出血风险增高。患者持续性房颤，66岁，HAS-BLED出血风险评分1分，低出血风险。

（3）达比加群酯胶囊为前体药物，口服后转化为活性代谢产物即达比加群，达比加群是强效、竞争性、可逆性直接凝血酶抑制剂，可与游离型及血栓结合型凝血酶（Ⅱa因子）结合，阻断Ⅱa因子活性，阻断凝血级联反应的最后步骤。此外，还能抑制凝血酶诱导的血小板聚集。有研究显示，口服低剂量达比加群酯（110mg，2次/d）预防房颤患者血栓栓塞事件的有效性与华法林相似，并可降低大出血及颅内出血的发生率，达比加群酯与其他药物和食物之间的相互作用少，便于患者长期使用。

（4）患者药物复律前给予低分子肝素钙注射液抗凝，行经食管超声排除心房内血栓后，给予药物复律。转复后指南推荐抗凝治疗≥4周，患者4周之后是否服用抗凝药物需要根据CHA_2DS_2-VASc评分决定。出院时服药清单显示达比加群酯胶囊需要长期服用，疗程不适宜，不符合指南推荐。

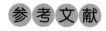 参 考 文 献

[1] CONNOLLY S J, EZEKOWITZ M D, YUSUF S, et al. Dabigatran versus warfarin in patients with atrial fibrillation [J]. N EnglJMed, 2009, 361 (12): 1139-1151.

[2] TAO L L, HU B J, HE L X, et al. Etiology and antimicrobial resistance of community-acquired pneumonia in adult patients in China[J]. Chin Med J (Engl), 2012, 125 (17): 2967-2972

[3] LIU Y F, GAO Y, CHEN M F, et al. Etiological analysis and predictive diagnostic model building of community-acquired pneumonia in adult outpatients in Beijing, China[J]. BMC Infect Dis, 2013, 13: 309.

[4] CAO B, REN L. L, ZHAO F, et al. Viral and Myeoplasma pneumoniae community-acquired pneumonia and novel cl outcome evaluation in ambulatory adult patients in China[J]. Eur J Clin Microbiol Infect Dis, 2010, 29 (11): 1443-1448.

[5] BAO Z Y, YUAN X D, WANG L, et al. The incidence and etiology of community-acquired pneumonia in fever outpatients[J]. Exp Biol Med (Maywood), 2012, 237 (11): 1256-1261.

案例29 心悸（心律失常合并肾功能不全）

（一）病例资料

患者，女，72岁，身高150cm，体重72kg，体重指数32kg/m²。

主诉： 心慌3小时余。

现病史： 患者3小时前因情绪激动出现心慌，伴汗出，就诊于医院急诊。心电图示心房颤动，心室率164次/min，给予美托洛尔片12.5mg口服。后收入心血管内科病房。入院症见：心慌，伴汗出；无胸闷、胸痛、肩背放射痛；无头晕、头痛，无眼前一过性黑蒙；无恶心、呕吐，无反酸、胃灼热，无腹痛、腹胀；无发热恶寒。

既往史： 冠心病病史1个月余，行冠状动脉造影检查，植入4枚支架，术后出现消化道出血。目前服用冠心病二级预防用药：阿司匹林肠溶片（100mg p.o. q.d.）、硫酸氢氯吡格雷片（75mg p.o. q.d.）、瑞舒伐他汀钙片（10mg p.o. q.d.）、培哚普利叔丁胺片（2mg p.o. q.d.）、琥珀酸美托洛尔缓释片（47.5mg p.o. q.d.）。11年前发现左肾细胞瘤，行左肾切除。腔隙性脑梗死13年，间断服用阿司匹林肠溶片抗血小板聚集。21年前行甲状腺次全切除术，术后出现甲状腺功能减退，目前服用左甲状腺素钠片（50μg p.o. 晨起；25μg p.o. 午饭后）。2型糖尿病史23年，目前注射胰岛素控制血糖。糖尿病肾病Ⅳ期，肾性贫血，缺铁性贫血，未规律药物治疗。高血压病史43年，血压最高190/110mmHg，规律口服硝苯地平控释片（30mg p.o. q.d.），血压控制良好，基本于150/90mmHg以下。

个人史、婚育史、家族史、过敏史： 无烟、酒、药物依赖等不良嗜好。已婚已育，子女及配偶体健。否认家族遗传病和传染病病史。青霉素过敏。酒精、胶布过敏。

体格检查： T 36.5℃，R 20次/min，P 128次/min，BP 136/78mmHg。胸廓对称，呼吸对称，双肺呼吸音正常。心界叩诊向左扩大，HR：137次/min，心律绝对不齐，第一心音强弱不等，心脏各瓣膜听诊区未闻及病理性杂音。双下肢轻度水肿，双足皮温正常，足背动脉搏动略弱。无明显活动障碍。

中医四诊： 患者发育正常，体形中等；神志清楚，精神可；语言清晰，语声低微，呼吸平稳；面淡白，舌淡暗，苔白腻，脉促滑。纳少，眠可，二便调，偶便软。

辅助检查：

5月28日 急诊心电：心房颤动，心室率164次/min，ST-T改变。

5月28日 入院心电：心房颤动，心室率137次/min，ST-T改变。

5月28日 NT-proBNP：3 860ng/L。

5月28日 全血细胞分析：RBC 2.61×10^{12}/L, Hb 79g/L, HCT 24.7%。

5月28日 生化全项：Cr 232.3μmol/L（41%～81%）。

5月28日 尿常规：蛋白质（尿干化）++。

入院诊断：

中医诊断： 心悸（气虚血瘀证，痰湿内阻证）。

西医诊断： ①心律失常（心房颤动）；②冠状动脉粥样硬化性心脏病（不稳定型心绞痛，

冠状动脉支架植入术后状态);③心功能Ⅱ级;④高血压病3级(极高危组);⑤2型糖尿病(糖尿病肾病Ⅳ期);⑥腔隙性脑梗死;⑦肾性贫血(缺铁性贫血);⑧甲状腺次全切除术后(术后甲状腺功能减退);⑨脂肪肝;⑩消化道出血;⑪肾恶性肿瘤(左肾摘除);⑫骨质疏松。

(二)诊疗过程

5月28日(D1)

患者3小时前因心慌入院,急诊及入院心电图均示房颤,心室率偏快。此次房颤为初发,目前血流动力学稳定,且诱因明确(情绪激动所致),现阶段治疗暂以观察为主,不予药物复律或电复律,不予抗凝。住院医嘱药物以冠心病二级预防、控制血糖、纠正甲状腺功能减退、控制基础病为主。

初始治疗药物

药品名称	剂量	用法
阿司匹林肠溶片	100mg	p.o. q.d.
硫酸氢氯吡格雷片	75mg	p.o. q.d.
瑞舒伐他汀钙片	10mg	p.o. q.d.
培哚普利叔丁胺片	2mg	p.o. q.d.
硝苯地平控释片	30mg	p.o. q.d.
琥珀酸美托洛尔缓释片	47.5mg	p.o. q.d.
呋塞米片	20mg	p.o. q.d.
氯化钾缓释片	1.0g	p.o. b.i.d.
门冬胰岛素注射液	14U(早7点) 8U(午11点) 14U(下午5点)	i.h. t.i.d.
甘精胰岛素注射液	20U(晚8点)	i.h. q.n.
左甲状腺素钠片	50μg(早饭前8点) 25μg(午饭后12点)	p.o. b.i.d.
碳酸钙片	0.75g	p.o. t.i.d.

中药方剂①:

中药方剂①				用法用量
黄芪30g	党参12g	焦白术15g	焦神曲12g	温服 每日1剂 分早晚2次服用
当归12g	砂仁(后下)6g	柏子仁10g	茯神12g	
火麻仁10g	桑叶30g	枇杷叶30g	炮姜9g	
荆芥炭6g				

药物治疗调整:

加用:重组人促红细胞生成素注射液4 000IU皮下注射每周二、四、六。

5月29日(D2)

入院第二天,患者心慌明显缓解,心电图提示已自行转复窦性心律,阵发性房颤诊断明确。查体：P 75 次 /min，BP 138/80mmHg，胸廓对称，呼吸对称，双肺呼吸音正常。

辅助检查：

甲状腺功能 5 项：TT_4 10.91μg/dl，FT_4 1.34ng/dl，TT_3 120.95ng/ml，FT_3 3.24pg/ml，TSH 1.07μU/ml。

药物治疗调整：

调整：左甲状腺素钠片午饭后 25μg 调整为仅晨服左甲状腺素钠片 50μg。

加用：泮托拉唑钠肠溶胶囊 40mg q.d. 餐前。

5 月 30 日（D3）

今日查房，患者病情稳定。查体：P 78 次 /min，BP 136/76mmHg，余查体同前。

中医查体：患者面淡㿠白，懒言，纳差。舌淡暗，苔白伴腻，脉虚软。

辅助检查：

肝肾功能：Cr 242.6μmol/L，β_2-MG 7.86mg/L，BUN 10.15mmol/L，TC 5.64mmol/L，TG 3.95mmol/L，LDL-C 3.36mmol/L，HDL-C 1.63mmol/L，LP（a）：991mg/L。

血钾：4.57mmol/L。

药物治疗调整：

停用瑞舒伐他汀钙片，调整为阿托伐他汀钙片 20mg q.d.。

停用培哚普利叔丁胺片，调整为福辛普利钠片 10mg q.d.。

停用：呋塞米片、氯化钾缓释片。

加用：非诺贝特胶囊 200mg q.d.；复方 α- 酮酸片 4 片 t.i.d.；百令胶囊 6 粒 t.i.d.。

5 月 31 日（D4）

患者心慌已无，乏力汗出减轻，无胸闷、胸痛及肩背放射痛，无头晕、头痛，无眼前一过性黑矇，无恶心、呕吐，无反酸、胃灼热，无发热恶寒。诉口干欲饮、纳少，现便干，出血（痔疮出血）。查体：P 78 次 /min，BP 134/74mmHg，双肺呼吸音正常，心律齐，心脏听诊未闻及病理性杂音。双下肢未见水肿，四肢温度觉、震动觉、痛觉、压力觉、踝反射正常，双足皮温正常。

辅助检查：

心脏超声：①室壁节段性运动异常；②主动脉瓣钙化伴少量反流；③二尖瓣钙化伴少量反流；④左心增大；⑤室间隔增厚；⑥左心室舒张功能减低。

血钙：Ca 2.64mmol/L。血清铁无异常。

药物治疗调整：

停用：非诺贝特胶囊、碳酸钙片。

调整：百令胶囊剂量为每次 4 粒 t.i.d.。

中药方剂②：中药方剂①加侧柏叶 15g，豆蔻 9g（后下）。

6 月 3 日（D7）

患者无心慌、无乏力；无胸闷、胸痛、肩背放射痛；无头晕、头痛；查体：P 78 次 /min，BP 136/76mmHg。便干、口渴感好转，未再便血。予以当日出院，嘱出院后规律服药，定期复查血常规、肝肾功能、血脂、甲状腺功能。

出院诊断：

中医诊断：心悸（气虚血瘀证，痰湿内阻证）。

西医诊断：①心律失常（阵发性房颤）；②冠状动脉粥样硬化性心脏病（不稳定型心绞痛，

冠状动脉支架植入术后状态）；③心功能Ⅱ级；④高血压病3级（极高危）；⑤2型糖尿病（糖尿病肾病Ⅳ期）；⑥腔隙性脑梗死；⑦肾性贫血（缺铁性贫血）；⑧甲状腺次全切除术后（术后甲状腺功能减退）；⑨脂肪肝（胆囊多发结石）；⑩消化道出血（继发冠状动脉造影支架植入后）；⑪肾恶性肿瘤（左肾摘除）；⑫骨质疏松。

出院带药：

药品名称	剂量	用法
阿司匹林肠溶片	100mg	p.o. q.d.
硫酸氢氯吡格雷片	75mg	p.o. q.d.
泮托拉唑钠肠溶胶囊	40mg	p.o. q.d.
阿托伐他汀钙片	20mg	p.o. q.d.
福辛普利钠片	10mg	p.o. q.d.
硝苯地平控释片	30mg	p.o. q.d.
琥珀酸美托洛尔缓释片	47.5mg	p.o. q.d.
门冬胰岛素注射液	14U（早7点） 8U（午11点） 14U（下午5点）	i.h. t.i.d.
甘精胰岛素注射液	20U（晚8点）	i.h. q.n.
左甲状腺素钠片	50μg（早8点）	p.o. q.d.
复方α-酮酸片	4片	p.o. t.i.d.
百令胶囊	4粒	p.o. t.i.d.

住院期间血压与脉搏，七次血糖分别见表29-1和表29-2。

表29-1　住院期间血压与脉搏

日期	5月28日	5月29日	5月30日	5月31日	6月1日	6月2日	6月3日
血压/mmHg	136/78	138/80	136/76	134/74	136/72	138/74	136/76
脉搏/(次·min^{-1})	128	75	78	78	76	76	78
心率/(次·min^{-1})	137	窦性心律	82	72	73	—	—

表29-2　七次血糖

单位：mmol/L

测量时间	早餐前	早餐后	午餐前	午餐后	晚餐前	晚餐后	睡前
5月28日	4.9	8.3	5.4	9.9	6.9	9.2	5.8
6月1日	5.3	8.1	5.6	9.3	6.6	9.9	5.9

（三）存在问题

1. 培哚普利叔丁胺片初始给药方案不合理。

2. 左甲状腺素钠片给药频次不适宜。

3. 降血脂方案不合理。

4．百令胶囊给药剂量不适宜。

5．中药方剂①炮制品选用不适宜。

（四）分析及药学监护

1. 肾功能不全患者的降血压目标及使用 ACEI 类药物的分析

（1）结合患者具体情况，教育血压管理时需强调不能控压过度，避免过于"理想"的血压造成该患者肾灌注不足加剧肾损伤风险。《老年高血压的诊断与治疗中国专家共识（2017 版）》指出，伴肾功能不全的高龄患者，血压控制目标可放宽为 140/90mmHg 以下。

（2）培哚普利为 ACEI 类抗高血压药，肾功能不全患者的给药剂量需要根据肌酐清除率进行调整，肌酐清除率 30～60ml/min 推荐每天 2mg，肌酐清除率 15～30ml/min 推荐隔天 2mg。患者入院时肌酐值为 232.3 μmol/L，计算后肌酐清除率为 22.02ml/min，给药剂量应为隔天 2mg，初始方案中为每天 2mg，给药剂量不合理。

（3）根据《高血压合理用药指南（第 2 版）》，ACEI 类抗高血压药相对禁忌证为血肌酐水平 >265μmol/L。患者住院期间肌酐值偏高，但考虑血压相对平稳，ACEI 类抗高血压药还有抑制心室重塑，能降低心力衰竭患者病死率作用。福辛普利通过肝肾两种途径消除，清除比例大致相同，与其他的 ACEI 不同，肾或肝功能不全的患者可通过替代途径代偿性排泄。因此，建议将培哚普利叔丁胺改为福辛普利，用药期间应密切监测肾功能情况，出院后1 个月左右复查肾功能情况，及时调整用药，确保患者用药安全。

2. 患者左甲状腺素钠片日剂量的药学监护 左甲状腺素钠片应每日服药一次。患者甲状腺功能检查结果正常，询问患者每日两次（早饭前 50μg 午饭后 25μg）服药原因。患者诉如将 75μg 一次性于早饭前服用会有心悸感，分开服用无不适。药师考虑左甲状腺素钠片药物特点，其吸收不完全，任何影响胃液 pH 的因素，或在胃肠道具吸附、配合作用的药物均会干扰其吸收，影响药物生物利用度。患者午饭后服用左甲状腺素钠片 25μg 存在吸收不完全，晨服 75μg 产生心悸考虑可能为药物不良反应所致，与药物剂量过大有关。患者目前甲状腺功能正常，且促甲状腺素正常偏低，T_3、T_4 均处正常偏高水平，遂减左甲状腺素钠片一日剂量为 50μg，于晨起早饭前 1 小时白开水送服，且嘱与其他药物同服间隔至少 2 小时。药师建议：如早起 6 点可服用左甲状腺素钠片，8 点可服用泮托拉唑钠肠溶胶囊。9 点服用早餐即可。患者后未再诉心悸不适。

3. 降血脂方案分析

（1）根据《中国血脂管理指南（2023 年）》，动脉粥样硬化性心血管疾病（ASCVD）超高危人群的降血脂目标 LDL-C 值为 1.4mmol/L 以下且较基线值下降 50%；ASCVD 患者接受中等剂量他汀类药物治疗后如 TG>2.3mmol/L，可给予非诺贝特、苯扎贝特进一步降低 ASCVD风险；对于超高危患者，当基线 LDL-C 较高（或服用他汀类药物患者，LDL-C≥2.6mmol/L），预计他汀类药物联合胆固醇吸收抑制剂不能使 LDL-C 达标时，可考虑直接采用他汀类药物联合前蛋白转化酶枯草溶菌素 9（PCSK9）抑制剂，以保证患者 LDL-C 早期快速达标。

（2）患者近期急性冠脉综合征（ACS）病史，为 ASCVD 超高危人群，接受中等剂量他汀类药物治疗（瑞舒伐他汀钙片 10mg p.o. q.d.），入院 D3 血脂 LDL-C 3.36mmol/L，肌酐清除率仅 21ml/min，LDL-C 基线较高且存在瑞舒伐他汀、非诺贝特胶囊用药禁忌，应换用脂溶性的阿托伐他汀钙片联合 PCSK9 抑制剂，并嘱患者在用药 4～6 周内复查血脂、肝功能相关酶和肌酸激酶。

（3）该例患者总胆固醇、甘油三酯均升高，应嘱其控制清淡饮食。此外，用药宣教内容还应包括减重（患者体重指数 32kg/m²，属于肥胖）、畅情志（患者心思细腻，认真，性格偏安静）和控糖控压。

4. 百令胶囊给药剂量需调整 百令胶囊主要成分经冬虫夏草发酵菌株提取而得，具补益肺肾，益精气之作用。但该药用于慢性肾功能不全时应一次 4 粒，t.i.d.。另一冬虫夏草制剂金水宝胶囊，其说明书示：用于慢性肾功能不全者一次 6 粒，t.i.d.。两种药物同为冬虫夏草发酵菌株提取物，同一适应证，但因工艺不同，用量不同。

5. 中药方剂①使用分析

（1）患者中医诊断为气虚血瘀证，痰湿内阻证。中药方剂①为补中益气汤加减，旨在益气健脾以治本。补中益气方用于食少体倦，少气懒言，面色㿠白，舌淡苔白，脉虚软无力。该患者"语声低微，面淡白，舌淡暗，苔白腻，脉促滑，二便调，便软"基本符合方证。但患者"舌淡暗""苔白腻"，兼有血瘀、湿浊痰饮等证，方中未见遣此类药品。

（2）黄芪与炙黄芪两种炮制品均性味甘温，归肺、脾经，皆具补气固表，利尿，托毒排脓，敛疮生肌之功。黄芪擅长固表止汗，利水消肿，托疮排脓，多用于卫气不固，自汗时出，体虚感冒，水肿，疮疡不溃或久溃不敛；炙黄芪以益气补中见长，多用于气虚乏力，食少便溏，中气下陷等。补中益气方中君药为炙黄芪，取其功善益气补中之意。而中药方剂①君药炙黄芪改用为黄芪，有悖于原方证髓，属于炮制品选用不当。

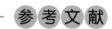

参考文献

[1] 胡大一，刘梅林，郭艺芳. 老年高血压的诊断与治疗中国专家共识（2017 版）[J]. 中华内科杂志，2017，56（11）：885-893.

[2] 国家卫生计生委合理用药专家委员会，中国医师协会高血压专业委员会. 高血压合理用药指南（第 2 版）[J]. 中国医学前沿杂志（电子版），2017，9（7）：28-126.

[3] 国家卫生计生委合理用药专家委员会，中国药师协会. 心力衰竭合理用药指南（第 2 版）[J]. 中国医学前沿杂志（电子版），2019，11（7）：1-78.

[4] 郝杰，阎爱荣. 不同时间服用左甲状腺素钠与钙剂致甲状腺激素变化的相关性分析 [J]. 中国医院用药评价与分析，2015，15（11）：1444-1446.

[5] 中国血脂管理指南修订联合专家委员会. 中国血脂管理指南（2023 年）[J]. 中国循环杂志，2023，38（3）：237-271.

[6] 应用 β 肾上腺素能受体阻滞剂规范治疗冠心病中国专家共识组. 应用 β 肾上腺素能受体阻滞剂规范治疗冠心病的中国专家共识 [J]. 中国循环杂志，2020，35（2）：108-123.

案例 30　胸痹心悸（冠心病合并室上性心动过速）

（一）病史资料

患者，男，67 岁，身高 171cm，体重 62kg，体重指数 21.20kg/m²。

主诉： 反复心悸 12 年，再发伴胸闷 2 天。

现病史： 12 年前无明显诱因出现心悸，无头晕头痛，无胸闷痛，无晕厥等，之后每年发作 1 次，患者未予重视。2013 年 2 月及 5 月，患者出现心悸加重，入医院心血管科，伴胸闷，呈压迫感，持续数分钟至 2 小时，气从腹部上冲。诊断为：冠状动脉狭窄，给予控制心率、减少心肌耗氧、扩张冠状动脉等治疗后症状好转出院。间断在门诊就诊，诉每年发作 2～3 次，每次持续 2 小时左右，自行服用宁心宝胶囊、复方丹参滴丸等药物症状可缓解。今年 7 月 6 日下午 5:00，再次出现心悸，伴少许胸闷，少许头晕，无胸痛，遂至医院急诊就诊后拟心律失常收入心血管科。

既往史：

胃出血史：20 来岁时第一次出现消化道出血，先后共出血 4 次，最后一次约 20 年前。

胃溃疡史：胃镜 2 次示胃溃疡，曾因胃出血输血，否认输血不良反应。

2013 年，诊断为冠状动脉狭窄、慢性胃炎、椎动脉型颈椎病、肝囊肿、骨质增生（胸椎）、后天性肾囊肿（双肾）、前列腺增生。

自述血糖升高，具体不详。

否认高血压、风湿性疾病、肾病等重大内科疾病病史，否认乙肝、结核、伤寒等传染病病史、否认重大外伤及其他手术史。

个人史、婚育史、家族史、过敏史： 无烟酒等不良嗜好。已婚已育，子女及配偶体健。出生于原籍，长期居住广州，否认疫区、疫源接触史及粉尘作业史；父母存在冠心病。否认药物、食物及接触物过敏史。

体格检查： T 36.5℃，R 20 次 /min，P 71 次 /min，BP 92/58mmHg。

神志清楚，精神疲倦，营养中等，胸廓对称无畸形，双肺呼吸音清，未闻及明显干湿啰音；心前区无隆起，无抬举样搏动，心界正常，心率 71 次 /min，心律齐，各瓣膜听诊未闻及病理性杂音。

中医四诊： 神清，精神可，面色红润，营养良好，形体适中，舌暗淡，苔白腻，未闻及特殊气味，脉滑，偶有心悸胸闷，无胸痛。二便调。

辅助检查：

心电图：阵发性室上性心动过速。

酮体：0.42mmol/L。

肝功能：TP 61.4g/L，ALB 34.9g/L。

TnT：0.044μg/L。

尿常规：尿白细胞酯酶 +，尿隐血 +，尿酮体 ±，尿胆红素 +，尿白细胞计数 12.0 个 /μl，尿红细胞计数 22.0 个 /μl。

入院诊断:

中医诊断: 心悸(气虚痰瘀阻络证)。

西医诊断: ①心律失常(阵发性室上性心动过速);②冠状动脉狭窄;③慢性胃炎;④椎动脉型颈椎病;⑤肝囊肿;⑥骨质增生(腰椎);⑦后天性肾囊肿(双肾);⑧前列腺增生。

(二)诊疗过程

初始治疗药物(7月8日)

药名	剂量	用法
酒石酸美托洛尔片	12.5mg	p.o. b.i.d.
铝镁匹林片(Ⅱ)	1片	p.o. q.d.
阿托伐他汀钙片	20mg	p.o. q.d.
依诺肝素钠注射液	0.6ml	i.h. q.d.
雷贝拉唑钠肠溶片	20mg	p.o. q.d.
通心络胶囊	3粒	p.o. t.i.d.

7月9日(D2)

患者神清,精神可,偶有心悸胸闷,舌淡暗,苔白腻,脉滑。

T 36.5℃,R 20次/min,P 74次/min,BP 118/77mmHg。

辅助检查:

TnT: 0.022μg/L,

空腹血糖: 5.8mmol/L

心电图: 窦性心律,正常心电图。

今日冠状动脉造影示: LAD远端可见局限性狭窄约70%,血流TIMI 2级;LCX未见狭窄,血流TIMI 3级;LAD行FFR,测量FFR为0.95。

药物治疗方案调整:

加用中药方剂①

中药方剂①				用法用量
当归15g	赤芍15g	柴胡10g	茯苓15g	每日1剂,水煎至400ml 分早晚2次温服
白术15g	炙甘草30g	党参15g	薤白15g	
丹参15g	酸枣仁30g	五味子5g		

7月10日(D3)

患者神清,精神可,纳眠可,小便调。

查体: T 36.1℃,R 20次/min,P 69次/min,BP 110/73mmHg。

辅助检查:

空腹血糖5.8mmol/L。

药物治疗方案调整:

停用: 依诺肝素钠注射液。

调整: 酒石酸美托洛尔片换成琥珀酸美托洛尔缓释片。

药名	剂量	用法
琥珀酸美托洛尔缓释片	47.5mg	p.o. q.d.

7月11日（D4）

患者神清，精神可，纳眠可，小便调，大便不畅，舌淡暗，苔白微腻，脉滑。

查体：T 36.1℃，R 20 次/min，P 66 次/min，BP 118/77mmHg。

辅助检查：

口服葡萄糖耐量试验（OGTT）：葡萄糖（空腹）5.05mmol/L，葡萄糖（饭后 2h）5.84mmol/L。

动态心电图：窦性心律，偶发房性期前收缩，短阵发性心动过速，偶发室性期前收缩，ST-T 未见异常。

诊疗方案调整：今日下午行心脏电生理检查＋射频消融术。

补充诊断：冠状动脉粥样硬化。

7月12日（D5）

神清，精神可，暂无明显胸闷心悸，无胸痛及肩背部放射痛，无头晕头痛，无恶心呕吐，无双下肢浮肿，纳眠可，二便调。舌淡暗，苔薄白，脉滑。

术口无渗血渗液，肢端肤温及桡动脉搏动可。

现病情稳定，今日出院。

出院诊断：

中医诊断：胸痹心悸（气虚痰瘀阻络证）。

西医诊断：①冠状动脉粥样硬化；②心律失常（阵发性室上性心动过速）；③冠状动脉狭窄；④慢性胃炎；⑤椎动脉型颈椎病；⑥肝囊肿；⑦骨质增生（腰椎）；⑧后天性肾囊肿（双肾）；⑨前列腺增生。

出院带药：

药名	剂量	用法
琥珀酸美托洛尔缓释片	47.5mg	p.o. q.d.
铝镁匹林片（Ⅱ）	1 片	p.o. q.d.
阿托伐他汀钙片	20mg	p.o. q.d.
雷贝拉唑钠肠溶片	20mg	p.o. q.d.
通心络胶囊	3 粒	p.o. t.i.d.

（三）存在问题

1. 铝镁匹林联合 PPI 不适宜。
2. 含活血化瘀中药制剂会增加患者出血风险。

（四）分析及药学监护

1. 铝镁匹林联合 PPI 不适宜分析　患者具有冠状动脉硬化及狭窄的风险，根据《冠心病合理用药指南》及冠心病二级预防方案，患者需要应用抗血小板药物。根据《抗血小板药物消化道损伤的预防和治疗中国专家共识（2012 更新版）》，该患者为消化道高危出血患者，应预防性使用 PPI 或 H_2 受体拮抗剂，首选 PPI。

患者的初始治疗药物铝镁匹林片（Ⅱ）联用雷贝拉唑钠肠溶片。铝镁匹林片（Ⅱ）由阿司匹林 81mg、甘羟铝 11mg 和重质碳酸镁 22mg 组成，即是阿司匹林＋抗酸剂的复合制剂。虽然根据《铝镁匹林片（Ⅱ）在心脑血管疾病中的临床应用中国专家共识（2017）》，铝镁匹林片（Ⅱ）与普通阿司匹林片和阿司匹林肠溶片相比，疗效相当，消化道出血不良反应更小。但是根据《质子泵抑制剂预防性应用专家共识（2018）》，PPI 抑酸作用强大而持久，故用药期间不宜再使用其他抗酸剂。抗酸剂需要在酸性条件下发挥作用，与 PPI 具有药效拮抗作用。铝镁匹林＋PPI 方案并不优于阿司匹林＋PPI 方案。建议仅阿司匹林肠溶片联合 PPI 方案，或改为氯吡格雷联合 PPI 方案，且如需要可加入内源性胃黏膜保护剂。

2. 含活血化瘀中药制剂会增加患者出血风险的分析　根据患者病情，初始治疗药物就选用了通心络胶囊益气活血、通络止痛，对症治疗，该药主要成分为人参、水蛭、全蝎、赤芍、蝉蜕、土鳖虫、蜈蚣、檀香、降香、乳香、酸枣仁等。其中水蛭、全蝎、赤芍、土鳖虫等几味活血化瘀药已明确证实具有抗凝血酶等活性成分，与抗血小板和抗凝药物合用，可能会增加患者消化道出血风险。

此外，在入院第二天，医师辨证给予了患者益气活血自拟方，方中炙甘草补脾和胃，益气复脉，党参健脾益肺，白术健脾益气，茯苓健脾宁心，四药配伍，益气健脾以助气血运行；当归补血活血，赤芍散瘀止痛，丹参活血祛瘀、通经止痛，三药配伍，改善患者脉络淤阻的情况；酸枣仁养心补肝，宁心安神，五味子补肾安神，共养心神；薤白通阳散结，行气导滞，改善患者胸闷症状。全方配伍，共奏益气健脾，活血通络之功。选用活血化瘀药为当归、赤芍、丹参，这三味药亦被证实具有抗血小板及抗凝血作用，与抗血小板和抗凝药物合用，可能会增加患者消化道出血风险。

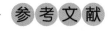

参 考 文 献

[1] 国家卫生计生委合理用药专家委员会, 中国药师协会. 冠心病合理用药指南（第 2 版）[J]. 中国医学前沿杂志（电子版）, 2018, 10(6): 1-130.

[2] 抗血小板药物消化道损伤的预防和治疗中国专家共识组. 抗血小板药物消化道损伤的预防和治疗中国专家共识（2012 更新版）[J]. 中华内科杂志, 2013, 52(3): 264-270.

[3] 胡大一, 陈步星, 刘梅林, 等. 铝镁匹林片（Ⅱ）在心脑血管疾病中的临床应用中国专家共识（2017）[J]. 中国医药导刊, 2017, 19(11): 1081-1085.

[4] 黄岩, 樊朝美, 胡大一, 等. 镁铝匹林抑制血小板聚集的Ⅱ期临床研究 [J]. 中国新药杂志, 2007, 16(24): 2066-2068.

[5] 张邑, 杜春丽, 刘小燕, 等. 阿司匹林铝镁合剂对冠心病患者抗血小板聚集的有效性与安全性评价 [J]. 中国药业, 2011, 20(17): 18-19.

[6] 质子泵抑制剂预防性应用专家共识写作组. 质子泵抑制剂预防性应用专家共识（2018）[J]. 中国医师杂志, 2018, 20(12): 1775-1781.

[7] PAGE R L, JOGLAR J A, CALDWELL M A, et al. 2015 ACC/AHA/HRS Guideline for the Management of Adult Patients With Supraventricular Tachycardia: A Report of the American College of Cardiology/American Heart Association Task Force on Clinical Practice Guidelines and the Heart Rhythm Society[J]. J Am Coll Cardiol, 2016, 67(13): e27-e115.

[8] 陈晓伟. 活血化瘀中药在抗凝治疗中的作用 [D]. 广州: 广州中医药大学, 2010.

[9] 周尹轶凡, 李益萍, 高俊杰, 等. 活血化瘀类中药抗血小板作用机制研究进展 [J]. 中成药, 2018, 40(3): 659-662.

案例 31 胸痹（急性心肌梗死合并起搏器植入）

（一）病例资料

患者，男，81岁，身高170cm，卧床未测体重。

主诉：恶寒、胸闷4小时。

现病史：患者早晨7:30散步时突发全身恶寒伴胸闷，一过性黑矇，站立不稳，头晕乏力，牙痛，无明显胸痛，无肩背放射痛，无恶心呕吐，遂至医院急诊就诊。急查心电图示：①窦性心动过缓，心率51次/min；②一度房室传导阻滞；③急性下壁心肌梗死（ST、Ⅱ、Ⅲ、aVF呈弓背向上抬高，最高约0.25mV，Ⅲ导联异常Q波）④ST-T改变。急诊诊断为"急性下壁心肌梗死"收住入院。入院见：患者神志清，精神萎靡，恶寒，面色苍白，胸闷，牙痛，伴有汗出乏力，无恶心呕吐，无双下肢水肿，纳食欠佳，二便尚可，夜寐不安。

既往史：既往"冠心病"病史10余年，"支架植入术后"10余年，未规律服药，否认"高血压病、糖尿病"等慢性疾病史，否认"肝炎、结核"等传染病史，否认其他外伤、手术、输血史等。

个人史、婚育史、家族史、过敏史：生于并长期居住于南京，无烟酒等不良嗜好。否认药物食物过敏史。

体格检查：T 36.9℃，R 18次/min，P 50次/min，BP 107/65mmHg。神志清，精神萎靡，面色苍白，形体偏瘦，被动体位，查体合作差。颈部对称，运动自如，颈无抵抗，颈动脉搏动弱，颈静脉怒张。胸廓形状正常，两侧对称，肋间平坦，运动如常。肺脏视诊呈腹式呼吸，呼吸运动两侧对称，节律正常。触诊语颤两侧对等。叩诊反响正常，两肺底闻及大水泡音。叩诊心浊音界正常。听诊：心率50次/min，心律齐，心音弱，未闻及杂音，无心包摩擦音。余无特殊。

中医四诊：胸闷4小时，面色苍白，牙痛，恶寒伴有汗出乏力，无恶心呕吐，无双下肢水肿，纳食欠佳，二便尚可，夜寐不安，舌质紫黯，苔白腻，脉迟结代。

辅助检查：

11月10日 血常规：NEUT% 84.8%。

11月10日 急诊肾功能、心肌酶谱：CK 227U/L，Glu 7.55mmol/L。

11月10日 cTnI：0.07ng/ml。

11月10日 心电图示：①窦性心动过缓，心率51次/min；②一度房室传导阻滞；③急性下壁心肌梗死（STⅡ、Ⅲ、aVF呈弓背向上抬高，最高约0.25mV，Ⅲ导联异常Q波）④ST-T改变。

入院诊断：

中医诊断：胸痹（痰瘀互结证）。

西医诊断：①急性下壁心肌梗死 Killip Ⅰ级；②经皮冠脉介入术（PCI）术后；③窦性心动过缓。

(二)诊疗过程

11 月 10 日(D1)

临时起搏器植入,设定起搏电压 5V,起搏心率 60 次/min。

初始治疗药物

药品名称	剂量	用法
阿司匹林肠溶片	100mg	p.o. q.d.
替格瑞洛片	90mg	p.o. b.i.d.
阿托伐他汀钙片	20mg	p.o. q.n.
注射用泮托拉唑钠	80mg	i.v.gtt. q.d.
0.9% 氯化钠注射液	100ml	
注射用头孢西丁钠	2g	i.v.gtt. b.i.d.

11 月 11 日(D2)

患者诉临时起搏器伤口稍有疼痛感,全身乏力神清,精神可,无头晕不适,无黑矇无胸闷,无胸痛心慌,无咳嗽咳痰,夜寐尚安,二便调。查体:T 36.6℃,BP 133/65mmHg,起搏心律,心率 60 次/min,心律齐,未闻及病理性杂音。双下肢无凹陷性水肿。

辅助检查:

急诊心肌酶谱:AST 238U/L。

cTnI:32.49ng/ml。

床旁超声心动图示:左心室壁节段性运动异常,右心室壁节段性运动异常;三尖瓣关闭不全(轻 - 中度);左心室整体收缩功能正常低值;右心功能不全。

药物治疗调整:

加用:达肝素钠注射液 5 000IU s.c. b.i.d.。

11 月 12 日(D3)

患者神清,一般情况同前,BP 100/50mmHg,起搏心率 59 次/min,心律齐。调整:起搏心率 50 次/min。

辅助检查:

肝肾功能:AST 404U/L,ALT 264U/L,Cr 304.9μmol/L。

血脂:HDL-C 1.91mmol/L,LDL-C 3.27mmol/L。

药物治疗调整:

停用:阿托伐他汀钙片。

加用中药方剂①:

中药方剂①				用法用量
炙黄芪 30g	黄精(酒蒸)15g	苏木 10g	红花 12g	每日 1 剂
烫水蛭 3g				400ml 分早晚 2 次空腹温服

11 月 14 日(D5)

患者神清,一般情况同前。24 小时出入量:入量 1 850ml,出量 1 130ml。BP 143/68mmHg,

心率 48 次 /min，心律不齐。

辅助检查：

肝肾功能：Cr 180.7μmol/L，ALT 275U/L，AST 433U/L，

11 月 16 日（D7）

患者一般情况同前，行冠状动脉造影术示：左主干末段见 70% 狭窄；左前降支内膜不光滑，第一对角支开口及近段见 80%～90% 狭窄，左前降支远端对右冠远段建立侧支循环；左回旋支开口 70% 左右管腔狭窄，近段见 60% 左右管腔狭窄；右冠近段起全闭塞，近段见支架影。冠状动脉起源正常，呈右优势型分布。征求家属意见，对右冠状动脉行介入治疗。

11 月 18 日（D9）

患者神清，患者一般情况同前，24 小时出入量：入量 1 700ml，出量 1 850ml。查体：BP 105/63mmHg，心率 54 次 /min，律不齐。

辅助检查：

血常规：RBC 2.84×10^{12}/L，NEUT% 84.2%，CRP 41mg/L。

凝血：D-Dimer 1.44mg/L。

心脏其他指标：cTnI 3.92ng/ml，BNP 2 636pg/ml。

11 月 19 日（D10）

患者神清，患者一般情况同前，24 小时出入量：入量 1 800ml，出量 3 200ml。心率 81 次 /min，心律齐，伤口敷料外观干燥，无渗血。

辅助检查：

血常规：NEUT% 79.1%，CRP 103mg/L。

肝肾功能：AST 104U/L。

11 月 20 日（D11）

患者神清，一般情况同前，24 小时出入量：入量 1 800ml，出量 3 000ml。查体：BP 153/73mmHg，心率 100 次 /min，心律齐。

辅助检查：

床旁心脏超声：室壁节段性运动异常；三尖瓣关闭不全（中度）；主动脉瓣关闭不全（轻 - 中度）；二尖瓣关闭不全（轻度）；左心室舒张功能减退；左心室整体收缩功能正常范围；检查时心率 103 次 /min。

拔临时起搏器。

停用：注射用头孢西丁钠。

药物治疗调整：

停用：达肝素钠注射液。

加用：琥珀酸美托洛尔缓释片 23.75mg p.o. q.d.。

11 月 23 日（D14）

患者神清，诉疲劳乏力，动则加重，夜间偶有汗出，夜间多梦，偶有心悸。BP 120/55mmHg。舌质红，脉细数，双肺听诊未闻及干湿啰音，心率 96 次 /min，心律齐。

药物治疗调整：

调整：琥珀酸美托洛尔缓释片用量调整为 47.5mg p.o. q.d.。

加用：阿托伐他汀钙片 20mg p.o. q.n.。

11 月 26 日（D17）

患者神清，诉疲劳乏力，动则加重，夜间偶有汗出，夜间多梦，偶有心悸。24 小时出入量：入量 1 850ml，出量 3 800ml。BP 120/55mmHg，心率 96 次 /min，舌质红，脉细数。

辅助检查：

血常规：NEUT% 74.6%，CRP 21mg/L。

药物治疗调整：

调整为中药方剂②：

中药方剂②				用法用量
炙黄芪 30g	酒黄精 15g	苏木 10g	红花 6g	
烫水蛭 3g	太子参 15g	麦冬 10g	生地黄 15g	温服
连翘 6g	砂仁（后下）3g	麸炒白术 20g	金银花 6g	每日 1 剂
石斛 10g	淮小麦 30g	炒稻芽 10g	炒麦芽 10g	400ml 分早晚 2 次空腹服用
升麻 6g	炒白芍 15g	炒山药 15g	肉桂（后下）5g	

11 月 29 日（D20）

患者神清，诉疲劳乏力，动则加重，BP 115/58mmHg，心率 71 次 /min，轻微腹泻，昨日大便两次，质稀，胃纳尚可。患者恢复可，病情好转，准予出院。

药物治疗调整：

调整：琥珀酸美托洛尔缓释片用量调整为 47.5mg p.o. b.i.d.

出院诊断：

中医诊断：胸痹（痰瘀互结证）。

西医诊断：①急性下壁心肌梗死 Killip Ⅲ级；② PCI 术后。

出院带药：

药品名称	剂量	用法
呋塞米片	20mg	p.o. q.d.
阿司匹林肠溶片	100mg	p.o. q.d.
替格瑞洛片	90mg	p.o. b.i.d.
阿托伐他汀钙片	20mg	p.o. q.n.
琥珀酸美托洛尔缓释片	47.5mg	p.o. b.i.d.
泮托拉唑钠肠溶胶囊	40mg	p.o. q.d.

（三）存在问题

1. 抗感染药物使用不适宜。

2. 中药方剂②使用不适宜。

（四）分析及药学监护

1. 抗感染药物使用的分析

（1）根据《抗菌药物临床应用指导原则（2015 年版）》，心脏起搏器植入术为涉及重要器官的Ⅰ类切口手术，且患者 81 岁伴有基础疾病，属于高危人群，可预防性使用抗菌药物。该手术预防的病原菌多为金黄色葡萄球菌，应使用第一、二代头孢菌素，该病例选择了头霉素类抗菌药物头孢西丁，药物选择不合理。

（2）对于手术预防性使用抗菌药物，应在术前30分钟～2小时内给予抗菌药物，这样手术时手术部位药物浓度达到最低抑菌浓度，该病例为手术后给予抗菌药物，给药时机不合理。

（3）抗菌药物预防性使用疗程过长。

2. 中药方剂②的使用分析

（1）中药方剂②为心痛1号方（炙黄芪、酒黄精、苏木、红花、烫水蛭、太子参等）合清营汤加减，主治热性病；功用益气活血，透热养阴。

（2）方中炙黄芪、酒黄精合用益气养阴以治其本；太子参、山药、麦冬、生地黄、石斛，增强益气养阴清热之功；苏木、红花、烫水蛭活血化瘀；白芍养血和营；加用少量连翘、金银花清热解毒；白术、砂仁、淮小麦、炒稻芽、炒麦芽健脾消食；肉桂、升麻升阳举陷。全方共奏益气活血、清热养阴之功。

（3）患者PCI术后舌质红，脉细数，诉疲劳乏力，动则加重，夜间偶有汗出，夜间多梦，偶有心悸。当属气阴两虚证，治益气养阴为主。而清营汤主治热入营血证，不适用于该患者，选方不合理。

（4）患者服药后第二天出现腹泻，中药方剂②亦含有较多滋阴之品（酒黄精15g、麦冬10g、生地黄15g、石斛10g），其中生地黄、麦冬为增液汤主要药物，能增水行舟，润肠通便，促进胃肠道蠕动，同时增加肠肌张力，可能导致大便质稀且次数增多，建议适当减少滋阴类中药的种类或用量尤其是具有润肠作用的中药如麦冬、生地黄等。

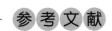

参考文献

[1] 李跃文,刘志强,王博龙.增液汤的网络靶标预测及作用机制研究[J].中国现代应用药学,2018,35(12): 1842-1848.

案例 32 胸痹（冠心病合并高血压、糖尿病）

（一）病例资料

患者，男，64 岁，身高 170cm，体重 80kg，体重指数 27.68kg/m²。

主诉：胸闷气急反复发作 3 年，加重 3 天。

现病史：患者 3 年前劳累后反复出现胸闷气急症状，每次持续约 5 分钟，休息后自动缓解。然患者症状时有发作，1 年前于外院就诊，冠状动脉造影示：前降支近段狭窄约 20%，第一对角支开口狭窄约 60%～70%，余未见明显狭窄。诊断为"冠心病"，予相关药物治疗后缓解，现口服氯吡格雷 75mg q.d.、阿托伐他汀 10mg q.n.。3 天前患者再次出现活动后胸闷气急加重，性质同前，伴纳差腹胀，无头痛头晕，无腹痛腹泻，无恶心呕吐，休息后可缓解，至外院就诊，查心电图示：偶发室性期前收缩，未予特殊治疗。患者今晨胸闷气急再作，至医院门诊查心电图：窦性心动过缓伴偶发室性期前收缩。现为求进一步系统诊治收住入院。

既往史：高血压病史 3 年余，口服氨氯地平片 5mg q.d.、琥珀酸美托洛尔缓释片 47.5mg 控制血压，血压控制良好；2 型糖尿病史 3 年余，现口服二甲双胍 0.5g b.i.d.，血糖控制不详。否认关节炎等慢性疾病史；否认肝炎、结核等传染病史，否认输血史、手术史、外伤史，预防接种史随当地进行。

个人史、婚育史、家族史、过敏史：无烟酒等不良嗜好。已婚已育，子女及配偶体健。否认家族遗传病和传染病病史。否认食物、药物过敏史。

体格检查：T 36.4℃，R 16 次/min，P 68 次/min，BP 119/69mmHg。患者双侧肺叩诊清音，双侧肺呼吸音清，未闻及干湿啰音，心脏浊音界无扩大，心率 68 次/min，心律齐，各瓣膜听诊区未闻及病理性杂音。

中医四诊：患者神清，形体肥胖，面色正常，目光明亮，声音洪亮，舌暗红，苔白腻，脉弦涩，二便正常。

辅助检查：

6 月 5 日（外院）胃镜示：十二指肠球部溃疡。

6 月 5 日（外院）颈部血管彩超示：左侧颈总动脉分叉处粥样斑块形成。

6 月 8 日 心电图：窦性心动过缓伴偶发室性期前收缩。

6 月 8 日 血常规：WBC 5.18×10⁹/L，RBC 3.70×10¹²/L，Hb 120g/L，PLT 185×10⁹/L。

6 月 8 日 生化：Cr 79.4μmol/L，UA 349.9μmol/L，TC 3.45mmol/L，TG 1.16mmol/L，HDL-C 0.76mmol/L，LDL-C 2.78mmol/L。

6 月 8 日 电解质：K 3.90mmol/L，Na 140.10mmol/L，Mg 0.80mmol/L。

6 月 8 日 心肌酶谱：AST 21.0U/L，LDH 366.0U/L，CK 169.0U/L，CK-MB 12.0U/L。

6 月 8 日 超敏肌钙蛋白 I：TropI 0.012ng/ml。

6 月 8 日 NT-proBNP：91.10pg/ml。

入院诊断：

中医诊断：胸痹（痰浊内阻证）。

西医诊断：①冠状动脉粥样硬化性心脏病（稳定型心绞痛）；②心律失常（室性期前收缩、窦性停搏）；③高血压病 2 级（很高危）；④2 型糖尿病；⑤十二指肠球部溃疡。

（二）诊疗过程

初始治疗药物（6 月 8 日）

药品名称	剂量	用法
硫酸氢氯吡格雷片	75mg	p.o. q.d.
阿托伐他汀钙片	10mg	p.o. q.n.
琥珀酸美托洛尔缓释片	47.5mg	p.o. q.d.
氨氯地平片	5mg	p.o. q.d.
单硝酸异山梨酯片	20mg	p.o. b.i.d.
二甲双胍片	0.5g	p.o. b.i.d.
丹参片	4 片	p.o. t.i.d.
丹红注射液	20ml	i.v.gtt. q.d.
0.9% 氯化钠注射液	250ml	
注射用奥美拉唑钠	40mg	i.v.gtt. q.d.
0.9% 氯化钠注射液	100ml	

6 月 9 日（D2）

患者于傍晚诉胸骨后闷痛不适持续 1 小时余不缓解，伴气急，无其他不适，查体：BP 124/61mmHg，HR 52 次 /min，律欠齐。立即给予吸氧，多功能监护，并予"硝酸甘油、麝香保心丸"含服，急查心肌酶谱（-）。后患者症状逐渐好转。

辅助检查：

心电图：窦性心动过缓，室性期前收缩，HR 47 次 /min。

药物治疗调整：

停用：琥珀酸美托洛尔缓释片。

加用中药方剂①：

中药方剂①				用法用量
全瓜蒌 10g	薤白 10g	姜半夏 10g	炒白术 10g	每日 1 剂，水煎至 400ml 分早晚 2 次温服
炒白芍 10g	炒赤芍 10g	郁金 10g	当归 10g	
生地黄 10g	炙甘草 10g	桃仁 10g	红花 10g	
柴胡 10g	川牛膝 12g	仙鹤草 10g	制地龙 8g	

6 月 11 日（D4）

患者诉胸闷气急好转，腹胀改善。查体：BP 113/56mmHg，心率 50 次 /min，律欠齐。

辅助检查：

心脏彩超：LA 39mm，LV 53mm，IVS 8mm，LVEF 52%。

药物治疗调整：

停用：氨氯地平片、二甲双胍片。

加用：缬沙坦胶囊 80mg p.o. q.d.。

6月13日（D6）

患者今日行 CAG 示：D1 近段中度狭窄，余冠状动脉未见明显狭窄。术中术后无特殊不适，心电监护示：HR 58 次/min，律不齐，BP 126/70mmHg。

辅助检查：

动态心电图：基础心律为窦性+异位，总心搏 77 437 次，最快心率 98 次/min，最慢心率 38 次/min，平均心率 55 次/min，大于 2 秒心室长间歇 23 阵，最长 2.1 秒，室性期前收缩5 259 次，部分呈（三）四联律，ST-T 无明显异常。

6月14日（D7）

患者术后第一天，胸闷气短不显，无心慌胸痛，大便欠畅通。查体：BP 122/68mmHg，心率 53 次/min，律欠齐。双下肢无浮肿。舌红，苔白，脉弦涩。右桡动脉穿刺处未见渗血渗液。

药物治疗调整：

调整为中药方剂②：

中药方剂②				用法用量
生黄芪 30g	生白术 30g	茯苓 20g	陈皮 10g	每日 1 剂，水煎至 400ml 分早晚 2 次温服
薏苡仁 30g	炒枳壳 15g	炒枳实 15g	火麻仁 25g	
郁李仁 20g	石菖蒲 10g	甘草 10g		

6月15日（D8）

患者神清，精神可，胸闷气短不显，无心慌胸痛，腹胀改善。患者一般情况可，无明显不适，予以办理出院。

出院诊断：

中医诊断：胸痹（痰瘀互阻证）。

西医诊断：①冠状动脉粥样硬化性心脏病（稳定型心绞痛）；②心律失常（频发室性期前收缩、窦性停搏）；③高血压病 2 级（很高危）；④2 型糖尿病；⑤十二指肠球部溃疡。

出院带药：

药品名称	剂量	用法	天数
硫酸氢氯吡格雷片	75mg	p.o. q.d.	7d
阿托伐他汀钙片	10mg	p.o. q.n.	7d
缬沙坦胶囊	80mg	p.o. q.d.	7d
单硝酸异山梨酯片	20mg	p.o. b.i.d.	7d
二甲双胍片	0.5g	p.o. b.i.d.	7d

患者住院期间血糖见表 32-1。

表 32-1　住院期间血糖　　　　　　　　　　单位：mmol/L

日期	6月9日	6月10日	6月11日	6月12日	6月13日	6月14日
空腹	5.8	6.4	6.8	5.3	6.5	6.7
早餐后 2h	9.3	15.6	9.8	13.8	12.6	11.7
午餐后 2h	10.3	9.0	10.5	9.8	10.6	10.0
晚餐后 2h	8.5	10.4	9.5	9.2	10.2	9.6

（三）存在问题

1. 中药方剂①、丹红注射液和丹参片联用不适宜。

2. 突然停用琥珀酸美托洛尔缓释片不合理。

3. 降血糖方案不适宜。

4. 使用注射用奥美拉唑不合理。

（四）分析及药学监护

1. 中药方剂①、丹红注射液和丹参片使用分析　患者同时使用中药方剂①、丹红注射液和丹参片不适宜，具体分析如下：

（1）患者入院时胸闷重而心痛微，入院第二天心胸疼痛剧烈，痛有定处；舌暗红，苔白腻，脉弦涩，结合舌苔脉象，当属祖国医学"胸痹"范畴，证属痰瘀互阻。患者使用中药方剂①为瓜蒌薤白半夏汤合血府逐瘀汤加减，前方通阳泄浊，豁痰开结，主要适用于痰湿阻滞证；后方主要活血祛瘀，行气止痛，主要适用于瘀血阻滞证。方剂选用适宜。

（2）根据 2010 年《中成药临床应用指导原则》，功能相同或基本相同的中成药原则上不宜叠加使用。丹参片主要成分为丹参，用于血闭阻所致的胸痹；丹红注射液主要成分为丹参、红花，用于瘀血闭阻所致的胸痹及中风。因此丹参片和丹红注射液不宜同时使用。

（3）丹红注射液和中药方剂①中均含有红花，《中国药典》中红花的用量为 3～10g，中药方剂①中红花剂量为 10g，20ml 丹红注射液中红花剂量为 5g，两者相加超过 10g，不宜联合使用。

2. 停用琥珀酸美托洛尔缓释片的分析　该患者突然停用琥珀酸美托洛尔缓释片不适宜。

（1）根据《高血压合理用药指南（第 2 版）》，β 受体拮抗剂尤其适用于高血压合并冠心病的高血压患者。对于高血压合并冠心病患者，在控制血压的同时应减慢静息心率至 50～60 次 /min。但患者入院后心率 <50 次 /min，应适当减量使用。

（2）使用 β 受体拮抗剂长期治疗后突然停药可发生撤药综合征，表现为高血压、心律失常和心绞痛恶化，与长期治疗中 β 肾上腺素能受体敏感性上调有关。突然撤除 β 受体拮抗剂是危险的，如需停用，应逐步撤药。

3. 降血糖方案分析　该患者降血糖方案不适宜。

（1）根据《二甲双胍临床应用专家共识（2018 年版）》，二甲双胍是治疗 T2DM 的一线首选和全程用药，且二甲双胍具有心血管保护作用。患者选用二甲双胍合理。

（2）造影检查使用碘化对比剂时，应暂停使用二甲双胍，在检查完成至少 48 小时后且复查肾功能无恶化后可继续用药。该患者冠状动脉造影 48 小时后未复查肾功能即恢复使用二甲双胍。

（3）根据《中国 2 型糖尿病防治指南（2020 年版）》，2 型糖尿病患者控制目标为空腹血糖 4.4～7.0mmol/L，非空腹血糖＜10.0mmol/L。患者住院期间空腹血糖 5.8～6.8mmol/L，餐后血糖 8.5～15.6mmol/ L，餐后血糖控制未达标。

（4）根据《心血管疾病合并糖尿病口服降糖药物应用专家共识》，α- 糖苷酶抑制剂通过抑制碳水化合物在小肠上部的消化和吸收而降低餐后血糖，适用于以碳水化合物为主要食物和餐后血糖升高的患者。患者入院后给予糖尿病饮食，餐后血糖仍不达标，可在二甲双胍基础上联用 α- 糖苷酶抑制剂。

4. 使用注射用奥美拉唑适宜性分析 该患者使用注射用奥美拉唑不适宜。

（1）根据《质子泵抑制剂预防性应用专家共识（2018）》，抗血小板药物可以增加患者溃疡性胃黏膜损伤的危险，故对合理使用抗血小板药物并具备出血高危因素者可应用 PPI。

（2）患者冠心病伴十二指肠球部溃疡，可预防使用 PPI 减少抗血小板药物对胃黏膜的损伤。但奥美拉唑与氯吡格雷均通过 CYP2C19 代谢点位发挥作用，联用将降低药物疗效，使患者血栓不良事件增加。正在使用氯吡格雷的患者，如需应用 PPI，可考虑选用泮托拉唑或雷贝拉唑。

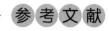

参考文献

[1] 国家中医药管理局. 关于印发中成药临床应用指导原则的通知 [A/OL]. [2024-02-15]. http://www. natcm.gov.cn/yizhengsi/gongzuodongtai/2018-03-24/3071.html.

[2] 国家卫生计生委合理用药专家委员会, 中国医师协会高血压专业委员会. 高血压合理用药指南（第 2 版）[J]. 中国医学前沿杂志（电子版）, 2017, 9（7）: 28-126.

[3] 母义明, 纪立农, 李春霖, 等. 二甲双胍临床应用专家共识（2018 年版）[J]. 中国糖尿病杂志 .2019, 27（3）: 161-173.

[4] 高颖, 杨光燃, 周迎生, 等. 心血管疾病合并糖尿病口服降糖药物应用专家共识 [J]. 糖尿病临床, 2014, 8（10）: 440-446.

[5] 质子泵抑制剂预防性应用专家共识写作组. 质子泵抑制剂预防性应用专家共识（2018）[J]. 中国医师杂志, 2018, 20（12）: 1775-1781.

案例 33　真心痛（急性前壁 ST 段抬高心肌梗死）

（一）病例资料

患者，男，63 岁，身高 168cm，体重 80kg，体重指数 28.3kg/m²。

主诉： 胸痛 1 天，加重 7 小时。

现病史： 患者 1 天前无明原因出现胸痛，伴心前区不适，呈压榨样，伴汗出，无肩背及上肢放射痛，前往当地人民医院急诊科，心电图提示未见明显异常；7 小时前患者心前区疼痛加重，呈压榨性疼痛，伴大汗出，伴左肩部及胸骨后放射痛，至当地中医院，查心电图提示：广泛前壁 ST-T 改变，考虑急性心肌梗死；为求进一步治疗，门诊以"急性前壁心肌梗死"为诊断收住心血管科。

既往史： 糖尿病病史 5 年，未规律口服药物，自诉血糖控制可。

个人史、婚育史、家族史、过敏史： 无烟酒等不良嗜好。已婚已育，子女及配偶体健。否认家族遗传病和传染病病史。否认药物、食物过敏史。

体格检查： T 36.3℃，R 18 次 /min，P 73 次 /min，BP 139/79mmHg。

心脏： 心前区无隆起，心尖冲动正常。无震颤及心包摩擦感。心浊音界正常。心率 73 次 /min，心律齐，心音有力，各瓣膜听诊区未闻及病理性杂音，无心包摩擦音。肺部：肺下界正常，双肺呼吸音清，双肺未闻及湿啰音及哮鸣音。双下肢无水肿。

中医四诊： 神志清，精神差，心前区剧烈疼痛，呈压榨性，伴左肩部及胸骨后放射痛，伴汗出，手足不温，纳眠可，二便调。舌质淡暗，苔白腻，脉弦滑。

辅助检查：

11 月 3 日　心电图：窦性心律不齐，V2-V5 导联 Q 波形成，ST 段抬高，左前分支传导阻滞。

11 月 3 日　心肌梗死三项：MYO 566.9ng/ml，CK-MB 34ng/ml，cTnI 3.0ng/ml。

11 月 3 日　BNP：89pg/ml。

入院诊断：

中医诊断： 真心痛（痰浊壅盛证，心脉痹阻证）。

西医诊断： ①冠心病，急性前壁 ST 段抬高心肌梗死，心功能 I 级（Killip 分级）；② 2 型糖尿病。

（二）诊治过程

11 月 3 日（D1）

患者今日 20:35 到达导管室，在局部麻醉下行"冠状动脉造影术 + 支架植入术"，多体位造影示：LM 正常，LAD 近段狭窄约 50%，近段以远闭塞，血流 TIMI 0 级；LCX 发出 OM1 后弥漫性病变，最重处狭窄约 80%，远端弥漫性病变，最重处 80% 狭窄，血流 TIMI 3 级；OM1 近段至中段弥漫性病变，最重处 80% 狭窄，血流 TIMI 3 级；RCA 近端狭窄约 90%，中段弥漫性病变，最重处狭窄约 50%，远端狭窄约 70%，血流 TIMI 3 级。于 LAD 处植入 1 枚支架。

初始治疗药物

药品名称	剂量	用法
阿司匹林肠溶片	术前300mg	嚼服 st.
	术后100mg	p.o. q.d.
硫酸氢氯吡咯雷片	术前300mg	嚼服 st.
	术后75mg	p.o. b.i.d.
替罗非班注射液	100ml	术后微量泵入5ml/h
阿托伐他汀钙片	20mg	p.o. q.d.
琥珀酸美托洛尔缓释片	23.75mg	p.o. q.d.
单硝酸异山梨酯缓释片	40mg	p.o. q.d.
依诺肝素钠注射液	0.6ml	i.h. q.d.
丹红注射液	40ml	i.v.gtt. q.d.
0.9%氯化钠注射液	200ml	
注射用益气复脉	2.6g	i.v.gtt. q.d.
0.9%氯化钠注射液	200ml	
芪参益气滴丸	1袋	p.o. t.i.d.
泮托拉唑肠溶胶囊	40mg	p.o. q.d.
门冬胰岛素注射液	6U	i.h. t.i.d.
阿卡波糖片	0.1g	p.o. t.i.d.

11月4日(D2)

患者术后第一天，桡动脉穿刺处无渗血肿胀，神志清，精神一般，心慌胸闷、胸痛较前好转。体格检查：T 36.2℃，R 16次/min，P 75次/min，BP 102/70mmHg。

辅助检查：

心肌酶：AST 232.7U/L，CK 3 511.5U/L，CK-MB 375.7ng/ml，LDH 673.7U/L。

心肌损伤标志物：MYO 459.2ng/ml，cTnI＞50ng/ml。

传染病：乙型肝炎病毒表面抗原(＋)。

糖化血红蛋白：5.7%。

药物治疗调整：

停用：替罗非班注射液100ml 微量泵入。

11月5日(D3)

患者术后第二天，桡动脉穿刺处无渗血肿胀，神志清，精神可，无心慌胸闷、胸痛。体格检查：T 36.5℃，R 17次/min，P 62次/min，BP 134/61mmHg。

辅助检查：

心肌酶：AST 83.2U/L，CK 729.8U/L，CK-MB 29.1ng/ml，LDH 632.2U/L。

心肌损伤标志物：cTnI 22.18ng/ml，MYO 21.8ng/ml。

药物治疗调整：

停用：琥珀酸美托洛尔缓释片 23.75mg p.o. q.d.。

　　　单硝酸异山梨酯缓释片 40mg p.o. q.d.。

　　　注射用益气复脉 2.6g i.v.gtt. q.d.。

　　　丹红注射液 40ml i.v.gtt. q.d.。

加用：麻仁软胶囊　2 粒　p.o. t.i.d.。

　　　酒石酸美托洛尔片　12.5mg p.o. b.i.d.。

　　　中药方剂①：

中药方剂①				用法用量
北柴胡 10g	黄芩 10g	牡丹皮 15g	地黄 15g	温服 每日 1 剂 400ml 分早晚 2 次服用
麦冬 15g	北沙参 15g	玄参 15g	麸炒枳实 15g	
大黄 6g	姜厚朴 10g	大腹皮 30g	丹参 10g	
檀香 10g	砂仁 6g	醋龟甲 10g	炙甘草 6g	

11 月 8 日（D6）

患者神志清，精神可，无心慌胸痛、胸闷。体格检查：T 36.2℃，R 16 次 /min，P 64 次 /min，BP 101/70mmHg。

辅助检查：

心肌酶：AST 37.0U/L，CK 188.2U/L，CK-MB 21.4ng/ml，LDH 430.2U/L。

心肌损伤标志物：cTnI 6.16ng/ml，MYO 19.9ng/ml。

药物治疗调整：

停用中药方剂①。

11 月 11 日（D9）

患者神志清，精神可，鼻塞流涕，咽部不适，无心慌胸闷。体格检查：T 36.5℃，R 18 次 /min，P 72 次 /min，BP 111/84mmHg。

辅助检查：

心肌酶：AST 24.1U/L，CK 105.8U/L，CK-MB 2.9ng/ml，LDH 336.4U/L。

心肌损伤标志物：MYO 4.9ng/ml，cTnI 1.65ng/ml。

药物治疗调整：

加用：连花清瘟胶囊　4 粒　p.o. t.i.d.。

11 月 12 日（D10）

患者神志清，精神可，无心慌胸痛、胸闷，鼻塞流涕、咽部不适较前缓解。体格检查：T 36.5，R 18 次 /min，P 70 次 /min，BP 110/80mmHg。患者今日在局部麻醉下行"冠状动脉造影术＋支架植入术"，于 RCA 和 LCX 各植入 1 枚支架。

辅助检查：

复查血常规未见明显异常。

11 月 13 日（D11）

术后第一天，患者神志清，精神一般，无胸闷、胸痛。体格检查：T 36.5℃，R 18 次 /min，P 82 次 /min，BP 110/62mmHg。

辅助检查：

心肌酶：AST 20.9U/L，CK 93.2U/L，CK-MB 3.4ng/ml，LDH 305.7U/L。

心肌损伤标志物：cTnI 0.59ng/ml，MYO 6.9ng/ml。

药物治疗调整：

酒石酸美托洛尔片用量调整为 25mg p.o. b.i.d.。

11 月 15 日（D13）

患者神志清，精神可，无心慌胸闷，无头晕，纳眠可，二便可。体格检查：T 36.5℃，R 19 次/min，P 76 次/min，BP 110/83mmHg。患者病情好转，今日出院。

药物治疗调整：

停用：依诺肝素钠注射液 0.6ml i.h. q.d.。

　　　泮托拉唑肠溶胶囊 40mg p.o. q.d.。

出院诊断：

中医诊断：真心痛（痰浊壅盛证，心脉痹阻证）。

西医诊断：①冠心病，急性前壁 ST 段抬高心肌梗死，心功能 I 级（Killip 分级）；②2 型糖尿病；③病毒性乙型肝炎。

出院带药：

药品名称	剂量	用法	天数（疗程）
阿司匹林肠溶片	100mg	p.o. q.d.	7d（长期）
硫酸氢氯吡咯雷片	75mg	p.o. b.i.d.	7d（2周后调整为 q.d.，至少 12 个月）
阿托伐他汀钙片	20mg	p.o. q.d.	7d（长期）
酒石酸美托洛尔片	25mg	p.o. b.i.d.	7d（长期）
芪参益气滴丸	1袋	p.o. t.i.d.	7d（长期）
门冬胰岛素注射液	6U	i.h. t.i.d.	7d（长期）
阿卡波糖片	0.1g	p.o. t.i.d.	7d（长期）

（三）存在问题

1. 抗栓治疗方案不适宜。

2. 患者在院期间未使用 ACEI/ARB 类抗高血压药，治疗方案欠完整。

3. 中药方剂①选用不合适。

4. 该患者依从性差，用药教育有待加强。

（四）分析及药学监护

1. 抗栓治疗方案适宜性分析

（1）根据《急性 ST 段抬高型心肌梗死诊断和治疗指南（2019）》（本案例简称指南），ST 段抬高心肌梗死（STEMI）的主要原因是冠状动脉斑块破裂或侵蚀诱发血栓性阻塞。阿司匹林联合 1 种 P2Y12 受体抑制剂的双联抗血小板治疗（dual antiplatelet therapy，DAPT）是抗栓治疗的基础。

氯吡格雷为 P2Y12 受体抑制剂，可干扰二磷酸腺苷介导的血小板活化。氯吡格雷为前体药物，需肝脏细胞色素 P450 酶代谢形成活性代谢物，与 P2Y12 受体不可逆结合。氯吡格雷在体内代谢转化为活化代谢产物 H4 才能发挥抗血小板聚集作用。根据《2022 CPIC 指南：CYP2C19 基因型与氯吡格雷治疗（更新版）》，受代谢活化的基因多态性影响，不同个体疗效差异较大：①基因型为超快代谢型的，推荐使用氯吡格雷标准剂量（75mg q.d.）；②基因型为快代谢型的，推荐使用氯吡格雷标准剂量（75mg q.d.）防治心肌梗死，缺血性脑血栓，动脉粥样硬化及血栓栓塞引起的并发症；③基因型为中间代谢型、慢代谢型的，如果没有禁忌证，建议换为新药替格瑞洛、普拉格雷等。

指南指出 STEMI 发病超过 12 小时，但有临床和 / 或心电图进行性缺血证据（Ⅱa，B）可直接行 PCI。该患者入院诊断为冠心病急性前壁 ST 段抬高心肌梗死，心电图示 V2-V5 导联 Q 波形成，行急诊 PCI 重建血运。故患者入院后即给予阿司匹林肠溶片负荷剂量 300mg 和氯吡格雷负荷剂量 300mg 嚼服，术后给予阿司匹林肠溶片维持剂量（100mg q.d.），但直接给予硫酸氢氯吡咯雷片（75mg b.i.d.）维持剂量不适宜，建议该患者行氯吡格雷基因检测，根据基因型选择剂量。

（2）根据指南，在有效的 DAPT 及抗凝治疗情况下，不推荐 STEMI 患者造影前常规应用 GPⅡb/Ⅲa 受体拮抗剂（Ⅲ，B）。高危患者或冠状动脉造影提示血栓负荷重、未给予适当负荷量 P2Y12 受体抑制剂的患者可静脉使用替罗非班或依替巴肽（Ⅱa，B）。替罗非班最好在 PCI 术前 6 小时之内开始应用，与抗凝药物合用，持续静脉用药至术后 24～36 小时，一般持续应用 2 天，可达 4～5 天。该患者 PCI 术后使用替罗非班，持续 20 小时，使用疗程不适宜。

（3）指南推荐，除急诊 PCI 术中及早期溶栓外，可用低分子肝素代替普通肝素。各种低分子肝素的抗凝疗效有所差异，首选药物为依诺肝素，推荐的疗程为≤8 天。该患者从入院至出院共使用 13 天依诺肝素，使用疗程不适宜。

2. 患者在院期间未使用 ACEI/ARB 类抗高血压药，治疗方案分析

（1）ACEI/ARB 通过影响心肌重塑、减轻心室过度扩张而减少心力衰竭的发生，降低死亡率。指南推荐，在 STEMI 最初 24 小时内，对有心力衰竭证据、左心室收缩功能不全、糖尿病、前壁心肌梗死，但无低血压（收缩压 <90mmHg）或明确禁忌证者，应尽早口服 ACEI（Ⅰ，A）；对非前壁心肌梗死、低危（LVEF 正常、心血管危险因素控制良好、已接受血运重建治疗）、无低血压的患者应用 ACEI 也可能获益。发病 24 小时后，如无禁忌证，所有 STEMI 患者均应给予 ACEI 长期治疗（Ⅱa，A）。如患者不能耐受 ACEI，可考虑给予 ARB。

（2）ACEI/ARB 禁忌证包括：STEMI 急性期动脉收缩压 <90mmHg、严重肾功能不全［血肌酐水平 >265μmol/L（2.99mg/dl）］、双侧肾动脉狭窄、移植肾或孤立肾伴肾功能不全、对 ACEI/ARB 过敏、血管神经性水肿或导致严重咳嗽者及妊娠期 / 哺乳期女性等。

（3）该患者为前壁心肌梗死，收缩压 >90mmHg，且无使用禁忌，考虑到患者的远期预后，应尽早启动 ACEI/ARB 类药物的治疗。

3. 中药方剂①的选用分析

（1）该患者中药采用大柴胡汤加减合丹参饮。

（2）大柴胡汤组方包括柴胡、黄芩、大黄、枳实、半夏、白芍、生姜、大枣，功能和解少阳，内泄热结，主治少阳阳明合病。地黄、麦冬、北沙参、玄参养阴清热；牡丹皮清热凉血，活血化瘀；姜厚朴宽中理气；大腹皮下气宽中，利水消肿；醋龟甲滋阴养血。丹参饮组方包括丹参、檀香、砂仁，功能活血化瘀，行气止痛，主治心痛，胃脘诸痛。

（3）患者心前区压榨性剧烈疼痛，伴左肩部及胸骨后放射痛，汗出，手足不温，舌质淡暗,苔白腻,脉弦滑,入院辨证为痰浊壅盛,心脉痹阻证,而大柴胡汤加减功效为和解少阳,内泄热结,与证型不符。

4. 提高患者依从性

(1)患者既往史中记录有糖尿病病史 5 年,未规律服用药物。从病史中我们不难发现,患者依从性差。糖尿病作为心血管疾病单独的危险因素,对于已经发生过心肌梗死的患者来说,控制血糖显得尤为重要。应对患者进行深刻的健康教育,提高患者的自我效能,促进患者的自我管理。

(2)在对患者进行健康教育的过程中,重视自我效能对血糖管理的促进作用,用简洁易懂的语言向患者讲解血糖达标的重要性、不达标的危害以及与患者目前疾病的关系,通过言语劝说帮助患者正确分析服药依从性与其自身获益的关系,也可以请依从性好的患者提供间接经验等方式来提高患者的自我效能,加强患者的自我管理,从而达到提高患者依从性的目的。

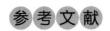

参 考 文 献

[1] 中华医学会心血管病学分会,中华心血管病杂志编辑委员会. 急性 ST 段抬高型心肌梗死诊断和治疗指南(2019)[J]. 中华心血管病杂志,2019,47(10):766-783.

[2] LANAS A,GARCIA-RODRIGUEZ L A,ARROYO M T,et al. Risk of upper gastrointestinal ulcer bleeding associated with selective cyclo-oxygenase-2 inhibitors, traditional non-aspirin non-steroidal anti-inflammatory drugs, aspirin and combinations[J]. Gut, 2006, 55: 1731-1738.

[3] 中华医学会心血管病学分会,中华心血管病杂志编辑委员会. 急性 ST 段抬高型心肌梗死诊断和治疗指南(2019)[J]. 中华心血管病杂志,2019,47(10):766-783.

[4] 国家卫生计生委合理用药专家委员会,中国药师协会. 急性 ST 段抬高型心肌梗死溶栓治疗的合理用药指南(第 2 版)[J]. 中国医学前沿杂志(电子版),2019,11(1):40-65.

案例 34　眩晕病（高血压病合并多发腔隙性脑梗死）

（一）病例资料

患者，男，81 岁，身高 167cm，体重 53kg，体重指数 19.00kg/m^2。

主诉： 头晕间作 20 余年，再发伴头胀 1 天。

现病史： 20 余年前无明显诱因出现头晕间作，呈昏沉感，测血压最高收缩压 166mmHg，诊断为高血压病，予口服抗高血压药（具体不详）后症状好转，而后患者规律服抗高血压药约 1 个月后自行停药，且自行改口服"脑心通胶囊 2 粒 t.i.d."，自诉平素收缩压波动较大，最高血压 238/154mmHg。

5 月 24 日早晨 9:00，患者无明显诱因头晕再发，休息后症状未见明显缓解，复测血压提示收缩压高于 140mmHg，遂由家属送至医院急诊就诊，当时测血压 211/82mmHg，遂诊断为"眩晕，高血压病 3 级"，予持续泵入"硝酸甘油注射液"及口服"厄贝沙坦片 0.15g q.d.、苯磺酸左氨氯地平片 2.5mg q.d."控制血压，后头晕头胀、视物模糊症状稍缓解，血压波动于（178～192）/（77～84）mmHg。为求进一步诊治，由急诊拟"眩晕病，高血压病 3 级"收治入院。

既往史： "高脂血症"，未系统治疗。

个人史、婚育史、家族史、过敏史： 吸烟史 5 年，每日吸烟 1 包，现已戒断 50 余年。平素偶有饮酒，平均每月饮酒 2～3 次，每次饮啤酒半瓶。无特殊不良嗜好。已婚已育，配偶及子女均体健。否认家族及遗传病史。否认食物、药物过敏史。

体格检查： T 36.0℃，R 18 次 /min，P 60 次 /min，BP 184/81mmHg。舌质暗红边有瘀点，苔白厚，脉弦滑。双肺叩诊呈清音，双肺呼吸音清，未闻及干湿啰音。心律整齐，余无特殊。

中医四诊： 患者面色淡白，神志清楚，精神疲倦，语言清晰流畅，查体合作。对答切题，呼吸均匀，无异常气味闻及。纳眠可，小便调，大便干结难解，日 1 次。舌质暗红边有瘀点，苔白厚，脉弦滑。

辅助检查：

5 月 24 日　心肺功能五项：MYO 140ng/ml，BNP 143pg/ml。

心肌酶三项：HBDH 191U/L。

电解质六项：K 3.04mmol/L，P 0.73mmol/L。

颅脑 + 胸部 CT 平扫：①考虑多发腔隙性脑梗死，脑萎缩，必要时 MRI 检查；②双肺散在纤维灶；③心影增大，心包少量积液，主动脉及冠状动脉硬化。

心电图：窦性心律，非特异性 ST-T 异常，一度房室传导阻滞。

入院诊断：

中医诊断： 眩晕病（脾肾亏损证，痰瘀内阻证）。

西医诊断： ①高血压病 3 级（极高危）；②心律失常（一度房室传导阻滞）；③多发腔隙性脑梗死；④脑萎缩；⑤高脂血症；⑥低钾血症。

（二）诊疗过程

初始治疗药物（5 月 24 日）

药品名称	剂量	用法
硝酸甘油注射液	50mg	静脉泵入（示血压调整）
0.9% 氯化钠注射液	40ml	
苯磺酸氨氯地平片	5mg	p.o. q.d.
替米沙坦片	80mg	p.o. q.d.
阿司匹林肠溶片	100mg	p.o. q.d.
血脂康胶囊	0.6g	p.o. q.d.
杏芎氯化钠注射液	100ml	i.v.gtt. q.d.

中药方剂①：

中药方剂①				用法用量
党参 20g	当归 10g	法半夏 15g	白术 20g	
川芎 10g	地龙 10g	制天南星 10g	茯苓 20g	每日 1 剂
三七 10g	仙茅 10g	石菖蒲 10g	黄芪 30g	400ml 分早晚 2 次空腹温服
全蝎 5g	淫羊藿 10g	火麻仁 10g	柏子仁 10g	

5 月 25 日（D2）

患者症状同前。体格检查：T 36.6℃，R 67 次 /min，P 20 次 /min，BP 137/64mmHg。

药物治疗调整：

停用硝酸甘油泵入；予 10% 氯化钾注射液 10ml＋0.9% 氯化钠注射液 250ml i.v.gtt. q.d.，氯化钾缓释片 1g p.o. t.i.d.。

5 月 26 日（D3）

患者头晕，呈昏沉感，伴头两侧胀，视物模糊，睡眠不佳。BP：190/86mmHg（今晨），159/72mmHg（昨日下午），心律齐。余大致同前。

辅助检查：

5 月 25 日 尿干化学和沉渣定量：Glu ＋，红细胞 18 个 /μl；血脂四项：TG 0.93mmol/L，LDL-C 3.86mmol/L，HDL 1.13mmol/L。K 3.52mmol/L。

5 月 25 日 粪便常规和隐血、空腹血糖、甲状腺功能五项、肝功能未见明显异常。

颈动脉＋心脏血管彩超：①双侧颈动脉粥样硬化伴斑块形成；②双侧颈外动脉的血流阻力增高；③双侧颈段椎动脉内膜稍毛糙；④双侧颈段椎动脉血流阻力指数增高；⑤左心房稍增大；⑥左心室壁稍增厚；⑦主动脉瓣钙化并少量反流；⑧二尖瓣少量反流；⑨左心室舒张功能减退，收缩功能正常；⑩腹主动脉可见段内径正常；⑪双肾动脉阻力指数增高。

药物治疗调整：

暂予停用补钾治疗。

加用：硝苯地平控释片 30mg p.o. b.i.d.；氢氯噻嗪片 12.5mg p.o. q.d. 控制血压。

予尼麦角林注射液 2mg i.v.ggt. q.d. 改善循环。

5月27日（D4）

患者头晕较前好转，余大致同前。BP 127/62mmHg。

药物治疗调整：

停口服硝苯地平控释片。

5月29日（D6）

患者精神好转，头晕昏沉较前好转，视物模糊，眼底充血。BP 153/80mmHg，HR 61 次 /min，心律齐。余大致同前。

辅助检查：

5月28日 动态心电图：①窦性心律（平均心率62 次 /min，最慢 47 次 /min，最快 85 次 /min）；②频发房性期前收缩伴成对房性期前收缩伴短阵房性心动过速（2 362 次 /24 小时，最多 122 次 /1 小时，成对 9 次 /24 小时，房性心动过速 3 阵 /24 小时，最长阵持续 6 跳）；③一过性 ST 段改变（STCH1 呈水平型下移 0.1～0.15mV，多阵 /24 小时，每阵持续 1 分钟以上，此时患者未诉明显胸痛胸闷症状）；④一度房室传导阻滞；⑤心率变异性分析示中度危险性。

5月28日 24 小时动态血压监测：平均血压 137/63mmHg；白天平均血压 139/63mmHg，夜间平均血压 128/61mmHg，收缩压负荷 63.6%（白天≥135mmHg）/66.7%（夜间≥120mmHg），舒张压负荷 3.0%（白天≥85mmHg）/22.2%（夜间≥70mmHg），夜间血压下降率 8.2%（收缩压）/3.1%（舒张压）。

药物治疗调整：

停阿司匹林，改用铝镁匹林片 1 片 p.o. q.d.。

中药方剂②：中药方剂①去仙茅、淫羊藿，加酒苁蓉 30g。

6月2日（D10）

患者头晕昏沉较前明显好转，余大致同前。BP 160/62mmHg，HR 59 次 /min，心律齐。余大致同前。

辅助检查：

血常规和超敏：IG 0.12×10⁹/L，MONO% 10.1%，IG% 2.1%，RBC 4.10×10¹²/L，Hb 127g/L，HCT 38.7%，RDW-SD 48.2fl。

肝功能八项：TP 61.3g/L，ALB 37.4g/L。

肾功能四项：UREA 8.4mmol/L，CysC 1.73mg/L。

血脂四项：TG 2.42mmol/L，LDL 2.79mmol/L，HDL 0.96mmol/L。

心肌酶三项：CK 44U/L。

餐后 2 小时血糖：9.94mmol/L。

药物治疗调整：

停用：患者入院时有低血钾，停用氢氯噻嗪片。

调整：替米沙坦片用法改为 80mg p.o. q.n. 以控制晨起血压。

6月4日（D12）

患者神志清，精神尚可，头晕较前明显好转。BP 141/69mmHg，HR 67 次 /min。现经综合治疗后患者病情好转，予以办理出院。

出院诊断：

中医诊断：眩晕病（脾肾亏损证，痰瘀内阻证）。

西医诊断: ①高血压病3级(极高危);②心律失常(一度房室传导阻滞);③双侧颈动脉粥样硬化伴斑块形成;④多发腔隙性脑梗死;⑤脑萎缩;⑥高脂血症;⑦低钾血症。

出院带药:

药品名称	剂量	用法	天数
苯磺酸氨氯地平片	5mg	p.o. q.d.	7d
替米沙坦片	80mg	p.o. q.n.	7d
瑞舒伐他汀钙片	10mg	p.o. q.n.	7d
铝镁匹林片	1片	p.o. q.d.	7d

(三)存在问题

1. 该患者入院第3天降血压方案不适宜。

2. 中药方剂①的炮制品选择不适宜。

(四)分析及药学监护

1. 降血压方案分析

(1)根据《中国老年高血压管理指南2019》,降血压治疗的目的延缓高血压所致心血管疾病进程,最大限度降低心血管疾病发病率和死亡率,改善生活质量,延长寿命。老年高血压降血压治疗应强调收缩压达标,在能耐受的前提下,逐步使血压达标。年龄≥80岁,血压≥150/90mmHg,即启动抗高血压药治疗,推荐使用噻嗪类利尿剂、CCB、ACEI和ARB进行降血压的起始和维持治疗。若需三药联合时,二氢吡啶类CCB+ACEI(或ARB)+噻嗪类利尿剂组成的联合方案最为常用。患者入院第3天,停用泵入硝酸甘油后,血压波动159/72mmHg至190/86mmHg,予口服抗高血压药分别有:硝苯地平控释片30mg p.o. b.i.d.;氢氯噻嗪片12.5mg p.o. q.d.;替米沙坦片80mg p.o. q.n.;苯磺酸氨氯地平片5mg p.o. q.d. 控制血压。

(2)抗高血压药有不合理之处:①同时联用两种CCB,为重复用药,建议停用其中一种。②口服硝苯地平控释片30mg b.i.d.,超说明书用量、频次,建议改为硝苯地平控释片60mg q.d.。

2. 中药方剂①使用分析

(1)中药方剂①为自拟补肾益气化痰方。方中黄芪甘温,补脾益气,党参、白术皆补脾益气,茯苓健脾渗湿,合白术互增健脾祛湿之力,与黄芪相伍,补脾益气之功益著;当归补血养心;地龙、全蝎活血通络;法半夏、制天南星、石菖蒲以祛湿痰;川芎、三七以活血祛瘀;仙茅、淫羊藿以补肾健骨,祛风除湿;柏子仁、火麻仁以养心安神、润肠通便。诸药合用,共奏益气健脾,温肾通络之功。

(2)患者为81岁老年男性,头晕、头胀,呈昏沉感,且有便秘,舌质暗红边有瘀点,苔白厚,脉弦滑均为脾肾亏虚,痰瘀内阻之象。证属于本虚标实之证,以脾肾亏虚为本,痰瘀为标,治以补肾健脾,活血化痰为法。

(3)仙茅味辛,性热,有毒,归肾、肝、脾经,能补肾阳,强筋骨,祛寒湿,用于阳痿精冷,筋骨痿软,腰膝冷痛,阳虚冷泻。酒仙茅是用黄酒拌润生仙茅后炒干而得。生仙茅性燥有毒,以散寒祛湿为主,酒仙茅不仅毒性降低,而且更长于补肾壮阳。因此本方中将仙茅换为酒仙茅更适宜。

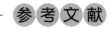

参 考 文 献

[1] 国家卫生计生委合理用药专家委员会,中国医师协会高血压专业委员会. 高血压合理用药指南（第 2 版)[J]. 中国医学前沿杂志（电子版),2017,9(7): 28-126.

[2] 中国老年医学学会高血压分会,国家老年疾病临床医学研究中心中国老年心血管病防治联盟. 中国老年高血压管理指南 2019[J]. 中华老年多器官疾病杂志,2019,18（2): 81-106.

[3] 李若愚,刁建炜,张蕴慧. 黄芪治疗原发性高血压研究进展 [J]. 光明中医,2021,36(18): 3203-3206.

[4] 姚红旗,侯雅竹,王贤良,等. 黄芪心血管药理作用研究进展 [J]. 河南中医,2019,39（2): 302-306.

[5] 国家药典委员会. 中华人民共和国药典临床应用须知: 2020 年版. 中药饮片卷 [M]. 北京: 中国医药科技出版社,2022.

案例35 眩晕病（高血压急症）

（一）病例资料

患者，男，42岁，身高172cm，体重85kg，体重指数28.73kg/m²。

主诉： 阵发性头胀3天。

现病史： 患者3天前剧烈活动后出现头胀症状，时测血压236/149mmHg，口服利血平，复测血压仍在（230～240）/（130～150）mmHg之间。现为求进一步中西医结合治疗入院。入院症见：阵发性头胀，偶有头痛，无头晕，无眼干涩，口干、口苦，颈部僵硬不适，偶有胸闷，憋气，剧烈运动后明显，无胸痛，无乏力、气短，无麻木，无恶寒发热，情绪可，纳眠可，小便有泡沫，大便可。

既往史： 否认有心脏病、糖尿病等慢性疾病史。否认肝炎、结核病等传染病史。否认手术史。

个人史、婚育史、家族史、过敏史： 吸烟15年，饮酒20年。已婚已育，子女及配偶体健。否认家族遗传病和传染病病史。否认食物、药物过敏史。

体格检查： T 36.5℃，R 19次/min，P 95次/min，BP 230/170mmHg。

中医四诊： 患者眩晕，耳鸣，口苦，失眠多梦，急躁易怒，舌质紫暗，脉弦。

辅助检查： 心电图显示电轴右偏、ST-T异常。

入院诊断：

中医诊断： 眩晕病（肝火亢盛证）。

西医诊断： 高血压病3级（很高危）。

（二）诊疗过程

初始治疗药物（7月9日）

药品名称	剂量	用法
硝酸异山梨酯注射液	5mg	i.v.gtt. q.d.
5%葡萄糖注射液	250ml	
富马酸比索洛尔片	2.5mg	p.o. q.d.
缬沙坦氢氯噻嗪片	80mg/12.5mg	p.o. q.d.
缬沙坦氨氯地平片	80mg/5mg	p.o. q.d.
胰岛素注射液	4U	i.v.gtt. q.d.
注射用门冬氨酸钾镁	2g	
5%葡萄糖注射液	250ml	
丹红注射液	30ml	i.v.gtt. q.d.
0.9%氯化钠注射液	100ml	

7月10日(D2)

患者阵发性头胀，偶有头疼，无头晕，无眼睛干涩，口干、苦，颈部僵硬不适，偶有胸闷、憋气剧烈运动后明显，无胸痛、乏力、气短，无麻木，无恶寒发热，情绪可，纳眠可，小便有泡沫，大便可。查体：T 36.5℃，R 19次/min，P 82次/min，BP 169/118mmHg。

辅助检查：

血生化：ALT 59U/L，GGT 87U/L，TBIL 24.2μmol/L，DBIL 4.9μmol/L，IBIL 19.3μmol/L；TC 4.4mmol/L，LDL-C 3.1mmol/L，HDL-C 0.9mmol/L。

心脏彩超：符合高血压心脏病，左心室向心性肥厚，二尖瓣轻度关闭不全，左心室充盈异常。

腹部超声：中-重度脂肪肝、胆囊炎、胆囊泥沙样结石；双肾动脉未见狭窄。

颈部超声：双侧颈动脉内膜增厚并左颈动脉粥样斑块形成。

药物治疗调整：

加用：阿司匹林肠溶片100mg p.o. q.d.。

7月11日(D3)

患者阵发性头胀缓解，余同前。查体：T 36.4℃，R 20次/min，P 79次/min，BP 157/88mmHg。

辅助检查：

动态心电图：偶发性室性期前收缩，ST-T改变。

药物治疗调整：

加用：单硝酸异山梨酯片20mg p.o. b.i.d.。

7月14日(D6)

患者主诉同前，查体：T 36.4℃，R 19次/min，P 63/min，BP 132/78mmHg。

辅助检查：

7月12日　动态血压显示收缩压、舒张压平均值全天155/104mmHg，白天156/104mmHg，夜间152/106mmHg，血压分布呈非勺型曲线。

药物治疗调整：

7月12日　停用缬沙坦氨氯地平片，改用硝苯地平缓释片20mg p.o. t.i.d.。

中药方剂①如下：

中药方剂①				用法用量
天麻 9g	钩藤^(后下)30g	茯苓皮 15g	冬瓜皮 30g	
佛手 15g	黄连 6g	夏枯草 15g	炒酸枣仁 30g	
丹参 15g	玄参 9g	柏子仁 15g	首乌藤 30g	每日1剂 400ml分早晚2次空腹温服
牡蛎^(先煎)30g	龙骨^(先煎)30g	泽泻 30g	牛膝 15g	
菊花 15g				

7月17日(D9)

患者头胀、口干、口苦、胸闷憋气等症状缓解，大便溏，余同前。查体：T 36.4℃，P 75/min，BP 139/71mmHg。

药物治疗调整：

7月15日停用单硝酸异山梨酯片。

7月15日停用硝苯地平缓释片，改用硝苯地平控释片30mg p.o. b.i.d.。

7月16日—7月17日中药方剂加麸炒白术18g。其余治疗方案不变。

7月20日（D12）

患者大便可，余主诉同前。查体：T 36.3℃，R 19次/min，P 65次/min，BP 135/75mmHg。

药物治疗调整：

富马酸比索洛尔片用量改为5mg p.o. q.d.。

出院诊断：

中医诊断：①眩晕病（肝火亢盛证）；②胸痹心痛病。

西医诊断：①高血压病3级（很高危）；②缺血性心脏病；③中-重度脂肪肝；④胆囊炎；⑤颈动脉硬化；⑥心律失常。

出院带药：

药品名称	剂量	用法	天数（疗程）
富马酸比索洛尔片	5mg	p.o. q.d.	7d（长期）
缬沙坦氢氯噻嗪片	80mg/12.5mg	p.o. b.i.d.	7d（长期）
阿司匹林肠溶片	100mg	p.o. q.d.	长期

住院期间血压见表35-1。

表35-1　住院期间血压 　　　　　单位：mmHg

日期	7月9日	7月10日	7月11日	7月12日	7月13日	7月14日	7月15日	7月16日	7月17日	7月18日	7月19日	7月20日	7月21日
血压	230/170	169/118	157/88	138/79	125/70	132/78	125/84	121/83	139/71	132/80	123/67	135/75	125/71

（三）存在问题

1. 静脉抗高血压药使用欠合理。

2. 重复应用硝酸酯类、ARB类等不合理，硝苯地平控释片用药频次不合理。

3. 中药注射剂溶媒不适宜。

（四）分析及药学监护

1. 静脉抗高血压药治疗方案分析　患者入院降血压方案存在欠合理之处，分析如下：

（1）《中国急诊高血压诊疗专家共识》定义：高血压急症指血压短时间内严重升高（通常收缩压>180mmHg和/或舒张压>120mmHg）并伴发进行性靶器官损害。若患者SBP≥220mmHg和/或DBP≥140mmHg，则无论有无症状亦应视为高血压急症。患者入院血压230/170mmHg，属高血压急症，在迅速评估患者病情后，应予紧急有效的降血压诊疗。

（2）高血压急症的血压控制，要在充分评估患者基础上，制订个体化治疗方案，有节奏有目标地降低血压。第一阶段目标是在30～60分钟将血压降低到一个安全水平。通常建议第1～2小时使平均动脉血压迅速下降但不超过25%，对此患者来说，血压应从230/170mmHg降到不低于175/128mmHg左右。此阶段为了迅速降血压且便于调节降血压幅度和速度，宜选用静脉用药物。第二阶段应放慢降血压速度，加用口服抗高血压药，逐步减慢静脉给药速度，约2～6小时将血压降至约160/100mmHg。第三阶段要在24～48小时临床情况稳定情况下，逐渐降血压至正常水平。

（3）第一阶段推荐静脉用 β 受体拮抗剂、血管扩张剂等，根据不同的并发症、合并症权衡选择。此例选择静脉硝酸酯类降血压合理，但患者入院第 2 天血压仍高达 169/118mmHg，提示初始静脉给药剂量不足；在入院第 4 天之后血压降至正常范围，应逐步减停静脉用药。硝酸异山梨酯注射液用于控制血压时，用 5% 葡萄糖或 0.9% 氯化钠注射液配置成为 50～100μg/ml 药液，推荐在心电监护下持续静脉给药，初始剂量 1～2mg/h，根据患者血压情况每 5～15 分钟以 1mg/h 的速度调整剂量，剂量上限一般不超过 8～10mg/h。一旦血压控制达到靶目标，口服药物已经起效时，即可逐渐停用静脉药物，转为口服药物进一步控制血压。

2. 重复应用 ARB 类、硝酸酯类，硝苯地平控释片用药频次的分析

（1）患者同时给予口服缬沙坦氨氯地平片、缬沙坦氢氯噻嗪片不合理。两者均含有缬沙坦，属于重复用药，不合理。后停用缬沙坦氨氯地平片，换用硝苯地平缓释片，合理。

（2）患者 7 月 15 日医嘱硝苯地平控释片用法为 b.i.d.，给药频次不合理。硝苯地平控释片采用的是骨架材料，通过渗透泵原理，将药物与骨架材料制成释放速率恒定的片剂，药效平稳，仅需每天一次给药。

（3）患者入院当日起给予硝酸异山梨酯注射液，入院第三天开始加用单硝酸异山梨酯片，且未降低硝酸异山梨酯注射液剂量，重复应用两种硝酸酯类不合理。

3. 中药注射剂溶媒适宜性分析

（1）丹红注射液由丹参、红花、注射用水组成。用于瘀血闭阻所致的胸痹及中风。该患者胸闷，舌质紫暗，心电图提示有心肌缺血，中医诊断为胸痹心痛病，证属心血瘀阻证范畴，故予以丹红注射液活血化瘀，通脉疏络，用药合理。

（2）药品说明书中的用法为：静脉滴注，一次 20～40ml，加入 5% 葡萄糖注射液 100～500ml 稀释后缓慢滴注，一日 1～2 次；伴有糖尿病等特殊情况时，改用 0.9% 的氯化钠注射液稀释后使用。本次用药为丹红注射液 30ml 用 0.9% 的氯化钠注射液 100ml 稀释后使用，存在溶媒选用不适宜及溶媒量偏小的问题。

（3）有文献报道丹红注射液与 0.9% 的氯化钠注射液配伍时不溶微粒数目增加明显，稳定性下降，一般应选择葡萄糖溶液。本患者没有糖尿病病史，故不宜选用 0.9% 的氯化钠注射液为溶媒，同时 100ml 的溶媒量偏小，药物浓度过高，容易造成不良反应的发生。

─────────────── **参 考 文 献** ───────────────

[1] 中国医师协会急诊医师分会，中国高血压联盟，北京高血压防治协会. 中国急诊高血压诊疗专家共识（2017 修订版）[J]. 中国实用内科杂志，2018，38（5）：421-433.

[2] 中国血脂管理指南修订联合专家委员会. 中国血脂管理指南（2023 年）[J]. 中国循环杂志，2023，38（3）：237-271.

[3] 李学林，李伟霞，赵娅，等. 丹红注射液与胞磷胆碱钠注射液在 2 种常用溶媒中的配伍稳定性 [J]. 中国实验方剂学杂志，2017，23（3）：6-9.

[4] 龚建华，孔凡有. 丹红注射液与不同溶媒配伍时不溶性微粒及 pH 值的变化 [J]. 现代诊断与治疗，2012，23（10）：1674-1675.

案例36　眩晕病(高血压合并冠心病)

(一)病例资料

患者,男,63岁,身高175cm,体重70kg,体重指数22.9kg/m²。

主诉:阵发性头晕20余年,加重3天。

现病史:患者20年前无明显诱因出现头晕头胀,当地医院诊为"高血压"。去年饮浓茶后头晕、头痛,当地医院予抗高血压药治疗后好转出院。4个月前因失眠致上述症状加重,血压波动不稳,住院治疗好转出院。3天前无明显诱因上述症状加重,时测血压180/112mmHg,当晚于医院急诊输液(葛根素注射液、硝酸异山梨酯注射液),后症状缓解。入院症见:阵发性头晕头胀,偶有心烦心慌,胃脘痞闷,嗳气频频,食欲降低,血压升高时左侧耳鸣明显、有搏动感,无口干口苦,无咳嗽咳痰,无恶心呕吐,纳眠差,大便偏干,小便调。

既往史:冠状动脉粥样硬化性心脏病病史16年;脑梗死病史3年;慢性胃炎病史4年;胆囊息肉病史2年;脂肪肝病史2年;甲状腺结节病史2年。否认糖尿病等其他慢性疾病史。否认肝炎、结核病等传染病史。预防接种史不详。否认手术、外伤史。否认输血史。否认食物、药物过敏史。

个人史、婚育史、家族史、过敏史:饮酒30余年,已戒酒3年。否认吸烟史,无药物依赖。适龄结婚,育有1子,配偶及子女均体健。父母去世(具体不详)。兄弟姐妹3人,均有高血压病史。否认其他家族遗传病病史。否认食物、药物过敏史。

体格检查:T 36.7℃,R 19次/min,P 80次/min,BP 154/88mmHg。患者神清,精神疲倦。胸廓对称无畸形,心肺查体(-)。余无特殊。

中医四诊:患者表情自然,形体正常,动静姿态,语气清,气息平,无异常气味,舌淡红、苔薄有裂痕,脉弦细。

辅助检查:

7月1日　颅脑CT平扫未见异常改变。

入院诊断:

中医诊断:①眩晕病(阴虚阳亢证);②胸痹心痛病;③心悸病。

西医诊断:①高血压病3级(很高危);②冠状动脉硬化性心脏病。

(二)诊疗过程

初始治疗药物(7月1日)

药品名称	剂量	用法
缬沙坦氨氯地平片	80mg/5mg	p.o. q.d.
吲达帕胺片	2.5mg	p.o. q.d.
苯磺酸氨氯地平片	2.5mg	p.o. q.d.
琥珀酸美托洛尔缓释片	23.75mg	p.o. q.d.

续表

药品名称	剂量	用法
丹参酮Ⅱa磺酸钠注射液	60mg	i.v.gtt. q.d.
0.9% 氯化钠注射液	200ml	
门冬氨酸钾注射液	10ml	i.v.gtt. q.d.
胰岛素注射液	3 单位	
5% 葡萄糖注射液	250ml	

中药方剂①：

中药方剂①				用法用量
黄芪 30g	槲寄生 30g	葛根 30g	川芎 15g	
石菖蒲 12g	郁金 15g	川牛膝 15g	玄参 15g	
盐杜仲 15g	泽泻 12g	炒决明子 15g	菊花 15g	每日 1 剂
首乌藤 20g	炒酸枣仁 30g	珍珠母^(先煎)15g	海藻 15g	400ml 分早晚 2 次空腹温服
昆布 15g	甘草 6g			

7月2日（D2）

患者阵发性头晕头胀，偶有心烦心慌，胃脘痞闷，嗳气频频，食欲降低，血压升高时左侧耳鸣明显、有搏动感，无口干口苦，无咳嗽咳痰，无恶心呕吐，纳眠差，大便偏干，小便调。查体：神志清，精神可，T 36.3℃，R 19 次 /min，P 86 次 /min，BP 117/70mmHg。心肺查体未见明显异常。腹软，肝脾未触及。肝 - 颈静脉回流征阴性，双下肢无水肿。

辅助检查：

血常规、尿常规、粪便常规未见异常。凝血、甲状腺功能未见异常。

血生化：TG 1.93mmol/L，TC 5.83mmol/L，HDL-C 0.92mmol/L，LDL-C 4.06mmol/L，CK 57U/L，TP 68.7g/L，Cr 73μmol/L，UA 463μmol/L，K 4.05mmol/L，Na 139mmol/L，HbA1c 6.1%。

7月3日（D3）

患者基本情况同前。T 36.6℃，R 17 次 /min，P 89 次 /min，BP 116/91mmHg。

辅助检查：

超声：右肾囊肿；前列腺增生。

药物治疗调整：

加用：瑞舒伐他汀钙片 5mg p.o. q.n.。

　　　硫酸氢氯吡格雷片 50mg p.o. q.d.。

7月6日（D6）

患者阵发性头晕头胀缓解，心烦心慌缓解，余同前。T 36.6℃，R 17 次 /min，P 89 次 /min，BP 131/77mmHg。

辅助检查：

7月4日 24 小时动态血压：全天收缩压、舒张压负荷未见明显异常增高，部分舒张压低于 60mmHg，最低 51mmHg，血压曲线呈非勺型分布。

7月4日 血糖谱：空腹 6.7mmol/L，早餐后 12.7mmol/L，午餐前 5.1mmol/L，午餐后 8.3mmol/L，晚餐前 5.1mmol/L，晚餐后 10.5mmol/L，睡前 8.2mmol/L。

7月4日 24小时动态心电图：窦性心律；偶发房性期前收缩；多发多源室性期前收缩，有时呈间位；间歇性一度房室传导阻滞；间歇性 ST-T 改变。

药物治疗调整：

加用：奥美拉唑镁肠溶片 20mg p.o. q.d.。

中药方剂②：中药方剂①加厚朴 9g，陈皮 9g。

7月8日（D8）

患者二便调，余同前。T 36.5℃，R 17次/min，P 86次/min，BP 134/77mmHg。

7月9日（D9）

患者一般情况同前。T 36.6℃，R 17次/min，P 89次/min，BP 131/77mmHg。

辅助检查：

血糖谱：空腹 6.8mmol/L，早餐后2小时 10.3mmol/L，午餐前 4.4mmol/L，午餐后2小时 6.8mmol/L，晚餐前 7.2mmol/L，午餐后2小时 8.1mmol/L，睡前 7.2mmol/L。

心脏超声：EF 62%，符合高血压型心脏病，节段性室壁运动异常，主动脉瓣反流（轻度），二尖瓣反流（轻度），三尖瓣反流（轻度），左心室充盈异常。

药物治疗调整：

停用：门冬氨酸钾注射液＋胰岛素注射液＋5% 葡萄糖注射液（GS）。

7月12日（D12）

患者胃部不适缓解，余同前。T 36.6℃，R 17次/min，P 68次/min，BP 137/78mmHg。今日出院。

出院诊断：

中医诊断：①眩晕病（阴虚阳亢证）；②胸痹心痛病；③心悸病。

西医诊断：①高血压病 3 级（很高危）；②冠状动脉硬化性心脏病。

出院带药：

药品名称	剂量	用法	天数（疗程）
缬沙坦氨氯地平片	80mg/5mg	p.o. q.d.	14d（长期）
琥珀酸美托洛尔缓释片	23.75mg	p.o. q.d.	14d（长期）
瑞舒伐他汀钙片	5mg	p.o. q.d.	14d（长期）
奥美拉唑镁肠溶片	20mg	p.o. q.d.	14d
硫酸氢氯吡格雷片	50mg	p.o. q.d.	14d（长期）
吲达帕胺片	2.5mg	p.o. q.d.	14d（长期）

住院期间血压见表 36-1。

表 36-1 住院期间血压　　　　　　　　　　　　　　　　　　　　　单位：mmHg

日期	7月1日	7月2日	7月3日	7月4日	7月5日	7月6日	7月7日	7月8日	7月9日	7月10日	7月11日	7月12日
血压	154/88	117/70	116/91	118/72	140/90	131/77	135/78	134/77	131/77	133/76	128/75	137/78

（三）存在问题

1. 初始降血压方案不合理。

2. 冠心病二级预防不规范。

3. 使用奥美拉唑镁肠溶片不合理。

4. 中药方剂①存在配伍禁忌。

（四）分析及药学监护

1. 初始降血压方案分析　患者初始降血压方案不合理,分析如下:

（1）患者"高血压"20 余年,诊断为高血压病 3 级(很高危)。对于高血压合并冠心病、卒中病史者,《高血压基层诊疗指南(2019 年)》推荐 <140/90mmHg 为降血压目标,如能耐受,可降至 130/80mmHg。

（2）《高血压合理用药指南(第 2 版)》提出,高血压合并冠心病患者的用药原则是"降血压又护心"。首选 β 受体拮抗剂联合 ACEI/ARB 类药物降血压,如两药联合无法达标,可加用 CCB 类、利尿剂等。

（3）患者用药方案选择的均为推荐的一线抗高血压药。但缬沙坦氨氯地平片与苯磺酸氨氯地平片存在重复用药。单片复方制剂的主要优势是服用方便,提高患者依从性。重复使用单片复方制剂和单一成分制剂,既不能方便患者,又不便于医师调整单一成分药品的剂量,不建议如此使用。

2. 冠心病二级预防方案分析　患者冠心病史 16 年,但未进行充分规范的二级预防,分析如下:

（1）患者冠心病 16 年,应给予规范二级预防,减少心血管不良事件发生率。

（2）根据 2018 年版《稳定性冠心病诊断与治疗指南》推荐,如无禁忌:①建议最佳药物治疗方案应包括至少 1 种抗心绞痛 / 缓解心肌缺血药物与改善预后的药物联用;②缓解症状药物建议初始选择 β 受体拮抗剂,并逐渐增加至维持剂量,若 β 受体拮抗剂难以应用或疗效不佳时,可用其他药物替代,或联合使用 CCB 或长效硝酸酯类药物;③所有稳定性冠心病(SCAD)患者每天服用小剂量阿司匹林,不耐受者可服用氯吡格雷;④中等剂量他汀类起始,目标 LDL-C <1.8mmol/L;⑤推荐对合并高血压、糖尿病、LVEF≤40% 或慢性肾脏病的 SCAD 患者长期使用 ACEI 或 ARB。

（3）该患者既往有慢性胃炎病史 4 年,存在消化道不适症状。消化道损伤是阿司匹林最常见的不良反应,因此替代选择氯吡格雷抗血小板治疗是合理的。氯吡格雷说明书通常推荐成人 75mg 一日 1 次口服给药,但根据年龄、体重、症状可 50mg 一日 1 次。患者 63 岁,正常 BMI,肝肾功能未见异常,不建议减量。

3. 使用奥美拉唑镁肠溶片适宜性分析

（1）患者慢性胃炎病史 4 年,《慢性胃炎基层诊疗指南(2019 年)》建议以上腹部灼热感或上腹痛为主要症状者,可选用 PPI。患者无上腹痛或烧灼感,无胃黏膜糜烂证据,不建议治疗性使用奥美拉唑。

（2）《质子泵抑制剂预防性应用专家共识(2018)》指出:抗血小板药物可以增加患者溃疡性胃黏膜损伤的危险,对合理使用抗血小板药物并具有高危因素者可以应用 PPI。本例患者单独应用氯吡格雷 50mg q.d.,评估无相关出血高危因素,预防性使用 PPI 理由不充分。

（3）氯吡格雷为前体药物,口服给药后需经过两次代谢过程活化,因竞争代谢酶 CYP3A4、CYP2C19,PPI 与氯吡格雷可能产生相互作用,导致氯吡格雷药效下降,其中奥美拉唑对氯吡格雷的抑制作用最明显。《冠心病合理用药指南（第 2 版）》推荐在合用氯吡格雷和 PPI 时，应避免选用奥美拉唑，优先选择对肝药酶抑制强度小的泮托拉唑、雷贝拉唑。

4. 中药方剂①海藻 - 甘草联用分析　患者有甲状腺结节，中药方剂①用海藻、昆布软坚散结，用药适宜，但是方中同时开具了甘草，海藻与甘草为中药"十八反"的配伍禁忌，《中国药典》指出海藻不宜与甘草同用。有文献报道海藻 - 甘草反药组合的毒性机制极其复杂，其对心脏、肝脏、肾脏相关指标均有影响。海藻 - 甘草导致肾毒性的机制之一可能是海藻提高了甘草次酸在肾组织中的蓄积水平，导致皮质酮、醛固酮等固醇激素水平以及电解质紊乱，最终诱发肾毒性。但一直沿用至今的海藻玉壶汤中也含有海藻、甘草两味中药，在辨证论治的基础上加减，用于治疗瘿病；可见，甘草与海藻的配伍不是绝对禁忌的，其应用可能受疾病性质、用法用量、炮制效果、药物组方的影响，建议密切关注患者用药后的相关反应。

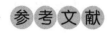

参考文献

[1] KAZUI M，NISHIYA Y，ISHIZUKA T，et al. Identification of the Human Cytochrome P450 Enzymes Involved in the Two Oxidative Steps in the Bioactivation of Clopidogrel to Its Pharmacologically Active Metabolite[J]. Drug Metab Dispos，2010，38（1）：92-99.

[2] 孟娴，伍振辉，彭蕴茹，等. 海藻 - 甘草反药配伍致大鼠肾毒性的机制探讨 [J]. 中草药，2018，49（9）：2076-2083.

[3] 王远敏，罗敏，杜洪志，等. 十八反中甘草与海藻的配伍研究 [J]. 微量元素与健康研究，2021，38（2）：28-30.

案例 37 眩晕病（高血压病 3 级 极高危）

（一）病例资料

患者，男，39 岁，身高 176cm，体重 73kg，体重指数 23.57kg/m²。

主诉： 发现血压升高 5 年，头昏伴心悸 1 天。

现病史： 5 年前于外院体检时发现血压升高，无头昏、头痛、胸闷、胸痛等，此后多次血压测值高于正常值，患者均未予重视。1 天前，无明显诱因出现头昏、心悸，遂于医院就诊，血压 180/110mmHg，完善相关检查，血电解质提示低钾，予苯磺酸左氨氯地平 2.5mg p.o. q.d. 控制血压、补钾等对症治疗后症状缓解。今晨，无明显诱因再次出现头昏，伴心悸，自觉心跳加快，全身麻木，以双上肢明显，为进一步治疗来本院就诊，拟以"心悸"收入院。

既往史及个人史： 20 年前曾患"乙肝"，自诉已治愈。否认冠心病、慢性支气管炎、糖尿病等慢性疾病病史。否认食物药物过敏史。

体格检查： T 36.7℃，R 20 次 /min，P 92 次 /min，BP 144/100mmHg。患者神清。双肺叩诊清音，呼吸音清晰，未闻及干湿啰音，无胸膜摩擦音。心前区无隆起，心尖冲动未见异常，心浊音界未见异常，心率 92 次 /min，心音有力，心律齐，各瓣膜听诊区未闻及杂音，无心包摩擦音。

中医四诊： 望之少神，面色少华，声音洪亮、言语清晰。呼吸如常，无咳嗽。时有头脑热痛，及腰部疼痛；二便正常。舌淡，苔白腻，脉沉。

辅助检查：

8 月 8 日 血常规：WBC 9.74×10⁹/L，NEUT% 84.3%。

8 月 8 日 血生化：CK 194U/L，UA 502μmol/L。

8 月 8 日 凝血四项＋D- 二聚体、心肌标志物、类风湿因子：未见异常。

8 月 8 日 心电图：窦性心律，正常心电图。

入院诊断：

中医诊断： 眩晕病（痰浊上蒙证）。

西医诊断： 高血压病 3 级（极高危）。

（二）诊治过程

初始治疗药物（8 月 9 日）

药品名称	剂量	用法
苯磺酸左氨氯地平片	2.5mg	p.o. q.d.

8 月 9 日（D2）

患者神清，精神一般，头昏症状较前有明显好转，自诉夜间阵发心悸，有轻微恶寒，夜寐欠佳，饮食正常，大便基本成形，小便正常。体格检查：T 36.3℃，R 18 次 /min，P 90 次 /min，BP 140/97mmHg。口唇稍紫，舌淡，苔白腻，脉沉。

辅助检查：

血常规：WBC 9.32×10^9/L，NEUT% 70.5%。

血生化：UA 510μmol/L。

血脂：TG 1.81mmol/L，TC 3.54mmol/L，HDL-C 1.06mmol/L，LDL-C 1.96mmol/L。

经胸心脏彩超：左心室舒张功能减低（EF 63%）。

腹部彩超：肝实质回声密集。

药物治疗调整：

加用：氯沙坦钾片 100mg p.o. q.d.。

中药方剂①：

中药方剂①				用法用量
法半夏 15g	麸炒白术 15g	天麻 15g	茯苓 15g	水煎服。每日一剂，一日 3 次，每次 150ml
陈皮 15g	甘草 6g	川牛膝 10g	荷叶 20g	
地龙 10g	夏枯草 30g	浮石 20g	丹参 15g	

8月10日（D3）

患者神清，精神可，头昏、心悸症状较前有明显好转，睡眠稍欠佳，饮食正常，大便不成形，小便正常。体格检查：T 36.6℃，R 18 次/min，P 71 次/min，BP 138/86mmHg。口唇稍紫，舌淡，苔薄，脉沉。

辅助检查：

高血压三项（卧位）：醛固酮/肾素 0.93，促肾上腺皮质激素 51.005pg/ml，醛固酮（站位）201pg/ml，肾素 21.7pg/ml。

高血压三项（站位）：醛固酮/肾素 0.72，促肾上腺皮质激素 25.424pg/ml，醛固酮（站位）225pg/ml，肾素 31.2pg/m。

血管紧张素Ⅱ（站位）：133pg/ml。

血管紧张素Ⅱ（卧位）：143pg/ml。

8月13日（D6）

患者神清，精神可，头昏、心悸症状较前进一步好转，诉偶有胸闷感，焦虑感，纳可，眠欠佳，大便成形，小便正常。体格检查：T 36.5℃，R 20 次/min，P 80 次/min，BP 128/78mmHg。口唇颜色淡红，舌淡，苔薄，脉沉。

药物治疗调整：

调整为中药方剂②：

中药方剂②				用法用量
北柴胡 15g	醋香附 15g	麸炒枳壳 15g	陈皮 10g	水煎服。每日一剂，一日 3 次，每次 150ml
白芍 15g	酒川芎 15g	人参（另煎）10g	茯神 15g	
蜜远志 10g	石菖蒲 10g	甘草 6g	龙骨（先煎）20g	
首乌藤 30g	瓜蒌皮 10g	炒酸枣仁 30g		

<u>8 月 16 日（D9）</u>

患者症状均已好转，予以办理出院。

辅助检查：

尿香草苦杏仁酸 VMA：6.80mg/24h。

上腹部动脉 CT 三维成像：①双侧肾上腺未见明显异常。②肝右叶点状钙化灶。③脾脏下极软组织结节，考虑副脾。④双肾动脉计算机体层血管成像（CTA）：右侧副肾动脉显示，余双肾动脉及分支未见明显异常。

动态心电图：①窦性心律，最快窦性心律 125 次/min；②室上性期前收缩总数 5 次，其中成对 1 阵。

动态血压：①全天平均血压 127/86mmHg，白天平均血压 126/84mmHg，夜间平均血压 130/87mmHg；②最大收缩压 146mmHg（21:09），最大舒张压 109mmHg（08:30）

出院诊断：

中医诊断：眩晕病（痰浊上蒙证）。

西医诊断：①高血压病 3 级（极高危）；②高尿酸血症。

出院带药：

药品名称	剂量	用法	天数
苯磺酸左氨氯地平片	2.5mg	p.o. q.d.	7d
氯沙坦钾片	100mg	p.o. q.d.	7d

中药方剂②共 7 剂，每日一剂，水煎服，一日 3 次，每次 150ml。

（三）存在问题

1. 患者降血压治疗方案不合理。

2. 中药方剂②与出院诊断的证型不符。

（四）分析及药学监护

1. 患者降血压治疗方案合理性分析

（1）《中国高血压防治指南（2018 年修订版）》指出：常用抗高血压药包括钙通道阻滞剂（CCB）、血管紧张素转化酶抑制剂（ACEI）、血管紧张素受体阻滞剂（ARB）、利尿剂和 β 受体拮抗剂五类，以及上述药物组成的固定配比复方制剂，建议五大类抗高血压药均可作为初始和维持用药的选择。对于血压≥160/100mmHg 或高于目标血压 20/10mmHg 的高危人群，往往初始治疗即需要应用 2 种抗高血压药。

（2）氯沙坦钾片对大多数患者，通常起始和维持剂量为 50mg 每天 1 次。治疗 3～6 周可达到最大降血压效果。患者初始治疗时氯沙坦钾片 100mg 每天 1 次，起始剂量偏大。

（3）药学监护：①患者同时血尿酸偏高，属于代谢综合征。选用 CCB 联合 ARB 方案合理，重在早期干预，除了健康膳食和合理运动外，可考虑将血压目标值控制在 130/80mmHg。②血压：使用氯沙坦钾有不足 1% 的患者发生剂量相关性直立性低血压，苯磺酸左氨氯地平患者使用剂量低血压发生率较低，但联合用药需监测血压变化，避免血压波动。③肾功能：使用氯沙坦钾的患者中少数观察到血尿素氮或血清肌酐轻微升高，使用初期要监测肾功能。④电解质：氯沙坦钾可引起电解质-体液平衡失调，特别是高血钾，患者入院时血钾偏低，需监测电解质水平。⑤本患者的中药方剂中，陈皮具有升血压作用，柴胡具有降血压作用，使用期间应加强对患者血压的监护。

2. 中药方剂②合理性分析

（1）中药方剂②为安神定志丸（《医学心悟》）合柴胡疏肝散（《医学统旨》）去茯苓，加首乌藤、炒酸枣仁、瓜蒌皮，易龙齿为龙骨。方中柴胡苦辛微寒，归经肝胆，功擅条达肝气而疏郁结，为君药。以香附苦辛而平，入肝经、疏肝理气，川芎行气血、疏肝开郁、止胁痛，人参、茯神益心胆之气，共助柴胡以解肝经之郁滞，增行气止痛之效为臣药。佐以陈皮理气行滞而和胃，入肝行气，白芍、甘草养血柔肝，缓急止痛，茯神、远志、石菖蒲养心安神，龙骨镇惊以定志。甘草调和药性，兼作使药。

（2）患者神清，精神可，头昏、心悸症状较前进一步好转，诉偶有胸闷感，焦虑感，纳可，眠欠佳，大便成形，小便正常。口唇颜色淡红，舌淡，苔薄，脉沉。当属肝郁气滞、心胆气虚证，治宜疏肝解郁，安神定志。出院中医诊断的证型"痰浊上蒙证"与用药不符，应在出院中医诊断中增加证型。

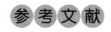

参 考 文 献

[1] 中国高血压防治指南修订委员会，高血压联盟（中国），中华医学会心血管病分会，等. 中国高血压防治指南（2018年修订版）[J]. 中国心血管杂志，2019，24（1）：24-56.

案例38 眩晕病（原发性高血压合并肾功能不全）

（一）病例资料

患者，男，65岁，身高165cm，体重60kg，体重指数22.04kg/m²。

主诉： 反复头晕30余年，再发加重2天。

现病史： 缘患者2天前出现头晕不适，测血压220/120mmHg，自行临时予以口服硝苯地平控释片30mg降血压，半小时后复测血压190/100mmHg，未予以其他特殊治疗，目前患者阵发性头晕，无视物旋转，发作无规律，伴双眼胀痛不适，无畏光流泪，活动后胸闷痛，晨起眼睑水肿，双下肢稍水肿，纳可，寐欠安，盗汗，大小便正常。患者高血压病史30余年，反复头昏、眼胀，呈阵发性后颈部胀痛不适，多次监测血压均高于正常值，最高血压220/120mmHg，长期服用苯磺酸左氨氯地平（2.5mg p.o. q.d.）、厄贝沙坦片（150mg p.o. q.d.）降血压，平时血压波动在（150~160）/（90~95）mmHg。为求进一步系统诊治入本院门诊，门诊以"原发性高血压3级（很高危）"收入心内科。

既往史： 既往有"高脂血症""十二指肠球部溃疡""慢性胃炎"病史多年，长期服用瑞舒伐他汀钙片（10mg, p.o. q.n.）降血脂治疗。

个人史、婚育史、家族史、过敏史： 无烟酒等不良嗜好。已婚已育，女儿及配偶体健。否认家族遗传病和传染病病史。否认食物、药物过敏史。

体格检查： T 36.2℃, R 18次/min, P 70次/min, BP 170/100mmHg。正常面容，表情正常，神志清楚，精神状态一般，语音清晰，查体合作，对答切题。呼吸运动未见异常。心前区无隆起，心尖冲动未见异常，心浊音界未见异常，心率70次/min，心律齐，各瓣膜听诊区未闻及病理性杂音，无心包摩擦音。双下肢稍水肿。余无特殊。

中医四诊： 表情焦虑，面色少华，形体适中；行动自如，精神一般，声音洪亮，言语清晰，应答自如，气促而不喘，无咳嗽、呕吐、太息、呻吟、腹鸣之声；无异常气味；舌质红，苔黄腻，脉弦细缓。

辅助检查：

3月22日 血常规、尿常规、肌钙蛋白I定量、心电图、颈动脉超声、头颅CT未见明显异常。

3月22日 肾功能：Cr 241μmol/L, BUN 12.5mmol/L, UA 425μmol/L, eGFR 23.39ml/min。

入院诊断：

中医诊断： 眩晕病（痰浊中阻证）。

西医诊断： ①原发性高血压3级（极高危），高血压肾病（肾功能不全，CKD 4期），高血压心脏病（心功能Ⅲ级C）；②高脂血症；③慢性胃炎；④肾囊肿。

（二）诊疗过程

初始治疗药物（3月22日）

药品名称	剂量	用法
硝苯地平控释片	30mg	p.o. b.i.d.
特拉唑嗪片	2mg	p.o. t.i.d.
呋塞米片	20mg	p.o. q.d.
瑞舒伐他汀钙片	10mg	p.o. q.n.
注射用丹参多酚酸盐	200mg	i.v.gtt. q.d.
5% 葡萄糖注射液	250ml	
注射用磷酸肌酸钠	1g	i.v.gtt. q.d.
0.9% 氯化钠注射液	100ml	

3月23日（D2）

患者有阵发性头晕，无视物旋转感，发作无规律，伴眼睑胀痛不适，双下肢稍水肿，纳可，寐欠安，余尚可。体格检查：T 36.6℃，R 19 次/min，P 60 次/min，BP 160/95mmHg。心律齐。舌质红，苔黄腻，脉弦细缓。

辅助检查：

NT-proBNP：537.00pg/ml。

血脂：LDL-C 2.85mmol/L。

粪便常规＋隐血、尿常规、肝功能、甲状腺功能未见明显异常。

心脏彩超：①左心房增大，二尖瓣、三尖瓣轻度反流；②主动脉弹性稍减退；③左心室顺应性减退、收缩功能正常。

3月25日（D4）

患者头晕较前缓解，发作次数减少，伴眼睑胀痛不适，活动后胸闷痛，晨起眼睑水肿，双下肢水肿较前减轻，纳可，寐欠安，盗汗，余尚可。体格检查：T 36.5℃，R 19 次/min，P 62 次/min，BP 180/105mmHg。心律齐。复查血象未见明显异常。

药物治疗调整：

加用：硝苯地平片 10mg p.o. st.。

3月26日（D5）

患者头晕较前缓解，伴双眼胀痛不适，活动后胸闷痛，晨起眼睑水肿，双下肢无水肿，纳可，寐欠安，盗汗，余尚可。体格检查：T 36.2℃，R 19 次/min，P 66 次/min，BP 160/90mmHg，心律齐。舌暗红，苔薄黄，脉滑数。

辅助检查：

肾功能：Cr 223μmol/L，BUN 10.7mmol/L，UA 443μmol/L，eGFR 23.39ml/min。

24 小时动态血压监测：最大收缩压 191mmHg，最小收缩压 111mmHg，最大舒张压 118mmHg，最小舒张压 57mmHg，平均动脉压 137/81mmHg，日间平均血压 145/90mmHg，夜间平均血压 126/75mmHg。心率波动在 55～82 次/min。

药物治疗调整：

调整：特拉唑嗪片 2mg p.o. t.i.d. 调整为 4mg p.o. t.i.d.。

加用：富马酸比索洛尔片 2.5mg, p.o. q.d.。

3月27日（D6）

患者今晨出现胃脘部不适，头晕较前缓解，无视物旋转感，伴双眼胀痛不适，活动后胸闷痛，晨起眼睑水肿，寐欠安，盗汗，余尚可。舌暗红，苔薄黄，脉滑数。体格检查：T 36.6℃，R 19 次 /min，P 62 次 /min，BP 155/80mmHg，心率 62 次 /min。心律齐。

药物治疗调整：

加用：泮托拉唑肠溶胶囊 40mg p.o. q.d.。

      包醛氧淀粉胶囊 8 粒 p.o. b.i.d.。

      中药方剂①：

中药方剂①				用法用量
法半夏 10g	白术 15g	茯苓 30g	天麻 10g	
炙甘草 10g	陈皮 10g	红花 10g	桃仁 10g	每日 1 剂
桂枝 10g	黄芪 30g	茜草 15g	小通草 6g	400ml 分早晚
姜黄 10g	大黄（后下）5g	黑顺片（先煎）10g	僵蚕 10g	2 次温服
蝉蜕 6g				

3月29日（D8）

患者胃脘部不适缓解，无明显头晕，无视物旋转，无双眼胀痛，无畏光流泪，无明显胸闷、胸痛，晨起眼睑水肿较前好转，双下肢无明显水肿，纳可，寐尚可。体格检查：T 36.4℃，R 20 次 /min，P 60 次 /min，BP 135/75mmHg，心律齐。患者病情好转，予以办理出院。

出院诊断：

中医诊断： 眩晕病（痰浊中阻证）。

西医诊断： ①原发性高血压 3 级（极高危），高血压肾病（肾功能不全，CKD 4 期），高血压心脏病（心功能Ⅲ级 C）；②高脂血症；③慢性胃炎；④肾囊肿；⑤高尿酸血症。

出院带药：

药品名称	剂量	用法	天数
硝苯地平控释片	30mg	p.o. b.i.d.	7d
特拉唑嗪片	4mg	p.o. t.i.d.	4d
瑞舒伐他汀钙片	10mg	p.o. q.n.	7d
富马酸比索洛尔片	5mg	p.o. q.d.	7d

（三）存在问题

1. 初始降血压治疗方案不合理。

2. 降血脂治疗方案不合理。

3. 患者尿酸高未治疗不合理。

4. 中药方剂①中黑顺片（附子）、桂枝等药味使用不适宜。

（四）分析及药学监护

1. 治疗高血压的初始降血压方案分析

（1）《老年高血压的诊断与治疗中国专家共识（2017 版）》：老年高血压合并肾功能不全患者，血压控制目标 <130/80mmHg，高龄患者 <140/90mmHg。对于慢性肾脏病（CKD）4 期及以上患者可使用 CCB、袢利尿剂、α 受体拮抗剂及 β 受体拮抗剂等，慎用 ACEI 或 ARB。

（2）《中国高血压防治指南（2018 年修订版）》建议：降血压治疗优先选择长效抗高血压药，以有效控制 24 小时血压。

（3）硝苯地平控释片属于 CCB 类抗高血压药，降血压作用强，且对糖脂代谢无不良影响，对于肾性高血压没有绝对禁忌。其剂型为控释片，在 24 小时内近似恒速释放硝苯地平（零级速率释放），药效可维持 24 小时，理论上一日给药一次即可。

（4）特拉唑嗪为选择性 α_1 受体拮抗剂，能降低外周血管阻力，对收缩压和舒张压都有降低作用，用于难治性高血压患者的联合降血压治疗适宜。但特拉唑嗪采用 2mg 或 4mg，t.i.d. 的给药频次不合理，特拉唑嗪的半衰期达 12 小时，通常建议每日给药一次。

2. 降血脂药物使用分析 该患者降血脂药物未根据血脂水平及时调整，不合理。

（1）该患者高血压合并高脂血症可加速动脉粥样硬化，《中国血脂管理指南（2023 年）》指出：LDL-C 为降血脂治疗的首要治疗靶标，他汀类药物为基石和首选药物。对 ASCVD 风险评估为中危及以上的高血压患者，均应立即启动降血脂药物治疗。中、高危患者血脂干预 LDL-C 的目标值为 <2.6mmol/L，极高危患者血脂干预 LDL-C 的目标值为 <1.8mmol/L。

（2）瑞舒伐他汀钙片说明书中指出，严重的肾功能损害的患者（肌酐清除率 <30ml/min）禁用本品。患者 65 岁男性，体重 60kg，肌酐 223～241μmol/L，肌酐清除率为 22.93～24.78ml/min，属于重度肾功能不全，使用瑞舒伐他汀属于违反禁忌用药。该患者尚未诊断为冠心病，CKD 4 期，风险评估属于高危，降血脂治疗目标是 2.6mmol/L，患者血脂 LDL-C 2.85mmol/L，未达到治疗靶标，需及时调整降血脂方案。

3. 患者高尿酸治疗方案分析

（1）血尿酸是高血压、2 型糖尿病发病的独立危险因素，高尿酸血症（HUA）显著增加心血管死亡风险，降低血尿酸可以显著改善冠状动脉血流，减少高血压肾病患者心血管及全因死亡的风险；且肾功能不全[eGFR<60ml/（min·1.73m²）]时，HUA 患者痛风的风险急剧增加。

（2）《高尿酸血症和痛风治疗的中国专家共识》建议：对于 HUA 合并心血管危险因素和心血管疾病者，应同时进行生活指导及药物降尿酸治疗。

（3）控制目标：血尿酸 <360μmol/L（对于有痛风发作的患者，血尿酸宜 <300μmol/L）。干预治疗切点：血尿酸 >420μmol/L（男性），>360μmol/L（女性）。

（4）该患者男性，原发性高血压 3 级（极高危）；高血压肾病肾功能不全 CKD 4 期；高血压心脏病心功能Ⅲ级 C，入院血尿酸 425μmol/L，复查血尿酸 443μmol/L。治疗上应使用别嘌醇、苯溴马隆等降尿酸处理，该患者未予以针对性治疗不合理。

4. 中药方剂①中药味使用分析

（1）中药方剂①为半夏白术天麻汤加减。主治风痰上扰证。功用健脾化湿、祛痰息风。

（2）方中半夏燥湿化痰，意在治痰；天麻善平肝息风而止眩，旨在治风。茯苓、白术、陈皮共同运化中焦而化湿。红花、桃仁、茜草活血化瘀，桂枝温经散寒，黄芪补中益气，附子散寒止痛，大黄泻下使水湿下行排出，小通草利尿去水肿，姜黄行气破瘀，僵蚕祛痰息风，蝉蜕明目退翳，炙甘草调和药性。

（3）患者没有畏寒肢冷等阳虚表现，反而存在双眼胀痛、盗汗的阴虚热象，使用附子、桂枝、黄芪等易助热伤阴，使阴虚更甚。此外，该处方同时有半夏和附子，为"十八反"的配伍禁忌，如确需使用，医生须在处方上双签确认。

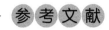

参 考 文 献

[1] STACK A G，HANLEY A，CASSERLY L F，et al. Independent and conjoint associations of gout and hyperuricaemia with total and cardiovascular mortality[J]. QJM，2013，106（7）：647-658.

[2] ERDOGAN D，TAYYAR S，UYSAL BA，et al. Effects of allopurinol on Coronary microvascular and left ventricular function in patients with idiopathic dilated cardiomyopathy[J]. Can J Cardiol，2012，28（6）：721-727.

[3] TERAWAKI H，NAKAYAMA M，MIYAZAWA E，et al. Effect of allopurinol on cardiovascular incidence among hypertensive nephropathy patients：the Gonryo study[J]. Clin Exp Nephrol，2013，17（4）：549-553.

案例 39 心衰病(慢性心力衰竭急性加重)

(一)病例资料

患者,女,56 岁,身高 160cm,体重 62kg,体重指数 24.22kg/m²。

主诉:反复活动后胸闷、气促半年,加重 1 天。

现病史:患者于半年前出现活动后喘累、气促不适,休息后可自行缓解,无胸闷、胸痛、咳嗽、咳痰等,未予重视,病情迁延。1 个月前患者受凉后喘累、气促症状加重,于当地医院就诊,考虑"扩张型心肌病、心力衰竭、2 型糖尿病";予呋塞米 20mg p.o. q.d.,盐酸贝那普利片 10mg p.o. q.d.,琥珀酸美托洛尔缓释片 47.5mg p.o. q.d.。治疗后好转出院,出院后未规律服用抗心力衰竭药物。1 天前,喘累、气促症状复发加重,端坐呼吸、夜间不能平卧,偶有咳嗽、咳痰,活动后易出汗。为进一步治疗来本院就诊,拟以"心力衰竭"收入院。

既往史及个人史:"慢性支气管炎"30 余年,时有咳嗽、咳痰;"2 型糖尿病"病史 2 年,规律服用二甲双胍 0.85g p.o. b.i.d. 控制血糖。否认冠心病、高血压等慢性疾病病史。否认家族遗传病和传染病病史。否认食物、药物过敏史。

体格检查:T 36.4℃,P 77 次 /min,P 20 次 /min,BP 144/97mmHg。患者神志清楚。双肺叩诊清音,呼吸规整,双下肺可闻及湿啰音,无胸膜摩擦音。心前区无隆起,心尖冲动未见异常,心浊音界未见异常,心率 77 次 /min,心律齐,二尖瓣可闻及 3/6 级收缩期吹风样杂音,无心包摩擦音。腹软、无压痛。双下肢无水肿。

中医四诊:患者望之少神,表情正常,面色少华,体形适中,语声低微,呼吸如常,偶有咳嗽、咳痰,咳声轻微;毛发分布正常。舌质淡,苔白稍腻;左脉弦细,右脉稍沉弱。

辅助检查:

5 月 14 日 心电图:窦性心律,心室率 79 次 /min,完全性左束支传导阻滞。

5 月 14 日 血常规:WBC 6.46×10⁹/L,NEUT% 57.2.3%。

5 月 14 日 肾功能:UREA 6.5mmol/L,Cr 52μmol/L。

5 月 14 日 心肌标志物:cTnI 0.027ng/ml,CK-MB 1.31ng/ml,MYO 33.7ng/ml,NT-proBNP 10 809.2pg/ml。

入院诊断:

中医诊断:心衰病(气虚血瘀水停证)。

西医诊断:①慢性心力衰竭急性加重;②扩张型心肌病;③2 型糖尿病;④慢性支气管炎。

(二)诊疗过程

初始治疗药物(5 月 14 日)

药品名称	剂量	用法
呋塞米注射液	20mg	i.v. q.d.
0.9% 氯化钠注射液	10ml	
呋塞米片	20mg	p.o. q.d.

续表

药品名称	剂量	用法
盐酸贝那普利片	10mg	p.o. q.d.
琥珀酸美托洛尔缓释片	47.5mg	p.o. q.d.
螺内酯片	20mg	p.o. q.d.
盐酸二甲双胍片	0.85g	p.o. b.i.d.

中药方剂①：

中药方剂①				用法用量
黄芪 40g	太子参 30g	丹参 15g	麦冬 15g	
五味子 10g	桂枝 15g	麸炒白术 20g	白芍 20g	水煎服。每日一剂，一日
茯苓 30g	盐泽泻 30g	猪苓 30g	炒葶苈子^(包煎)30g	3 次，每次 150ml
大枣 10g	炙甘草 10g			

5 月 15 日（D2）

患者神清，精神状态一般，胸闷、气促症状较前好转，咳嗽、咳痰减轻，易出汗。体格检查：T 36.4℃，R 19 次 /min，P 77 次 /min，BP 120/74mmHg。听诊双下肺湿啰音稍减轻，二尖瓣听诊器闻及 3/6 级收缩期吹风样杂音。纳可，眠差，不易入眠，小便频，大便正常。舌质淡，苔白，稍厚，左脉弦细，右脉稍沉弱。

辅助检查：

尿液分析：LEU +++，镜检 WBC +，BLD +。

糖化血红蛋白：HbA1c 5.8%。

5 月 16 日（D3）

患者神清，精神状态一般，胸闷、气促症状改善，咳嗽、咳痰减轻，出汗稍减轻，夜间基本可平躺。体格检查：T 36.5℃，R 18 次 /min，P 63 次 /min，BP 113/71mmHg。双下肺湿啰音明显减轻，二尖瓣听诊区闻及 3/6 级收缩期吹风样杂音。纳可，眠差，不易入眠较前有所好转，小便频次稍减少，大便正常。舌质淡，苔白，稍厚，左脉弦细，右脉稍沉弱。

药物治疗调整：

停用呋塞米注射液、盐酸贝那普利片。

5 月 18 日（D5）

患者一般情况同前。

药物治疗调整：

中药方剂②：中药方剂①去太子参；加人参^(另煎)10g；黄芪 40g 改为 60g。

5 月 20 日（D7）

患者一般情况较前缓解。舌淡红，苔白。左脉弦细；右脉微沉。

药物治疗调整：

加用：沙库巴曲缬沙坦钠片 25mg p.o. b.i.d.。

5 月 23 日（D10）

患者一般情况同前。

辅助检查：

NT-proBNP 1 462.2pg/ml。

单脏器灌注磁共振成像：①心肌灌注检查示左心室下间壁及下壁少许延迟强化灶，提示心肌微循环障碍可能；②双心房、左心室增大，左心功能明显减低；③二尖瓣大量反流。

药物治疗调整：

中药方剂③：中药方剂②加地龙 10g；茯苓 30g 改为 15g，盐泽泻 30g 改为 15g，猪苓 30g 改为 15g。

5 月 30 日（D17）

患者神清，精神状态可，未再诉胸闷不适，无喘累、气促，无自汗，无咳嗽、咳痰，夜间可平躺。纳眠可，二便正常。舌淡红，苔薄白，左脉弦，右脉平。

辅助检查：

经胸心脏彩超：①左心房、左心室增大；②二尖瓣大量反流；③左心室舒张功能减低（左心室射血分数 EF＝50%）。

5 月 31 日（D18）

患者症状均已好转，予以办理出院。

出院诊断：

中医诊断：心衰病（气虚血瘀水停证）。

西医诊断：①慢性心力衰竭急性加重期，心功能Ⅲ级（NYHA 分级）；②扩张型心肌病；③2 型糖尿病；④慢性支气管炎。

出院带药：

药品名称	剂量	用法	天数
呋塞米片	20mg	p.o. q.d.	7d
螺内酯片	20mg	p.o. q.d.	7d
琥珀酸美托洛尔缓释片	47.5mg	p.o. q.d.	7d
沙库巴曲缬沙坦钠片	25mg	p.o. b.i.d.	7d
盐酸二甲双胍片	0.85g	p.o. b.i.d.	7d

中药方剂③共 7 剂，水煎服。每日一剂，一日 3 次，每次 100ml。

住院期间出入量见表 39-1。

表 39-1　住院期间出入量　　　　　　　　　　　　　单位：ml

日期	5 月 14 日	5 月 15 日	5 月 16 日	5 月 17 日	5 月 18 日	5 月 19 日	5 月 20 日	5 月 21 日	5 月 22 日
总入量	1 850	1 000	1 690	1 500	1 814	1 750	1 954	1 100	1 150
总出量	2 050	1 050	1 450	1 600	1 700	1 950	1 550	1 300	1 700
日期	5 月 23 日	5 月 24 日	5 月 25 日	5 月 26 日	5 月 27 日	5 月 28 日	5 月 29 日	5 月 30 日	5 月 31 日
总入量	1 554	1 554	1 400	1 300	1 400	1 704	1 230	1 854	1 500
总出量	1 500	1 300	1 350	1 000	1 300	1 250	1 200	1 900	1 200

（三）存在问题

1. 利尿剂使用不合理。

2. 中药方剂②调整不适宜。

（四）分析及药学监护

1. 利尿剂的用药分析

（1）急性心力衰竭发作时推荐静脉给予利尿剂，常用呋塞米静脉注射 20～40mg，亦可应用托拉塞米 10～20mg，监测尿量、肾功能及电解质的变化调整剂量与给药方式。

（2）该患者入院前口服呋塞米片 20mg q.d. 维持治疗，此次急性心力衰竭发作，加用了静脉利尿剂呋塞米注射液 20mg q.d.。但口服制剂并未停用，呋塞米片生物利用度仅为 52%，急性发作期间应暂时停用口服制剂，此时患者出入量并未达到负平衡要求（保持每日出入量负平衡约 500ml）。整体上，患者液体管理方案不够精细和合理。

（3）药学监护：①电解质丢失。袢利尿剂及噻嗪类利尿剂常见的不良反应为电解质丢失，联用时电解质紊乱的发生风险更高。出现低钾血症及低镁血症时可增加 ACEI/ARB 用量、加用醛固酮受体拮抗剂、补钾、补镁。②低血压。在开始利尿剂治疗或增加剂量时易发生低血压。出现低血压（收缩压＜90mmHg）时，应纠正低钠及低血容量水平。③肾功能恶化。利尿剂治疗中可出现肾功能损害（血肌酐 / 血尿素氮水平升高），应注意监测。④本患者的中药方剂中，黄芪、桂枝、茯苓和猪苓均具有利尿作用，会增强利尿剂的作用，合用期间应加强监护。

2. 中药方剂②调整适宜性分析

（1）中药方剂①为参芪养心汤（保元汤《博爱心鉴》+ 生脉散《医学启源》+ 五苓散《伤寒论》+ 葶苈大枣泻肺汤《金匮要略》）加减，主治心肺气虚、血瘀饮停；功用益气活血。

（2）方中黄芪、太子参、白术、茯苓益气健脾，桂枝温阳化气，泽泻、猪苓利水，麦冬、五味子养阴，葶苈子泻肺平喘，丹参活血化瘀。诸药合用共奏益气活血、泻肺平喘之功。

（3）方剂②较前方加大黄芪用量，将太子参换为人参，增强补气作用。

（4）根据患者使用中药方剂①后神清，精神可，胸闷、气促症状明显改善，出汗稍减轻，咳嗽、咳痰减轻，夜间基本可平躺，纳可，眠差，较前易入眠，小便频次稍减少，大便正常。舌质淡，苔白。左脉弦细，右脉稍沉弱。气虚及脉象较之前大有改善，故将中药方剂①调整为中药方剂②不适宜。

（5）本方具有利尿作用，注意监测患者小便情况、症状体征、血压、血糖、食欲等情况。

参 考 文 献

---

[1] 国家卫生计生委合理用药专家委员会，中国药师协会. 心力衰竭合理用药指南（第 2 版）[J]. 中国医学前沿杂志（电子版），2019，11（7）：1-78.

[2] 中华医学会心血管病学分会心力衰竭学组，中国医师协会心力衰竭专业委员会，中华心血管病杂志编辑委员会. 中国心力衰竭诊断和治疗指南2018[J]. 中华心血管病杂志，2018，46（10）：760-789.

案例 40 心衰病（急性心力衰竭）

（一）病例资料

患者，女，83 岁，身高 158cm，体重 45.8kg，体重指数 18.3kg/m²。

主诉：乏力伴胸闷 9 日，加重 2 日。

现病史：患者 9 天前无明显诱因出现乏力伴胸闷，休息后未缓解，双下肢水肿伴无力，纳少，食欲不振，未诊治，症状未改善。2 天前洗浴时突然出现头晕、恶心，并伴有干呕，双下肢水肿伴无力，随后乏力伴胸闷加重，次日就诊于医院急诊，诊断为"乏力待查；感染待查；糖尿病；心功能不全；心房颤动；低钠血症"。给予精蛋白生物合成人胰岛素注射液（诺和灵 50R）30U i.h. b.i.d.，口服阿卡波糖片 50mg t.i.d. 降血糖，盐酸莫西沙星片抗感染，呋塞米片利尿消肿，乏力伴胸闷及其他症状略有好转。为进一步诊治，以"急性心力衰竭"收入心内科。

既往史：糖尿病病史 15 年，现皮下注射精蛋白生物合成人胰岛素注射液（诺和灵 50R 30U i.h. b.i.d.），口服阿卡波糖片（50mg p.o. t.i.d.），空腹血糖控制在 7mmol/L 左右，餐后血糖控制在 8mmol/L 左右。高血压病史 12 年，现晨起口服苯磺酸氨氯地平片（10mg p.o. q.d.）控制血压，血压控制在 120/60mmHg 左右。11 年前诊为"新发脑梗死"，遗留轻微言语不利、左侧肢体轻度活动不利及麻木感。8 年前诊为"骨髓增殖性肿瘤，真性红细胞增多症"，现服用羟基脲抑制骨髓增殖、硫酸氢氯吡格雷片抗血小板聚集及大黄䗪虫胶囊活血化瘀。高脂血症、脂肪肝及颈椎病病史 8 年。冠状动脉粥样硬化性心脏病 1 年。

个人史、婚育史、家族史、过敏史：无烟酒等不良嗜好。已婚已育，1 子 2 女及配偶均体健。母亲曾患有糖尿病，否认其他家族遗传病和传染病病史。否认食物、药物过敏史。

体格检查：T 36.2℃，R 18 次 /min，P 64 次 /min，BP 134/69mmHg。患者神志清，精神尚可，营养中等，自主体位，对答切题。双上肢水肿，双下肢轻微凹陷性水肿。余无特殊。

中医四诊：神志清，精神可，语声清晰，气息平稳。乏力，胸闷，双下肢无力。睡眠可，纳少，不欲饮水，大便可，每日 1 次，小便黄，量少，次数少。舌胖大，质暗，苔薄白腻，脉沉无力。

辅助检查：

9 月 27 日 cTnI: 0.050ng/ml。

9 月 27 日 NT-proBNP: 6 110ng/L。

9 月 27 日 生化: Na 127.7mmol/L, Cl 91.6mmol/L, Glu 19.86mmol/L, ALB 34.3g/L, GCT 57.1U/L, LDH 586U/L, HDL-C 0.63mmol/L, Fe 5.4μmol/L。

9 月 27 日 凝血功能: PT 13.6 秒, PT% 72%, FIB 5.94g/L。

9 月 27 日 尿常规: Glu +++, PRO ±, YLC 9 个 /μl。

9 月 27 日 血常规: WBC 9.6×10⁹/L, RBC 2.48×10¹²/L, Hb 106g/L, HCT 31.4%, MCV 127.2fl, MCH 42.7pg, PCT 0.367, PDW 18.8%, NEUT% 79.0%, LY% 11.5%, EO 0.0×10⁹/L, PLT 492×10⁹/L, CRP 76.71mg/L。

9 月 27 日 动脉血气分析: PaO₂ 74.6mmHg, HCT 34.7%, Na 126.5mmol/L, Ca 1.041mmol/L, Glu 23. 5mmol/L, tHb 9.8g/dl。

9月27日 心电图：心房颤动。

入院诊断：

中医诊断：心衰病（心肾阳衰证）。

西医诊断：①急性心力衰竭；②不稳定型心绞痛；③心律失常，阵发性房颤；④心功能不全；⑤冠状动脉粥样硬化性心脏病；⑥骨髓增殖性肿瘤，真性红细胞增多症；⑦2型糖尿病；⑧脑血管病；⑨低钠血症；⑩高血压病3级（很高危）；⑪脂肪肝；⑫高脂血症。

（二）诊疗过程

初始治疗药物（9月27日）

药品名称	剂量	用法
马来酸桂哌齐特注射液	320mg	i.v.gtt. q.d.
0.9%氯化钠注射液	250ml	
单硝酸异山梨酯注射液	100mg	微量泵泵入 q.d.
0.9%氯化钠注射液	125ml	
阿司匹林肠溶片	100mg	p.o. q.d.
硫酸氢氯吡格雷片	75mg	p.o. q.d.
匹伐他汀钙片	2mg	p.o. q.d.
血脂康胶囊	0.6g	p.o. b.i.d.
丹红注射液	40ml	i.v.gtt. q.d.
0.9%氯化钠注射液	100ml	
血塞通片	100mg	p.o. b.i.d.
大黄䗪虫胶囊	1.6g	p.o. b.i.d.
苯磺酸氨氯地平片	10mg	p.o. q.d.
精蛋白生物合成人胰岛素注射液（诺和灵50R）	30U	i.h. b.i.d.
阿卡波糖片	50mg	p.o. t.i.d.
碳酸氢钠片	0.5g	p.o. t.i.d.
羟基脲片	1g	p.o. q.d.

9月28日（D2）

患者神清，精神可，乏力及胸闷略有好转，小便黄，量少，次数少。查体：T 36.4℃，R 19次/min，P 80次/min，BP 135/68mmHg。

辅助检查：

血常规+CRP：WBC 9.7×10^9/L，Hb 104g/L，CRP 79.67mg/L。

头部CT：①双侧额顶叶、侧脑室旁、基底节区、丘脑及右侧小脑多发脑缺血梗死、部分软化；②脑白质病变，老年性脑改变。

胸部X线片：①两肺间质性病变伴感染；②心影增大，超声心动图未见明显异常。

治疗同"初始药物治疗方案"。

9月29日（D3）

患者神清，精神可，乏力及胸闷略有好转，双下肢无力好转，纳差，眠可，不欲饮水，但无口干口渴，昨日未排大便，小便可。查体：T 36.5℃，R 18 次 /min，P 80 次 /min，BP 137/69mmHg。

辅助检查：

尿常规：PRO±，NIT +，LEU +++，WBC 602 个 /μl，RBC 14 个 /μl，YLC 14 个 /μl。

血常规：WBC 6.2×10^9/L，RBC 1.4×10^{12}/L。

颈动脉 B 超：双侧颈动脉硬化伴斑块。

肝胆胰脾双肾 B 超：①脂肪肝；②副脾。

双下肢 B 超：双下肢动脉硬化伴斑块。

药物治疗调整：

加用：长春西汀注射液 30mg i.v.gtt. q.d.。

注射用腺苷钴胺 1.5mg + 0.9% 氯化钠注射液 2ml 穴位注射 q.d.。

9 月 30 日（D4）

患者精神差，自感乏力，胸闷较前明显好转，大便 1 次。查体：T 37.5℃，P 80 次 /min，R 18 次 /min，BP 137/67mmHg。双肺听诊可闻及湿啰音，双下肢可见稍许肿胀，双下肢肌力 4 级。

辅助检查：

凝血功能：PT 14.4 秒，PT% 67%，INR 1.30，FIB 5.13g/L，D-Dimer 772μg/L，FDP 5.41mg/L，TAT 12.702ng/ml。

甲状腺功能：TT_3 0.50ng/ml。

糖化血红蛋白：HbA1c 6.8%。

血常规：WBC 12.3×10^9/L，RBC 2.44×10^{12}/L，Hb 97g/L，HCT 30.4%，MCV 124.2fl，MCH 39.8pg，RDW 20.3%，PLT 492×10^9/L，PCT 0.542%，PDW 17.6%，NEUT% 82.19%，NEUT 10.1×10^9/L，LY% 9.9%，CRP 65.32mg/L。

生化：Na 132.9mmol/L，Cl 93.9mol/L，Ca 1.93mmol/L，Glu 8.30mmol/L，UA 407μmol/L，TP 62.9g/L，ALB 32.5g/L，GGT 48.5U/L，LDH 656U/L，TG 1.79mmol/L，HDL-C 0.59mmol/L，Fe 4.3μmol/L，FER[NIPIA] 462.4ng/ml。

NT-proBNP 5 350ng/L。

颈椎核磁共振：①颈椎退行性变，颈 3-4、4-5、5-6、6-7 椎间盘不同程度突出；②右侧椎动脉较细。

12 导同步动态心电图：全程房颤。

TCD：①高阻型脑血流谱改变；②右侧大脑中动脉狭窄（中度）；③双侧颈内动脉虹吸段狭窄（左侧：中度；右侧：轻度）；④基底动脉狭窄（中度）。

药物治疗调整：

加用：注射用头孢他啶 2g + 0.9% 氯化钠注射液 100ml i.v.gtt. b.i.d.。

10 月 1 日（D5）

患者精神好转，乏力略有改善，仍有胸闷，双下肢无力明显好转，食欲改善，口干口渴好转，大便 1 次，小便可。查体：T 36.6℃，P 80 次 /min，R 20 次 /min，BP 136/69mmHg。双肺听诊可闻及湿啰音，双下肢肌力 4 级。

辅助检查：

胸部 CT：①两肺散在微小结节；②两肺广泛间质性病变，肺部感染，双侧可疑少量胸腔积液；③心脏增大，动脉硬化，冠状动脉走行区致密影；④胸椎退行性改变。

药物治疗调整:

停用注射用头孢他啶,调整为盐酸左氧氟沙星注射液 0.4g + 0.9% 氯化钠注射液 100ml q.d. i.v.gtt.。

加用: 柴银口服液 20ml p.o. t.i.d.。

10月2日(D6)

患者一般情况同前。查体: T 37.3℃, P 68 次 /min, R 20 次 /min。

药物治疗调整:

加用: 达比加群酯胶囊 110mg p.o. b.i.d.。

托拉塞米注射液 20mg 入壶 q.d.。

10月5日(D9)

患者一般情况同前,但诉 2 日前胸骨后反酸胃灼热。查体: T 37.3℃, P 80 次 /min, R 19 次 /min, BP 134/65mmHg。

辅助检查:

颅脑核磁共振: 双侧额顶叶、侧脑室旁、基底节区、丘脑及右侧小脑多发脑缺血灶梗死灶、软化灶。

药物治疗调整:

加用: 泮托拉唑肠溶胶囊 40mg p.o. q.d.。

10月9日(D13)

患者一般情况同前。查体: T 36.6℃, P 70 次 /min, R 19 次 /min, BP 136/68mmHg。双肺听诊可闻及湿啰音,双下肢可见稍许肿胀,双下肢肌力 4 级。患者诉仍胸骨后胃灼热,昨日服药后胃灼热明显好转。

辅助检查:

凝血功能: PT 15.4 秒, PT% 60%, INR 1.39, FIB 5.13g/L, D-Dimer 772μg/L, APTT 59.2 秒。

血常规: WBC 9.9×10^9/L, RBC 2.75×10^{12}/L, HCT 33.4%, MCV 121.6fl, MCH 39.8pg, RDW-CV 22.5%, PLT 380×10^9/L, PCT 0.367%, PDW 18.1%, NEUT% 81.6%, NEUT 8.1×10^9/L, LY% 14%。

生化: Na 136.1mmol/L, Cl 97.4mol/L, TaCO$_2$ 31.8mmol/L, Glu 9.18mmol/L, UA 521μmol/L, AST 37U/L, LDH 656U/L。

药物治疗调整:

停用盐酸左氧氟沙星注射液,调整为注射用哌拉西林钠舒巴坦钠 5g + 0.9% 氯化钠注射液 250ml i.v.gtt. t.i.d.。

10月14日(D18)

患者一般情况同前。查体: T 36.3℃, P 70 次 /min, R 18 次 /min, BP 147/73mmHg。患者病情好转,感染情况明显好转,予以办理出院。嘱患者出院后:①避风寒,节饮食,畅情志,适度活动,避免过度劳累;②规律服药,定期监测血糖、血压、心电图,复查胸部 CT、血常规、凝血功能、肝肾功能及离子等理化检查;③定期门诊随诊。

出院诊断: 同入院诊断。

出院带药: 家中备有药物,无出院带药。

住院期间主要辅助检查结果和血压见表 40-1 和表 40-2。

表 40-1　住院期间主要辅助检查结果

项目		日期				
		9月27日	9月28日	9月29日	9月30日	10月9日
血常规	WBC/($\times 10^9 \cdot L^{-1}$)	9.6	9.7	6.2	12.3	9.9
	RBC/($\times 10^{12} \cdot L^{-1}$)	2.48	—	1.4	2.44	2.75
	Hb/($g \cdot L^{-1}$)	106	104	—	97	—
CRP/($mg \cdot L^{-1}$)		76.71	79.67	—	65.32	—
NEUT/%		79.0	—	—	82.19	81.6
NT-proBNP/($ng \cdot L^{-1}$)		6 110	—	—	5 350	—
凝血功能	PT/s	13.6			14.4	15.4
	PT/%	72			67	60
	FIB/($g \cdot L^{-1}$)	5.94			5.13	5.13
	D-Dimer/($\mu g \cdot L^{-1}$)	—			772	772
Na/($mmol \cdot L^{-1}$)		127.7	—	—	132.9	136.1

表 40-2　住院期间血压　　　　　　　　　　　　　单位：mmHg

日期	9月27日	9月28日	9月29日	9月30日	10月1日	10月10日	10月11日	10月12日	10月13日	10月14日
血压	134/69	135/68	137/69	137/67	136/69	136/68	136/80	137/74	134/80	147/73

（三）存在问题

1．血脂康胶囊联合匹伐他汀钙片使用不合理。

2．丹红注射液、血塞通片、大黄䗪虫胶囊联合使用不合理。

3．单硝酸异山梨酯选用静脉制剂不合理。

4．碳酸氢钠片使用不合理。

5．抗菌药物调整不合理。

（四）分析及药学监护

1. 血脂康胶囊联合匹伐他汀钙片的合理性分析　血脂康胶囊主要成分为13种天然复合他汀，主要是洛伐他汀及其同类物，包括闭环洛伐他汀及开环洛伐他汀两种，常用剂量为0.6g/次 p.o. b.i.d.，每粒中约有24mg洛伐他汀及其同类物发挥调脂作用，而开环洛伐他汀是血脂康胶囊的特有成分，闭环洛伐他汀需在肝脏转换为开环洛伐他汀发挥作用。血脂康胶囊的调脂机制与他汀类药物相似，联用后引起肝功能相关酶升高及肌痛的副作用进一步加强，发生率更高。《血脂康（胶囊）临床应用中国专家共识（2017修订版）》建议，血脂康胶囊用于轻、中度胆固醇升高患者，可以用于其他他汀类药物不能耐受或引起肝功能相关酶和肌酶升高的血脂异常患者，而该患者并非此类情况，因此不建议血脂康和其他他汀类药物联合使用。

2. 丹红注射液、血塞通片、大黄䗪虫胶囊联合使用的合理性分析　该患者以阿司匹林肠溶片、硫酸氢氯吡格雷片抗血小板聚集，并以中成药丹红注射液（40ml i.v.gtt. q.d.）、血塞通片、大黄䗪虫胶囊抑制血小板聚集。其中，丹红注射液、血塞通片、大黄䗪虫胶囊的功能均为活血化瘀，属于重复用药。

3. 单硝酸异山梨酯选用静脉制剂的合理性分析　有证据表明，单硝酸异山梨酯静脉注射液起效时间、达峰时间、达稳态血药浓度时间明显延迟于等剂量的口服制剂，且单硝酸异山梨酯各种制剂之间药动学差异较小，均起效较慢。因此，该患者使用单硝酸异山梨酯静脉制剂缺乏合理性，宜采用口服给药。

4. 碳酸氢钠片的用药分析　心力衰竭患者合并低钠血症以稀释性低钠血症为主，总钠量可正常或增加，治疗上应以利尿为主，使用碳酸氢钠有增加钠摄入的副作用，选药不适宜。其次，碳酸氢钠片长期使用可出现尿急、尿频、持续性头痛、食欲不振以及恶心、呕吐等碱中毒症状。该患者碳酸氢钠片连续使用第 7 天时，反酸胃灼热未缓解，反而明显难忍，此时应停用碳酸氢钠片，予泮托拉唑肠溶胶囊缓解反酸胃灼热。

5. 抗菌药物调整的合理性分析　该患者乏力伴胸闷 9 日，加重 2 日入院，入院第 2 天胸片报两肺间质性病变伴感染，考虑社区获得性感染，选用第三代头孢菌素头孢他啶合理。用药 1 天后更换为左氧氟沙星，更换抗菌药物没有依据，因为使用 1 天无法判断其疗效。使用左氧氟沙星 8 天后，患者中性粒细胞比仍高，双肺仍有湿啰音，考虑肺部感染未好转，此时更换为哌拉西林钠舒巴坦钠是有必要的，但缺乏药敏试验支持。

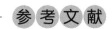

参考文献

[1] 中华医学会心血管病学分会心力衰竭学组，中国医师协会心力衰竭专业委员会，中华心血管病杂志编辑委员会. 中国心力衰竭诊断和治疗指南 2018[J]. 中华心血管病杂志，2018，46（10）：760-789.

[2] 中国老年医学学会高血压分会，国家老年疾病临床医学研究中心中国老年心血管病防治联盟. 中国老年高血压管理指南 2019[J]. 中华老年多器官疾病杂志，2019，18（2）：81-106.

[3] 中国成人血脂异常防治指南修订联合委员会. 中国成人血脂异常防治指南（2016 年修订版）[J]. 中国循环杂志，2016，31（10）：937-953.

[4] 《中国血栓性疾病防治指南》专家委员会. 中国血栓性疾病防治指南 [J]. 中华医学杂志，2018，98（36）：2861-2888.

[5] 中华医学会心血管病学分会，中华心血管病杂志编辑委员会. 抗血小板治疗中国专家共识 [J]. 中华心血管病杂志，2013，41（3）：183-194.

[6] 血脂康调整血脂对冠心病二级预防研究协作组. 中国冠心病二级预防研究 [C]// 中国中西医结合学会. 全国中西医结合发展战略研讨会暨中国中西医结合学会成立三十周年纪念会论文汇编. 北京：[出版者不详]，2011.

[7] 国家卫生计生委合理用药专家委员会，中国药师协会. 冠心病合理用药指南（第 2 版）[J]. 中国医学前沿杂志（电子版），2018，10（6）：1-130.

[8] 惠红岩. 应用 5- 单硝酸异山梨酯注射剂型的合理性分析 [J]. 中国医院药学杂志，2012，32（1）：59-60.

[9] 杜淑娴. 5- 单硝酸异山梨酯的血流动力学效应、耐受性和药代动力学初步探索 [D]. 北京：北京协和医学院，2009.

[10] 中华医学会糖尿病学分会. 中国 2 型糖尿病防治指南（2020 年版）[J]. 中华糖尿病杂志，2021，4（13）：317-411.

[11] 中华医学会糖尿病学分会，国家基层糖尿病防治管理办公室. 国家基层糖尿病防治管理指南（2022）[J]. 中华内科杂志，2022，61（3）：249-262.

[12] 付长庚，刘龙涛，王跃飞，等. 丹红注射液临床应用中国专家共识 [J]. 中国中西医结合杂志，2018，38（4）：389-397.

案例41 心衰病（心力衰竭合并房颤）

（一）病例资料

患者，女，84岁，身高158cm，体重48kg，体重指数19.23kg/m²。

主诉： 间断喘憋9年，牙龈出血2天。

现病史： 患者于2010年10月无明显诱因出现喘憋伴心前区疼痛，夜间加重，无放射痛，于外院行冠状动脉造影示：LAD近段70%狭窄，OM1 50%狭窄，PLA 70%狭窄，PDA开口80%狭窄。诊断为"冠状动脉粥样硬化性心脏病、劳力+自发性心痛"，予抗血小板聚集、降血脂稳定斑块等治疗好转后出院。2012年11月，患者无明显诱因出现心悸喘憋，胸闷胸痛，头晕伴视物模糊，运动耐力下降，步行500～700m即喘憋加重，外院查心电图示：心房颤动，Ⅱ Ⅲ AVF导联T波倒置，V4-V6导联ST段压低0.1mV并T波倒置，诊断为"冠状动脉粥样硬化性心脏病、心房颤动、心功能Ⅱ级"，予对症治疗好转后出院。后分别于2014年3月、2015年1月、2015年12月、2018年、2019年，因上述症状加重反复于多家医院住院治疗。2019年8月21日无明显诱因牙龈出血于外院急诊就诊，查凝血功能：INR 10.92，PT 123秒，FIB 4.22g/L，考虑为服用华法林所致出血，予维生素K₁注射液10mg肌内注射，人凝血酶原复合物200IU静脉滴注后牙龈出血稍有好转但仍反复，为求进一步治疗，收入医院心血管内科。

$$维生素 K_1$$

既往史： 高血压病史20余年，血压最高达158/96mmHg，现服用富马酸比索洛尔片2.5mg q.d.控制血压，血压控制在（120～130）/（70～90）mmHg。糖尿病病史8年。现口服阿卡波糖片50mg t.i.d.，瑞格列奈片1mg t.i.d.，磷酸西格列汀片100mg q.d.。现空腹血糖7.0～8.0mmol/L，餐后10.0～14.0mmol/L。房颤史4年，既往服用华法林片3.75mg p.o. q.d.抗凝。否认肝炎等传染病史，否认外伤、输血史。

个人史、婚育史、家族史、过敏史： 既往吸烟10年，20支/d，已戒烟30年，否认饮酒史。已婚已育，子女及配偶体健。父母均有高血压，否认家族遗传病病史。否认食物、药物过敏史。

体格检查： T 36.5℃，R 19次/min，P 80次/min，BP 102/62mmHg。患者发育正常，营养中等，神志清，自主体位，对答切题。皮肤未见出血点，皮肤黏膜色泽无发绀、黄染。肝-颈静脉回流征阴性。胸廓正常，心律绝对不齐，二尖瓣膜听诊区可闻及3级收缩期吹风样杂音。双肺呼吸音低，左下肺可闻及湿啰音，右肺未闻及干湿啰音。双下肢无水肿，皮肤温度、颜色正常。余无特殊。

中医四诊： 患者神志清，精神差，语声低微，未闻及异常气味，间断喘憋、胸闷、咳嗽、咳少量白黏痰，无心前区疼痛，无左肩部放射疼痛，无心慌，夜间可平卧，饮水呛咳，口干、口渴，不欲饮，牙龈出血，纳少，眠佳，大便2日1行，色黄，无黑便，小便量可，无肉眼可见血尿。舌暗红胖大，有裂纹，苔薄白，脉细弱。

辅助检查：

2018年1月31日 超声心动图：右心房大，左心室肥厚，二尖瓣关闭不全（轻-中度），三尖瓣关闭不全（轻 - 中度），主动脉瓣狭窄并关闭不全（轻度），舒张功能不全。

2019 年 8 月 23 日 血常规：WBC 8.1×10^9/L，Hb 112g/L，NEUT% 77.8%。

生化：BUN 13.88mmol/L，Cr 107.1μmol/L，UA 394μmol/L，TG 4.14mmol/L。

Glu：6.51mmol/L。

凝血功能：PT 51.9 秒，INR 4.57，APTT 51.6 秒，FIB 4.10g/L。

入院诊断：

中医诊断：心衰病（气阴两虚水停证）。

西医诊断：①心力衰竭，心功能 IV 级（NYHA 分级）；②冠状动脉粥样硬化性心脏病；③心律失常（心房颤动）；④高血压病 2 级（很高危）；⑤2 型糖尿病；⑥慢性肾功能不全 CKD 3 期（MDRD 公式）；⑦高尿酸血症；⑧慢性阻塞性肺疾病；⑨间质性肺病。

（二）诊疗过程

初始治疗药物（8 月 23 日）

药品名称	剂量	用法
维生素 K₁注射液	1ml：10mg	i.m. b.i.d.
云南白药胶囊	0.5g（2 粒）	p.o. q.i.d.
托拉塞米注射液	10mg	入壶 q.d.
螺内酯片	20mg	p.o. q.d.
氯化钾缓释片	1g	p.o. t.i.d.
富马酸比索洛尔片	2.5mg	p.o. q.d.
普伐他汀钠片	40mg	p.o. q.n.
磷酸西格列汀片	100mg	p.o. q.d.
阿卡波糖片	50mg	p.o. t.i.d. 餐中服
参麦注射液	100ml	i.v.gtt. q.d.

8 月 24 日（D2）

患者诉时有喘憋、胸闷，咳少量白黏痰，大便色黄，先干后稀，无脓血及黑便。24 小时入量 1 100ml，出量 1 500ml。体格检查：T 36.9℃，R 20 次/min，P 78 次/min，BP 100/56mmHg。舌暗红胖大，有裂纹，苔薄白，脉细弱。余无特殊。

8 月 26 日（D4）

患者牙龈出血。24 小时入量 1 000ml，出量 1 350ml。体格检查：T 36.5℃，R 19 次/min，P 75 次/min，BP 115/78mmHg。余无特殊。

辅助检查：

血常规：WBC 9.6×10^9/L，Hb 114g/L，NEUT% 82.7%。

凝血功能：PT 12.6 秒，INR 1.14。

粪便常规：未见异常。

胸部 X 线片：肺纹理增多，右上肺可疑高密度影，心脏呈主动脉型，主动脉血管壁钙化。

超声心动图：TI 法估测肺动脉压为 34.2mmHg，LVEF 45.8%。提示：双房大，左心室肥厚,节段性室壁活动异常;主动脉瓣关闭不全(轻度),三尖瓣关闭不全(轻度);肺动脉高压,左心室收缩功能减低。

药物治疗调整:

停用: 维生素 K_1 注射液。

加用: 华法林钠片 1.5mg p.o. q.o.d.。

中药方剂①

中药方剂①(配方颗粒)				用法用量
太子参 15g	麦冬 10g	醋五味子 10g	蜜桑白皮 12g	每日 1 剂,分早晚 2 次温开水冲服
葶苈子 20g	茯苓 15g	盐车前子 20g	玉竹 10g	
丹参 20g	桂枝 10g	萆薢 6g	川芎 10g	

8月27日(D5)

患者诉咳嗽有所减轻,牙龈未见出血。24 小时入量 1 800ml,出量 2 240ml。体格检查: T 36.5℃, R 19 次/min, P 80 次/min, BP 116/75mmHg。余无特殊。

辅助检查:

8月26日 生化: Glu 8.69mmol/L, BUN 9.23mmol/L, Cr 96.0μmol/L, UA 244μmol/L。

药物治疗调整:

加用: 苯溴马隆片 100mg p.o. q.d.。

8月28日(D6)

患者行冠状动脉造影术 + 经皮腔内冠状动脉成形术(PTCA)后,未诉胸闷、上肢痛等不适。24 小时入量 1 800ml,出量 2 180ml。体格检查: T 36.6℃, R 20 次/min, P 68 次/min, BP 115/65mmHg,末梢氧 98%。右手腕穿刺处加压固定良好,无明显肿胀、疼痛及渗血。

冠状动脉造影术结果:左、右冠状动脉起源正常,冠状动脉供血呈右优势型,左、右冠状动脉走行区未见明显钙化影;左主干远段可见散在斑块,前向血流 TIMI 3 级;前降支近中段可见弥漫性斑块,对角支发出后可见 90% 局限性狭窄,中远段可见肌桥,收缩期压缩 30%,前向血流 TIMI 3 级;回旋支全程可见散在斑块,未见明显狭窄,前向血流 TIMI 3 级;右冠状动脉近段至远段可见弥漫性斑块,近段最狭窄处 70%,远段最狭窄处 90%,前向血流 TIMI 3 级可见前降支及右冠近段向右冠远段发出侧支,侧支血流 1 级。

8月29日(D7)

患者术后第二天,诉偶觉喘憋、胸闷,咳嗽有所减轻。24 小时入量 1 700ml,出量 2 240ml。体格检查: T 36.5℃, R 20 次/min, P 85 次/min, BP 112/78mmHg,余无特殊。

药物治疗调整:

中药方剂①调整为中药方剂②:

中药方剂②(配方颗粒)				用法用量
黄芪 30g	当归 10g	薤白 20g	川芎 10g	每日 1 剂,分早晚 2 次温开水冲服
萆薢 6g	桂枝 10g	黑顺片 10g	葶苈子 20g	
猪苓 15g	茯苓 15g	泽兰 20g	盐车前子 20g	
细辛 6g	制巴戟天 15g	酒苁蓉 30g	生白术 30g	

<u>8 月 30 日（D8）</u>

患者昨夜咳嗽稍频繁，饮水呛咳，稍觉口干、口渴，不欲饮，纳少，眠佳，二便调。24 小时入量 1 800ml，出量 2 100ml。**体格检查：** T 36.5℃，R 18 次 /min，P 77 次 /min，BP 110/79mmHg。余无特殊。

辅助检查：

血常规：WBC 9.4×10^9/L，Hb 94g/L，NEUT% 80.1%。

凝血功能：INR 0.97。

生化：LDL-C 3.32mmol/L。

药物治疗调整：

调整：华法林钠片 3mg p.o. q.o.d.。

停用：普伐他汀钙片。

加用：琥珀酸亚铁片 100mg p.o. t.i.d.。

瑞舒伐他汀钙片 20mg p.o. q.n.。

<u>9 月 2 日（D11）</u>

患者诉胸憋闷等症状未发作，夜间咳嗽频繁，痰白色黏。24 小时入量 1 800ml，出量 2 060ml。**体格检查：** T 36.5℃，R 18 次 /min，P 70 次 /min，BP 110/74mmHg。余无特殊。

辅助检查：

血常规：WBC 7.1×10^9/L，Hb 110g/L，NEUT% 75.8%。

凝血功能：PT 13.8 秒。

生化：Glu 7.78mmol/L，BUN 8.1mmol/L，Cr 104.6μmol/L，UA 148μmol/L

药物治疗调整：

加用：苏黄止咳胶囊 1.35g（3 粒）p.o. t.i.d.。

中药方剂②调整为中药方剂③：

中药方剂③（配方颗粒）				用法用量
黑顺片 20g	茯苓 30g	麸炒白术 10g	白芍 10g	
生姜 15g	桂枝 10g	猪苓 15g	泽泻 30g	每日 1 剂，分早晚 2 次温开水冲服
麻黄 6g	细辛 3g	炒苦杏仁 10g	姜厚朴 20g	

<u>9 月 3 日（D12）</u>

患者夜间咳嗽减轻。24 小时入量 1 800ml，出量 2 190ml。**体格检查：** T 36.5℃，R 18 次 /min，P 76 次 /min，BP 115/78mmHg。患者症状改善明显，憋喘、胸闷等症状未再发作，患者及家属要求出院，综合评估患者病情后准予出院。

出院诊断：

中医诊断： 心衰病（气阴两虚水停）。

西医诊断： ①心力衰竭，心功能 Ⅳ 级（NYHA 分级）；②冠状动脉粥样硬化性心脏病；③心律失常（心房颤动）；④高血压病 2 级（很高危）；⑤2 型糖尿病；⑥慢性肾功能不全 CKD 3 期（MDRD 公式）；⑦高尿酸血症；⑧慢性阻塞性肺疾病；⑨间质性肺病。

出院带药：

药品名称	剂量	用法	天数
琥珀酸亚铁片	100mg	p.o. t.i.d.	20d
泮托拉唑钠肠溶胶囊	40mg	p.o. q.d.	14d
托拉塞米胶囊	10mg	p.o. q.d.	6d
富马酸比索洛尔片	2.5mg	p.o. q.d.	20d
螺内酯片	20mg	p.o. q.d.	100d
氯化钾缓释片	1g	p.o. t.i.d.	16d
瑞舒伐他汀钙片	10mg	p.o. q.n.	14d
磷酸西格列汀片	100mg	p.o. q.d.	14d
阿卡波糖片	50mg	p.o. t.i.d.	30d
苏黄止咳胶囊	1.35g（3粒）	p.o. t.i.d.	24d
苯溴马隆片	100mg	p.o. q.d.	15d

（三）存在问题

1. 华法林与患者住院期间使用的参麦注射液、中药方剂①、中药方剂②、苯溴马隆片均存在相互作用。

2. 使用参麦注射液同时服用中药方剂①不合理。

3. 维生素 K_1 注射液用法用量不合理。

（四）分析及药学监护

1. 华法林与患者住院期间使用的参麦注射液、中药方剂①、中药方剂②、苯溴马隆片均存在相互作用。

（1）华法林与参麦注射液合用的用药分析：该患者服用华法林钠片同时输注参麦注射液可能会减弱华法林的抗凝效果，需加强 INR 的监测。

1）根据《华法林抗凝治疗的中国专家共识》《心房颤动：目前的认识和治疗建议（2021）》，心力衰竭合并房颤时，抗凝治疗需权衡栓塞与出血风险。若女性 CHA_2DS_2-VASc 评分≥3 分则推荐抗凝治疗。该患者 CHA_2DS_2-VASc 评分为 7 分，HAS-BLED 评分为 3 分，院外因 INR 10.92 导致牙龈出血停用华法林，经对症处理后，复查 INR 1.14，已下降至目标范围，故再次启动华法林治疗。同时，该患者为气阴两虚水停之证，选用参麦注射液益气固脱，养阴生津，生脉。

2）大量研究证实，服用华法林同时服用人参制品会减弱华法林的抗凝效果，导致 INR 降低。理论上，应避免使用任何人参制品。该患者入院一直输注参麦注射液，其主要成分为红参、麦冬，建议停用。如果坚持使用人参制剂，建议不要随便更换品牌、剂量。若人参摄入量有变动（例如：开始服用，停止服用，调整剂量，改变品牌），均应密切监测华法林凝血指标的变化。

（2）华法林与中药方剂①、中药方剂②合用的用药分析：华法林与中药方剂①、中药方剂②合用可能增加出血风险，需加强 INR 的监测。

1）中药方剂①为生脉饮加减，以益气养阴利水为主，兼凉血止血。中药方剂②为当归补血汤加减，以益气温阳，活血利水为主。

2）中药方剂①中有丹参，中药方剂②中有当归，丹参可通过抑制血小板聚集，增加凝血酶因子Ⅲ和纤维蛋白的溶解活性，降低华法林的清除率；当归含香豆素类衍生物，可延长凝血酶时间，丹参和当归均可增强华法林抗凝作用，需加强 INR 的监测。

（3）华法林与苯溴马隆合用的用药分析：该患者合用华法林与苯溴马隆需加强 INR 监测，可能引起出血风险的增加。

根据 ACP 指南《急性和复发性痛风管理》，合并慢性肾脏疾病的高尿酸血症患者可启动降尿酸治疗。该患者 CKD 3 期，eGFR 45ml/（min·1.73m^2），GFR 减低可致尿酸排泄障碍。入院时尿酸 394μmol/L，8 月 27 日复查尿酸 244μmol/L，尿酸有所下降。加用苯溴马隆片100mg q.d. 促进尿酸排泄。

苯溴马隆是 S 型华法林钠代谢肝药酶 CYP2C9 的强抑制剂，显著增强华法林的抗凝作用，两药合用会增加出血风险。要达到相同的 INR，合用华法林、苯溴马隆的患者比单独用华法林患者华法林剂量应减少 36%。药师建议服用苯溴马隆片时将华法林的剂量在原有基础上适当减少，同时加用碳酸氢钠，碱化尿液，防止尿酸结石的形成。

2. 参麦注射液与中药方剂①合用的合理性分析 该患者同时使用参麦注射液与中药方剂①不合理，属重复用药。

中药方剂①为生脉饮加减，生脉饮原方由人参、麦冬、五味子 3 味药组成。功效益气复脉、养阴生津。参麦注射液主要成分为红参、麦冬，益气固脱，养阴生津，生脉。

此二者组成、功效主治均相似，属重复用药。

3. 该患者使用维生素 K$_1$ 注射液的合理性分析

（1）根据《华法林抗凝治疗的中国专家共识》，INR 异常升高或者出血时，当 3.0<INR≤4.5（无出血并发症）适当降低华法林剂量（5%～20%）或停服 1 次，1～2 天后复查 INR。4.5<INR<10.0（无出血并发症）停用华法林，肌内注射维生素 K$_1$（1.0～2.5mg），6～12 小时后复查 INR。INR≥10.0（无出血并发症）停用华法林，肌内注射维生素 K$_1$（5mg），6～12 小时后复查 INR。严重出血（无论 INR 水平如何）停用华法林，肌内注射维生素 K$_1$（5mg），输注新鲜冰冻血浆、凝血酶原浓缩物或重组凝血因子Ⅶa，随时监测 INR。

（2）该患者入院 INR 4.57，予以停用华法林，肌内注射维生素 K$_1$ 注射液 10mg b.i.d.。

（3）该患者维生素 K$_1$ 注射液剂量偏大、频次偏高，疗程过长（8 月 23 日—8 月 26 日，4 天），应根据复查 INR 水平按需给药。

───────── 参 考 文 献 ─────────

[1] 中华医学会心血管病学分会，中国老年学学会心脑血管病专业委员会. 华法林抗凝治疗的中国专家共识[J]. 中华内科杂志，2013，52（1）：76-82.

[2] 丁征，代琦，刘朝晖，等. 参松养心胶囊致 INR 值降低 2 例及文献回顾[J]. 中国现代应用药学，2018，35（11）：1729-1731.

[3] AGENO W，GALLUS A S，WITTKOWSKY A，et al. Oral anticoagulant therapy：antithrombotic therapy and prevention of thrombosis，9th ed：American college of chest physicians evidence-based clinical practice guidelines[J]. Chest，2012，141（2 Suppl）：e44S-e88S.

[4] 刘佳，许建国，邹颖. 华法林与苯溴马隆联用致国际标准化比值升高[J]. 药物不良反应杂志，2013，15（1）：41-42.

案例 42 心衰病（慢性心力衰竭合并消化道出血）

（一）病例资料

患者，女，84 岁，身高 155cm，卧床未测体重。

主诉： 反复胸闷伴气促 1 个月余，加重 3 天。

现病史： 缘患者近 1 个月来无明显诱因下出现活动后胸闷气促，睡眠时可平卧，伴头晕，伴恶心呕吐，无胸痛心悸，无咳嗽咳痰，当地医院治疗症状改善后出院。3 天前患者再发呕吐，伴双下肢浮肿，当地医院予利尿脱水、止呕等对症处理，患者症状未见明显改善，为进一步诊治，拟"慢性心力衰竭"收入心血管科。入院时症见：精神不振，气促，睡眠时可平卧，咳嗽，伴咯痰，无胸痛，无心悸，无恶心呕吐，无头晕头痛，无恶寒发热，无汗出，无耳鸣耳聋，无腹胀腹痛，无口干多饮，全身皮肤瘙痒，无皮疹，纳差，寐可，大便正常，暂留置导尿管。

既往史： 既往有高血压病 10 余年，收缩压最高 180mmHg，平素规律服药（贝那普利片 10mg p.o. b.i.d.；呋塞米片 20mg p.o. q.d.；螺内酯片 20mg p.o. q.d.；美托洛尔缓释片 23.75mg p.o. q.d.），血压可控制在（120～140）/（70～80）mmHg。余无特殊；否认药物食物过敏史。

个人史、婚育史、家族史： 无特殊。

中医四诊： 患者精神疲倦，气促，睡眠时可平卧，咳嗽，伴咯痰，无胸痛，无恶心呕吐，无头晕头痛，无恶寒发热，无汗出，无腹胀腹痛，纳差，寐可，大便正常。舌暗红，苔少，脉弦细。

体格检查： T 36.9℃，R 22 次 /min，P 69 次 /min，BP 122/51mmHg。胸廓对称，呼吸正常，双肺叩诊正常清音，呼吸音正常，双肺未闻及啰音。心界向左下扩大，心率 69 次 /min，心律齐，各瓣膜听诊区未闻及病理性杂音。双下肢轻度浮肿。

入院诊断：

中医诊断： 心衰病（气阴两虚证，心血瘀阻证）。

西医诊断： ①慢性心力衰竭急性加重，心功能 2 级；②高血压病 3 级（很高危），高血压心脏病。

（二）诊疗过程

初始治疗方案（8 月 29 日）

药品名称	剂量	用法
螺内酯片	20mg	p.o. q.d.
呋塞米片	20mg	p.o. q.d.
氯化钾缓释片	0.5g	p.o. q.d.
贝那普利片	10mg	p.o. q.d.
地高辛片	0.125mg	p.o. q.d.
枸橼酸铋雷尼替丁片	0.4g	p.o. b.i.d.

中药方剂①：

中药方剂①				用法用量
党参 15g	三七 10g	丹参 20g	车前子 10g	800ml 煎至 200ml，日一剂
葶苈子 10g	麦冬 15g	黄芪 20g		

辅助检查：

血常规：WBC 6.34×10^9/L、NEUT 4.78×10^9/L、RBC 3.71×10^{12}/L、Hb 106g/L、PLT 168×10^9/L。

NT-proBNP $>9\ 000$pg/ml。

D- 二聚体：2.61μg/ml。

血常规、心肌酶、TnT、尿酸、血脂、肿瘤标志物、甲状腺功能、肝肾功能、凝血功能、二便常规，均未见异常。

胸片：心影普遍性增大。

8 月 30 日（D2）

患者精神疲倦，气促减轻，睡眠时可平卧，无胸痛，无恶心呕吐，纳差，寐可，大便如常，留置导尿管，引流出淡黄色尿液。双下肢轻度浮肿。

辅助检查：

双侧下肢动、深静脉彩超：双侧小腿中上段多处肌间静脉血栓形成（完全性）。余无异常。

心脏 + 左心功能彩超：符合高血压心脏改变。左心室舒张功能及收缩功能测值降低（EF 35%）。

药物治疗调整：

加用：利伐沙班片 20mg p.o. b.i.d.。

9 月 4 日（D7）

患者精神稍疲倦，暂无气促，患者陪护诉解黑色成形大便，余同前。

辅助检查：

大便隐血：（+）。

药物治疗调整：

停用：利伐沙班片 20mg p.o. b.i.d.。

9 月 5 日（D8）

患者一般情况同前，仍解黑色成形大便。

辅助检查：

大便隐血：（+）。

血常规：RBC 3.30×10^{12}/L、Hb 94g/L。

D-Dimer 2.09μg/ml。

药物治疗调整：

停用：枸橼酸铋雷尼替丁片 0.4g p.o. b.i.d.。

中药方剂①。

加用：艾司奥美拉唑镁肠溶片 20mg p.o. b.i.d.。

铝碳酸镁片 500mg p.o. t.i.d.。

<u>9 月 6 日（D9）</u>

患者一般情况同前，患者陪护诉近 3 天来解黑色成形大便，查大便隐血（+）。请消化科会诊考虑上消化道出血？建议暂冷流质饮食，对症治疗。

药物治疗调整：

加用：0.9% 氯化钠注射液 20ml + 注射用艾司奥美拉唑钠 40mg i.v. q.12h.。

云南白药（散剂）0.5g p.o. t.i.d.。

停用：艾司奥美拉唑镁肠溶片 20mg p.o. b.i.d.。

<u>9 月 7 日（D10）</u>

患者一般情况同前，无黑便。

辅助检查：

大便隐血：（-）。

血常规：RBC 3.43×10^{12}/L，Hb 101g/L。

药物治疗调整：

停用：贝那普利片 10mg p.o. q.d.。

加用：沙库巴曲缬沙坦钠片［100mg（49mg：51mg）］50mg p.o. b.i.d.。

中药方剂②：

中药方剂②				用法用量
阿胶(烊化)10g	黄芩 15g	赤石脂 15g	熟地黄 15g	800ml 煎至 200ml，日一剂
白及 15g	党参 15g	三七 10g	甘草 10g	

<u>9 月 10 日（D13）</u>

患者精神一般，暂无气促不适，纳寐一般，二便可，双下肢无浮肿。舌暗红，苔薄白，脉弦细。经治疗后患者病情好转，予今日带药出院。

辅助检查：

血常规、粪便常规：无异常。

出院诊断：

中医诊断：心衰病（气阴两虚证，心血瘀阻证）。

西医诊断：①慢性心力衰竭，心功能 2 级。②高血压病 3 级（很高危），高血压心脏病。③双侧小腿中上段多处肌间静脉血栓形成（完全性）。④消化道出血。

出院带药：

药品名称	剂量	用法	天数
地高辛片	0.125mg	p.o. q.d.	7d
沙库巴曲缬沙坦钠片	0.5 片	p.o. b.i.d.	7d
螺内酯片	20mg	p.o. q.d.	7d
艾司奥美拉唑镁肠溶片	20mg	p.o. b.i.d.	7d
铝碳酸镁片	500mg	p.o. t.i.d.	7d
云南白药（散剂）	0.5g	p.o. t.i.d.	7d

(三)存在问题

1．沙库巴曲缬沙坦钠片用药时机不合理。

2．心力衰竭治疗方案不合理。

3．肌间静脉血栓形成抗凝方案不合理。

4．静脉血栓形成抗凝疗程不足。

5．中药方剂②可优化。

(四)分析及药学监护

1．沙库巴曲缬沙坦钠片用药时机分析

(1)沙库巴曲缬沙坦钠可能导致血管性水肿。在研究 PARADIGM-HF 的双盲阶段，0.5% 的沙库巴曲缬沙坦钠治疗患者和 0.2% 的依那普利治疗患者发生了血管性水肿。如果发生血管性水肿，应立即停用沙库巴曲缬沙坦钠，给予适当的治疗并监测呼吸道受累情况。因有发生血管性水肿的风险，沙库巴曲缬沙坦钠不得与 ACEI 合用。必须在 ACEI 末次给药 36 小时之后才能开始应用沙库巴曲缬沙坦钠。如果停止沙库巴曲缬沙坦钠治疗，必须在沙库巴曲缬沙坦钠末次给药 36 小时之后才能开始应用 ACEI。

(2)患者停用贝那普利当天加用沙库巴曲缬沙坦钠属于用法不合理。

2．心力衰竭治疗方案分析

(1) CIBIS-Ⅱ、MERIT-HF 及 SENIORS 等众多临床研究一致证实，β 受体拮抗剂可降低心力衰竭死亡和住院风险，相关荟萃分析也认为 β 受体拮抗剂治疗心力衰竭非常有效。《中国心力衰竭诊断和治疗指南 2018》中推荐：病情相对稳定的 HFrEF 患者均应使用 β 受体拮抗剂，除非有禁忌证或不能耐受(Ⅰ,A)。

(2) 本例患者血压可控、心率正常，没有使用禁忌证，虽然 β 受体拮抗剂的负性肌力作用可能诱发和加重心力衰竭，但根据指南推荐，在慢性心力衰竭急性失代偿期，可继续维持使用。本例患者为慢性心力衰竭，长期使用美托洛尔，急性发作期停用 β 受体拮抗剂，应尽早恢复使用，至少在出院前应再次启动 β 受体拮抗剂治疗。

3．肌间静脉血栓形成抗凝方案分析

(1)肌间静脉血栓泛指小腿比目鱼肌及腓肠肌静脉丛血管内的血栓，其中比目鱼肌静脉血栓最为常见，有向近心端蔓延并发展为肺栓塞的可能性，起病隐匿，患者自觉症状较轻，多表现为小腿疼痛，肿胀不多见，临床体征大多数不明显，往往容易漏诊、误诊。

目前肌间静脉血栓的治疗尚存争议，例如 Marc Righini 等的研究表明抗凝治疗在降低患者近端扩张或静脉血栓栓塞事件的风险方面并不优于安慰剂，但增加了出血的风险。Schwarz 等的研究也表明短期的抗凝治疗并没有显示出优越性(3.7% vs 3.8%)。但是 Kret 等报道抗凝治疗明显减少了继发深静脉血栓事件的发生率，并提高了肌间静脉血栓的再通率。Martino 等做的荟萃分析中鉴定了 2 328 项研究，其中 2 项随机对照试验和 6 个队列符合选择标准，结果提示小腿静脉深静脉血栓(DVT)的抗凝治疗可以降低 PE 和血栓传播的发生率。

第 10 版《静脉血栓类疾病抗血栓治疗指南》建议，对于腿部急性孤立性远端 DVT 患者：①无严重症状或血栓扩展危险因素，建议深静脉连续影像学检查 2 周，优于抗凝治疗(2C 级)；②有严重症状或血栓扩展危险因素者，建议抗凝治疗，优于深静脉连续影像学检查(2C 级)。

《欧洲血管外科学会(ESVS)2021 年静脉血栓管理临床实践指南》则根据近年来新的研究，有更积极的指导意见，如对于肌间静脉血栓形成的患者，应考虑根据症状、发展的风险因素和出血风险决定是否进行抗凝治疗（Ⅱa C）；对于有症状的肌间静脉血栓形成患者，如果未接受抗凝治疗，建议进行临床重新评估并在1周后复查全下肢静脉超声检查，而不是既往推荐的2周（ⅠB）

本例患者入院期间长期卧床、D-二聚体升高，有血栓扩展危险因素，给予利伐沙班抗凝治疗合理。

（2）第10版《静脉血栓类疾病抗血栓治疗指南》建议，对于急性孤立性远端腿部DVT接受抗凝治疗的患者，建议使用与急性近端DVT相同的抗凝治疗（1B级）。在国内，利伐沙班已经被批准用于深静脉血栓的预防和治疗，《深静脉血栓形成的诊断和治疗指南（第三版）》该药的推荐用法为前三周15mg b.i.d.；维持剂量为20mg q.d.。《75岁以上老年抗栓治疗专家共识》对于75岁以上的下肢深静脉血栓栓塞和肺栓塞治疗推荐使用的也是标准剂量，无须调整。

（3）本例患者使用利伐沙班片20mg b.i.d.，用量不合理。

4. 静脉血栓抗栓方案的药学监护

（1）抗凝疗程：DVT的标准疗程为至少3个月；如血栓危险因素持续存在需长期抗凝。ESVS指南对于有症状的肌间静脉血栓形成的非肿瘤、需要抗凝治疗的患者建议进行3个月的抗凝治疗（ⅠA），而对于活动性肿瘤患者需要超过3个月的抗凝治疗（ⅡaC）。本例患者用药不足一周因有消化道出血暂停抗凝，疗程不足。

（2）重启抗凝的时机：发生消化道出血后，经过积极治疗患者情况稳定后，所有患者应该考虑尽早恢复抗栓治疗。《抗栓治疗消化道损伤防治中国专家建议（2016·北京）》推荐，抗栓治疗患者情况稳定后，应该尽快恢复抗栓治疗，治疗时机应个体化处理，充分治疗后1周可能是合理的选择。本例患者停用抗凝药物后经治疗消化道出血已愈，1周后可考虑恢复抗凝。

（3）疗效监护：患者没有症状，入院检查发现下肢血栓，定期复查双下肢动静脉彩超，嘱患者注意下肢是否有肿胀、疼痛等症状。

（4）不良反应监护：对于轻微出血，如刷牙时牙龈出血，皮肤磕碰后有出血点等不必立即停药或减量，应寻找原因并加强监测，轻微出血，出血量小，可自行恢复，一般影响不大。对于严重出血，如大小便出血或突然出现头痛、恶心、呕吐、头晕等，危害相对比较严重，应立即到附近医院检查。

（5）依从性监护：患者入院期间能按时服药，没有漏服药物，入院前既往服药也比较规律，偶尔因为忘记而漏服药物，不会自己加量或减量，依从性较好。嘱患者使用利伐沙班时剂量会随时间调整，服药应注意，15mg b.i.d. 治疗期间（第1~21天）漏服，立即补服利伐沙班，以确保每日服用总量为30mg；20mg q.d. 治疗期间（第22天和以后）漏服，当天发现可尽快补服利伐沙班，第2天发现不需要补服，直接服用正常剂量。

（6）用药教育：①利伐沙班15mg以上剂量需要与食物同服以增加吸收率和减少血栓风险；②高血压会导致出血风险增加，控制收缩压；③避免尖锐的物体、粗暴的运动和可能导致瘀伤、割伤或受伤的行为，用柔软的牙刷和电动剃须刀，轻轻地擤鼻涕；④抗凝期间避免接受针灸、艾灸、拔火罐、深度按摩，需要进行拔牙、做胃镜等检查时，应向医生说明您正在使用抗凝药物。

5. 中药方剂②的分析

（1）中药方剂②为黄土汤加减，黄土汤原方组成为灶心黄土、白术、附子、阿胶、干地黄、黄芩、甘草，方中灶心黄土缺时，可以赤石脂代之，用于脾阳不足，脾不统血证。黄土汤中以灶心黄土温中止血为君药，白术、附子温阳健脾为臣药，然辛温之术、附易耗血动血，且出血者，阴血每亦亏耗，故以干地黄、阿胶滋阴养血止血；与苦寒之黄芩合用，又能制约术、附过于温燥之性；而干地黄、阿胶得术、附则滋而不腻，避免了呆滞碍脾之弊。现代常以黄土汤加减用于消化道出血属脾阳不足者。

（2）中药方剂②为黄土汤灶心黄土以赤石脂代之，去辛温之白术、附子，且将干地黄改为熟地黄，加三七、白及、党参而成，全方重在滋阴养血止血，难免会滋腻碍脾，结合患者纳差，解黑色大便，因此，该患者应在中药方剂②的基础上加用健脾和胃之品更为合适。

参 考 文 献

[1] 中华医学会心血管病学分会心力衰竭学组，中国医师协会心力衰竭专业委员会，中华心血管病杂志编辑委员会. 中国心力衰竭诊断和治疗指南2018[J]. 中华心血管病杂志，2018，46（10）：760-789.

[2] 中华医学会外科学分会血管外科学组. 深静脉血栓形成的诊断和治疗指南（第三版）[J]. 中华普通外科杂志，2017，32（9）：807-812.

[3] KAKKOS S K, GOHEL M, BAEKGAARD N, et al. Editor's Choice - European Society for Vascular Surgery（ESVS）2021 clinical practice guidelines on the management of venous thrombosis[J]. Eur J Vasc Endovasc Surg. 2021，61（1）：9-82.

[4] 抗栓治疗消化道损伤防治专家组. 抗栓治疗消化道损伤防治中国专家建议（2016·北京）[J]. 中华内科杂志，2016，55（7）：564-567.

[5] 邓中甲. 方剂学[M]. 北京：中国中医药出版社，2017：248.

[6] RIGHINI M, GALANAUD J P, Guenneguez, Hervé, et al. Anticoagulant therapy for symptomatic calf deep vein thrombosis（CACTUS）：a randomised, double-blind, placebo-controlled trial[J]. The Lancet Haematology，2016，3（12）：e556-e562.

[7] SCHWARZ T, BUSCHMANN L, BEYER J, et al. Therapy of isolated calf muscle vein thrombosis: A randomized, controlled study[J]. Journal of Vascular Surgery，2010，52（5）：1246-1250.

[8] KRET M R, LIEM T K, MITCHELL E L, et al. Isolated calf muscular vein thrombosis is associated with pulmonary embolism and a high incidence of additional ipsilateral and contralateral deep venous thrombosis[J]. Journal of Vascular Surgery Venous & Lymphatic Disorders，2013，1（1）：33-38.

案例43 心衰病(心力衰竭合并高血压)

(一)病例资料

患者,男,80岁,身高170cm,卧床未测体重。

主诉: 反复气促10余年,再发3小时。

现病史: 患者10余年前无明显诱因出现气促,无夜间阵发呼吸困难。患者曾多次因慢性心力衰竭、心房颤动在外院及本院就诊,3小时前患者去洗手间后再次出现气促,遂到本院急诊就诊,为求进一步治疗,由急诊拟"心力衰竭"收入心血管科。入院症见:精神疲倦,偶有咳嗽,无咳痰,气促,乏力,活动后加重,右肩关节疼痛,无胸闷胸痛、心悸,无发热恶寒,无呕吐及腹痛,无鼻塞流涕,纳眠一般,二便调。

既往史: 平素健康状况较差;有高血压病、房颤、脑梗死、主动脉斑块病史,既往使用呋塞米片20mg b.i.d.、螺内酯片20mg q.d.,氯化钾缓释片0.5g b.i.d.,贝那普利片10mg q.d.,美托洛尔片12.5mg b.i.d.,利伐沙班片15mg q.d.。余无特殊;否认药物食物过敏史。

个人史、婚育史、家族史: 无特殊。

中医四诊: 患者精神疲倦,气促,乏力,活动后加重,偶有咳嗽,无咳痰,无胸闷胸痛、心悸。纳眠一般,二便调。舌暗红,苔黄腻,脉弦滑数。

体格检查: T 37℃,R 26次/min,P 154次/min,BP 142/85mmHg。胸廓对称,呼吸正常,双肺叩诊正常清音,呼吸音增粗,双肺可闻及湿啰音。心界正常,心率176次/min,心律绝对不齐,各瓣膜听诊区未闻及病理性杂音。双下肢轻度浮肿。

辅助检查: 心脏+左心功能彩超示左心房增大。心瓣膜结构退行性改变。左心室收缩功能测值降低(EF 43%)。

ECG:快速型心房颤动、R波递增不良、ST-T改变。

入院诊断:

中医诊断: 心衰病(痰热瘀阻证)。

西医诊断: ①慢性心力衰竭(心房颤动,心功能3级);②高血压病2级(很高危);③肺部感染。

(二)诊疗过程

初始治疗方案(4月27日)

药品名称	剂量	用法
呋塞米注射液	20mg	i.v. b.i.d.
去乙酰毛花苷注射液	0.4mg	i.v. q.d.
5%葡萄糖注射液	20ml	
胺碘酮注射液	0.45g	i.v.gtt. b.i.d.
5%葡萄糖注射液	250ml	

续表

药品名称	剂量	用法
胺碘酮片	0.2g	p.o. t.i.d.
螺内酯片	20mg	p.o. q.d.
氯化钾缓释片	0.5g	p.o. b.i.d.
贝那普利片	10mg	p.o. q.d.
美托洛尔片	12.5mg	p.o. b.i.d.
利伐沙班片	15mg	p.o. q.d.
左氧氟沙星氯化钠注射液	0.6g	i.v.gtt. q.d.
注射用多索茶碱	0.2g	i.v.gtt. b.i.d.
0.9% 氯化钠注射液	100ml	
依托度酸片	0.2g	p.o. t.i.d.

中药方剂①：

中药方剂①				用法用量
鱼腥草 15g	苦杏仁 10g	苇茎 15g	冬瓜仁 20g	加水 800ml，煎至 200ml，温服，日一剂
黄芩 10g	天竺黄 10g	葶苈子 10g	车前子 15g	
大枣 10g	丹参 15g			

辅助检查：

血常规、肝肾功能、电解质、心肌酶、TnT、凝血功能、尿酸、血脂、二便常规无异常；动静脉、双肾输尿管膀胱前列腺、肝胆胰脾彩超：无异常。

BNP 852pg/ml。

NT-proBNP＞9 000pg/ml。

肺部 CT：慢性支气管炎并双肺炎症。

4 月 29 日（D3）

患者精神疲倦，乏力，偶有咳嗽，无咳痰，气促好转，右肩关节疼痛减轻，纳差，HR 98 次 /min，双下肢轻度浮肿，输液处皮肤瘀斑，余无特殊。

药物治疗调整：

停用：去乙酰毛花苷注射液 0.4mg i.v. q.d.。

胺碘酮注射液 0.45g i.v.gtt. b.i.d.。

依托度酸片 0.2g p.o. t.i.d.。

利伐沙班片 15mg p.o. q.d.。

加用：呋塞米片 20mg p.o. b.i.d.。

地高辛片 0.25mg p.o. q.d.。

调整：呋塞米注射液 20mg i.v. b.i.d. 调整为 20mg i.v. q.d.。

5 月 1 日（D5）

患者一般情况同前，气促持续好转，昨日因 HR 65 次 /min 停用美托洛尔片，今日 HR 91 次 /min，双下肢浮肿减退。

辅助检查:

胸片:无异常。

痰涂片、痰培养:阴性。

NT-proBNP 2 778pg/ml。

药物治疗调整:

停用:呋塞米注射液 20mg i.v. q.d.。

左氧氟沙星氯化钠注射液 0.6g i.v.gtt. q.d.。

注射用多索茶碱 0.2g i.v.gtt. b.i.d.。

加用:左氧氟沙星片 0.5g p.o. q.d.。

调整:地高辛片 0.25mg p.o. q.d. 调整为 0.125mg p.o. q.d.。

5月7日(D11)

患者精神疲倦,乏力,偶有咳嗽,无咳痰,气促好转,双下肢无浮肿。纳眠一般,二便调。舌淡,苔白,脉沉细。

药物治疗调整:

调整:呋塞米片 20mg p.o. b.i.d. 调整为 20mg p.o. q.d.。

氯化钾缓释片 0.5g p.o. b.i.d. 调整为 0.5g p.o. q.d.。

胺碘酮片 0.2g p.o. t.i.d. 调整为 0.2g p.o. b.i.d.。

调整为中药方剂②:

中药方剂②				用法用量
制附子 10g	白术 15g	白芍 15g	猪苓 10g	
茯苓 20g	车前子 15g	泽泻 10g	葶苈子 10g	加水 800ml,煎至 200ml,温服,日一剂
炙甘草 5g	地龙 10g	桃仁 10g	龙骨 20g	
牡蛎 20g				

5月10日(D14)

患者精神较前明显好转,活动后稍气促,余同前。

辅助检查:

NT-proBNP 917pg/ml。

药物治疗调整:

停用:地高辛片 0.125mg p.o. q.d.。

左氧氟沙星片 0.5g p.o. q.d.。

5月16日(D20)

患者病情稳定,复查无异常(NT-proBNP 268pg/ml),予出院。

出院诊断:

中医诊断:心衰病(痰热瘀阻证)。

西医诊断:①慢性心力衰竭(心房颤动,心功能 3 级);②高血压病 2 级(很高危);③肺部感染。

出院带药：

药品名称	剂量	用法	天数
贝那普利片	10mg	p.o. q.d.	7d
螺内酯片	20mg	p.o. q.d.	7d
呋塞米片	20mg	p.o. q.d.	7d
氯化钾缓释片	0.5g	p.o. q.d.	7d
胺碘酮片	0.2g	p.o. q.d.	7d
复合维生素B片	2片	p.o. t.i.d.	7d

（三）存在问题

1. 胺碘酮的用法用量不合理。
2. 房颤抗凝方案不适宜。
3. 胺碘酮和多种药物存在相互作用。
4. 中药方剂①可优化。

（四）分析及药学监护

1. 胺碘酮的用法用量分析

（1）胺碘酮是以Ⅲ类抗心律失常药作用为主的心脏离子多通道阻滞剂，兼具Ⅰ、Ⅱ、Ⅳ类抗心律失常药的电生理作用。在急性心肌缺血、急性心肌梗死或心功能不全时，当其他抗心律失常药属于禁忌时，推荐应用胺碘酮，因此胺碘酮成为重症情况合并房颤时的首选药物。本例患者房颤合并心力衰竭，心力衰竭时由于交感张力上升，肾素血管紧张素醛固酮系统活动增加，导致心电活动不稳定，因此发生房颤、室性心动过速或室颤的概率上升。由于胺碘酮不加重心力衰竭并且有可能使其改善，产生促心律失常作用较其他药物小，安全性高于其他抗心律失常药，选择该药物合理。

（2）在《胺碘酮抗心律失常治疗应用指南（2008）》中已经详细介绍胺碘酮的使用方法和剂量：静脉用量，5～7mg/kg静脉注射30～60分钟，然后以1.2～1.8g/d持续静脉滴注或分次口服，直至总量达10g。胺碘酮具有高度脂溶性，广泛分布于肝、肺、脂肪、皮肤及其他组织，分布容积大（可达60L/kg）。静脉注射后由于胺碘酮从血浆再分布于组织中，血浆中药物浓度下降较快，首剂应快速静脉注射。本例患者使用静脉泵持续泵入，没有给予负荷剂量，虽在房颤治疗中可使用较小负荷量，但负荷量过小、时间过短就改为"维持量"甚至不给予负荷量，事实上是没有完成负荷而是改为缓慢累积，将影响起效时间，因此建议严格按照负荷＋维持的用法使用胺碘酮。

2. 房颤抗凝方案分析

（1）房颤是卒中的独立危险因素，与房颤相关的卒中与无房颤者相比，其病死率、致残率以及住院天数均显著升高。因此，预防房颤引起的血栓栓塞事件，是房颤治疗策略中的重要环节。在血栓栓塞危险较高的房颤患者中，应用华法林或新型口服抗凝药物（NOAC）抗凝可明显减少血栓栓塞事件并改善患者的预后。

（2）本例患者高龄，有心力衰竭、高血压、脑梗死、主动脉斑块，CHA_2DS_2-VASc积分为7分，积分≥2分的房颤患者血栓事件的年发生率较高，抗凝治疗带来的临床净获益明显，应给予抗凝治疗。入院时 HAS-BLED 评分为 3 分（高龄、脑梗死、药物），评分≥3 分时已提示出血风险增高。出血风险增高者发生血栓栓塞事件的风险往往也高，这些患者接受抗凝治疗的临床净获益可能更大。根据《心房颤动：目前的认识和治疗建议（2021）》，只要患者具备抗凝治疗的适应证仍应进行抗凝治疗，而不应将 HAS-BLED 评分增高视为抗凝治疗的禁忌证。本例患者 CHA$_2$DS$_2$-VASc 积分为 7 分，年卒中率为 9.6%，血栓风险高，应给予抗凝治疗。

3. 胺碘酮和多种药物的相互作用分析

（1）胺碘酮通过 CYP3C4 和 CYP2C8 代谢，它也是 CYP3C4 和 P-gp 的抑制剂，与多种药物存在相互作用。在《胺碘酮抗心律失常治疗应用指南（2008）》中提到，与地高辛联用可增加药物浓度，加重对窦房结和房室结的抑制以及对消化系统和神经系统的毒性作用，与 β 受体拮抗剂联用可导致心动过缓和房室传导阻滞。本例患者联合使用的药物包括地高辛和美托洛尔。

（2）使用胺碘酮时，地高辛的血清浓度通常加倍。其机制尚不清楚，有的学者认为胺碘酮减少肾脏和肾外对地高辛的清除，还有可能增强地高辛的生物活性。胺碘酮与组织的亲和力更强，因此合并用药后胺碘酮可将地高辛从组织中置换出来。有研究认为，在房颤患者中，地高辛 - 胺碘酮联合治疗比单用地高辛具有更高的死亡率。建议两药合用时地高辛用量应减半，并监测地高辛的血药浓度，本例患者未进行地高辛血药浓度监测，可进行优化。

（3）胺碘酮是Ⅲ类抗心律失常药，可延长动作电位时程，减慢心房、房室结和房室旁路的传导，心动过缓及窦房结传导阻滞发生率为 5%。美托洛尔是一种选择性的 β$_1$ 受体拮抗剂，可阻断交感神经活性的增加，使心率减慢，心动过缓为常见的不良反应之一，通常与剂量相关，一般停药后可自行恢复。两种药物在药理作用上都有导致心动过缓的作用，联合使用时，美托洛尔也可增加胺碘酮的负性传导作用，从而加重窦性心动过缓。此外，根据 Fukumoto 等报道，美托洛尔主要由 CYP2D6 代谢，胺碘酮的代谢物去乙胺碘酮对 CYP2D6 有抑制作用，胺碘酮和美托洛尔联合使用时，通过对 CYP2D6 的抑制作用使美托洛尔在肝脏的代谢减少，提高其血药浓度，增加其负性变力和负性变时作用，从而降低心肌收缩力及减慢心室率。因此，在胺碘酮和美托洛尔联合给药的情况下，需要临床观察更加密切。本例患者在联合治疗过程中出现了心动过缓，停用美托洛尔后可好转，考虑为药物相互作用。

4. 中药方剂①分析

（1）根据《慢性心力衰竭中医诊疗指南（2022 年）》，心力衰竭的病理性质总属本虚标实，多见虚实夹杂。中医基本证候特征可用气虚血瘀概括，在此基础上本虚可有阴虚、阳虚，甚至发生阴阳两虚、阴竭阳脱，标实兼有痰饮。

（2）该患者气促、乏力，活动后加重，舌暗红，提示患者中医基本证型为气虚血瘀证；咳嗽、咳痰，双下肢浮肿，舌苔黄腻，脉弦滑数，提示兼见痰饮证，因此，该患者中医辨证为气虚血瘀兼痰饮证更为合适，治疗应以益气活血、化痰利水为法。患者入院后给予中药方剂①，该方为葶苈汤合葶苈大枣泻肺汤加减，方中葶苈、黄芩、鱼腥草、天竺黄清肺热，冬瓜仁、车前子利水渗湿兼能清热祛痰，葶苈子、苦杏仁宣肺止咳平喘，大枣和胃健脾，丹参活血化瘀，诸药合用，共奏清热化痰，利水平喘之功。该方主要针对的是患者兼证痰饮，佐以丹参活血化瘀，而对患者本虚证气虚未能涉及，因此，建议在此基础上加用补气药如黄芪、党参、白术等更为合适。

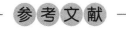

[1] 胺碘酮规范应用专家建议专家写作组. 胺碘酮规范应用专家建议 [J]. 中华内科杂志, 2019, 58（4）: 258-264.

[2] 中华医学会心血管病学分会, 中国生物医学工程学会心律分会, 胺碘酮抗心律失常治疗应用指南工作组. 胺碘酮抗心律失常治疗应用指南（2008）[J]. 中华心血管病杂志, 2008, 36（9）: 769-777.

[3] 中华医学会心电生理和起搏分会, 中国医师协会心律学专业委员会, 中国房颤中心联盟心房颤动防治专家工作委员会. 心房颤动: 目前的认识和治疗建议（2021）[J]. 中华心律失常学杂志, 2022, 26（1）: 15-88.

[4] 中华中医药学会慢性心力衰竭中医诊疗指南项目组. 慢性心力衰竭中医诊疗指南（2022 年）[J]. 中医杂志, 2023, 64（7）: 743-756.

三、脑病科案例

案例44 面瘫病（特发性面神经麻痹）

（一）病例资料

患者，女，47岁，身高153cm，体重70kg，体重指数29.90kg/m²。

主诉： 左侧口角歪斜1天。

现病史： 患者2019年6月29日因生气、受凉后出现左侧口角流涎，刷牙漱口漏水，左眼睑闭合无力，左侧额纹、鼻唇沟变浅，左侧耳后疼痛，于6月30日就诊，以"面瘫病"收入院。

既往史： 无。

个人史、月经史、家族史、过敏史： 无烟酒等不良嗜好。16岁月经初潮，平素月经规律。否认家族遗传病和传染病病史。否认食物、药物过敏史。

体格检查： T 36.0℃，R 18次/min，P 75次/min，BP 133/113mmHg。患者左侧额纹变浅，左眼睑闭合不全，左侧鼻唇沟浅，左侧口角下垂，鼓腮漏气，示齿不全，耳后疼痛，痛甚连及左侧面部及牙周。头面部、颊部及耳部无疱疹，纳眠可，二便调。余无特殊。

中医四诊： 患者表情自然，两目灵活，面色红润，神志清晰，反应灵敏，形体正常，语声清，气息平，无异常气味，舌暗苔白，脉弦。纳眠可，二便调。

入院诊断：

中医诊断： 面瘫病（痰瘀滞络证）。

西医诊断： 特发性面神经麻痹。

（二）诊疗过程

初始治疗药物（6月30日）

药品名称	剂量	用法
注射用更昔洛韦钠	0.25g	i.v.gtt. q.d.
0.9%氯化钠注射液	250ml	
地塞米松磷酸钠注射液	10mg	i.v.gtt. q.d.
0.9%氯化钠注射液	100ml	
甲钴铵注射液	1 000μg	i.v.gtt. q.d.
0.9%氯化钠注射液	100ml	

续表

药品名称	剂量	用法
注射用血塞通	400mg	i.v.gtt. q.d.
0.9% 氯化钠注射液	250ml	
胞磷胆碱钠胶囊	0.2g	p.o. t.i.d.

7月1日（D2）

患者左侧额纹变浅，左眼睑闭合不全，左侧鼻唇沟浅，左侧口角下垂，鼓腮漏气，示齿不全，纳食时左面部存饭，左耳后疼痛，痛甚连及左侧面部、牙周，纳眠可，二便调。体格检查：T 36.6℃，R 17 次 /min，P 75 次 /min，BP 133/82mmHg。

辅助检查：

血常规：WBC 4.10×10^9/L，NEUT% 60.8%，Hb 105g/L。

肝功能：ALT 16U/L，AST 13U/L。

血脂：HLD-C 1.15mmol/L，LDL-C 4.49mmol/L，VLDL-C 1.39mmol/L。

甲状腺功能：FT_3 3.02pmol/L，FT_4 9.23pmol/L，TSH 2.120mIU/L，Tg 0.23ng/ml，TgAb 525.4IU/ml，TPOAb 229.4IU/ml（0～34IU/ml）。

补充诊断：甲状腺功能减退。

药物治疗调整：

加用：左甲状腺素钠片 25μg p.o. q.d.。

中药方剂①：

中药方剂①				用法用量
葛根 30g	黄芩 15g	黄连 9g	炙甘草 6g	每日 1 剂，400ml 分早晚 2 次空腹温服
金银花 30g	当归 12g	炒芥子 9g	川芎 15g	
炒僵蚕 15g	全蝎 9g			

7月3日（D4）

患者左耳后疼痛减轻，眼部略有不适，其他同前。体格检查：T 36.1℃，R 18 次 /min，P 80 次 /min，BP 139/80mmHg。

药物治疗调整：

加用：阿托伐他汀钙片 20mg p.o. q.n.。

氯霉素滴眼液 1ml 点双眼 p.r.n.。

7月4日（D5）

患者左眼睑闭合无力减轻，鼓腮漏气减轻，左耳后疼痛减轻，其他同前。体格检查：T 36.3℃，R 17 次 /min，P 68 次 /min，BP 138/79mmHg。

药物治疗调整：

中药方剂②：中药方剂①加地龙 15g。

7月5日（D6）

患者左耳后疼痛明显改善，其他同前。体格检查：T 36.4℃，R 17 次 /min，P 62 次 /min，BP 132/75mmHg。

药物治疗调整：

地塞米松磷酸钠注射液 10mg q.d. 调整为 5mg q.d.。

7月10日（D11）

患者左侧额纹较前明显改善，左眼睑闭合无力继续减轻，左侧鼻唇沟较前明显，左侧口角下垂，鼓腮漏气较前减轻，左面部存饭较前明显减轻，示齿口角右偏，左耳后疼痛基本消失。体格检查：T 36.5℃，R 17 次 /min，P 65 次 /min，BP 132/83mmHg。

药物治疗调整：

停用：地塞米松磷酸钠注射液。

7月12日（D13）

患者左眼可闭合完全，左侧额纹较前明显加深，左侧鼻唇沟浅较前加深明显，鼓腮漏气较前减轻，左面部存饭较前明显减轻，左耳后疼痛消失。病情好转，今日出院。

出院诊断：

中医诊断：面瘫病（痰瘀滞络证）。

西医诊断：①特发性面神经麻痹；②甲状腺功能减退。

出院带药：

药品名称	剂量	用法	天数
胞磷胆碱钠胶囊	0.2g	p.o. t.i.d.	7d
左甲状腺素钠片	25μg	p.o. q.d.	7d
阿托伐他汀钙片	20mg	p.o. q.n.	7d
氯霉素滴眼液	1ml	点双眼 p.r.n.	7d
葛根芩连汤加减	日一剂	p.o.　b.i.d.	7d

（三）存在问题

1. 抗病毒药物选用不合理。

2. 糖皮质激素治疗方案不合理。

3. 甲钴胺注射液静脉滴注不适宜。

4. 初始调节血脂方案不适宜。

5. 中药方剂中全蝎用量超《中国药典》推荐用量。

（四）分析及药学监护

1. 抗病毒方案分析　按照《中国特发性面神经麻痹诊治指南》推荐，急性期可以根据情况尽早联合使用抗病毒药物和糖皮质激素，特别是对于面肌无力严重或完全瘫痪的患者。患者发病 1 天，处于急性期，具有抗病毒药物使用指征。指南推荐口服阿昔洛韦或伐昔洛韦，该患者选用静脉滴注更昔洛韦，适应证不适宜，分析如下：

（1）嗜神经病毒感染与特发性面神经麻痹发病有关，可能引起面瘫的嗜神经病毒主要包括单纯疱疹病毒和带状疱疹病毒。阿昔洛韦主要用于治疗单纯疱疹病毒感染或带状疱疹，该药也是《中国特发性面神经麻痹诊治指南》推荐的首选抗病毒药物。更昔洛韦虽也有抗单纯疱疹病毒和带状疱疹病毒的作用，但是临床主要用于治疗由于免疫功能缺陷（如恶性肿瘤、艾滋病等）发生的巨细胞病毒视网膜炎，预防可能发生于有巨细胞病毒感染风险的器官移植受者的巨细胞病毒病。用更昔洛韦治疗疱疹病毒感染性疾病，属于适应证不适宜。

（2）阿昔洛韦常见的不良反应包括皮疹、发热、轻度头痛及消化道轻微症状等。更昔洛韦常见的不良反应是对血液系统的损害，用药后约 40% 的患者中性粒细胞数减低至 $1.0 \times 10^9/L$ 以下，约 20% 的患者血小板计数减低至 $50 \times 10^9/L$ 以下，还可能出现贫血。故比较两药的安全性与治疗疾病的严重程度，认为阿昔洛韦比更昔洛韦更适合用于面瘫病的急性期抗病毒治疗。

2. 糖皮质激素治疗方案分析　患者静脉滴注地塞米松磷酸钠注射液 10mg 促进神经损伤修复，存在给药途径与溶媒选择不适宜的问题，分析如下：

（1）按照《中国特发性面神经麻痹诊治指南》推荐，对于所有无禁忌证的 16 岁以上患者，急性期尽早口服使用糖皮质激素治疗，可以促进神经损伤的尽快恢复，改善预后。

（2）该患者吞咽功能正常，应首选口服给药而不是静脉滴注给药。因此该患者静脉滴注地塞米松磷酸钠注射液，给药途径不适宜。

（3）地塞米松磷酸钠注射液应选择 5% 的葡萄糖注射液稀释，该患者选用 0.9% 氯化钠注射液，用药溶媒选择不适宜。

3. 甲钴胺注射液静脉滴注分析　甲钴胺用法用量与给药途径不适宜，分析如下：

（1）甲钴胺是一种内源性的辅酶 B_{12}，根据《中国特发性面神经麻痹诊治指南》推荐可用于治疗周围性面瘫，促进神经髓鞘恢复。按照说明书的用法用量为：成人每次 500μg，一日 1 次，每周 3 次，肌内注射或静脉注射。患者给药剂量为 1 000μg，静脉滴注，一日 1 次，给药剂量与给药频次偏大。

（2）甲钴胺见光易分解，拆封后应立即使用，且注意避光。经溶媒稀释后，甲钴胺分子被溶媒分子分散，透光性增加，有效成分很快降解，降解产物无法被人体吸收，治疗作用减弱。因此，甲钴胺注射液不适宜静脉滴注给药。且患者无吞咽障碍，建议口服甲钴胺。

4. 初始调节血脂方案分析　患者 LDL-C 4.49mmol/L，初始降血脂方案选择口服阿托伐他汀钙片 20mg/d，剂量过大，分析如下：

（1）对患者进行总体心血管危险评估为中危，应控制 LDL-C＜3.4mmol/L。首选他汀类调脂药物，起始宜应用中等强度的他汀类药物，如阿托伐他汀 10～20mg，每日剂量可降低 LDL-C 25%～50%。他汀类药物调脂疗效的特点是每种他汀的起始剂量均有良好调脂疗效；而当剂量加倍时，LDL-C 进一步降低幅度仅约 6%。他汀剂量加倍，药费成比例增加，而降低 LDL-C 疗效的增加相对较小。阿托伐他汀钙片的起始剂量为 10mg/d，按日剂量可降低 LDL-C 25% 估算，能达到控制 LDL-C＜3.4mmol/L 的目标，因此患者初始治疗方案选择 20mg/d 剂量偏大。

（2）患者补充诊断甲状腺功能减退，该疾病可降低血脂代谢，易引起高脂血症，但已应用甲状腺素进行对症治疗，注意监测血脂指标。

（3）血脂异常受饮食及生活方式的影响明显。当 BMI≥28kg/m² 时属于肥胖，坚持饮食控制和改善生活方式是肥胖患者治疗血脂异常的基础措施。患者体重指数为 29.90kg/m²，除服用调脂药物之外，还应进行生活方式干预，坚持健康饮食、规律运动、保持理想体重。

5. 中药方剂中全蝎用量分析　《中国药典》记载全蝎有毒，常用量为 3～6g。据文献报道全蝎用量过大可出现头痛、头昏、血压升高、心慌等不良反应，该患者全蝎用量为 9g，应密切监护患者用药后的情况。

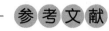

[1] 中华医学会神经病学分会,中华医学会神经病学分会神经肌肉病学组,中华医学会神经病学分会肌电图与临床神经电生理学组. 中国特发性面神经麻痹诊治指南 [J]. 中华神经科杂志,2016,49(2):84-86.

[2] 广东省药学会. 抗呼吸道病毒药物临床药学指引 [J]. 今日药学,2020,30(10):649-667.

[3] 陈蓉. 注射用更昔洛韦不良反应分析 [J]. 天津药学,2010,22(3):21-22.

[4] 刘广芹. 简述更昔洛韦的不良反应 [J]. 齐鲁药事,2010,29(7):442-443.

[5] 《中国国家处方集》编委会. 中国国家处方集 [M]. 北京:人民军医出版社,2010.

[6] 曹原,司继刚. 甲钴胺注射液的临床使用和管理 [J]. 儿科药学杂志,2017,23(6):62-64.

[7] 中国成人血脂异常防治指南修订联合委员会. 中国成人血脂异常防治指南(2016年修订版)[J]. 中华循环杂志,2016,31(10):937-953.

[8] 邱赛红,丁雯雯. 全蝎内服所致不良反应及原因分析 [J]. 湖南中医杂志,2013,29(1):141-143.

[9] 陈秀敏. 全蝎不良反应分析 [J]. 时珍国医国药,2003,14(10):635.

（一）病例资料

患者，男性，65 岁，身高 175cm，体重 75kg，体重指数 24.5kg/m²。

主诉：间断头晕近 1 年。

现病史：近 1 年前因受凉出现头晕、左肢不利并跌倒 1 次，外院就诊头部影像结果显示脑梗死急性期（具体不详），行溶栓治疗，经治未遗留肢体症状。近 1 年来患者间断头晕，今为求进一步中西医结合系统诊治，由脑病科门诊收治入院。现症：神志清，精神可，言语流利，四肢活动尚可，时有头晕，未诉头痛及恶心呕吐，未诉胸闷憋气，未诉心慌及心前区疼痛，未诉咳嗽咯痰，未诉腹痛腹胀及泛酸，偶有口角流涎，纳食可，夜寐可，大便每日一行、质可，小便发黄，偶有尿不尽感、无尿道灼热感。

既往史：于 2012 年 7 月左右因受凉突然出现言语不利症状，外院诊断为脑梗死急性期，经治未遗留明显后遗症。高血压病病史数年，现规律口服：尼莫地平 20mg t.i.d. 控制血压，未系统监测血压；硫酸氢氯吡格雷片 50mg q.d. 抗血小板聚集；尼麦角林 10mg t.i.d. 改善脑代谢；长春西汀片 5mg t.i.d. 改善循环；甲磺酸倍他司汀片 6mg t.i.d. 止眩晕。否认冠心病、糖尿病病史，否认青光眼、白内障病史，否认消化性溃疡病史，否认肝炎、结核等传染病病史，否认近期外伤、手术及输血史。

个人史、婚育史、家族史、过敏史：饮酒史 20 余年，患病前曾 1 两 /d，现偶尔饮少量酒，吸烟史 20 余年。曾半包 /d，已戒 7 年。已婚已育，育有 1 女，配偶及其女体健。否认家族遗传病史。否认药敏史。

体格检查：T 36.5℃，R 18 次 /min，P 70 次 /min，BP 140/90mmHg。神清，查体合作，体位自动，体形正常，发育正常，营养中等，全身皮肤巩膜无黄染及出血，浅表淋巴结未触及肿大，头颅无畸形，双瞳孔等大等圆，直径约 3mm，对光反射（+），眼球运动灵活，未诱发眼震，无复视，辐辏可，口唇无发绀，伸舌居中，颈软无抵抗，颈静脉无怒张，颈动脉搏动对称，甲状腺不大，胸廓对称无畸形，双肺叩清，双肺呼吸音粗，未闻及明显干湿啰音，心音可，HR：70 次 /min，心律齐，各瓣膜听诊区未及明显病理性杂音，腹软无压痛及反跳痛，肝脾未及肿大，双下肢无水肿，双肾区无叩击痛，四肢脊柱无畸形。专科检查：肌力，左上下肢 5 级；右上下肢 5 级，肌张力可，肌容量可，生理反射对称存在，病理反射：双侧 Babinski 征（-）。

中医四诊：

望诊：神清，精神可，面色如常，四肢活动尚可。闻诊：未闻及咳嗽及呼吸喘促。问诊：时有头晕，偶有口角流涎，未诉心前区疼痛不适，未诉发热恶寒特殊不适。切诊：未触及症瘕积聚及痞块。舌质淡红，苔微腻，脉弦滑。

辅助检查：

心电图：心率 67 次 /min，窦性心律，伴一度房室传导阻滞。

血凝四项 +D- 二聚体、电解质、随机葡萄糖、血细胞分析、CRP 均正常范围。

TCD 示：脑动脉硬化，右侧椎动脉及基底动脉血流速减低（考虑后循环供血不足，请结合临床）。

头颅 CT：双侧顶叶、双侧基底节区梗死及软化灶；脑白质稀疏；脑萎缩；脑干密度欠均；请结合临床及 MRI 检查；双侧筛窦炎；左侧基底节区陈旧性微出血灶；右侧眶内壁欠规整，请结合临床。颈椎正侧位：颈椎退行性变。

尿液：比重≥1.030。

颈部血管超声：双侧颈动脉硬化伴斑块形成，右侧锁骨下动脉起始处中内膜增厚。

心脏超声：左心房扩大，主动脉硬化，左心室舒张功能减低，二尖瓣关闭不全轻度。

下肢动脉超声：双下肢动脉硬化。

泌尿系超声：右肾囊肿，建议必要时复查。

头部 MRI 平扫示：左侧顶叶、双侧基底节区软化灶，左侧基底节区陈旧性微出血灶，脑白质稀疏，轻度脑萎缩，双侧筛窦、上颌窦炎。

入院诊断：

中医诊断：眩晕（风痰上扰证）。

西医诊断：①椎基底动脉供血不足；②陈旧性脑梗死；③高血压病 1 级（极高危）。

（二）诊疗过程

初始治疗药物（11月6日）

药品名称	剂量	用法
尼麦角林片	10mg	p.o. t.i.d.
长春西汀片	5mg	p.o. t.i.d.
尼莫地平片	20mg	p.o. t.i.d.
甲磺酸倍他司汀片	6mg	p.o. t.i.d.
硫酸氢氯吡格雷片	50mg	p.o. q.d.
阿托伐他汀钙片	20mg	p.o. q.n.
天麻素注射液	0.6g	i.v.gtt. drip
0.9% 氯化钠注射液	250ml	q.d.+ st
灯盏细辛注射液	30ml	i.v.gtt. drip
0.9% 氯化钠注射液	250ml	q.d.+ st

中药方剂：

中药方剂				用法用量
清半夏 15g	天麻 15g	白术 20g	茯苓 30g	
陈皮 15g	砂仁 15g	桃仁 15g	红花 10g	每日一剂，水煎至 400ml
地龙 15g	川芎 15g	鸡血藤 15g	钩藤 15g	分早晚两次温服
豨莶草 10g	蜈蚣 4 条	枳壳 15g	黄柏 10g	

11月7日（D2）

患者神志清，精神可，言语流利，四肢活动尚可，时有头晕，未诉头痛及呕恶，未诉胸闷憋气，未诉心慌心悸及心前区疼痛，未诉咳嗽咯痰，未诉腹痛腹胀及泛酸，偶有口角流涎，纳食可，夜寐可，大便可，小便黄，偶有尿不尽感，无尿道灼热感。T 36.2℃，R 18 次 /min，P 70 次 /min，BP 136/80mmHg。舌质淡红，苔微腻，脉弦滑。

辅助检查：

生化：TP 59.3g/L，ALB 38.5g/L，PA 200mg/L，UA 437μmol/L，TC 4.43mmol/L，TG 1.13mmol/L，HDL-C 0.93mmol/L，LDL-C 2.60mmol/L，ALT 5.8U/L，AST 18U/L，HCY 17.5μmol/L。

血流变、肾功能、高血压四项、丙肝、梅毒二项、HIV 均未见异常。

乙肝两对半：乙肝病毒表面抗体 > 1 000.00mIU/ml 阳性，乙肝病毒核心抗体 2.29（S/CO）阳性，乙肝病毒 e 抗体 0.9（S/CO）阳性，其余阴性，示患者感染已恢复，或急性肝炎恢复期。

11 月 8 日（D3）

患者神志清，精神可，言语流利，四肢活动尚可，时有头晕，余同前。T 36.5℃，R 20 次 /min，P 72 次 /min，BP 136/80mmHg。补充诊断高尿酸血症。

药物治疗调整：

加用：别嘌醇缓释胶囊 0.25g p.o. q.d.。

11 月 11 日（D6）

患者神志清，精神可，言语流利，四肢活动尚可，时有头晕，未诉头痛及呕恶，未诉胸闷憋气，未诉心慌心悸及心前区疼痛，未诉咳嗽咯痰，未诉腹痛腹胀及泛酸，偶有口角流涎，纳食可，夜寐可，大便可，小便黄，偶有尿不尽感，无尿道灼热感。患者目前病情稳定，药物治疗同前，未予改变。

11 月 12 日（D7）

患者神志清，精神可，言语流利，四肢活动尚可，头晕减轻，余症同前。继续前治疗，药物治疗同前，未予改变。

辅助检查：

腹部彩超：肝右叶中强回声，血管瘤？胆囊壁欠光滑，脾大；建议进一步检查。

11 月 14 日（D9）

患者神志清，精神可，言语流利，四肢活动尚可，头晕减轻，余症同前。继续前治疗，药物治疗同前，未予改变。

11 月 17 日（D12）

患者神志清，精神可，言语流利，四肢活动尚可，头晕减轻，未诉头痛及呕恶，未诉胸闷憋气，未诉心慌心悸及心前区疼痛，未诉咳嗽咯痰，未诉腹痛腹胀及泛酸，偶有口角流涎，纳食可，夜寐可，大便可，小便黄，偶有尿不尽感，无尿道灼热感。专科检查：肌力，左上下肢 5 级；右上下肢 5 级，肌张力可，肌容量可，生理反射对称存在，病理反射：双侧 Babinski 征（−）。舌质淡红，苔微腻，脉弦滑。患者肾功能三项检查示：正常，尿酸恢复正常，故停别嘌醇缓释胶囊。鉴于患者病情平稳，症状好转，予近日出院。

出院诊断：

中医诊断：眩晕（风痰上扰证）。

西医诊断：①椎基底动脉供血不足；②陈旧性脑梗死；③高血压病 1 级（极高危）；④高尿酸血症；⑤颈动脉硬化伴斑块；⑥心房扩大；⑦下肢动脉硬化；⑧右肾囊肿；⑨前列腺增生；⑩脾大；⑪颈椎退行性变；⑫肝血管瘤待除外。

出院带药：

药品名称	剂量	用法	天数
尼麦角林片	10mg	p.o. t.i.d.	14d
长春西汀片	5mg	p.o. t.i.d.	14d
尼莫地平片	20mg	p.o. t.i.d.	14d
甲磺酸倍他司汀片	6mg	p.o. t.i.d.	14d
硫酸氢氯吡格雷片	50mg	p.o. q.d.	14d
阿托伐他汀钙片	20mg	p.o. q.n.	14d

中药方剂共 14 剂，每日一剂，水煎至 400ml 分早晚两次温服。

住院期间血压见表 45-1。

表 45-1　住院期间血压　　　　　　　　　　　　　　　　　　单位：mmHg

日期	11 月 6 日	11 月 7 日	11 月 8 日	11 月 9 日	11 月 10 日	11 月 11 日
血压	140/90	136/80	136/80	138/88	135/85	136/80
日期	11 月 12 日	11 月 13 日	11 月 14 日	11 月 15 日	11 月 16 日	11 月 17 日
血压	140/90	136/82	142/80	135/90	140/90	136/82

（三）存在问题

1. 降尿酸药物治疗方案不合理。

2. 药学监护不足。

3. 中药方剂中半夏炮制品选用不适宜。

（四）分析及药学监护

1. 降尿酸药物治疗方案分析

（1）患者入院测血尿酸值 437μmol/L，略高于正常值。根据《中国高尿酸血症与痛风诊疗指南（2019）》，合并脑卒中患者，血尿酸水平≥480μmol/L，起始降尿酸治疗。对于该患者，应优先考虑低嘌呤饮食控制尿酸。

（2）别嘌醇为高尿酸血症与痛风患者一线用药，不良反应包括过敏、肝功能损伤和骨髓抑制等。重度过敏（迟发性血管炎、剥脱性皮炎、中毒性表皮坏死松解症等）少见，但严重者可致死。首次使用别嘌醇，如条件允许建议使用前进行 *HLA-B*5801* 基因监测，以避免严重不良反应。

2. 患者的药学监护要点

（1）尼麦角林的不良反应可有低血压、头晕、胃痛、潮热、面部潮红、嗜睡、失眠等。临床试验中，可观察到血液中尿酸浓度升高等，并且国外已有纤维化反应的病例报道，如肺间质、心肌、心脏瓣膜和腹膜后纤维化。患者在入院前已服用尼麦角林，入院时发现血尿酸值略高，因未考虑到其可引起血液中尿酸浓度升高，所以未询问患者服用尼麦角林前的尿酸值，以关注其升高血尿酸的不良反应。

（2）患者服用硫酸氢氯吡格雷片主要加强患者的抗血小板聚集功能，防止血栓的形成。主要不良反应为出血。鉴于患者中药方剂中使用桃仁、红花、川芎、地龙等活血化瘀药物，并使用灯盏细辛注射液加强活血化瘀的作用，应密切观察患者有无瘀斑瘀点、胃肠道出血等现象，关注血常规、凝血功能变化。

（3）患者服用阿托伐他汀钙片以调脂稳定斑块，患者生化检查示胆固醇4.43mmol/L，TG 1.13mmol/L，HDL-C 0.93mmol/L，LDL-C 2.60mmol/L，ALT 5.8U/L，AST 18U/L。鉴于患者颈部血管超声显示双侧颈动脉硬化伴斑块形成，且患者出现多次脑梗死病情，应对血脂进行控制，靶点为LDL-C<1.8mmol/L，选用阿托伐他汀钙以用以稳定颈动脉斑块。患者首次使用他汀类药物应注意关注患者有无肝功能损害及横纹肌溶解等他汀类可能引起的不良反应症状，建议患者定期复查肝功能。

（4）中药方为化痰活血方加减，治以息风化痰活血通络为法，方中含有半夏、蜈蚣及地龙有毒，服药期间注意患者肝肾功能情况及有无过敏反应，并注意整体用药情况。

（5）患者静脉注射天麻素注射液和灯盏细辛注射液以活血化瘀，天麻素注射液不良反应为口鼻干燥、头昏、胃不适等症状。灯盏细辛注射液不良反应为心悸、发热寒战、皮肤瘙痒、潮红、头晕、头痛及血压下降等症状，若出现以上情况，应即刻停药并对症处理。

3. 中药方剂分析

（1）患者神志清，精神可，言语流利，四肢活动尚可，时有头晕，偶有口角流涎，纳食可，夜寐可，大便每日一行，小便黄，舌质淡红，苔微腻，脉弦滑。头晕证属中医眩晕病范畴，痰浊中阻，清阳不升，可致眩晕。中医认为"诸风掉眩皆属于肝，无虚不做眩，无痰不做眩，无瘀不做眩"，眩晕的治疗原则主要为补虚而泻实，调整阴阳。虚证以肾精亏虚、气血衰少居多，精虚者填精生髓，滋补肝肾；气血虚者宜益气养血，调补脾肾。实证则以潜阳、泻火、化痰、逐瘀为主要治法。四诊合参，辨为风痰上扰证，治以息风化痰活血通络为法。

（2）方中半夏燥湿化痰，天麻息风止眩，二药合用为用，以治风痰眩晕（《医学心悟》："有湿痰壅遏者……头旋眼花，非天麻、半夏不除。"）；白术、茯苓健脾祛湿，以治生痰之源；陈皮理气化痰，砂仁健脾燥湿，以助白术，茯苓；因患者陈旧性脑梗死，在化痰息风的基础上，加以活血通经行气的药物，以助活血通络，川芎行气活血，鸡血藤补血行血、舒筋活络；桃仁、红花活血通经；因患者高血压病史，肝风内动，加钩藤、豨莶草以息风平肝通络；蜈蚣虫类药物息风止痉，化痰散结；枳壳行气化痰；黄柏清热燥湿。处方组方合理，符合患者病情。

（3）清半夏长于燥湿化痰，适用于湿痰咳嗽，胃脘痞满；法半夏功能燥湿化痰，适用于痰多咳嗽，痰饮眩悸，风痰眩晕，痰厥头痛。因此，方中半夏应为法半夏，增强燥湿化痰、治疗风痰眩晕的作用，选用清半夏不适宜。

参 考 文 献

[1] 张伯礼，吴勉华. 中医内科学[M]. 北京：中国中医药出版社，2017.

[2] 闫振国，王长德，童舒雯，等. 后循环缺血单发性眩晕中医药治疗进展[J]. 中医药导报，2018，24（8）：85-87.

[3] 盛守权，乔启家，方茹. 尼麦角林联合长春西汀治疗急性脑梗死的临床研究[J]. 现代药物与临床，2018，33（8）：1884-1887.

[4] 中华医学会内分泌学分会. 中国高尿酸血症与痛风诊疗指南（2019）[J]. 中华内分泌代谢杂志，2020，36（1）：1-13.

[5] 李泽禹. 半夏白术天麻汤联合天麻素注射液治疗风痰上扰型眩晕的临床疗效分析[J]. 临床医学工程，2020，27（3）：309-310.

[6] 何伟建. 自拟熄风化痰汤联合天麻素注射液治疗眩晕症的临床效果[J]. 中国当代医药，2019，26（32）：169-171.

案例46 头痛（病毒性脑炎）

（一）病例资料

患者，男，43岁，身高177cm，体重65kg，体重指数20.75kg/m²。

主诉： 反复发热、头痛1周。

现病史： 患者于1周前无明显原因出现发热，体温38.2℃，伴头胀痛，以两侧及后枕部疼痛为主，呈搏动样疼痛，无言语不清、视物重影、肢体麻木、乏力、胸闷心悸、咳嗽气促、腹痛腹泻、肢体抽搐等症，患者曾到本院急诊就诊，查胸片及颅脑CT未见异常，予对症处理后上述症状仍反复发作，今日至医院门诊就诊，为进一步系统治疗收入脑病科。

既往史： 平素健康状况良好；无患慢性疾病史；无传染病史；无输血史；预防接种史不详，无手术史，无外伤史。

个人史、婚育史、家族史、过敏史： 出生于原籍，目前长期居住于中山，无冶游史，无接触工业毒物、粉尘或放射性物质接触史；无嗜烟，无嗜酒。已婚已育，配偶健康状况良好，家人均体健。无家族遗传性疾病。否认个人食物、药物过敏史。

体格检查： T 37.6℃，R 20次/min，P 102次/min，BP 左159/96mmHg，右140/89mmHg。意识清楚，查体合作，发育正常，营养良好，急性病容，表情自然，自动体位。皮肤黏膜色泽正常，无皮疹，无皮下出血。皮肤润泽，弹性正常，无水肿。全身浅表淋巴结无肿大。头颅无畸形。结膜正常，双侧巩膜无黄染。咽无充血，无扁桃体肿大，无脓性分泌物。颈部无抵抗感，气管居中，颈静脉正常，肝-颈静脉回流征阴性。

专科情况： 神志清，精神正常，时间、地点、人物定向力完整，理解、记忆、计算力正常，无失语。颈无抵抗，双Kerning征阳性，Brudzinski征阴性。双眼视力粗测正常，视野粗测正常。双侧瞳孔等大等圆，直径约3mm。左侧对光反射正常，右侧对光反射正常。眼球居中，双眼球诸方向运动充分，无复视。双侧面部感觉正常；双侧颞、咬肌有力；双侧角膜反射存在。皱额额纹双侧对称无变浅，双侧闭目有力，示齿双侧鼻唇沟对称，口角不歪。双耳听觉正常，无眼震。双侧软腭上提有力，咽下运动正常，咽反射灵敏。双侧耸肩及转颈有力。伸舌居中，舌肌无萎缩颤动。四肢肌肉无萎缩。左侧肢体肌力5级，肌张力正常，右侧肢体肌力5级，肌张力正常。无不自主运动。双侧指鼻试验、跟-膝-胫试验稳准；Romberg试验睁眼闭眼（−），直线行走试验正常。双侧肢体痛触觉正常，双侧肢体运动觉、位置觉、振动觉正常。双侧腹壁反射正常。双上肢肱二头肌、肱三头肌、桡骨膜反射（++），双膝腱反射（++），双跟腱反射（++），双侧髌阵挛、踝阵挛无。左Rossolimo征（−），右Rossolimo征（−），左Hoffmann征（−），右Hoffmann征（−），左Babinski征（−），右Babinski征（−）。吸吮反射阴性，左掌颏反射（−），右掌颏反射（−）。

中医四诊： 神志清，精神良好，表情自然，面红，形体适中，皮肤润泽，无斑疹，无水疱，无疮疡。头颅大小形体正常。发间有白发；双目有神，白睛不黄。唇色红润。耳轮红润不枯。咽部色泽红润未见乳蛾。项部无青筋暴露、无瘿瘤瘰疬。胸部扁平。虚里搏动应手。腹部平坦，无癥瘕痞块，无青筋暴露。脊柱居中。心烦眠差，口苦，二便调。舌红，苔黄，脉弦数。

辅助检查：

5月2日 头颅CT：颅脑CT平扫未见确切异常。胸片：心肺膈未见异常。

4月29日 血常规：WBC $11.57×10^9/L$，LY $1.18×10^9/L$，NEUT% 79.4%，血红蛋白162g/L，血小板 $219×10^9/L$。

5月2日 CRP<0.4mg/L。

5月5日 急诊生化：葡萄糖6.28mmol/L，二氧化碳26.5mmol/L，钾3.98mmol/L，钠133.9mmol/L，钙2.17mmol/L。

入院诊断：

中医诊断： 头痛（肝阳上亢证）。

西医诊断： ①头痛发热待查：中枢神经系统感染？②高血压？

（二）诊疗过程

初始治疗药物（5月5日）

药品名称	剂量	用法
布洛芬缓释胶囊	300mg	p.o. q.d.
乙哌立松片	75mg	p.o. t.i.d.
熄风通脑胶囊	1.2g	p.o. t.i.d.
醒脑静注射液	20ml	i.v.gtt. q.d.
0.9%氯化钠注射液	250ml	
香丹注射液	40ml	i.v.gtt. q.d.
0.9%氯化钠注射液	250ml	
利巴韦林注射液	0.5g	i.v.gtt. q.12h.
0.9%氯化钠注射液	250ml	

中药方剂①

中药方剂①				用法用量
石膏(先煎)30g	知母15g	甘草10g	黄连10g	
黄芩10g	栀子15g	生地黄15g	赤芍15g	每日1剂，水煎至400ml，分早晚2次温服
牡丹皮15g	连翘5g	玄参15g	竹叶15g	
桔梗15g	水牛角粉(先煎)60g			

5月6日（D2）

症状：患者神清，精神可，头胀痛，以两侧及后枕部疼痛为主，自觉右手写字时欠灵活，无发热，无咳嗽咯痰、咽痛、胸闷心悸、腹痛腹泻、肢体麻木乏力、肢体抽搐、二便失禁，心烦眠差，面红口苦，纳可，二便调。

体征：T 37.3℃，R 18次/min，P 78次/min，BP 123/84mmHg。舌红，苔黄燥，脉弦数。神志清，精神正常，时间、地点、人物定向力完整，理解、记忆、计算力正常，无失语。颈无抵抗，双Kerning征阳性，Brudzinski征阴性。其余无异常。

辅助检查：

脑脊液生化：Cl 119.2mmol/L，蛋白 93.00mg/dl，Glu 3.14mmol/L。

脑脊液涂片：无菌生长。

糖化血红蛋白：5.8%。

尿常规、凝血四项、降钙素原、甲状腺功能三项均未见异常。

5月7日（D3）

患者神清，精神可，诉昨日下午 4 点出现发热，热峰 39.2℃，后伴头痛，今早无发热，仍有头痛，以两侧及后枕部疼痛为主，心烦眠差，面红口苦，其余无异常。腰穿压力为 230mmH$_2$O。

辅助检查：

血型 + 血常规：ABO 血型 O 型，Rh 血型阳性，MONO 0.66×10^9/L，RBC 58×10^{12}/L，Hb 143g/L，PLT 237×10^9/L。

脑脊液：结核抗体（脑脊液）阴性。

乙肝病毒五项：乙肝表面抗体阳性，乙肝核心抗体阳性。

自身抗体两项：抗髓过氧化物酶抗体 1.23AU/ml，抗蛋白酶 3 抗体 0.12AU/ml，120 分钟葡萄糖 6.00mmol/L。

颈椎 X 线：颈椎退行性变；环枢椎间隙不对称，请结合临床。脉管炎三项、胸片未见异常。

心电图：窦性心律，不完全性右束支阻滞。

脑脊液优生十项：无异常。

5月10日（D6）

患者神清，精神可，头痛缓解，无发热，无咳嗽咯痰、咽痛、胸闷心悸、腹痛腹泻、肢体麻木乏力、肢体抽搐、二便失禁，纳眠可，二便调。专科检查：BP 133/85mmHg。

辅助检查：

EB 病毒：<500.0 拷贝 /ml。

TB-DNA：结核分枝杆菌 <50.0 拷贝。

复查脑脊液：颜色为无色，混浊度为清亮，潘氏试验弱阳性，白细胞数 294×10^6/L，结核抗体（脑脊液）阴性。

脑脊液：Glu 2.50mmol/L，Cl 121.6mmol/L，蛋白 62.00mg/dl。

5 月 9 日生化八项：BUN 2.40mmol/L，Na 134.7mmol/L。

脑脊液 ADA 测定：腺苷脱氨酶 <1U/L。

胸部 CT：①双侧肺气肿，左肺上叶少许肺大疱；②右肺下叶少许炎症；③肝脏多发囊肿。颅脑 MRI：脑 MR 平扫 + 增强未见明显异常；脑部 MRA 显示脑动脉主干及大分支未见明显狭窄及扩张；左侧椎动脉颅内段成窗变异。

药物治疗调整：

加用：甲泼尼龙注射液 100mg ＋ 0.9% 氯化钠注射液 500ml i.v.gtt. q.d.。

碳酸钙 / 维生素 D$_3$ 片 600mg p.o. q.d.。

5月13日（D9）

症状：患者神清，精神可，未见明显头痛，无发热，无咳嗽咯痰、咽痛、胸闷心悸、腹痛腹泻、肢体麻木乏力、肢体抽搐，纳眠可，二便调。

体征：神志清，颈无抵抗，双 Kerning 征阳性，Brudzinski 征阴性。左上肢肱二头肌反射（++），右上肢肱二头肌反射（+++），双上肢肱三头肌、桡骨膜反射（++），双跟腱反射（++），右膝反射(++),左膝反射(+++),余专科查体大致同前。

辅助检查:

脑脊液培养:阴性。

药物治疗调整:

加用:注射用奥美拉唑钠 20mg + 0.9% 氯化钠注射液 100ml i.v.gtt. q.d.

甲泼尼龙注射液 100mg + 0.9% 氯化钠注射液 500ml i.v.gtt. q.d. 调整为甲泼尼龙注射液 500mg + 0.9% 氯化钠注射液 500ml i.v.gtt. q.d.。

5月19日(D15)

症状:患者神清,精神可,诉双侧腮部肿胀感,左侧明显,无发热,无明显疼痛,无头痛,无发热,无咳嗽咯痰、咽痛、胸闷心悸、腹痛腹泻、肢体麻木乏力、肢体抽搐,纳眠可,二便调。

辅助检查:

脑脊液常规:WBC 127×10^6/L, MONO% 96.9%。

脑脊液生化:Glu 3.00mmol/L, Cl 123.7mmol/L, 蛋白 32.00mg/dl。生化八项未见异常。

体表肿物彩超提示:考虑两侧腮腺炎。

药物治疗调整:

停用甲泼尼龙注射液 500mg + 0.9% 氯化钠注射液 500ml i.v.gtt. q.d.。

加用甲泼尼龙片 12mg p.o. t.i.d.。

5月21日(D17)

症状:患者神清,精神可,双侧腮部肿胀、疼痛明显好转,无头痛,无发热,无咳嗽咯痰、咽痛、胸闷心悸、腹痛腹泻、肢体麻木乏力、肢体抽搐,纳眠可,二便调。

患者好转,出院。

出院诊断:

中医诊断:头痛(肝阳上亢证)。

西医诊断:①病毒性脑膜脑炎;②颈椎退行性变;③不完全性右束支阻滞;④双侧肺气肿;⑤肝脏多发囊肿;⑥双侧颈动脉内-中膜稍增厚;⑦室间隔增厚;⑧双侧腮腺炎。

出院带药:

药品名称	剂量	用法	天数
乙哌立松片	50mg	p.o. t.i.d.	7d
双花抗病毒口服液	10ml	p.o. t.i.d.	7d

住院期间脑脊液生化检查见表46-1。

表46-1 住院期间脑脊液生化检查

项目		日期		
		5月5日	5月8日	5月18日
脑脊液生化	葡萄糖/(mmol·L⁻¹)	3.14	2.5	3.0
	氯/(mmol·L⁻¹)	119.2	121.6	123.7
	蛋白/(mg·dl⁻¹)	93	62	21

（三）存在问题

1. 中药方剂①选方不适宜。

2. 抗病毒药物选择不合理。

3. 糖皮质激素用药方案不合理。

（四）分析及药学监护

1. 中药方剂①选用分析

（1）该患者使用中药方剂①为清营汤、犀角地黄汤和黄连解毒汤加减化裁。方中水牛角，清解营分之热毒，故为君药。生地黄凉血滋阴，玄参滋阴降火解毒，既清热养阴，又助清营凉血解毒，共为臣药。温邪初入营分，故用连翘、竹叶清热解毒、营分之邪外达。营热多由气分传入，加石膏、知母增强清热解毒之力。黄连、黄芩、栀子清三焦火毒。牡丹皮、赤芍清热凉血，凉血散瘀。桔梗载药上行，助清泻肺热。甘草调和诸药。全方清热解毒，凉血养阴，使入营之邪透出气分而解。

（2）患者头胀痛，以两侧及后枕部疼痛，心烦眠差，面红口苦，舌红苔黄，脉弦数，证属肝阳头痛，治以平肝潜阳息风之法。清营汤适用于热入营分证，不适用于肝阳头痛，选方不适宜。

2. 抗病毒治疗方案分析 根据 2011 年英国神经病医师协会《成人疑似病毒性脑炎的管理》，对于具体原因不明的脑炎，应尽快地开始使用阿昔洛韦注射液（10mg/kg，每 8 小时 1 次）。早期积极抗病毒治疗可预防死亡，减轻脑炎后的慢性行为和认知损害的严重程度。单纯疱疹病毒性脑炎是一种毁灭性的中枢感染，即使在发病后早期给予治疗，有 2/3 的患者仍然出现显著神经系统功能紊乱，一旦诊断为病毒性脑炎，应立即给予阿昔洛韦进行经验性治疗。所以使用利巴韦林注射液指征不明确且没有循证医学证据。

3. 糖皮质激素用药方案分析 药理剂量糖皮质激素主要有抗炎、免疫抑制、抗病毒和抗休克等作用。《糖皮质激素类药物临床应用指导原则》指出该类药物的适用范围，其中包括严重感染或炎性反应：严重细菌性疾病如中毒型细菌性痢疾、暴发型流行性脑脊髓膜炎、重症肺炎，若伴有休克、脑病或其他与感染有关的器质性损伤等，在有效抗感染的同时，可加用糖皮质激素以缓解中毒症状和器质性损伤。但患者 D6 症状已经好转，无发热，头痛减轻，无使用糖皮质激素的指征。另外，《2008 美国感染病学会（IDSA）指南：脑炎的管理》中指出，尽管证据级别较低，联合糖皮质激素治疗也被推荐用于治疗单纯疱疹病毒、EB 病毒或水痘带状疱疹病毒相关脑炎。但患者的病原体并不明确，不适宜联合糖皮质激素进行治疗。

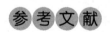

参 考 文 献

[1] 中国研究型医院学会卫生应急学专业委员会,中国中西医结合学会灾害医学专业委员会. 急危重病（症）救治中醒脑静注射液临床应用专家共识 [J]. 中华卫生应急电子杂志,2019,5（2）：65-70.

[2] BENSON P C, SWADRON S P. Empiric acyclovir is infrequently initiated in the Emergency department to patient ultimately diagnosed with encephalitis[J]. Ann Emerg Med, 2006, 47（1）：100-105.

[3] 质子泵抑制剂预防性应用专家共识写作组. 质子泵抑制剂预防性应用专家共识（2018）[J]. 中国医师杂志,2018,20（12）：1775-1781.

案例47 中风 - 中经络（急性脑梗死）

（一）病例资料

患者，男，84 岁，身高 180cm，体重 83kg，体重指数 25.62kg/m²。

主诉：左侧肢体活动不利 5 天。

现病史：患者 2019 年 10 月 15 日无明显诱因出现左侧肢体活动不利，行走不稳，于 10 月 20 日就诊本院门诊，急查颅脑 MRI 示：右侧放射冠区急性脑梗死。以"急性脑梗死"收入院。

既往史：高血压病史 1 年，未进行药物控制，血压最高 160/87mmHg。

个人史、婚育史、家族史、过敏史：无烟酒等不良嗜好。已婚已育，育有 2 女 1 子，配偶及子女均体健。否认家族遗传病和传染病病史。否认食物、药物过敏史。

体格检查：T 36.3℃，R 18 次 /min，P 67 次 /min，BP 144/88mmHg。患者老年男性，发育正常，营养良好，神志清楚，左侧肢体活动不利，肢体乏力，行走不稳，抓握不利，精细动作难完成，双耳听力下降。左上肢近端肌力 4 级，远端肌力 4 级，左下肢近端肌力 4 级，远端肌力 4 级。共济运动：左侧指鼻试验欠稳准，左侧轮替试验欠稳准，左侧跟 - 膝 - 胫试验阳性。NIHSS 评分 4 分（左侧肢体运动 2 分，共济 2 分）。VTE 评分 3 分。余无特殊。

中医四诊：患者表情自然，面色少华，两目晦暗，神志清晰，形体正常，动作迟缓，语声清，气息平，无异常气味，舌红苔白厚，脉弦滑。纳眠可，二便调。

辅助检查：

10 月 20 日 颅脑 MRI：①右侧放射冠急性梗死；脑内多发梗死灶，脑白质缺血变性；脑萎缩，枕大池囊肿可能。②脑动脉硬化 MRI 表现，右侧椎动脉远端、左侧大脑后动脉 P2 段管腔变窄。

10 月 20 日 颅脑 CT：多发脑梗死；脑萎缩。

10 月 20 日 颈动脉彩超：①双颈总动脉内膜增厚并粥样斑块形成。②右锁骨下动脉起始段粥样斑块形成。③右颈总动脉轻度狭窄。

入院诊断：

中医诊断：中风 - 中经络（痰瘀滞络证）。

西医诊断：①急性脑梗死；②高血压病 1 级（高危）。

（二）诊疗过程

初始治疗药物（10 月 20 日）

药品名称	剂量	用法
吡拉西坦氯化钠注射液	100ml：20g	i.v.gtt. q.d.
依达拉奉注射液	30mg	i.v.gtt. b.i.d.
0.9% 氯化钠注射液	100ml	

续表

药品名称	剂量	用法
单唾液酸四己糖神经节苷脂钠注射液	40mg	i.v.gtt. q.d.
0.9% 氯化钠注射液	100ml	
胞磷胆碱钠胶囊	0.2g	p.o. t.i.d.
阿托伐他汀钙片	20mg	p.o. q.n.
阿司匹林肠溶片	100mg	p.o. q.d.
注射用红花黄色素	100mg	i.v.gtt. q.d.
0.9% 氯化钠注射液	100ml	

10 月 21 日（D2）

患者神志清，精神可，症见：左侧肢体活动不利，肢体乏力，行走不稳，抓握不利，精细动作难完成，双耳听力下降，无言语不利。查体：T 36.6℃，R 16 次 /min，P 60 次 /min，BP 165/85mmHg。纳眠可，二便调。

辅助检查：

血常规：WBC 5.28×10⁹/L，RBC 4.32×10¹²/L，PLT 226×10⁹/L，Hb132g/L。

凝血功能：INR 1.02，PT 13.5 秒，PT% 97.0%，APTT 41.0 秒，FIB 3.31g/L，TT 16.4 秒，D-Dimer 0.51μg/ml。

肝功能：AST 19U/L，ALT 14U/L，TBIL 20.7μmol/L，DBIL 3.8μmol/L，IBIL 16.9μmol/L。

血脂：TC 3.89mmol/L，TG 1.24mmol/L，HLD-C 1.54mmol/L，LDL-C 4.49mmol/L，VLDL-C 1.39mmol/L。

肾功能：Cr 99μmol/L，BUN 5.72mmol/L，eGFR 60.40ml/min。

尿隐血：（+）。

单克隆胶体金隐血试验：（+）。

药物治疗调整：

加用：艾地苯醌片 30mg p.o. t.i.d.。

加用：中药方剂①

中药方剂①				用法用量
天麻 24g	钩藤(后下)30g	石决明(先煎)30g	牛膝 24g	每日 1 剂，400ml 分早晚 2 次空腹温服
盐杜仲 15g	槲寄生 15g	茯苓 15g	当归 12g	
全蝎 6g	地龙 15g	豨莶草 30g	川芎 15g	

10 月 24 日（D5）

患者左侧肢体活动不利症状减轻，其余同前。查体：T 36.7℃，R 17 次 /min，P 70 次 /min，BP 150/86mmHg。

药物治疗调整：

加用：奥拉西坦注射液 6g＋0.9% 氯化钠注射液 250ml i.v.gtt. q.d.。

调整：依达拉奉注射液 30mg b.i.d. 改为 30mg q.d.。

停用：吡拉西坦氯化钠注射液。

10 月 28 日（D9）

患者左侧肢体活动不利症状稍减轻，其余同前。查体：T 36.7℃，R 18 次 /min，P 60 次 /min，BP 149/86mmHg。纳眠可，小便可，大便干。

药物治疗调整：

加用：乳果糖口服溶液　30ml p.o. t.i.d.。

中药方剂②：中药方剂①加桂枝 12g。

10 月 31 日（D12）

病情好转，今日出院。

出院诊断：

中医诊断：中风 - 中经络（痰瘀滞络证）。

西医诊断：①急性脑梗死（TOAST 分型：小动脉闭塞性）；②高血压病 1 级（高危）。

出院带药：

药品名称	剂量	用法	天数
乳果糖口服溶液	30ml	p.o. t.i.d.	7d
胞磷胆碱钠胶囊	0.20g	p.o. t.i.d.	7d
阿托伐他汀钙片	20mg	p.o. q.n.	7d
天麻钩藤饮加减	日一剂	p.o. b.i.d.	7d

（三）存在问题

1. 缺血性卒中急性期抗血小板及消化道治疗方案不合理，监护不充分。

2. 脑神经保护治疗方案不适宜。

3. 中药注射剂选择不适宜。

4. 使用乳果糖口服溶液给药频次不适宜。

（四）分析及药学监护

1. 缺血性卒中急性期抗血小板及消化道出血治疗方案分析　患者急性发病 5 天，初始口服阿司匹林肠溶片 100mg/d 抗血小板治疗，VTE 评分 3 分，且入院后大便隐血及尿隐血阳性，患者有出血风险但未启动治疗或预防措施不合理，具体分析如下：

（1）患者 VTE 评分 3 分，发生静脉血栓栓塞性疾病的风险为低危，其预防措施以健康教育、鼓励活动为主，也可以选择机械预防；对大多数急性缺血性脑卒中患者，不推荐无选择地早期进行抗凝治疗；脑卒中后启动抗血小板治疗，会增加出血风险；而患者本身已有大便隐血及尿隐血阳性症状，如果予止血治疗可能会加重栓塞及卒中复发风险。综合考虑利弊，给予阿司匹林 100mg 剂量治疗，未予抗凝及止血治疗。

（2）患者 84 岁，大便隐血及尿隐血均阳性，应考虑急性缺血性脑卒中导致的应激性黏膜病变的可能。根据患者年龄、性别、应用阿司匹林情况及现病史评估后，具有使用常规剂量 PPI 预防应激性黏膜病变指征。急性期可选择静脉滴注奥美拉唑（40mg/d）或者泮托拉唑（40mg/d）。

（3）患者因消化道出血风险较高，应进行充分的监护，包括密切关注是否有恶心、呕吐、上腹不适或疼痛、腹泻及黑便的症状，并定期复查粪便常规、尿常规或血常规，避免严重消化道出血发生。

2. 脑神经保护治疗方案分析

（1）吡拉西坦氯化钠注射液用量不适宜：吡拉西坦用于改善脑代谢时，给药剂量通常为4～8g，静脉滴注，一日1次，患者的给药剂量为20g q.d.，给药剂量偏大。连续使用吡拉西坦5天后更换为静脉滴注奥拉西坦注射液改善脑代谢，奥拉西坦为吡拉西坦的类似物，该药说明书提示可用于脑损伤及其引起的神经功能缺失、记忆及智能障碍等症的治疗。但是《中国急性缺血性脑卒中诊治指南2018》没有明确给出吡拉西坦或奥拉西坦的神经保护结论。

（2）依达拉奉注射液初始给药频次不适宜：依达拉奉是目前临床常用的有效自由基清除剂及抗氧化剂，是有效的脑神经保护剂。该药可致肾功能不全恶化，因此肾功能不全的患者应慎用；在老年人中，已有较多致命性事件的报告，所以使用时应密切观察，如发现异常应予停药。依达拉奉正常给药剂量为30mg/次，一日2次。患者年龄84岁，肾小球滤过率60.40ml/min，属于轻度肾功能减退，应慎用该药或减量使用。该患者初始给药剂量为30mg/次，一日2次，连续静脉滴注5天后改为30mg/次，一日1次。初始给药频次过大。案例中患者住院12天，仅在D2检查了一次肾功能，缺乏对肾功能的监测。

（3）单唾液酸四己糖神经节苷脂钠注射液给药剂量不适宜：单唾液酸四己糖神经节苷脂是从猪脑中提取制得的对神经细胞功能损伤具有修复作用的物质，用于治疗血管性或外伤性中枢神经系统损伤。用于治疗中枢神经系统损伤时，在病变急性期：每日100mg，静脉滴注；2～3周后改为维持量，每日20～40mg，一般6周。该患者脑梗死发病第5天，处于病变急性期，给药剂量为40mg/d，给药剂量偏小。

3. 中药注射剂的使用分析

（1）注射用红花黄色素用于治疗急性脑梗死属于适应证不适宜。患者诊断为中风-中经络，痰瘀滞络证，注射用红花黄色素功能主治为活血化瘀，通脉止痛，用于心血瘀阻引起的Ⅰ、Ⅱ、Ⅲ级的稳定型劳力性心绞痛，症见胸痛、胸闷、心慌、气短等，与患者的证型不符，本品选用不适宜。

（2）按照说明书示，注射用红花黄色素100mg，应加入0.9%氯化钠注射液250ml溶解，缓慢静脉滴注，每日1次。本患者溶媒量为100ml氯化钠注射液，药物浓度过高，增加不良反应发生概率。

（3）说明书规定本品有出血倾向者慎用。10月21日患者大便隐血及尿隐血均阳性，考虑患者高龄，本品选用不适宜。

4. 使用乳果糖口服溶液给药频次分析 乳果糖为容积性泻药，口服后肠道不吸收，可用于需要缓泻剂的慢性或急性便秘。治疗便秘时的服用剂量为，早餐时1次服用，起始剂量30ml/d，维持剂量10～25ml/d。该患者的给药剂量为30ml/次 t.i.d.，给药频次偏大。

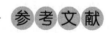

参考文献

[1] 中国健康促进基金会血栓与血管专项基金专家委员会. 静脉血栓栓塞症机械预防中国专家共识 [J]. 中华医学杂志，2020，100（7）：484-492.

[2] 广东省药学会. 预防性使用质子泵抑制剂及处方精简专家指导意见 [J]. 今日药学，2019，29（8）：505-514.

[3]　抗血小板药物消化道损伤的预防和治疗中国专家共识组 . 抗血小板药物消化道损伤的预防和治疗中国专家共识（2012 更新版）[J]. 中华内科杂志，2013，52（3）：264-270.

[4]　中国老年学学会心脑血管病专业委员会，中国康复学会心血管病专业委员会，中国医师协会循证医学专业委员会 . 阿司匹林抗栓治疗临床手册 [J]. 中华全科医师杂志，2015，14（12）：908-917.

[5]　中华医学会神经病学分会，中华医学会神经病学分会脑血管病学组 . 中国急性缺血性脑卒中诊治指南2018[J]. 中华神经科杂志，2018，51（9）：666-682.

[6]　侯静，张勇 . 单唾液酸四己糖神经节苷脂钠注射液治疗急性脑梗死的疗效及安全性分析 [J]. 中国实用医药，2020，15（20）：121-122.

案例48 中风－中经络（急性脑梗死）

（一）病例资料

患者，男，68岁，身高173cm，体重70kg，体重指数23.4kg/m²。

主诉：右侧肢体活动不利伴言语不清2小时35分。

现病史：患者于7月19日10:00跳舞时出现右侧肢体活动不利，不能自行抬起，需他人搀扶可拖地行走，言语含糊不清，头晕，静坐休息5分钟后头晕缓解，其余症状仍存在。当时患者意识清楚，无视物旋转，无恶心呕吐，无心慌、胸闷及胸痛，无肢体抽搐等症。家属呼叫120于11:10就诊于医院急诊科，查心电图示：窦性心律。心律63次/min，未见明显异常；颅脑CT示脑内多发腔隙性脑梗死、软化灶；随机血糖9.2mmol/L。考虑"脑梗死急性期"，NIHSS评分8分（上肢3分，下肢3分，构音1分，面瘫1分），排除溶栓禁忌证，于12:03给予阿替普酶6.3mg静脉注射。为求进一步诊治，于12:19转入脑病科继续阿替普酶56.7mg静脉泵输液治疗。现症见：右侧肢体无力，言语不利，口角左偏，无口干口苦，纳寐可，二便调。

既往史：高血压病史3年，最高血压160/90mmHg，口服硝苯地平缓释片（具体剂量及用法不详），血压波动于（130～140）/（80～90）mmHg；腔隙性脑梗死病史2年。否认"肝炎、结核"等传染病病史，否认输血、外伤、中毒及手术史。

个人史、婚育史、家族史、过敏史：吸烟史10支/d，40年；饮酒史50ml/d，30年。已婚已育，子女及配偶体健。否认家族性遗传性疾病史。头孢曲松过敏，症状全身起皮疹、瘙痒。

体格检查：T 36.5℃，R 18次/min，P 55次/min，BP 145/85mmHg。神志清楚，发育正常，营养良好，被动体位，车送入院，查体合作，对答切题。言语含糊，呼吸平稳，未闻及异常气味。头颅大小正常，无畸形，眼睑无水肿，结膜无充血，巩膜无黄染，双侧瞳孔等大等圆，对光反射存在。胸廓对称，双肺呼吸运动正常。心前区无隆起，触诊心尖冲动正常，叩诊心界无扩大。听诊心率88次/min，心律齐，心音正常。

中医四诊：神气不足，面色少华，形体适中，行动困难，语声低微，言语不利，气息平均，口角左偏，无口干口苦，纳寐可，二便调，舌质黯红，舌形适中，舌体自然，舌苔厚腻，微黄，脉弦滑。

辅助检查：

7月19日 心电图：窦性心律。心率63次/min，未见明显异常。

7月19日 颅脑CT：①脑内多发腔隙性脑梗死、软化灶；②轻度老年性脑改变。

7月19日 颈动脉及椎动脉彩色多普勒超声检查：双侧颈动脉内中膜不均匀增厚并斑块形成；右侧锁骨下动脉起始段后壁斑块形成。

7月19日 双侧下肢动脉、足动脉及下肢深静脉、浅静脉彩色多普勒超声检查：双下肢动脉斑块。

7月19日 成人心脏彩色多普勒超声：室壁运动欠协调；三尖瓣反流（少量）；二尖瓣反流（少量）。

7月19日 肝功能:ALT 8U/L,AST 14U/L,TBIL 17.2μmol/L,DBIL 6.9μmol/L,TP 63.2g/L,PAB 37.6g/L。

7月19日 血脂:TG 0.95mmol/L,TC 3.61mmol/L,HDL-C 0.82mmol/L,LDL-C 2.59mmol/L。

7月19日 电解质:K 4.2mmol/L,Na 141mmol/L,Cl 106mmol/L,Ca 2.13mmol/L,Fe 12.19mmol/L。

7月19日 肾功能:Cr 64μmol/L,UA 298μmol/L,CysC 1.03mg/L。

7月19日 心肌损伤标志物:MYO 28.52ng/ml,cTnI 0.02ng/ml,CK-MB 1.55ng/ml。

7月19日 凝血常规:PT 12.6秒,APTT 27.30秒,TT 16.3秒,INR 1.05,FIB 2.22g/L,D-Dimer 0.46mg/L。

7月19日 CRP:0.49mg/L。

入院诊断:

中医诊断:中风 - 中经络(风痰阻络证)。

西医诊断:①急性脑梗死(颈内动脉系统大动脉粥样硬化);②高血压病2级(很高危);③多发腔隙性脑梗死;④颅外动脉粥样硬化(双侧颈动脉内中膜不均匀增厚并斑块形成,右侧锁骨下动脉起始段后壁斑块形成);⑤双下肢动脉斑块。

(二)诊疗过程

初始治疗药物(7月19日)

药品名称	剂量	用法
注射用阿替普酶	6.3mg	i.v. st
灭菌注射用水	6.3ml	
注射用阿替普酶	56.7mg	i.v.gtt. st
灭菌注射用水	56.7ml	
复方氯化钠注射液	500ml	i.v.gtt. st
丁苯酞氯化钠注射液	25mg	i.v.gtt. q.12h.
银杏叶提取物注射液	75mg	i.v.gtt. q.d.
0.9%氯化钠注射液	250ml	
阿托伐他汀钙片	20mg	p.o. q.d.
注射用兰索拉唑	40mg	i.v.gtt. q.d.
0.9%氯化钠注射液	100ml	

7月19日(D1)

患者溶栓过程顺利,溶栓后无出血及头痛。17:03 血压:144/80mmHg,心率:51次/min,NIHSS评分:5分。意识清楚,构音障碍,示齿口角左偏,咽反射减弱,右侧上肢近端肌力4-级,远端肌力4-级;右侧下肢近端肌力4级,远端肌力4级。右侧病理征阳性。症状缓解。19:03时,患者症状再次加重,NIHSS评分:6分。速予替罗非班5mg 24小时内持续静脉泵输入。3:03 NIHSS评分:4分,症状好转,观察患者病情变化。

药物治疗调整:

加用:盐酸替罗非班氯化钠注射液5mg i.v.gtt. st.。

7月20日(D2)

今日查房,血压:140/85mmHg。患者目前病情稳定,继续观察患者病情变化。

辅助检查:

头部核磁:①左侧基底节区急性脑梗死;②左侧枕叶局限性脑软化;③脑内散在微小缺血性脱髓鞘灶;④脑白质疏松;⑤脑动脉硬化;⑥右侧椎动脉V4段管腔局限性中度狭窄;⑦脑磁敏感加权成像(SWI)未见异常。

药物治疗调整:

加用:阿司匹林肠溶片100mg p.o. q.d.。

　　　硫酸氢氯吡格雷片75mg p.o. q.d.。

加用中药方剂①:

中药方剂①				用法用量
清半夏10g	陈皮12g	茯苓15g	赤芍12g	
桃仁12g	红花10g	川芎15g	丹参12g	每日1剂,水煎至400ml,
全蝎3g	酒乌梢蛇20g	石菖蒲18g	制远志20g	分早晚2次温服
炙甘草10g	白术30g			

7月21日(D3)

今日查房,血压:152/83mmHg,患者自诉上午10点出现持续性左侧头部胀痛,无恶心呕吐,无旋转感。右侧肢体无力好转,言语不利减轻,口角左偏,无口干口苦,纳可,寐差,易醒,大便2日未行,小便正常。继续观察患者病情变化。

药物治疗调整:

加用:右佐匹克隆片3mg p.o. q.n.。

　　　乳果糖口服溶液10ml p.o. q.d.。

7月23日(D5)

今日查房,查体:患者意识清楚,构音障碍,示齿口角左偏,咽反射减弱,右侧上肢近端肌力4级,远端肌力4级;右侧下肢近端肌力4级,远端肌力4级。右侧病理征阳性。患者病情平稳,继续观察患者病情变化。

辅助检查:

动态血压监测结果见表48-1。

表48-1 动态血压监测结果　　　　　　　　　　　　　　　　　单位:mmHg

测量时间	11:00	12:00	13:00	14:00	15:00	16:00	17:00	18:00	19:00
血压	135/76	147/101	137/77	153/84	143/106	169/86	90/63	152/84	无效读数
测量时间	20:00	21:00	22:00	23:00	0:00	01:00	02:00	03:00	04:00
血压	166/88	162/82	163/88	158/74	163/64	175/66	179/119	180/128	197/103
测量时间	05:00	06:00	07:00	08:00	09:00	10:00	—	—	—
血压	203/121	无效读数	230/92	122/73	136/73	无效读数	—	—	—

药物治疗调整：

加用：苯磺酸左氨氯地平片 2.5mg p.o. q.d.。

7月25日(D7)

今日查房，血压：138/75mmHg，患者病情平稳，患者右侧肢体无力好转，言语不利减轻，口角左偏，无口干口苦，纳寐可，大便稍干燥，小便正常。

药物治疗调整：

中药方剂②：中药方剂①加用炒火麻仁 30g。

7月26日(D8)

今日查房，患者右侧肢体无力好转，言语不利减轻，口角左偏好转，纳寐可，大便稍干燥。血压：137/75mmHg。

辅助检查：

头颅 CT 示：①左侧基底节区急性脑梗死可能大，请结合临床；②脑内散在腔隙性脑梗死，部分软化。

药物治疗调整：

停用：丁苯酞氯化钠注射液。

加用：胞磷胆碱钠注射液 0.5g+0.9% 氯化钠注射液 250ml i.v.gtt. q.d.。

　　　兰索拉唑肠溶胶囊 30mg p.o. q.d.。

7月29日(D11)

今日查房，血压：143/77mmHg。患者右侧肢体无力好转，言语不利减轻，口角左偏好转，纳可，寐差，二便调。

药物治疗调整：

停用注射用兰索拉唑，改用兰索拉唑肠溶胶囊 30mg p.o. q.d.。

中药方剂③：中药方剂②加用龙齿 15g，炒酸枣仁 25g。

8月1日(D14)

患者病情同前，无明显变化。

辅助检查： 24 小时血压平均值 138/79mmHg，白天平均值 142/81mmHg，夜间平均值 153/82mmHg。平均心率 54 次 /min。

药物治疗调整：

加用：替米沙坦片 40mg p.o. q.d.。

8月4日(D17)

今日查房，血压：137/81mmHg。患者右侧肢体无力好转，言语不利减轻，口角左偏好转，纳寐可，二便调。患者病情好转，要求出院。

出院诊断：

中医诊断： 中风 - 中经络(风痰阻络证)

西医诊断： ①急性脑梗死(左侧基底节区、颈内动脉系统大动脉粥样硬化)；②高血压病 2 级(很高危)；③多发腔隙性脑梗死；④颅外动脉粥样硬化(双侧颈动脉内中膜不均匀增厚并斑块形成、右侧锁骨下动脉起始段后壁斑块形成)；⑤双下肢动脉斑块。

出院带药：

药品名称	剂量	用法	天数
阿托伐他汀钙片	20mg	p.o. q.d.	7d
阿司匹林肠溶片	0.1g	p.o. q.d.	7d
硫酸氢氯吡格雷片	75mg	p.o. q.d.	7d
苯磺酸左氨氯地平片	2.5mg	p.o. q.d.	7d
替米沙坦片	40mg	p.o. q.d.	7d

（三）存在问题

1. 中药方剂③中龙齿未标注特殊煎法。

2. 替罗非班辅助治疗静脉溶栓的用法用量不适宜。

3. 预防性应用注射用兰索拉唑给药疗程过长。

（四）分析及药学监护

1. 中药方剂③使用分析

（1）中药方剂③为二陈汤合通窍活血汤加减。二陈汤可燥湿化痰，理气和中；通窍活血汤可活血化瘀，通窍活络；两方化裁具有燥湿化痰，活血化瘀的功效。

（2）方中半夏辛温性燥，善能燥湿化痰；陈皮既可理气行滞，又能燥湿化痰；白术、茯苓健脾渗湿，渗湿以助化痰之力，健脾以杜生痰之源；桃仁、红花、赤芍、川芎，活血散瘀；丹参活血行瘀；全蝎、乌梢蛇祛风、通络；石菖蒲、远志开窍豁痰；龙齿、酸枣仁重镇养心安神；火麻仁润肠通便；炙甘草健脾和中，调和诸药。

（3）患者发病时突然半身不遂，言语不利，口角左偏，无口干口苦，舌质黯红，舌苔厚腻，微黄，脉弦滑，纳寐可，二便调。因平素喜食肥甘厚味，日久致使脾胃受伤，健运失职，"脾为生痰之源"，气不化津，反聚湿生痰，痰浊内生，表现为舌苔厚腻，微黄，脉弦滑。本次起病急，病情变化快，为"风"之象，风夹痰横窜经络，故出现右侧肢体无力，言语不利，口角左偏之症。当属辨证为"风痰阻络证"，治宜祛风化痰通络。本方更适用于风痰阻络兼瘀证。

（4）根据《处方管理办法》，中药饮片处方的书写，调剂、煎煮的特殊要求应注明在药品右上方，并加括号，如布包、先煎、后下等。方剂③中加龙齿15g，龙齿为古代哺乳动物如象类、三趾马等的牙齿化石，属矿物、动物骨甲类饮片。因其质地坚硬，有效成分不易煎出，故应先煎20分钟，再与其他药物同煎。

2. 替罗非班在静脉溶栓期的使用分析

（1）替罗非班为血小板糖蛋白（GP）Ⅱb/Ⅲa受体拮抗剂，通过占据受体的结合位点，使之不能与黏附蛋白相结合，从而特异且快速地抑制血小板聚集，此过程直接阻断血小板聚集的最终通路。

（2）《替罗非班在动脉粥样硬化性脑血管疾病中的临床应用专家共识》推荐：发病时间处于溶栓时间窗内的急性缺血性卒中患者，使用替罗非班作为静脉溶栓的辅助治疗是合理的。推荐的用法用量为在静脉溶栓后 $2 \sim 12$ 小时期间以 $0.4\mu g/(kg \cdot min)$ 的速率输注30分钟，然后以 $0.1\mu g/(kg \cdot min)$ 速率连续静脉输注 $24 \sim 72$ 小时，并根据肌酐清除率进行调整。

（3）患者约在19:00时，症状再次加重。考虑原因是溶栓形成了新的栓子，栓子随血流流向了远端，导致了其他的血管堵塞，予替罗非班5mg 24小时内持续泵入。根据共识，结合患者的体重计算持续泵入24小时的速率为不足0.05μg/(kg·min)。因此给药量、泵入速率不适宜。

3. 质子泵抑制剂使用分析

（1）根据《应激性溃疡防治专家建议（2018版）》，机体在发生心脑血管意外等应激状态下，可能会发生急性胃肠道黏膜糜烂、溃疡等病变，严重者可并发消化道出血，甚至穿孔，可使原有疾病的程度加重及恶化，增加病死率。应激性溃疡关键在于预防，对合并有危险因素的危重症患者应重点预防。PPI是预防应激性溃疡的首选药物，推荐在原发病发生后以标准剂量PPI静脉滴注，每12小时1次，至少连续3天，当患者病情稳定可耐受肠内营养或已进食、临床症状开始好转或转入普通病房后可改为口服用药或逐渐停药。

（2）兰索拉唑注射剂型用于口服疗法不适用的伴出血的胃溃疡、十二指肠溃疡、急性应激溃疡、急性胃黏膜损伤。根据《预防性使用质子泵抑制剂及处方精简专家指导意见》，在应激性黏膜病变预防用药时，PPI静脉滴注，常规剂量用药疗程一般3～7天，当患者病情稳定，可逐渐停药。该患者缺血性脑卒中伴双联抗血小板用药，应预防性应用PPI。但是患者入院时并无禁食水或不能口服的状态，且注射用兰索拉唑连续使用10天，用药疗程过长。

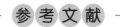

[1] 中华医学会神经病学分会，中华医学会神经病学分会脑血管病学组. 中国急性缺血性脑卒中诊治指南2018[J]. 中华神经科杂志，2018，51（9）：666-682.

[2] 中国卒中学会，中国卒中学会神经介入分会，中华预防医学会卒中预防与控制专业委员会介入学组. 替罗非班在动脉粥样硬化性脑血管疾病中的临床应用专家共识[J]. 中国卒中杂志，2019，14（10）：1034-1044.

[3] WU C, SUN C, WANG L, et al. Low-dose tirofiban treatment improves neurological deterioration outcome after intravenous thrombolysis[J]. Stroke，2019，50（12）：3481-3487.

[4] WARNER J J, HARRINGTON R A, SACCO R L, et al. Guidelines for the early management of patients with acute ischemic stroke：2019 update to the 2018 guidelines for the early management of acute ischemic stroke[J]. Stroke，2019，50（12）：3331-3332.

案例49 中风 – 中经络（缺血性脑卒中）

（一）病例资料

患者，男，77 岁，身高 168cm，体重 70kg，体重指数 24.8kg/m²。

主诉： 右侧肢体乏力 2 天，加重伴言语不清半天。

现病史： 患者于 2 天前突发右侧肢体乏力，以右下肢为主，行走欠稳，无恶心、呕吐、发热、恶寒、四肢抽搐、胸闷、心悸、二便失禁、头晕、头痛等症。家属遂送至当地医院住院治疗，经治疗患者症状改善不明显，右侧肢体乏力较前逐渐加重，半天前患者出现言语不清，扶持勉强站立。家属遂由当地医院办理出院，至上级医院就诊，由急诊拟"脑梗死"收入康复科行进一步诊断治疗。

既往史： 平素健康状况一般；患慢性疾病为多发腔隙性脑梗死、COPD、冠心病，服用药物"阿司匹林（100mg p.o. q.d.）、贝那普利（10mg p.o. q.d.）、氨氯地平（10mg p.o. q.d.）"。

个人史、婚育史、家族史、过敏史： 出生于原籍，无冶游史，无工业毒物、粉尘或放射性物质接触史；嗜烟 20 余年，5 支/d，嗜酒 10 余年，4～6 两/d。余无特殊

体格检查： T 36.7℃，R 20 次/min，P 69 次/min，BP 左 148/95mmHg，右 165/91mmHg。意识清楚，查体合作，发育正常，营养良好，正常面容，其余无异常。

专科情况： 神志清，精神正常，时间、地点、人物定向力完整，理解、记忆、计算力下降，构音障碍。颈无抵抗，双 Kerning 征阴性，Brudzinski 征阴性。双眼视力粗测正常，视野粗测正常。双侧瞳孔等大等圆，直径约 3mm。左侧对光反射正常，右侧对光反射正常。眼球居中，双眼球诸方向运动充分，无复视。双侧面部感觉正常；双侧颞、咬肌有力；双侧角膜反射存在。皱额额纹双侧对称无变浅，双侧闭目有力，示齿右侧鼻唇沟变浅，口角不歪。双耳听觉正常，无眼震。双侧软腭上提有力，咽下运动正常，咽反射迟钝。双侧耸肩及转颈有力。伸舌偏右，舌肌无萎缩颤动。四肢肌肉无萎缩。左侧肢体肌力 5 级，肌张力正常，右侧上肢近端肌力 3- 级，右上肢远端肌力 3+ 级，肌张力正常。右下肢肌力 3- 级，无不自主运动。右侧指鼻试验、跟 - 膝 - 胫试验不能完成；Romberg 试验不能完成，直线行走试验不能完成。双侧肢体痛触觉正常，双侧肢体运动觉、位置觉、振动觉正常。双侧腹壁反射正常。双上肢肱二头肌、肱三头肌、桡骨膜反射（++），双膝腱反射（++），双跟腱反射（++），双侧髌阵挛、踝阵挛无。左 Rossolimo 征（−），右 Rossolimo 征（−），左 Hoffmann 征（−），右 Hoffmann 征（−），左 Babinski 征（−），右 Babinski 征（+）。吸吮反射阴性，左掌颏反射（−），右掌颏反射（−）。NIHSS 评分：7 分（面瘫 2 分，下肢运动 a2 分，下肢运动 b2 分，构音障碍 1 分）。MRS 评分：4 分。

中医四诊： 发热，咳嗽，咳白色痰，偶有胸闷不适，活动后气促，全身乏力，头晕，纳一般，眠一般，大便调，色黄，一日一行，小便调，色黄。舌红，苔薄黄，脉浮数。

辅助检查：

11 月 30 日 外院 X 线片示：颈椎病，肺心膈未见明显异常。CT 示：多发腔隙性脑梗死。

11 月 30 日 血常规：WBC 11.03×10⁹/L，LY 2.36×10⁹/L，NEUT% 67.9%，Hb 172g/L，PLT 219×10⁹/L。

11 月 30 日 血脂:TC 5.66mmol/L,TG 3.64mmol/L,LDL-C 5.14mmol/L。

11 月 30 日 D- 二聚体:0.6μg/ml。

11 月 30 日 急诊生化:Glu 4.78mmol/L,TaCO$_2$ 22.4mmol/L,K 3.88mmol/L,Na 136.8mmol/L,Ca 2.57mmol/L。

11 月 30 日 CRP 10.2mg/L。

11 月 30 日 PCT 0.52ng/ml。

11 月 30 日 凝血四项、NT-pro-BNP、急性流感病毒 A+B 未见明显异常。

入院诊断:

中医诊断:中风 - 中经络(风痰阻络证)。

西医诊断:①脑梗死;②高血压病 2 级(很高危);③冠心病(心房颤动,心功能 2 级);④颈椎病。

(二)诊疗过程

初始治疗药物(12 月 1 日)

药品名称	剂量	用法
醒脑静注射液	20ml	i.v.gtt. q.d.
0.9% 氯化钠注射液	250ml	
硫酸氢氯吡格雷片	75mg	p.o. q.d.
熄风通脑胶囊	1.2g	p.o. t.i.d.
奥美拉唑肠溶胶囊	20mg	p.o. t.i.d.
阿托伐他汀钙片	40mg	p.o. q.d.
注射用尤瑞克林	0.15PNA	i.v.gtt. q.d.
0.9% 氯化钠注射液	100ml	

中药方剂①				用法用量
法半夏 15g	白术 15g	天麻 30g	茯苓 20g	每日 1 剂,水煎至 400ml,分早晚 2 次温服
陈皮 15g	甘草 15g	生姜 15g	大枣 15g	
僵蚕 15g	地龙 15g	丹参 15g	炒桃仁 5g	
川贝母 5g				

12 月 2 日(D2)

症状:神清,精神疲倦,言语謇涩,右侧肢体乏力,不能自行站立及行走,其余同前。

辅助检查:

NT-proBNP:271pg/ml。

肝功能:TP 62.5g/L,ALB 38.5g/L,TBIL 24.08μmol/L,DBIL 7.10μmol/L。

血清尿酸:535μmol/L。

颅脑 MRI:①左侧基底节 - 放射冠区急性梗死;②双侧大脑半球多发慢性腔隙性脑梗死及缺血灶;脑白质变性;③ SWI 示脑干、双侧丘脑微出血灶;④动脉自旋标记(ASL)示右侧大脑半球、小脑半球灌注减低。

甲状腺功能无异常,糖化血红蛋白无异常,尿液分析无异常。

12月3日(D3)

患者神清,精神疲倦,言语謇涩,右侧肢体乏力,不能自行站立及行走,无恶心呕吐、嗳气反酸、腹泻、恶寒发热(体温:37.6℃)、肢体抽搐、自汗盗汗、咳嗽咯痰、头晕、头痛等症,纳眠可,小便调,大便正常。查体:BP 186/90mmHg;MRS 评分 4 分。

辅助检查:

凝血四项、心肌梗死全项、生化八项、尿常规、糖化血红蛋白、糖耐量未见明显异常。

彩超示:右侧大腿根部"术后处"软组织内暂未见明显异常肿块。

药物治疗调整:

加用:氨氯地平片 2.5mg p.o. q.d.。

12月6日(D6)

BP:168/88mmHg,神清,精神疲倦,言语謇涩,右侧肢体乏力,不能自行站立及行走,昨晚有发热,体温 38.2℃;少许咳嗽,咯少量白痰。右踝、左腕右腕、左踝部稍肿痛。

辅助检查:

血常规:WBC 16.85×10^9/L, NEUT 13.92×10^9/L, NEUT% 82.70%。

血气分析(标准):PaO_2 250.90mmHg, SBC 21.8mmol/L, SaO_2 99.6%, $TaCO_2$ 22.8mmol/L。

C 反应蛋白:77.98mg/L。

PCT:0.15ng/ml。

生化未见明显异常。

药物治疗调整:

加用:莫西沙星氯化钠注射液 250ml i.v.gtt. q.d.。

秋水仙碱 0.5mg p.o. q.d.。

泼尼松片 10mg p.o. q.d.。

12月9日(D9)

患者神清,无发热,精神疲倦,言语謇涩,右侧肢体乏力,不能自行站立及行走,无发热。少许咳嗽,咯少量白痰。右踝、左腕右腕、左踝部稍肿痛好转,纳眠差,小便调,大便 6 次/d,水样便。BP 138/78mmHg;其余同前。

辅助检查:

血常规:WBC 15.35×10^9/L, NEUT 12.11×10^9/L, NEUT% 78.90%。

肝功能:ALB 31.3g/L, TBIL 19.38μmol/L, DBIL 9.40μmol/L。

C 反应蛋白:130.23mg/L。

PCT:0.19ng/ml。

胸部 CT:双肺下叶少许炎症。

药物治疗调整:

加用:洛哌丁胺片 4mg p.o. q.d.。

唑吡坦片 10mg p.o. q.n.。

利伐沙班片 10mg p.o. q.d.。

12月12日(D12)

患者神清,精神尚可,言语謇涩,右侧肢体乏力,不能自行站立及行走,无发热。少许咳嗽,咯少量白痰。

辅助检查：

NT-proBNP：281pg/ml。

血气分析：$PaCO_2$ 34.60mmHg，PaO_2 90.10mmHg，$TaCO_2$ 24.2mmol/L，Cl 109.0mmol/L。

C反应蛋白：8.70mg/L。

生化：Cr 53μmol/L。

药物治疗调整：

加用：培哚普利叔丁胺片 8mg p.o. q.d.。

12月13日（D13）

患者陪护诉昨晚口服唑吡坦约1小时后患者出现全身皮肤散在红疹，瘙痒，予口服氯雷他定片约半小时后好转。现患者神清，精神尚可，言语謇涩较前好转，右侧肢体乏力，不能自行站立及行走，全身皮肤散在红疹基本消退。患者出现皮肤散在红疹、瘙痒，考虑为服用唑吡坦片药物蓄积引起的不良反应。

药物治疗调整：

停用：唑吡坦片。

加用：氯硝西泮片 1mg p.o. q.n.。

　　　氨氯地平片 5mg p.o. q.d.。

12月21日（D21）

患者神清，精神尚可，言语謇涩较前好转，右侧肢体乏力，不能自行站立及行走。无发热。无明显咳嗽。NIHSS评分：3分。

经治疗后患者病情好转，请示上级医师同意，予办理今日出院。

出院评估：老年患者，中度神经功能缺损，入院后经积极治疗，病情好转，预后尚可。

出院诊断：

中医诊断： 中风 - 中经络（风痰阻络证）。

西医诊断： ①大脑动脉狭窄性脑梗死（右侧颈内动脉闭塞，左侧大脑中动脉硬化）；②高血压病3级（极高危，高血压心脏改变）。

出院带药：

药品名称	剂量	用法	天数
雷贝拉唑胶囊	2mg	p.o. q.d.	3d
利伐沙班片	10mg	p.o. q.d.	3d
替普瑞酮胶囊	30mg	p.o. t.i.d.	3d
秋水仙碱片	0.5mg	p.o. q.d.	3d
培哚普利叔丁胺片	8mg	p.o. q.d.	3d
阿托伐他汀钙片	20mg	p.o. q.n.	3d
氨氯地平片	5mg	p.o. q.d.	3d
多奈哌齐片	5mg	p.o. q.d.	3d
奥氮平片	1.25mg	p.o. q.d.	3d
硫酸氢氯吡格雷片	75mg	p.o. q.d.	3d

住院期间体温见表 49-1。

表 49-1 住院期间体温 单位:℃

日期	12月1日	12月2日	12月3日	12月4日	12月5日	12月6日	12月7日	12月8日	12月9日
体温	36.8	36.4	37.6	36.5	36.7	38.2	37.8	36.8	36.4
日期	12月10日	12月11日	12月12日	12月13日	12月14日	12月15日	12月16日	12月17日	12月18日
体温	36.5	36.1	36.7	36.2	36.7	36.2	36.1	36.4	36.6
日期	12月19日	12月20日	12月21日	—	—	—	—	—	—
体温	36.5	36.7	36.3	—	—	—	—	—	—

（三）存在问题

1. 醒脑静注射液使用不适宜。
2. 初始质子泵抑制剂使用方案不合理。
3. 初始抗菌药物选用不适宜。

（四）分析及药学监护

1. 醒脑静注射液使用分析 醒脑静注射液是以经典急救名方安宫牛黄丸为基础,剔除了安全性风险较大的朱砂、雄黄等药材,精选麝香、栀子、郁金、冰片四味组方组成,属于凉开剂。其功效为清热解毒,凉血活血,开窍醒脑。用于气血逆乱,脑脉瘀阻所致中风昏迷,偏瘫口喝;外伤头痛,神志昏迷;酒毒攻心,头痛呕恶,昏迷抽搐,脑栓塞,脑出血急性期,颅脑外伤。根据《急危重病(症)救治中醒脑静注射液临床应用专家共识》与醒脑静注射液药品说明书,醒脑静注射液适用于意识不清的有热证的昏迷患者,患者舌红,苔薄黄,脉浮数,但神志清,精神正常,不适宜使用醒脑静注射液。

2. 初始质子泵抑制剂使用方案分析 氯吡格雷与奥美拉唑合用不合理。指南指出应充分考虑不同 PPI 对氯吡格雷抗血小板作用的影响,建议避免使用 CYP2C19 抑制作用强的 PPI 如奥美拉唑和埃索美拉唑等。所以该患者选用奥美拉唑不合理。

氯吡格雷主要经过 CYP2C19 代谢为活性代谢物,而奥美拉唑是 CYP2C19 的抑制剂,并主要经过 CYP2C19 代谢,因此氯吡格雷与奥美拉唑合用可抑制氯吡格雷的代谢或与氯吡格雷竞争经 CYP2C19 的代谢,从而降低氯吡格雷活性代谢物的需要浓度,减弱氯吡格雷的血小板抑制作用。可考虑使用对 CYP2C19 抑制作用极弱或无抑制作用的药物,如雷贝拉唑。

3. 初始抗菌药物治疗方案分析 患者体温最高 38.2℃,少许咳嗽,咯少量白痰,白细胞:$16.85 \times 10^9/L$,中性粒细胞:$13.92 \times 10^9/L$,中性粒细胞(%):82.70%,双肺 CT 提示双下肺炎症,COPD,在外院住院后曾经使用过抗菌药物所以该患者为医院获得性肺炎(HAP)。该患者具有抗菌药物的使用指征。

该患者入院后 48 小时出现肺炎症状,可考虑诊断为医院获得性肺炎。根据《中国成人医院获得性肺炎与呼吸机相关性肺炎诊断和治疗指南(2018 年版)》,非免疫缺陷患者的医院获得性肺炎/呼吸机相关性肺炎(HAP/VAP)通常由细菌感染引起,由病毒或真菌引起者较少,常见病原菌的分布及其耐药性特点随地区、医院等级、患者人群及暴露于抗菌药物的情况不同而异，并且随时间而改变。我国 HAP/VAP 常见的病原菌包括鲍曼不动杆菌、铜绿假单胞菌、肺炎克雷伯菌、金黄色葡萄球菌及大肠埃希菌等。该患者在过去 90 天内曾使用抗菌药物，且存在结构性肺病，所以患者存在多重耐药的风险。

但是莫西沙星对铜绿假单胞菌作用效果较差，不及环丙沙星与左氧氟沙星。所以该患者初始选用莫西沙星注射液不适宜。

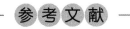

参 考 文 献

[1] 中国研究型医院学会卫生应急学专业委员会，中国中西医结合学会灾害医学专业委员会 . 急危重病（症）救治中醒脑静注射液临床应用专家共识 [J]. 中华卫生应急电子杂志，2019，5（2）：65-70.

[2] 中华医学会神经病学分会，中华医学会神经病学分会脑血管病学组 . 中国急性缺血性脑卒中诊治指南 2018[J]. 中华神经科杂志，2018，51（9）：666- 682.

[3] 抗血小板药物消化道损伤的预防和治疗中国专家共识组 . 抗血小板药物消化道损伤的预防和治疗中国专家共识（2012 更新版）[J]. 中华内科杂志，2013，52（3）：264-270.

[4] 中华医学会呼吸病学分会感染学组 . 中国成人医院获得性肺炎与呼吸机相关性肺炎诊断和治疗指南（2018 年版）[J]. 中华结核和呼吸杂志，2018，41（4）：255-280.

案例50 中风 – 中经络（缺血性脑血管病）

（一）病例资料

患者，女，56岁，身高173cm，体重65kg，体重指数21.72kg/m^2。

主诉：双颜面、双上肢麻木感半个月余。

现病史：患者半个多月前无诱因出现双侧颜面、双上肢麻木症状，就诊于外院。查头MRI示：双侧基底节区、双侧侧脑室旁体、双侧半卵圆中心散在小缺血灶、腔隙性脑梗死及软化灶，建议治疗后复查。后于外院急诊输液治疗，口服硫酸氢氯吡格雷片，静脉滴注法舒地尔注射液、奥拉西坦注射液，经治患者症状略有改善。后症状反复，遂于今日于门诊收治入院。入院症见：神志清，精神可，言语流利，无吞咽障碍，双侧肢体活动自如，双侧颜面、双上肢麻木，右肩肩部酸痛不适，右手示指辣灼感，双手握力减低，口干口苦，偶有头痛，无头晕及呕恶，时有胸闷憋气、心悸不适，时觉后背区疼痛，偶有泛酸，无腹痛腹胀，纳食可，夜寐可，二便可。

既往病史：颈椎间盘突出病史，于2015年外院行钢板固定术。同年行声带息肉切除术。幽门螺杆菌（Hp）感染史1年余。陈旧性心肌梗死，具体年限不详。高血压病史，最高170/100mmHg，服用缬沙坦控制血压，但未规律服用。

个人史、婚育史、家族史、过敏史：既往少量吸烟史，无饮酒史。适龄婚育，配偶体健，育有一女，体健。否认家族性遗传病史。否认药物过敏史。

体格检查：T 36.4℃，R 19次/min，P 69次/min，BP 106/63mmHg。患者意识清，精神状态未见异常，发育正常，营养中等，形体适中，查体合作，体位自动，反应灵活。

中医四诊：望诊，神清、精神可，面色如常。闻诊：未闻及咳嗽咯痰及呼吸喘促。问诊，未诉心前区疼痛不适，未诉发热恶寒等特殊不适。切诊，未触及癥瘕积聚及痞块。舌质淡，苔薄白，脉弦。

辅助检查：

凝血功能：活化部分凝血活酶时间21.8秒，D-二聚体0.30mg/L（0～0.55mg/L）。

随机葡萄糖6.03mmol/L；晚餐前血糖6.6mmol/L。

BP：134/78mmHg。

入院诊断：

中医诊断：中风-中经络（阴虚风动证）。

西医诊断：①缺血性脑血管病；②陈旧性脑梗死；③冠状动脉粥样硬化性心脏病（陈旧性心肌梗死）；④高血压病3级（极高危）；⑤血糖升高；⑥颈椎术后。

（二）诊疗过程

初始治疗药物（7月22日）

药品名称	剂量	用法
阿司匹林肠溶片	100mg	p.o. q.d.
艾司奥美拉唑镁肠溶片	20mg	p.o. q.d.

续表

药品名称	剂量	用法
甲钴胺片	0.5mg	p.o. t.i.d.
牛痘疫苗接种家兔炎症皮肤提取物片	8IU	p.o. b.i.d.
阿托伐他汀钙片	20mg	p.o. q.n.
单硝酸异山梨酯片	20mg	p.o. t.i.d.
长春西汀注射液	20mg	i.v.gtt. q.d.
0.9% 氯化钠注射液	250ml	i.v.gtt. q.d.
法舒地尔注射液	30mg	i.v.gtt. b.i.d.
0.9% 氯化钠注射液	100ml	i.v.gtt. b.i.d.

辅助检查：

血常规：WBC 6.60×10^9/L，RBC 4.28×10^{12}/L，PLT 327×10^9/L，NEUT 3.65×10^9/L，NEUT% 55.3%，LYM% 33.8%，PCT 0.31，BASO% 1.1%，BASO 0.07×10^9/L。

凝血功能：PT 10.3 秒，TT 18.8 秒，INR 0.88，APTT 21.8 秒，D-Dimer 0.30mg/L，FIB 2.72g/L。

随机葡萄糖：6.03mmol/L。

7 月 23 日（D2）

今日，患者神清，精神可，言语流利，双侧颜面、双上肢麻木，右肩背部酸痛不适，右手示指辣灼感，双手握力减低，口干口苦，偶有头痛，无头晕及呕恶，时有胸闷憋气，心悸不适，时觉后背区疼痛，偶有泛酸，无腹痛腹胀，二便可。治疗原则：采用中西医结合的治疗方法，西医以改善脑循环为主，配合口服抗血小板聚集、调节血脂、营养神经、扩张冠状动脉、护胃等药物；中医以滋阴潜阳，镇肝息风为法治疗，方用平肝活血方加减。

辅助检查：

头颅 MRI：双侧基底节区、双侧侧脑室体旁、双侧半卵圆中心散在小缺血灶、腔隙性脑梗死及软化灶。

颈部血管彩超：双侧颈动脉硬化，右侧锁骨下动脉起始处斑块形成，双下肢动脉硬化；脑萎缩。

心脏彩超：主肺动脉瓣少量反流；二、三尖瓣少量反流；左心室舒张功能减低；左心室收缩功能正常。

空腹血糖示：7.0mmol/L。

生化全项：IBIL 4.79μmol/L，Cr 54μmol/L，TBIL 6.55μmol/L，DBIL 1.76μmol/L，TP 57.1g/L，ALB 38.1g/L，ALP 68.2U/L，UA 357μmol/L，HBDH 114U/L，CK 56U/L，LDH 162U/L，TG 2.04mmol/L，K 3.70mmol/L，Na 142.1mmol/L，Cl 107.6mmol/L，HDL-C 1.21mmol/L，LDL-C 3.84mmol/L，G 19g/L，A/G 2.01，AST 14.1U/L，UREA 8.35mmol/L，Glu 5.74mmol/L，TC 6.20mmol/L，Ca 2.18mmol/L，GGT 31.1U/L，$TaCO_2$ 28.4mmol/L，P 1.50mmol/L，动脉硬化指数（AI）3.17，ALT 19.0U/L，HbA1c 6.1%。

尿常规：隐血 +，白细胞 +，BP：上午 118/68mmHg，下午 111/62mmHg。

药物治疗调整：

加用中药方剂

中药方剂				用法用量
天麻 15g	钩藤(后下)15g	生石决明(先煎)30g	夏枯草 10g	
川楝子 10g	牛膝 15g	白芍 10g	菊花 10g	日一剂,水煎至 400ml
桃仁 10g	红花 10g	川芎 15g	丹参 15g	分早晚两次温服
鸡血藤 15g	土鳖虫 10g	全蝎 6g	蜈蚣 3 条	
僵蚕 10g	桑枝 10g	络石藤 10g	海风藤 10g	

7月24日(D3)

患者神清,精神可,患者诉近两日头痛不适,无头晕呕恶,肢体症状如前,BP 141/73mmHg。

辅助检查:尿常规隐血+,白细胞+。

药物治疗调整:

停用:单硝酸异山梨酯片 20mg p.o. t.i.d.。

加用:复方丹参滴丸 270mg p.o. t.i.d.。

　　　银花泌尿灵片 2g p.o. q.i.d.。

　　　布洛芬缓释胶囊 0.3g p.o. st.。

7月26日(D5)

患者神清,一般状况同前,未诉特殊不适,监测患者 24 小时动态血压。

辅助检查:24 小时动态血压平均血压值为 150/88mmHg,最高收缩压 182mmHg,最高舒张压 112mmHg。

药物治疗调整:

加用:氯沙坦钾片 100mg p.o. q.d.。

7月30日(D9)

患者神清,精神可,言语流利,双侧颜面、双上肢麻木较入院前减轻,口干口苦减轻,偶有头痛,时有胸闷憋气,偶觉后背区疼痛,偶有泛酸,纳食可,夜寐可,二便可。

辅助检查:尿常规隐血+,白细胞−。

7月31日(D10)

患者神清,精神可,言语流利,双侧颜面、双上肢麻木较入院前减轻,右肩背部酸痛不适,时有右手示指辣灼感,双手握力减低,口干口苦减轻,偶有头痛,时有胸闷憋气,无明显心悸,偶觉后背区疼痛,偶有泛酸,纳食可,夜寐可,二便可。

8月2日(D12)

患者神清,精神可,一般状况同前,目前病情平稳。

辅助检查:

凝血功能:凝血酶原时间 10.0 秒,凝血酶时间 18.0 秒,国际标准化比值 0.86,活化部分凝血活酶时间 21.3 秒,纤维蛋白原浓度 3.36g/L。

血脂四项:TG 2.60mmol/L,TC 5.31mmol/L,LDL-C 3.28mmol/L,HDL-C 1.54mmol/L,动脉硬化指数(AI)2.13。

8月4日(D14)

患者神清,精神可,言语流利,双侧颜面、双上肢麻木较入院前减轻,右肩背部酸痛不适,时有右手示指辣灼感,双手握力减低,口干口苦减轻,偶有头痛,时有胸闷憋气,无明显心悸，偶觉后背区疼痛，偶有泛酸，纳食可，夜寐可，二便可。

出院诊断：

中医诊断： 中风 - 中经络（阴虚风动证）。

西医诊断： ①缺血性脑血管病；②陈旧性脑梗死；③冠状动脉粥样硬化性心脏病（陈旧性心肌梗死）；④高血压病3级（极高危）；⑤血糖升高；⑥颈椎术后。

出院带药：

药品名称	剂量	用法	天数
阿司匹林肠溶片	0.1g	q.d. p.o.	7d
艾司奥美拉唑镁肠溶片	20mg	q.d. p.o.	7d
甲钴胺片	0.5mg	t.i.d. p.o.	7d
阿托伐他汀钙片	20mg	q.n. p.o.	7d
复方丹参滴丸	270mg	t.i.d. p.o.	7d
氯沙坦钾片	0.1g	q.d. p.o.	7d

住院期间血压见表50-1。

表50-1 住院期间血压 单位：mmHg

日期	7月22日	7月23日	7月24日	7月25日	7月26日	7月27日	7月28日
血压	106/63	118/68	141/73	139/70	150/88	142/80	138/71
日期	7月29日	7月30日	7月31日	8月1日	8月2日	8月3日	8月4日
血压	136/80	140/71	136/82	142/80	125/64	130/63	130/63

（三）存在问题

1. 患者头痛处理方案不适宜。

2. 对于单硝酸异山梨酯不能耐受患者，用复方丹参滴丸替代是否可行？

3. 中药方剂选方不适宜。

（四）分析及药学监护

1. 患者头痛处理方案分析 单硝酸异山梨酯扩张冠状动脉的同时还扩张脑膜血管，易引起搏动性头痛，发生率为13%～35%，多于用药初期出现。患者在入院D3出现头痛，血压正常，停药后头痛缓和，考虑与服用单硝酸异山梨酯片有关。此类头痛呈剂量依赖性，可随服药时间延长而耐受。将初始剂量减半后可明显减少头痛的发生，大部分患者服药1～2周后头痛可自行消失。本患者的应对方案中给予停药处理并予以布洛芬缓释胶囊止痛，药师认为不适宜。

对于单硝酸异山梨酯引起的头痛，药师认为首选方案应为剂量减半，观察患者头痛是否缓解。对于强烈头痛患者建议采用对乙酰氨基酚对症镇痛治疗。因为合用布洛芬会干扰阿司匹林对血小板的不可逆抑制作用，具有心血管风险的患者使用布洛芬可使阿司匹林的心血管保护受限。因此选用布洛芬缓释胶囊治疗本患者的头痛是不适宜的，可以选择对乙酰氨基酚对症治疗。

2. 对于单硝酸异山梨酯不能耐受患者，用复方丹参滴丸替代的可行性分析 患者平素时有胸闷憋气，心悸不适，有心肌梗死病史。《冠心病合理用药指南（第2版）》中提到稳定性冠状动脉疾病药物治疗推荐使用长效硝酸酯类药物（Ⅱa）。药师认为对于有症状的冠状动脉疾病患者应首选硝酸酯类药物治疗，单硝酸异山梨酯容易出现不良反应，易使患者抵触，不愿继续服用药物治疗。首先，应从小剂量用起，逐步增加剂量；其次，尽早对患者进行用药教育，告知患者服药后出现不良反应的原因，随时间延长，不适感会消失，消除患者心理恐惧，提高依从性。

对于调整剂量仍出现剧烈头痛的患者，选择复方丹参滴丸替代单硝酸异山梨酯治疗药师认为是合理的。有研究显示复方丹参滴丸对比硝酸异山梨酯、单硝酸异山梨酯在改善心绞痛疗效、不良反应方面更具有优势，与硝酸异山梨酯、单硝酸异山梨酯联用不增加不良反应。《复方丹参滴丸临床应用中国专家建议》中指出复方丹参滴丸推荐用于硝酸酯类不能耐受的冠心病心绞痛患者。该药与阿司匹林、氯吡格雷等抗血小板药物联合应用安全性良好，不会增加出血等不良反应。

3. 中药方剂使用分析及监护要点

（1）中药方剂治以平肝息风潜阳为法，方用平肝活血方加减。所谓诸风掉眩，皆属于肝，方中天麻平抑肝阳、祛风通络，钩藤息风止痉、清热平肝，用以为君。桃仁、红花具有活血通络之效，丹参为活血化瘀之要药，石决明咸寒清热、质重潜阳，专入肝经，川芎活血行气，牛膝补益肝肾，引药下行，以上各药均入肝经，合为臣药。鸡血藤养血活血而舒筋活络，土鳖虫、蜈蚣、僵蚕、全蝎平息肝风，又搜风通络，疏风通络，白芍敛阴平肝，养血合营，菊花性寒入肝经，能清热平肝，夏枯草清肝火、散瘀结，桑枝可祛风通络，络石藤、海风藤疏风通络，川楝子行气止痛，以上各药归肝经，协助君臣共奏平肝息风、活血通络之效，共为佐药。

（2）依据脑病科常见病种中医诊疗方案，患者属中医中风 - 中经络的范畴。患者平时头晕头痛，脑海失充，因其肾阴不足，肾阴素亏；脉弦主风，风阳内动，挟痰走窜经络，脉络不畅，故突然半身不遂，感觉异常；结合舌脉，证属阴虚风动，治宜滋阴潜阳，息风通络。

（3）天麻钩藤饮适用于肝阳上亢，风火上扰证，不适用于阴虚风动证的患者，选方不适宜。

（4）此方剂中注意石决明先煎，钩藤后下。川楝子、土鳖虫、全蝎、蜈蚣皆有小毒，用量皆在《中国药典》规定范围内，服药期间观察患者并未有皮疹、消化道异常、肝功能异常等不良情况，建议定期复查肝功能。

参 考 文 献

[1] 中华医学会神经病学分会, 中华医学会神经病学分会脑血管病学组. 中国急性缺血性脑卒中诊治指南2018[J]. 中华神经科杂志, 2018, 51（9）: 666-682.

[2] 胡大一, 刘梅林, 郭艺芳. 老年高血压的诊断与治疗中国专家共识（2017 版）[J]. 中华内科杂志, 2017, 56（11）: 885-893.

[3] 中国高血压防治指南修订委员会, 高血压联盟（中国）, 中华医学会心血管病分会, 等. 中国高血压防治指南（2018 年修订版）[J]. 中国心血管杂志, 2019, 24（1）: 24-56.

[4] 国家卫生计生委合理用药专家委员会, 中国药师协会. 冠心病合理用药指南（第 2 版）[J]. 中国医学前沿杂志（电子版）, 2018, 10（6）: 1-130.

[5] 凌春燕, 郝昌传, 葛卫红. 5- 单硝酸异山梨酯缓释片的不良反应 [J]. 医药导报, 2011, 30（12）: 1671-1672.

[6] 张丹丹, 刘欢, 陈嘉音, 等. 复方丹参滴丸与硝酸异山梨酯、单硝酸异山梨酯治疗冠心病心绞痛有效性和安全性的贝叶斯网状 Meta 分析 [J]. 中国药物警戒, 2018, 15（7）: 419-428.

案例 51　中风 - 中经络（脑梗死合并高尿酸血症）

（一）病例资料

患者，男，83 岁，身高 163cm，体重 52kg，体重指数 19.57kg/m²。

主诉：突发右下肢乏力伴头晕 2 天。

现病史：缘患者于 2018 年 1 月 23 日早上 8 点左右无明显诱因出现右下肢乏力，站立不稳，伴头晕，恶心欲呕。休息后，右下肢乏力、头晕症状未见明显缓解。1 月 25 日家属将其送至医院急诊就诊，予营养神经、活血化瘀等治疗后，现为进一步系统诊疗，由急诊以"脑梗死"收入神经科。

既往史：痛风病史 10 余年；冠心病史多年，规律服药（具体药物不详）。

个人史、婚育史、家族史、过敏史：无烟酒等不良嗜好。已婚已育，子女及配偶体健。否认家族遗传病和传染病病史。否认食物、药物过敏史。

体格检查：T 36.7℃，R 20 次 /min，P 70 次 /min，BP 144/78mmHg。患者神清，精神一般，时有头晕，右侧下肢乏力，胸廓对称，双肺叩诊清音，听诊双肺呼吸音清。心率 70 次 /min，心律齐。专科检查：右下肢肌力 3 级，其余肌力正常，NIHSS 评分 3 分，余无特殊。

中医四诊：患者面色晦暗，精神一般，右侧下肢乏力，时有头晕，对答切题，语言清晰流利，纳可，睡眠可，二便正常。舌暗红，苔白腻，脉弦滑。

辅助检查：

1 月 25 日　血常规：WBC 6.28×10⁹/L，NEUT% 79.3%。

1 月 25 日　急诊生化：Cr 129.1μmol/L。肝功能未见异常。

1 月 25 日　凝血六项：D-Dimer 1.08mg/L。

1 月 25 日　头颅 CT 示：①右侧颞叶、右侧丘脑、双侧基底节区、双侧放射冠、双侧半卵圆中心多发脑梗死，请结合临床，必要时 MRI 检查；②侧脑室旁脑白质变性，脑萎缩；③右侧椎动脉颅内段、双侧颈内动脉虹吸部粥样硬化。

入院诊断：

中医诊断：中风 - 中经络（风痰瘀血证，痹阻脉络证）。

西医诊断：①脑梗死（急性期）；②冠状动脉粥样硬化性心脏病；③高尿酸血症。

（二）诊疗过程

初始治疗药物（1 月 25 日）

药品名称	剂量	用法
盐酸氢氯吡格雷片	75mg	p.o. q.d.
丁苯酞氯化钠注射液	100ml	i.v.gtt. b.i.d.
阿托伐他汀钙片	20mg	p.o. q.n.
血栓通胶囊	3 粒	p.o. t.i.d.

续表

药品名称	剂量	用法
注射用红花黄色素	0.15g	i.v.gtt. q.d.
0.9% 氯化钠注射液	250ml	

1月26日（D2）

患者神清，精神一般，右侧下肢乏力，时有头晕，纳眠可，二便正常。家属诉患者近两日来记忆力稍有下降，认知功能有障碍。体格检查：T 36.6℃，R 20 次 /min，P 78 次 /min，BP 148/84mmHg。舌暗红，苔白腻，脉弦滑。

辅助检查：

UA 443.0μmol/L。

HCY 10.6μmol/L。

NT-proBNP 1 171pg/ml。

血脂：TC 0.65mmol/L，HDL-C 1.69mmol/L，LDL-C 2.8mmol/L。

药物治疗调整：

加用：盐酸多奈哌齐片 10mg p.o. q.n.。

中药方剂①：

中药方剂①				用法用量
竹节参 5g	黄芪 15g	丹参 15g	当归 10g	每日 1 剂，水煎至 400ml，分早晚 2 次温服
红曲 5g	赤芍 10g	川芎 10g	鹿角粉 5g	
法半夏 10g	砂仁^(后下)6g	茯苓 10g	夏天无 10g	
灯盏细辛 10g				

1月27日（D3）

患者右下肢乏力较前稍加重，时有头晕，可抬离床面，纳眠可，小便正常，大便一日未解。体格检查：T 36.4℃，R 20 次 /min，P 80 次 /min，BP 146/92mmHg。专科检查：右下肢肌力 3- 级。余大致同前。

辅助检查：

粪便常规 + 隐血：隐血试验弱阳性。

头颅 MRI 示：①右侧丘脑、双侧基底节区、双侧放射冠、半卵圆中心、双侧额顶叶多发脑缺血梗死灶，其中左侧基底节区及左侧顶叶病灶考虑为急性梗死；②侧脑室旁脑白质变性，脑萎缩；③3D TOF-MRA 示：脑动脉硬化；④所见双侧筛窦炎症，左侧乳突炎症。

药物治疗调整：

调整：阿托伐他汀钙片 20mg p.o. q.d. 调整为 40mg p.o. q.d.。

加用：阿司匹林肠溶片 100mg p.o. q.d.。

雷贝拉唑钠肠溶片 20mg p.o. q.d.。

通腑醒神胶囊 3 粒 p.o. t.i.d.。

1月29日（D5）

患者右下肢乏力，时有头晕，右膝关节、右足背疼痛，纳眠可，二便正常。体格检查：

T 36.5℃, R 18 次 /min, P 76 次 /min, BP 145/85mmHg, 心率 76 次 /min。余大致同前。

药物治疗调整:

加用:依托考昔片 60mg p.o. q.d.。

复方倍他米松注射液 1ml i.m. q.d.。

四黄水蜜散(医院制剂)250g 外用 q.d.。

2月2日(D9)

患者右下肢乏力好转,右足足背疼痛减轻,双踝见少许水肿,偶有头晕,纳眠可,二便调。体格检查:T 36.6℃, R 19 次 /min, P 82 次 /min, BP 155/95mmHg。专科检查:右下肢肌力 4 级,其余肌力正常,余神经系统检查未见明显阳性体征。

辅助检查:

NT-proBNP 2 007pg/ml。

血常规:WBC 9.37×10^9/L, NEUT% 81.8%。

急诊生化:Cr 109.2μmol/L。肝功能未见异常。

24 小时动态心电图:①窦性心律;②频发房性期前收缩,部分成对,部分未下传,部分伴心室内差异传导,短阵房性心动过速,部分房性期前收缩二联律及三联律;③偶发室性期前收缩,部分成对;④T 波异常。

药物治疗调整:

加用:盐酸贝那普利片 10mg p.o. q.d.。

螺内酯片 20mg p.o. q.d.。

2月5日(D12)

患者右下肢乏力症状好转,右足足背少许疼痛,双踝水肿减轻,偶有头晕,纳眠可,二便调。T 36.5℃, R 20 次 /min, P 80 次 /min, BP 134/90mmHg。专科检查:基本同前。患者病情好转,予以办理出院。

出院诊断:

中医诊断:中风 - 中经络(风痰瘀血证,痹阻脉络证)。

西医诊断:①颈动脉血栓形成脑梗死(急性期,定位:左侧基底节区及左侧顶叶,定性:动脉粥样硬化);②冠状动脉粥样硬化性心脏病;③高尿酸血症。

出院带药:

药品名称	剂量	用法	天数
硫酸氢氯吡格雷片	75mg	p.o. q.d.	7d
阿司匹林肠溶片	100mg	p.o. q.d.	7d
阿托伐他汀钙片	40mg	p.o. q.n.	7d
雷贝拉唑钠肠溶片	20mg	p.o. q.d.	7d
盐酸贝那普利钠片	10mg	p.o. q.d.	7d
螺内酯片	20mg	p.o. q.d.	7d
盐酸多奈哌齐片	10mg	p.o. q.n.	7d
血栓通胶囊	3 粒	p.o. t.i.d.	7d

中药方剂①共7剂,每日1剂,水煎至400ml,分早晚2次温服。

住院期间主要辅助检查结果、血压见表51-1和表51-2。

表51-1 住院期间主要辅助检查结果

项目		日期		
		1月25日	1月26日	2月2日
血常规	WBC/$(\times 10^9 \cdot L^{-1})$	6.28	—	9.37
	NEUT/%	79.3	—	81.8
TnT/$(ng \cdot ml^{-1})$		0.018	—	—
Cr/$(\mu mol \cdot L^{-1})$		129.1	—	109.2
D-Dimer/$(mg \cdot L^{-1})$		1.08	—	—
UA/$(\mu mol \cdot L^{-1})$		—	443.0	—
HCY/$(\mu mol \cdot L^{-1})$		—	10.6	—
NT-proBNP/$(pg \cdot ml^{-1})$		—	1 171	2 007

表51-2 住院期间血压

单位:mmHg

日期	1月25日	1月26日	1月27日	1月28日	1月29日	1月30日	1月31日	2月1日	2月2日	2月3日	2月4日	2月5日
血压	144/78	148/84	146/92	142/95	145/85	144/87	148/90	150/87	155/95	145/90	133/88	134/90

(三)存在问题

1. 血栓通胶囊使用剂量不合理。

2. 中药方剂①中有特殊煎法的中药饮片未注明。

3. 使用盐酸多奈哌齐诊断不足,同时剂量使用不合理。

4. 依托考昔片使用不合理。

(四)分析及药学监护

1. 血栓通胶囊用药分析 该患者使用血栓通胶囊剂量不合理。

(1)血栓通胶囊功效为活血祛瘀,通脉活络。用于脑络瘀阻引起的中风偏瘫,心脉瘀阻引起的胸痹心痛;脑梗死,冠心病心绞痛见上述证候者。

(2)该药说明书用量为1~2粒 t.i.d.;该患者给药方案为3粒 t.i.d.;剂量不合理。

2. 中药方剂①的使用分析 中药方剂①中有特殊煎法的中药饮片未注明。

(1)患者诊断为风痰瘀血,痹阻脉络,治法应为祛风化痰,活血通络。

(2)方中半夏燥湿化痰;红曲、砂仁、茯苓健脾祛湿;丹参、当归、赤芍、川芎活血散瘀;鹿角粉温肾阳行血消肿;黄芪、竹节参补气散瘀;夏天无、灯盏细辛活血祛风通络。全方共奏祛风化痰,活血通络之功,因此使用此方剂合理。

(3)方中鹿角粉的煎法宜为冲服。

3. 该患者使用盐酸多奈哌齐的适宜性分析 该患者使用盐酸多奈哌齐诊断不足同时剂量使用不合理。

（1）根据《卒中后认知障碍管理专家共识 2021》，并没有对该患者进行卒中后认知障碍（PSCI）的筛查和评估，仅根据患者家属诉患者近两日来记忆力稍有下降，认知功能有障碍，就使用盐酸多奈哌齐改善患者认知功能欠妥，同时病历中并未给予相关诊断。

（2）根据《卒中后认知障碍管理专家共识 2021》推荐，胆碱酯酶抑制剂盐酸多奈哌齐可用于卒中后认知障碍的治疗，改善患者的认知功能和日常生活能力（Ⅰ级推荐，A 级证据）。盐酸多奈哌齐说明书规定：初始治疗用量 5mg q.n.；至少维持一个月（一般 4～6 周）；之后可以将剂量增加到 10mg q.n.。该患者刚开始就使用 10mg q.n. 剂量不适宜。

4. 使用依托考昔片的合理性分析　该患者使用依托考昔片不合理。

（1）该患者痛风急性发作，《中国高尿酸血症与痛风诊疗指南（2019）》推荐尽早使用小剂量秋水仙碱或 NSAID，对上述药物不耐受、疗效不佳或存在禁忌的患者推荐全身运用糖皮质激素（1B）。

（2）依托考昔片说明书中明确提到确诊的缺血性心脏病，外周动脉疾病和 / 或脑血管病是依托考昔的使用禁忌，此患者诊断有冠心病、脑梗死，因此使用不合理。

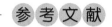

参 考 文 献

[1] 中华医学会神经病学分会，中华医学会神经病学分会脑血管病学组. 中国缺血性卒中和短暂性脑缺血发作二级预防指南 2022[J]. 中华神经科杂志，2022，55（10）：1071-1110.

[2] 舒志刚，徐峻峰. 丁苯酞治疗急性缺血性脑卒中临床疗效的系统评价 [J]. 临床神经病学杂志，2016，29（1）：1-7.

[3] 国家卫生计生委脑卒中防治工程委员会. 中国缺血性脑卒中血脂管理指导规范 [J]. 实用心脑肺血管病杂志，2015，23（4）：117.

[4] 秦秀德，黄燕，朱磊，等. 益脑康对动脉粥样硬化基础急性缺血性中风大鼠脑组织病理及脑组织血管内皮生长因子表达的影响 [J]. 中国实验方剂学杂志，2010，16（16）：166-169.

[5] 《红花黄色素临床应用中国专家共识》编写组. 红花黄色素临床应用中国专家共识 [J]. 中国中西医结合杂志，2017，37（10）：1167-1173.

[6] 中国卒中学会血管性认知障碍分会. 卒中后认知障碍管理专家共识 2021[J]. 中国卒中杂志，2021，16（4）：376-389.

[7] 中华医学会内分泌学分会. 中国高尿酸血症与痛风诊疗指南（2019）[J]. 中华内分泌代谢杂志，2020，36（1）：1-13.

[8] 国家卫生计生委合理用药专家委员会，中国药师协会. 心力衰竭合理用药指南（第 2 版）[J]. 中国医学前沿杂志（电子版），2019，11（7）：1-78.

案例52 中风－中经络（心源性卒中合并肾功能不全）

（一）病例资料

患者，女，79岁，身高155cm，体重46kg，体重指数19.15kg/m²。

主诉：左侧肢体活动不利伴言语不利、口角歪斜1天半。

现病史：患者于昨日中午出现左下肢活动不利，伴有言语含糊，左侧面瘫，服用小活络丸后下肢僵直有所缓解，未予诊治。今日就诊于医院急诊，头颅CT示：右侧基底节及放射冠区脑梗死。考虑"急性脑梗死"，为求系统治疗收入脑病科。

既往史：既往高血压病30年，血压最高160mmHg，常规服用氨氯地平5mg q.d.、比索洛尔2.5mg q.d.。近两日因出现快速心率，最快时120次/min，调整比索洛尔剂量为5mg q.d.。持续性房颤病史2年，帕金森综合征病史，目前口服多巴丝肼1片半q.d.，金刚烷胺1片 b.i.d.，司来吉兰片每日1片；其他略，无异常。

个人史、婚育史、家族史、过敏史：略，无异常。

体格检查：T 36.7℃，R 20次/min，P 60次/min，BP 120/60mmHg。

中医四诊：患者神清，精神弱，面色略暗，形体消瘦。言语謇涩，声音低微，未闻及异常气味。纳眠可，两日未大便，近两日出现小便失禁。舌未诊，脉结、缓。

辅助检查：

4月24日 血常规：WBC 14.85×10⁹/L，NEUT% 82.6%。

4月24日 生化：BUN 12.64mmol/L，Cr 128.9μmol/L，CK 296mmol/L，Glu 6.17mmol/L。

4月24日 凝血功能+D-二聚体：D-Dimer 2.22μg/ml。

4月24日 头颅CT：右侧基底节及放射冠区脑梗死，脑白质病变，脑萎缩，右侧小脑略高密度影，周围环形低密度区。

入院诊断：

中医诊断：中风-中经络（气虚血瘀证）。

西医诊断：①急性脑梗死（右侧颈内动脉系统；心源性卒中可能性大）；②持续性房颤；③肺部感染；④肾功能不全；⑤高血压病2级（很高危）；⑥结肠积气；⑦帕金森综合征；⑧左侧肱骨骨折后；⑨颈椎融合术后。

（二）诊疗过程

初始治疗药物（4月24日）

药品名称	剂量	用法
低分子量肝素钙注射液	4 100AXaIU	i.h. q.12h.
阿托伐他汀钙片	20mg	鼻饲 q.d.
丁苯酞氯化钠注射液	25mg	i.v.gtt. b.i.d.

续表

药品名称	剂量	用法
马来酸桂哌齐特注射液	160mg	i.v.gtt. q.d.
0.9% 氯化钠注射液	250ml	
注射用前列地尔干乳剂	10μg	入壶 q.d.
0.9% 氯化钠注射液	100ml	
注射用美罗培南	1g	i.v.gtt. q.8h.
0.9% 氯化钠注射液	100ml	
左奥硝唑氯化钠注射液	0.5g	i.v.gtt. q.12h.
酒石酸美托洛尔片	6.25mg	鼻饲 b.i.d.
注射用单硝酸异山梨酯	40mg	泵入 once
0.9% 氯化钠注射液	50ml	
甘油灌肠剂	110ml	灌肠 once
肠内营养混悬液（TPF）（1.5kcal/ml）	1 000ml	鼻饲 q.d.

4 月 25 日（D2）

入院第二天，患者留置胃管，鼻饲饮食。查体：双肺呼吸音粗，未及明显杂音，心律绝对不齐，双下肢不肿。

辅助检查：

4 月 25 日 血脂：TC 3.09mmol/L，HDL-C 0.99mmol/L，LDL-C 1.71mmol/L，HCY 29.7μmol/L。

4 月 25 日 糖化血红蛋白：6.5%。

药物治疗调整：

调整：注射用美罗培南 1g i.v.gtt. q.8h. 调整为 1g i.v.gtt. q.12h.。

加用：苯磺酸氨氯地平片 5mg 鼻饲 q.d.。

富马酸比索洛尔片 5mg 鼻饲 q.d.。

单硝酸异山梨酯片 20mg 鼻饲 b.i.d.。

多巴丝肼片 0.25g 鼻饲 t.i.d.。

司来吉兰片 5mg 鼻饲 q.d.。

金刚烷胺片 0.1g 鼻饲 b.i.d.。

叶酸片 5mg 鼻饲 q.d.。

维生素 B_6 片 10mg 鼻饲 q.d.。

甲钴胺片 0.5mg 鼻饲 t.i.d.。

4 月 28 日（D5）

患者病情同前，T 37.0℃，R 30 次 /min，P 140 次 /min，BP 116/60mmHg。

辅助检查：

4 月 28 日 血常规：LY% 13.6%，RBC 3.37×10^{12}/L，Hb 110g/L。

4 月 28 日 急诊生化：ALB 37.86g/L，Cr 113.6μmol/L。

药物治疗调整：

加用中药方剂①：

中药方剂①（配方颗粒）				用法用量
柴胡 24g	酒大黄 6g	大枣 12g	赤芍 9g	每日 1 剂
半夏 9g	生姜 15g	枳实 10g	黄芩 9g	分早晚 2 次温水冲服

加用：盐酸氨溴索注射液 30mg＋0.9% 氯化钠注射液 100ml 入壶 b.i.d.。

吸入用复方异丙托溴铵溶液 2.5ml＋0.9% 氯化钠注射液 5ml 雾化吸入 t.i.d.。

去乙酰毛花苷注射液 0.2mg 入壶 once。

调整：酒石酸美托洛尔片 6.25mg 鼻饲 b.i.d. 调整为 12.5mg 鼻饲 b.i.d.。

4月29日（D6）

患者发热，三日未大便，余同前。T 38.0℃，R 25 次 /min，P 140 次 /min，BP 128/60mmHg。心电监护示：仍为快速房颤，120～140 次 /min。

药物治疗调整：

停用：美罗培南。

加用：注射用头孢哌酮钠舒巴坦钠 1.5g＋0.9% 氯化钠注射液 100ml i.v.gtt. q.12h.。

维生素 B_1 注射液 100mg i.m. q.d.。

呋塞米注射液 10mg 入壶 once。

调整：肠内营养混悬液（TPF）1 000ml 鼻饲 q.d. 调整为 500ml 鼻饲 q.d.。

4月30日（D7）

患者快速房颤，心功能降低，给予地高辛 0.125mg q.o.d. 口服控制心室率，监测心律水平及血钾情况。余同前。

辅助检查：

4月30日 便常规＋隐血未见异常。

药物治疗调整：

停用：酒石酸美托洛尔片。

加用：地高辛片 0.125mg 鼻饲 q.o.d.。

甘油灌肠剂 110ml 灌肠 once。

5月1日（D8）

患者此次急性脑梗死入院，频发房颤，调整低分子量肝素钙为华法林抗凝，监测 INR 水平。余同前。

药物治疗调整：

停用：低分子量肝素钙注射液、中药方剂①。

加用：华法林钠片 3mg 鼻饲 q.d.。

氯化钾缓释片 1g 鼻饲 q.d.。

5月2日（D9）

患者一般状况稳定，关注体温，复查血象。患者下午出现腹泻。

药物治疗调整：

加用：盐酸小檗碱片 0.3g 鼻饲 q.d.。

5月3日（D10）

患者仍腹泻，出现发热。T 38.2℃，R 25 次 /min，P 90 次 /min，BP 120/60mmHg。

药物治疗调整：

加用：双歧杆菌三联活菌胶囊 0.63g 鼻饲 b.i.d.。

5月5日（D12）

患者神清，精神弱，时有躁动，大便失禁，色淡黄，留置胃管，留置尿管。

辅助检查：

血常规：WBC 10.64×10^9/L，LY% 8.3%，NEUT% 81.7%，RBC 3.3×10^{12}/L，Hb 108g/L。

BNP: 8 173pg/ml。

快速肝功能 + 心肌酶：AST 44U/L，LDH 709U/L，CK 194U/L，GGT 44U/L。

急诊生化 + CRP + ALB：ALB 38.7g/L，CRP 15.29mg/L。

凝血四项 + D- 二聚体：PT 60 秒，INR 5.25，PT% 8.7%，APTT 45.3 秒，D-Dimer 2.61μg/ml。

尿常规：BLD +，PRO ++，LEU ++，白细胞（镜检）> 50 个 /HP，红细胞（镜检）4～6 个 /HP。

药物治疗调整：

加用中药方剂②：

中药方剂②（配方颗粒）				用法用量
炙甘草 12g	黄连 3g	黄芩 9g	党参 9g	每日 1 剂
干姜 9g	半夏 9g	大枣 12g		分早晚 2 次温水冲服

停用：华法林片、注射用头孢哌酮钠舒巴坦钠、左奥硝唑氯化钠注射液、氯化钾缓释片。

加用：注射用美罗培南 1g + 0.9% 氯化钠注射液 100ml i.v.gtt. q.12h.。

　　　维生素 K_1 注射液 10mg 肌内注射 once。

　　　地衣芽孢杆菌活菌胶囊 0.5g 鼻饲 t.i.d.。

5月9日（D16）

患者腹泻好转，病情平稳。准予出院。

出院诊断：

中医诊断： 中风 - 中经络（气虚血瘀证）。

西医诊断： ①急性脑梗死（右侧颈内动脉系统；心源性可能性大）；②持续性房颤；③肺部感染；④肾功能不全；⑤高血压病 2 级（很高危）；⑥结肠积气；⑦帕金森综合征；⑧左侧肱骨骨折术后；⑨颈椎融合术后；⑩右肾囊肿；⑪膀胱结石；⑫心功能不全；⑬泌尿系统感染。

出院带药：

药品名称	用药剂量	用法	疗程
阿托伐他汀钙片	20mg	鼻饲 q.d.	7d
苯磺酸氨氯地平片	5mg	鼻饲 q.d.	7d
富马酸比索洛尔片	5mg	鼻饲 q.d.	7d
单硝酸异山梨酯片	20mg	鼻饲 q.d.	7d
多巴丝肼片	0.25g	鼻饲 q.d.	7d

续表

药品名称	用药剂量	用法	疗程
司来吉兰片	5mg	鼻饲 q.d.	7d
金刚烷胺片	0.1g	鼻饲 q.d.	7d
叶酸片	5mg	鼻饲 q.d.	7d
维生素 B_6 片	10mg	鼻饲 q.d.	7d
甲钴胺片	0.5mg	鼻饲 q.d.	7d

（三）存在问题

1. 抗感染方案不合理。

2. 抗凝药物用药时机不适宜，遴选药品不适宜，桥接华法林方案不合理。

3. 中药方剂用法不适宜。

4. 神经营养类辅助用药过多。

（四）分析及药学监护

1. 抗感染治疗方案分析

（1）患者急诊入院，吞咽困难，两年无住院史、未使用过激素类药物，CURB-65 评分 2 分。根据《抗菌药物临床应用指导原则（2015 年版）》，该患者无联合使用抗菌药物的指征。根据《中国成人社区获得性肺炎诊断和治疗指南（2016 年版）》，阿莫西林克拉维酸钾即可覆盖常见致病菌及厌氧菌。如青霉素过敏，宜选用喹诺酮类或谨慎应用碳青霉烯类。判定为抗菌药物遴选不适宜。

（2）美罗培南在肌酐清除率 10～25ml/min，应每 12 小时给药一次，并给予半量。经计算，患者肌酐清除率为 22.62ml/min，未调整剂量，判定为用法用量不适宜。

（3）患者两次更换抗感染方案均未留取痰标本，无法获得病原菌感染的证据。

2. 心源性卒中抗凝治疗方案分析

（1）根据《中国心源性卒中防治指南（2019）》CHA$_2$DS$_2$-VASc 评分 7 分，需抗凝治疗。NIHSS 评分 7 分，应考虑在发病后第三天应用抗凝药物。患者发病后第二天应用，判定为用药时机过早，抗凝前可考虑抗血小板治疗。本例选用低分子量肝素抗凝，但患者 Ccr 为 22.62ml/min，低分子量肝素禁用，应换用普通肝素，判定为遴选药品不适宜。该患者桥接华法林时应每日监测 INR 直到达标后才停用肝素；而非停用肝素后启用华法林治疗。根据《华法林抗凝治疗的中国专家共识》推荐的桥接时机，判定为华法林用法用量不适宜。

（2）患者出血风险 HAS-BLED 评分为 3 分，属于高危人群，需密切监测，但临床疏于监测抗凝指标。该患者应用华法林用药 5 天后初次复查 INR 5.25，尿隐血 ++，未见肉眼血尿，应密切监测出血。处理时停用华法林，肌内注射 10mg 维生素 K_1，高于《华法林抗凝治疗的中国专家共识》推荐肌内注射维生素 K_1（1.0～2.5mg），注射剂量偏大，容易导致再次启用华法林时达标时间延迟，且在给药后未及时复查 INR，未重新启用华法林，卒中再发风险较高。

（3）治疗期间，需注意同服华法林可能存在的药物相互作用，如头孢哌酮舒巴坦、地高辛。同时保证含维生素 K 食物相对恒定。

3. 中药方剂使用分析

（1）中药方剂①为大柴胡汤，出自《伤寒论》汤剂，古方煎法为：上七味，以水一斗二升，煮取六升，去滓，再煎取三升。去滓再煎是一种浓缩煎煮法。常对于和解方有特殊意义。本方在临床使用时为配方颗粒剂，应按照古方煎法启用共煎浓缩，可使药性趋于协调，才能发挥调和脏腑功能、和解少阳枢机作用。另其服用方法应遵照"温服一升，日三服"，对于调节表里寒热虚实的复杂证候，宜遵循应用缓剂或峻剂小量分服用药原则。

（2）中药方剂②为半夏泻心汤，其煎法应同上，应使用煎剂，而非配方颗粒剂，进行共煎浓缩过程，服用时注意缓缓小量分服。

4. 神经营养药物分析　前列地尔、桂哌齐特、丁苯酞注射剂均为神经营养药，为避免增加肾脏负担，应精简处方，故建议停用前列地尔、桂哌齐特。而丁苯酞含有羟丙基倍他环糊精，肌酐清除率小于 30ml/min 者慎用，应加强肾功能监测。

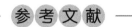

[1] 曾天德. 仲景煎药法及其内涵 [J]. 中华中医药学刊, 2008, 26（2）: 400-401.

[2] 王晓霞, 师桂英, 翟华强, 等. 《伤寒论》去滓再煎方剂煎煮方法与临床应用分析 [J]. 北京中医药, 2017, 36（7）: 648-651.

案例53 中风－中经络（小脑梗死合并肺部感染）

（一）病例资料

患者，男，63岁，身高175cm，体重75kg，体重指数24.49kg/m²。

主诉：言语不清、饮食呛咳3天，双下肢乏力2天。

现病史：患者3天前起床后发现言语不清，头晕，无头痛，无明显肢体乏力，麻木，无恶心呕吐，无四肢抽搐等情况，未予特殊诊治，症状无好转。2天前出现双下肢乏力，以左下肢明显，需1人扶持下可站立及行走，双上肢精细动作轻度受限，遂就诊于医院急诊，行颅脑CT提示脑桥及双侧小脑半球缺血性脑梗死，脑桥为著，予"抗血小板、调脂稳斑"等治疗，并拟"急性脑梗死"收入脑病科。

既往史：3年前在外院诊断高血压病，最高收缩血压达180mmHg，未予任何降血压方案，亦未监测血压。

个人史、婚育史、家族史、过敏史：无烟酒等不良嗜好。已婚已育，子女及配偶体健。否认家族遗传病和传染病病史。否认食物、药物过敏史。

体格检查：T 36.6℃，R 20次/min，P 70次/min，BP 200/100mmHg。神经系统检查：NIHSS评分为4分，GCS评分为15分。神志清楚，发育正常，营养中等，对答切题，自动体位，查体合作。全身皮肤巩膜无黄染，无出血点，浅表淋巴结未扪及肿大。头颅五官外观无畸形，咽无充血，耳鼻无异常，扁桃体不大。颈软，气管居中，甲状腺不大，颈静脉无怒张。胸廓对称无畸形，双侧呼吸动度一致，双侧语颤正常，双肺呼吸音粗，双下肺可闻及少量湿啰音。心前区无隆起，未扪及震颤及心包摩擦感，心率70次/min，心律齐，各瓣膜听诊区未闻及病理性杂音。腹部平坦，腹软，全腹无压痛及反跳痛，未扪及腹部包块，肝脾肋下未扪及，肝肾无叩痛，墨菲征（-），肠鸣音3次/min。脊柱四肢无畸形，双下肢无浮肿。前后二阴未查。

中医四诊：患者精神疲倦，左侧肢体乏力明显，进食呛咳，对答切题，伴有头晕，纳眠欠佳，大小便如常。舌质暗红，苔白稍腻，脉滑。

辅助检查：

1月9日 颅脑CT：脑桥及双侧小脑半球缺血性脑梗死，脑桥为著。

1月9日 血常规、急诊生化、肝功能八项、凝血四项、肌钙蛋白I未见明显异常。

1月9日 血脂：TC 5.56mmol/L，HDL-C 1.0mmol/L，LDL-C 4.1mmol/L。

1月9日 MRI＋MRA：①双侧基底节区、双侧放射冠、半卵圆中心、脑桥双侧腹侧、双侧小脑半球多发脑缺血梗死灶，其中脑桥双侧腹侧病灶考虑为急性脑梗死。②轻度脑萎缩；双侧额窦、上颌窦、筛窦炎；右侧中耳乳突炎。

入院诊断：

中医诊断：中风-中经络（风痰瘀血证，痹阻脉络证）。

西医诊断：①脑梗死（急性期，定位：右侧脑桥，定性：动脉粥样硬化）；②高血压病3级（很高危组）；③肺部感染（待排除）；④手术史（阑尾切除术）。

（二）诊疗过程
初始治疗药物（1 月 9 日）

药品名称	剂量	用法
阿司匹林肠溶片	100mg	p.o. q.d.
硫酸氢氯吡格雷片	75mg	p.o. q.d.
阿托伐他汀钙片	40mg	p.o. q.n.
雷贝拉唑钠肠溶胶囊	20mg	p.o. q.d.
丁苯酞氯化钠注射液	100ml	i.v.gtt. b.i.d.
益脑康胶囊	1.0g	p.o. t.i.d.

1 月 10 日（D2）

患者言语不清无好转，肢体乏力较前加重，左侧肢体明显，进食仍有呛咳，伴有头晕，纳眠欠佳，大小便如常。体格检查：T 36.5℃，R 20 次 /min，P 78 次 /min，BP 160/92mmHg。神经系统查体：NIHSS 7 分，GCS 15 分，构音欠清，对答切题，双侧咽反射减弱，右下肢体肌力 4＋级，左上肢肌力 3 级，左下肢体肌力 2 级，生理反射存在，病理反射未引出。洼田饮水试验 4 级。舌质暗红，苔白稍腻，脉滑。

药物治疗调整：

加用：银荷漱口液 500ml 外用 q.w.。

复方氯化钠注射液 500ml i.v.gtt. b.i.d.。

1 月 11 日（D3）

患者头晕，言语含糊，左侧肢体乏力，口腔控制和后送能力差，吞咽启动延迟，喉上抬幅度可。纳眠欠佳，大小便如常。体格检查：T 36.6℃，R 20 次 /min，P 60 次 /min，BP 162/70mmHg。舌质暗红，苔白稍腻，脉滑。

辅助检查：血常规：WBC 13.41×10^9/L，NEUT% 81.3%。

超敏 C 反应蛋白：18.54mg/L。

药物治疗调整：

加用：注射用头孢哌酮钠舒巴坦钠 3.0g＋0.9% 氯化钠注射液 100ml i.v.gtt. q.12h.。

中药方剂①：

中药方剂①				用法用量
黄芪 45g	川芎 15g	赤芍 15g	毛冬青 30g	每日 1 剂，水煎至 400ml，分早晚 2 次温服
法半夏 15g	石菖蒲 15g	天麻 15g	杜仲 15g	
盐山萸肉 20g	三七片 5g	砂仁(后下)10g	牛膝 15g	

1 月 14 日（D6）

患者有咳嗽，咳黄白痰，胸部不适，打嗝不止，一般情况欠佳。体格检查：T 36.6℃，R 20 次 /min，P 80 次 /min，BP 186/98mmHg。双肺可闻及湿啰音，神经系统检查同前。舌质暗红，苔白稍腻，脉滑。

辅助检查：

血常规：WBC 11.89×10^9/L，NEUT 8.72×10^9/L。

超敏 C 反应蛋白：74.24mg/L。

降钙素原：PCT 0.081ng/ml。

药物治疗调整：

加用：盐酸氨溴索注射液 30mg t.i.d.+0.9% 氯化钠注射液 5ml 雾化 t.i.d.。

　　　盐酸氨溴索注射液 30mg t.i.d.+0.9% 氯化钠注射液 20ml t.i.d. i.v.gtt.。

中药方剂①调整为中药方剂②：

中药方剂②				用法用量
陈皮 15g	法半夏 10g	党参 15g	白术 15g	每日 1 剂，水煎至 400ml，分早晚 2 次温服
茯苓 15g	炙甘草 6g	知母 10g	瓜蒌皮 10g	

1月17日（D9）

患者肢体乏力较前好转，仍有咳嗽，咳黄痰，不易咳出，进食后有腹胀，一般情况欠佳。体格检查：T 36.7℃，R 20 次/min，P 65 次/min，BP 152/79mmHg。双肺可闻及湿啰音，神经系统检查同前。舌质偏红，苔白稍腻，脉浮滑偏数。

辅助检查：

TCD：右侧颈内动脉终末段狭窄（轻度）；右侧椎动脉颅内段及基底动脉未探及血流信号（闭塞可能）；右后交通支开放；左侧椎动脉颅内段血流速度减低。

药物治疗调整：

调整为中药方剂③：

中药方剂③				用法用量
法半夏 15g	白术 15g	天麻 15g	陈皮 15g	
茯苓 20g	炙甘草 10g	生姜 5g	大枣 5g	每日 1 剂，水煎至 400ml，分早晚 2 次温服
党参 15g	郁金 15g	川芎 15g		

1月21日（D13）

患者左侧肢体乏力较前好转，可抬离床面，言语不清，有痰，不易咳出，一般情况尚可。体格检查：T 36.2℃，P 88 次/min，R 20 次/min，BP 140/80mmHg。双肺呼吸音清，未闻及明显啰音。神经系统检查：NIHSS 评分为 6 分，构音欠清，双侧咽反射减弱，右下肢体肌力 5-级，左侧肢体肌力 3 级。舌质偏红，苔白稍腻，脉滑。

药物治疗调整：

加用：厄贝沙坦片 0.15g p.o. q.d.。

　　　丁苯酞软胶囊 0.2g p.o. t.i.d.。

停用：丁苯酞氯化钠注射液 100ml i.v.gtt. b.i.d.。

药物治疗调整：

中药方剂④：中药方剂③加僵蚕 10g，桔梗 15g，浙贝母 10g，枇杷叶 10g。

1月24日(D16)

患者神清，精神可，左侧肢体乏力，可上抬，不能站立及持物，言语不清，无咳嗽咳痰，无发热，无恶心呕吐，胃管固定在位，二便调，眠可。体格检查：T 36.6℃，R 20 次 /min，P 81 次 /min，BP 128/78mmHg。双肺呼吸音清，未闻及明显啰音，神经系统检查同前。舌质淡红，苔薄白，脉滑。

出院诊断：

中医诊断：中风 - 中经络(风痰瘀血证，痹阻脉络证)。

西医诊断：①脑干梗死(急性期，定位：双侧脑桥，定性：动脉粥样硬化)；②基底动脉闭塞(基底动脉远端，考虑闭塞)；③椎动脉闭塞(右侧颅内段)；④高血压病 3 级(很高危组)；⑤肺部感染；⑥手术史(阑尾切除术)。

出院带药：转院不带药。

住院期间主要辅助检查结果见表 53-1。

表 53-1　住院期间主要辅助检查结果

项目		日期		
		1月9日	1月11日	1月14日
血常规	WBC/($\times 10^9 \cdot L^{-1}$)	8.59	13.41	11.89
	NEUT/%	60.9	81.3	8.72
PCT/(ng·ml^{-1})		—	—	0.081
hs-CRP/(mg·L^{-1})		—	18.54	74.24
UREA/(mmol·L^{-1})		5.4	—	—
Cr/(μmol·L^{-1})		63.56	—	—

(三)存在问题

1. 抗感染治疗相关检查及药学监护不充分。
2. 不推荐氨溴索静脉制剂用于雾化吸入。
3. 中药方剂③用药欠佳。

(四)分析及药学监护

1. 脑卒中合并肺炎的抗感染治疗相关检查及药学监护的合理性分析

(1)《中国急性缺血性脑卒中诊治指南 2018》指出：约 5.6% 卒中患者合并肺炎，误吸是主要原因。有误吸风险的患者需选择覆盖厌氧菌的抗菌药物。头孢哌酮舒巴坦属于第三代头孢菌素 + 酶抑制剂，可覆盖大部分的革兰氏阳性菌及阴性菌，对部分厌氧菌如脆弱拟杆菌也能覆盖。

(2)该患者入院第三天出现血象升高，白细胞上升至 13.41×10^9/L，中性粒细胞百分比 81.3%，肺部听诊出现湿啰音，结合患者进食呛咳，大面积脑梗死患者由于吞咽功能受影响，存在误吸的可能，考虑患者合并肺部感染。综合以上因素，选择头孢哌酮舒巴坦抗感染较为合理。

(3)但初始治疗时，未查感染炎性指标 PCT 或肺部影像学，也未进行确定病原体的相关检查。抗菌药物使用近 13 天，仅在使用抗菌药物的第 4 天复查了一次感染相关指标，之后未再进行复查。因此抗感染治疗过程相关指标监测不充分。

(4)患者同时使用双联抗血小板治疗，头孢哌酮舒巴坦主要经胆汁排泄，对肠道产维生素 K 菌群影响较大，长期使用可能会导致维生素 K 的缺乏；且含有 N- 甲基硫化四氮唑类似基团，与维生素 K 竞争性结合 γ- 谷氨酰羧肽酶，可导致维生素 K 合成障碍和低凝血酶原综合征，引起出血，应密切关注凝血指标及出血情况的发生，在整个诊疗过程中并未监测凝血指标。

2. 氨溴索静脉制剂用于雾化吸入的合理性分析 《雾化吸入疗法合理用药专家共识（2019 年版）》中指出：目前国内尚无氨溴索雾化制剂，尽管有较多的临床应用静脉制剂进行雾化治疗的经验报道，但氨溴索注射液说明书并无雾化吸入的用法，其雾化吸入的用法用量、配置浓度及疗效、安全性尚需更多临床研究验证。有效雾化颗粒的直径是能沉积到气道和肺部的雾化颗粒直径，应在 0.5～10μm，以 3.0～5.0μm 最佳，雾化吸入疗法是应用雾化吸入装置，使药液形成粒径 0.01～10μm 的气溶胶微粒被吸入，并沉积于气道和肺部发挥治疗作用，雾化颗粒直径对药物沉积位置有直接影响。因此使用氨溴索静脉制剂雾化吸入尚不推荐。

3. 中药方剂③用药分析

(1)半夏白术天麻汤功能化痰息风，健脾祛湿，主治风痰上扰证。方中半夏燥湿化痰，降逆止呕；天麻平肝息风，而止头眩，二者合用，为治风痰眩晕之要药。白术、茯苓健脾祛湿，能治生痰之源。陈皮理气化痰，气顺则痰消。党参、郁金、川芎健脾行气，补气且能行气。甘草和中调药，加姜、枣以调和脾胃。全方以化痰息风为主，健脾祛湿为辅。

(2)D9 患者肢体乏力较前好转，仍有咳嗽，咳黄痰，不易咳出，进食后有腹胀，舌质偏红，苔白稍腻，脉浮滑偏数，属肺热痰结，治宜加强清肺祛痰之法。半夏白术天麻汤中用于脾湿生痰，痰湿壅遏，风痰上扰证，祛痰止咳之力弱。应加用宣肺利咽，祛痰排脓之品。

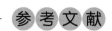

参 考 文 献

[1] 中华医学会神经病学分会，中华医学会神经病学分会脑血管病学组. 中国急性缺血性脑卒中诊治指南 2018[J]. 中华神经科杂志，2018，51（9）：666-682.

[2] β- 内酰胺类抗生素 /β- 内酰胺酶抑制剂合剂临床应用专家共识编写委员会. β- 内酰胺类抗生素 /β- 内酰胺酶抑制剂合剂临床应用专家共识[J]. 中华医学杂志，2015，95（48）：3887-3894.

[3] 中华医学会临床药学分会《雾化吸入疗法合理用药专家共识》编写组. 雾化吸入疗法合理用药专家共识（2019 年版）[J]. 医药导报，2019，38（2），135-146.

案例 54　中风(脑梗死合并冠心病)

(一) 病例资料

患者,男,81 岁,身高 170cm,体重 60kg,体重指数 20.76kg/m²。

主诉: 意识模糊 2 小时。

现病史: 2 小时前患者无明显诱因出现意识模糊,呼之可睁眼,不能言语,反应迟钝,四肢不能活动,伴恶心、呕吐 2 次(非喷射性,呕吐物为胃内容物),无胆汁及血块;无肢体抽搐、大小便失禁等症状;血压 190/100mmHg,遂入本院急诊接受治疗,急诊以"脑梗死"收入脑病科;入院症见:患者嗜睡状态,精神差,呼之睁眼,反应迟钝,不能配合指令,可有自主肢体动作,未再恶心、呕吐、纳眠差,大小便可。

既往史: 2 型糖尿病病史 9 年余,皮下注射精蛋白生物合成人胰岛素注射液,每日 2 次,每次 15 个单位,血糖控制情况不详;高血压病史 1 年余,未予口服抗高血压药,血压控制情况不详;冠心病 4 年余;脑梗死病史 3 年余,经治疗未遗留后遗症,现较规律服用阿司匹林肠溶片每日 1 次,一次 100mg,阿托伐他汀钙片每日 1 次,一次 20mg。

个人史、婚育史、家族史、过敏史: 出生并生长于原籍,无外地久居史;无疫区接触史;否认吸烟、饮酒嗜好。已婚已育,子女及配偶体健。父母已去世。兄弟姐妹 3 人,体健。否认家族遗传病病史。否认食物、药物过敏史。

体格检查: T 37.4℃,R 18 次/min,P 68 次/min,BP 172/80mmHg。神志清楚,查体欠合作,嗜睡状态,高级智能检查不能配合。四肢肌力查体不能完全配合,可自主抬起。肌张力正常,腱反射正常,双下肢病理反射(+),深浅感觉,共济运动不能配合。NIHSS 评分: 8 分(水平 1,提问 1,指令 1,上肢 2,下肢 2,语言 1)。GCS 评分: 12 分(E3V4M5)。余无异常。

中医四诊: 患者面色淡白,意识模糊,嗜睡状态,舌质暗红,苔薄黄,脉弦。

辅助检查:

6 月 23 日　血脂检查: LDL-C 1.91mmol/L。

6 月 23 日　糖化血红蛋白: 7%。

6 月 23 日　尿常规: 尿蛋白(+),尿葡萄糖(+++)。

6 月 23 日　血常规、肝功能、肾功能、粪便常规、电解质、脑钠肽、血栓止血及凝血功能等血液学检查无异常。

6 月 23 日　颅脑 CT: ①双侧基底节区腔隙性梗死灶;②脑白质脱髓鞘;脑萎缩。

6 月 23 日　颅脑弥散加权成像(DWI): ①脑内未见新鲜梗死灶;②双侧基底节区、左侧小脑半球腔隙性梗死。

入院诊断:

中医诊断: 中风(风痰阻络证)。

西医诊断: ①脑梗死;②高血压病 2 级(高危);③冠状动脉粥样硬化性心脏病;④2 型糖尿病。

（二）诊疗过程

初始治疗药物（6月23日）

通用名	剂量	用法
阿司匹林肠溶片	100mg	p.o. q.d.
硫酸氢氯吡格雷片	75mg	p.o. q.d.
注射用奥扎格雷钠	80mg	i.v.gtt.q.d.
0.9%氯化钠注射液	250ml	
阿托伐他汀钙片	20mg	p.o. q.d.
精蛋白生物合成人胰岛素注射液	15U	i.h. b.i.d.
小牛血清去蛋白注射液	1g	i.v.gtt. q.d.
5%葡萄糖注射液	250ml	
银杏内酯注射液	8ml	i.v.gtt. q.d.
0.9%氯化钠注射液	250ml	

6月24日（D2）

患者嗜睡状态好转，神志一般，精神一般，语言可，理解力可，可有自主肢体动作。体格检查：T 36.2℃，R 18次/min，P 80次/min，BP 140/70mmHg。心律齐。四肢肌力恢复正常。

药物治疗调整：

加用：中风回春片 4片 p.o. t.i.d.。

中药方剂①：

中药方剂①				用法用量
北柴胡 10g	黄芩 12g	清半夏 30g	陈皮 10g	
茯苓 15g	麸炒枳实 10g	竹茹 15g	当归 15g	每日1剂，水煎至400ml，分早晚2次温服
丹参 30g	麸炒苍术 10g	豨莶草 30g	桑白皮 15g	
地骨皮 15g	全蝎 10g	蜈蚣 3条	炒僵蚕 30g	
炙甘草 10g				

6月26日（D4）

意识清，反应较前灵敏，可有自主肢体动作，未再恶心、呕吐，大小便可。睡眠欠佳。体格检查：T 36.5℃，R 17次/min，P 68次/min，BP 130/80mmHg，四肢肌力正常，NIHSS评分0分。

辅助检查：

心电图示：前侧壁T波改变。

MRA示：①颅内动脉硬化性改变；②椎基底动脉行走迂曲；③右侧椎动脉纤细并局限性狭窄可能；④右侧大脑后动脉局限性狭窄。

颅脑平扫示：①左侧小脑半球腔隙性梗死；②双侧基底节区血管间隙增宽；③双侧侧脑室旁、放射冠区脑白质脱髓鞘；④双侧上颌窦炎。

药物治疗调整:

加用: 0.9%氯化钠注射液 250ml+注射用益气复脉 3.25g i.v.gtt. q.d.。

通脉养心丸 40 粒 p.o. b.i.d.。

6 月 30 日(D8)

患者精神可,纳眠较前明显改善,最近夜尿增多。体格检查: T 36.5℃, R 17 次/min, P 73 次/min, BP 160/80mmHg。

药物治疗调整:

加用: 尼莫地平片 40mg p.o. q.d.。

7 月 4 日(D12)

神志清,舌苔腻,胃口不好,轻微腹泻无成形便,双下肢轻微水肿。体格检查: T 36.7℃, R 18 次/min, P 71 次/min, BP 155/53mmHg。

辅助检查:

头部血管 MRA 成像示:①双侧颈总动脉主干软斑及钙斑形成;②双侧颈内动脉海绵窦段管壁软斑及钙化斑块形成,管腔轻度狭窄;③右侧椎动脉中远段节段性中-重度狭窄,左侧椎动脉远段钙斑形成,管腔轻度狭窄;④右侧大脑前动脉 A1 段节段性轻度狭窄,左侧大脑前动脉 A2 段中度狭窄;⑤双侧大脑后动脉 P1-P2 段节段性中度狭窄;⑥右侧筛窦炎,双侧甲状腺多发结节。

下肢彩超:双下肢动脉粥样硬化并多发斑块,左侧胫前动脉不完全闭塞,右侧胫前动脉及足背动脉闭塞,左侧小腿肌间静脉增宽。

肝功能、肾功能、电解质无异常。

药物治疗调整:

加用: 迈之灵片 20mg p.o. b.i.d.。

7 月 6 日(D14 出院日)

神志清,反应可,定向力可,语言可,理解力可,可完成指令;四肢肌力、肌张力正常,生理反应存在,病理反应未引出,脑膜刺激征阴性。双下肢水肿症状明显减轻,腹泻好转。病情总体好转,患者要求今日出院。体格检查: T 36.2℃, P 69 次/min, R 19 次/min, BP 161/59mmHg。

出院诊断:

中医诊断:中风(风痰阻络证)。

西医诊断:①脑梗死;②高血压病 2 级(高危);③冠状动脉粥样硬化性心脏病;④2 型糖尿病。

出院带药:

药品名称	剂量	用法	天数(疗程)
尼莫地平片	40mg	一天 2~3 次	7d(长期)
阿司匹林肠溶片	100mg	一天 1 次,晚睡前服用	7d(长期)
硫酸氢氯吡格雷片	75mg	一天 1 次,晚睡前服用	21d
阿托伐他汀钙片	20mg	一天 1 次,定时服用	7d(长期)
精蛋白生物合成人胰岛素注射液	15U	一天 2 次,皮下注射	7d(长期)
通脉养心丸	40 丸	一天 2 次	7d(长期)
迈之灵片	2 片	一天 2 次	7d

住院期间血压、血糖见表 54-1 和表 54-2。

表 54-1　住院期间血压　　　　　　　　　　　　　　　单位：mmHg

日期	6月23日	6月24日	6月25日	6月26日	6月27日	6月28日	6月29日	6月30日	7月1日
血压	172/80	140/70	160/79	130/80	177/65	148/56	162/75	160/80	148/65
日期	7月2日	7月3日	7月4日	7月5日	7月6日	—	—	—	—
血压	154/73	151/64	155/53	118/70	161/59	—	—	—	—

表 54-2　住院期间血糖　　　　　　　　　　　　　　　单位：mmol/L

日期	6月28日晨（空腹）	6月28日晨（餐后2h）	6月30日晨（空腹）	6月30日晨（餐后2h）	6月30日午（餐前）	6月30日午（餐后2h）
血糖	7.5	5.9	7.2	6	7.4	9.8

（三）存在问题

1. 尼莫地平降血压剂量、频次选择不合理。

2. 注射用益气复脉联合通脉养心丸使用不合适。

3. 该患者使用"双抗血小板治疗"，是否需要加用质子泵抑制剂保护胃黏膜，防止出血？

4. 中药方剂用药与证型不符。

（四）分析及药学监护

1. 尼莫地平降血压方案分析　该患者服用尼莫地平降血压的剂量和频次均不合理。

（1）根据《中国急性缺血性脑卒中诊治指南 2018》，约 70% 缺血性卒中患者急性期血压升高，多数患者在卒中后 24 小时内血压自发降低。由于发病后 72 小时内启动降血压治疗的获益尚不明确，AHA/ASA 推荐对收缩压≥200mmHg 或舒张压≥110mmHg，未接受静脉溶栓及血管内治疗，无须紧急降血压处理的严重合并症的患者，可在发病后 24 小时内将血压降低 15%。

（2）该患者有高血压病史 1 年余，未服用药物治疗，且入院时血压 190/100mmHg。6月23日—6月29日患者急性期血压在未服用药物情况下，收缩压和舒张压在 177/56mmHg 左右，未启动降血压治疗。6月30日，患者的神经功能及症状逐步恢复，卒中急性期已过，考虑到患者既往有糖尿病、高血压、冠心病史，且有脑梗死病史等危险因素，ESSEN 评分 6 分，属于卒中复发的高危人群，应进行平稳降血压治疗并加强监测。

（3）尼莫地平为钙离子拮抗剂（CCB），用于缺血性脑血管病、偏头痛、轻度蛛网膜下腔出血所致脑血管痉挛、突发性聋、轻中度高血压。轻中度高血压病合并上述脑血管病者，可优先选用。口服尼莫地平普通制剂用于缺血性脑血管病一日最高 120mg，分 3 次服用，缓释制剂一次 60～120mg，一日 2 次。患者在院期间服用尼莫地平普通制剂 40mg q.d.，血压控制在（118～161）/（53～73）mmHg，建议将给药方案调整为 20mg t.i.d.，后续根据患者血压监测情况调整用法用量。

2. 注射用益气复脉联合通脉养心丸使用分析

（1）注射用益气复脉，方中成分：红参、麦冬、五味子，辅料为葡甲胺、甘露醇。具有益气复脉，养阴生津的功效。用于冠心病劳力性心绞痛气阴两虚证，症见胸痹心痛，心悸气短、倦怠懒言、头晕目眩、面色少华、舌淡、少苔或剥苔，脉细弱或结代；冠心病所致慢性左心功能不全Ⅱ、Ⅲ级气阴两虚证，症见心悸、气短甚则气急喘促，胸闷隐痛，时作时止，倦怠乏力，面色苍白，动则汗出，舌淡、少苔或剥苔，脉细弱或结代。

（2）通脉养心丸，组成包括地黄、鸡血藤、麦冬、甘草、制何首乌、阿胶、五味子、党参、醋龟甲、大枣、桂枝。用于冠心病心绞痛及心律不齐之气阴两虚证，症见胸痛，胸闷，心悸，气短，脉结代。方中甘草益气，缓急养心；党参、大枣补脾益气养心；地黄、制何首乌、阿胶、醋龟甲滋阴润燥，补益精血；五味子、麦冬养心敛汗；鸡血藤活血祛瘀；桂枝通阳化气。诸药合用，具有益气养阴，通脉止痛之功。

（3）通脉养心丸和注射用益气复脉均具有益气复脉、养阴的功效，且组方成分基本相同，都包含麦冬、五味子以养心敛汗，红参和党参都具有补中益气、养血生津的功效。因此，结合两种药物的功效以及组方，住院期间无必要联用，选用一种药物即可。

3. 该患者使用"双抗血小板治疗"，加用质子泵抑制剂保护胃黏膜的方案分析

（1）该患者入院时伴恶心、呕吐（2次、非喷射性，呕吐物为胃内容物）且 NIHSS 评分 8 分，入院后采用双抗治疗。年龄 81 岁，HAS-BLED 出血风险评分为 4 分，属于出血高危人群。根据《预防性使用质子泵抑制剂及处方精简专家指导意见》，评估消化道出血的风险：①消化性溃疡及并发症病史；②消化道出血史；③双联抗血小板治疗或联合抗凝治疗。符合以上≥1项即可预防性使用质子泵抑制剂（PPI）或 H_2 受体拮抗剂。高危患者首选质子泵抑制剂，不能耐受质子泵抑制剂者，可给予 H_2 受体拮抗剂。该患者符合预防性应用胃黏膜保护药的指征。

（2）临床使用的质子泵抑制剂（如奥美拉唑、埃索美拉唑）在肝脏中会抑制 CYP2C19 酶的活性，若两者合并使用会降低氯吡格雷转化为活性代谢产物30%~40%，进而降低氯吡格雷的药理学活性，《急性冠状动脉综合征抗栓治疗合并出血防治多学科专家共识》推荐双抗血小板治疗的患者可以选用雷贝拉唑或泮托拉唑保护胃黏膜。

4. 中药方剂使用分析

（1）中药方剂为温胆汤加减。方中半夏燥湿化痰，和胃止呕；竹茹清热化痰，除烦止呕，两者一温一凉，化痰和胃，止呕除烦；陈皮理气行滞，燥湿化痰；枳实降气导滞，消痰除痞；茯苓、苍术健脾祛湿；柴胡疏泄气机之郁滞；黄芩清泄半表半里之热；丹参、当归活血化瘀；桑白皮泻肺平喘，利水消肿；地骨皮凉血除蒸，清肺降火；豨莶草祛风湿，利关节，解毒；僵蚕息风止痉，祛风止痛，化痰散结；全蝎、蜈蚣息风镇痉，通络止痛，攻毒散结；甘草调和诸药。全方理气化痰，和胃止呕，清热活血，息风止痉。

（2）患者属于急性期，证型为中风 - 风痰阻络证，治法应以息风化痰，活血通络之法，使用理气化痰、和胃止呕的温胆汤为基础方与患者证型不符，选用半夏白术天麻汤为基础方更为适宜。

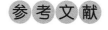

参 考 文 献

[1] 中华医学会神经病学分会，中华医学会神经病学分会脑血管病学组. 中国急性缺血性脑卒中诊治指南 2018[J]. 中华神经科杂志，2018，51（9）：666-682.

[2] 中国中西医结合学会神经科专业委员会. 中国脑梗死中西医结合诊治指南（2017）[J]. 中国中西医结合杂志，2018，38（2）：136-144.

[3] 广东省药学会. 预防性使用质子泵抑制剂及处方精简专家指导意见 [J]. 临床医学研究与实践，2019，4（21）：封3.

案例 55 中风（短暂性脑缺血发作合并冠心病）

（一）病例资料

患者，女，65岁，身高162cm，体重55kg，体重指数20.96kg/m²。

主诉：一过性言语不清20余天，再发加重2天。

现病史：20余天前患者无明显诱因突发言语不清，舌根发硬，口角歪斜，呈一过性，症状持续约3分钟缓解，无吞咽困难、恶心呕吐，肢体活动不遂，遂到当地医院就诊，当地医院查头颅CT示：右侧顶叶片状低密度影，双侧基底节、放射冠区腔隙性脑梗死；头颅MRA示：脑动脉硬化，右侧大脑中动脉严重狭窄，左侧大脑中动脉狭窄，左侧颈内动脉颅内段较对侧纤细，考虑狭窄，左侧大脑后动脉P2段局限性纤细，考虑狭窄。给予口服阿司匹林肠溶片100mg q.d. 联合硫酸氢氯吡格雷片75mg q.d. 抗血小板聚集，瑞舒伐他汀钙片10mg q.d. 调脂稳斑；静脉滴注胞磷胆碱注射液营养神经，疏血通注射液、川芎嗪注射液以活血化瘀，对症治疗10天后好转出院。近2天来，患者上述症状加重，发作次数增加，持续时间较前延长，为求进一步中西医系统治疗，至医院门诊就诊，门诊以"脑梗死"收入脑病科病房。入院症见：患者一过性言语不清，气短乏力，纳眠可，二便调。

既往史：既往脑梗死病史20余年，经治疗后无遗留后遗症，出院后未进行二级预防用药；2型糖尿病10余年，口服二甲双胍缓释片0.5g q.d.，规律服药，血糖控制尚可；高血压病10余年，血压最高达180/110mmHg，口服硝苯地平缓释片20mg，早餐前服用一次，规律服药，血压控制在（140～152）/（90～99）mmHg；冠状动脉粥样硬化性心脏病8年余，时有胸闷不适，未服药。余无异常。

个人史、婚育史、家族史、过敏史：否认吸烟、饮酒等不良嗜好。已婚已育，配偶已故（具体病因不详），子女体健。否认家族遗传病和传染病病史。否认食物、药物过敏史。

体格检查：T 36.5℃，R 17次/min，P 74次/min，BP 140/78mmHg。患者神志清，言语謇涩，听诊双肺呼吸音清，双肺未闻及干湿啰音。心前区无隆起。心率74次/min，心律齐，瓣膜区未闻及病理性杂音。余无异常。

中医四诊：患者面色红润，精神可，形体正常，动静姿态。一过性言语不清，舌根发硬，气短乏力，纳眠可，二便调。舌质暗淡，苔白微腻，脉沉细。

神经系统专科检查：患者神志清，言语謇涩，高级智能检查可，颅神经（-），四肢肌力正常，肌张力可，腱反射正常对称，浅感觉、深感觉及共济运动未见明显异常，病理征（-），闭目难立征（-），余（-），脑膜刺激征阴性，布氏征阴性。NIHSS评分：1分（语言1分）。余无异常。

辅助检查：

6月10日 头颅CT：右侧顶叶片状低密度影，双侧基底节、放射冠区腔隙性脑梗死。

6月10日 头颅MRA：①脑动脉硬化，右侧大脑中动脉严重狭窄，左侧大脑中动脉狭窄；②左侧颈内动脉颅内段较对侧纤细，考虑狭窄；③左侧大脑后动脉P2段局限性纤细，考虑狭窄。

入院诊断：

中医诊断：中风（气虚血瘀证）。

西医诊断：①短暂性脑缺血发作；②急性脑梗死；③高血压病 3 级（很高危）；④2 型糖尿病；⑤冠状动脉粥样硬化性心脏病。

（二）诊疗过程

初始治疗药物（7 月 1 日）

药品名称	剂量	用法
阿司匹林肠溶片	100mg	p.o. q.n.
硫酸氢氯吡格雷片	75mg	p.o. q.d.
瑞舒伐他汀钙片	10mg	p.o. q.d.
盐酸二甲双胍缓释片	0.5g	p.o. b.i.d.
注射用血栓通（冻干）150mg	450mg	i.v.gtt. q.d.
0.9% 氯化钠注射液	250ml	
胞磷胆碱钠注射液	0.25g	i.v.gtt. q.d.
0.9% 氯化钠注射液	250ml	

7 月 2 日（D2）

患者神志清，精神差，一过性言语不清，舌根发硬，气短乏力，纳眠可，二便调。舌质暗淡，苔白微腻，脉沉细。查体：T 36.2℃，R 20 次 /min，P 76 次 /min，BP 140/85mmHg。神经系统专科检查：神志清，言语謇涩，高级智能检查可，NIHSS 评分：1 分（语言 1 分）。余无异常。

辅助检查：

尿常规：Glu（++++），余无异常。

Glu 6.90mmol/L，HCY 9.6μmol/L，HbA1c 8.7%。

血脂：TC 3.45mmol/L，TG 1.61mmol/L，LDL-C 2.22mmol/L。

凝血四项、血常规、肝肾功能、甲状腺功能、电解质未见明显异常。

心电图：正常心电图。

头部 DWI＋MRI：①左侧侧脑室前角旁系腔隙性新鲜梗死灶；②左侧额叶异常信号，考虑为缺血灶；③右侧基底节腔隙性梗死；④右侧额叶、岛叶软化灶；⑤双侧侧脑室旁、放射冠区脑白质脱髓鞘；⑥双侧上颌窦炎。

肺部 CT：①左肺上叶硬结、钙化灶；②两肺下叶早期间质纤维化改变；③右肺中叶纤维灶。

药物治疗调整：

停用：瑞舒伐他汀钙片、胞磷胆碱钠注射液。

加用：阿托伐他汀钙片 80mg p.o. q.d.。

依达拉奉注射液 15ml＋0.9% 氯化钠注射液 100ml i.v.gtt. b.i.d.。

中药方剂①：

中药方剂①				用法用量
黄芪 30g	当归 12g	炒桃仁 12g	山药 12g	饭前/饭后温服 每日 1 剂 200ml 分早晚 2 次服用
赤芍 15g	川芎 15g	地龙 15g	九节菖蒲 12g	
制远志 12g	桔梗 12g	醋郁金 15g	酒女贞子 15g	
墨旱莲 15g	炒酸枣仁 30g	砂仁(后下)12g	甘草 3g	

7月3日(D3)

患者神志清，精神可，一过性言语不清，舌根发硬稍好转，气短乏力，纳眠可，二便调。查体：T 36.3℃，R 19 次/min，P 76 次/min，BP 142/80mmHg。专科检查：同前。

辅助检查：

主动脉弓 + 全脑数字减影血管造影（DSA）：①脑血管斑块形成；②双侧颈内动脉狭窄；③右大脑中动脉闭塞，左大脑中动脉狭窄（>70%）；④右椎动脉开口处狭窄。

7月5日(D5)

神志清，精神可，一过性言语不清发作次数明显减少，舌根发硬进一步好转，气短乏力有改善，纳眠可，二便调。查体：T 36.2℃，R 20 次/min，P 76 次/min，BP（151~152）/（78~80）mmHg。专科检查：同前。

辅助检查：

糖耐量 + 胰岛素释放试验：Glu（0h）10.61mmol/L，Glu（1h）26.09mmol/L，Glu（2h）27.99mmol/L，Glu（3h）21.97mmol/L，Insulin（0h）9.2μIU/ml，Insulin（1h）34.6μIU/ml，Insulin（2h）33.9μIU/ml，Insulin（3h）25.4uIU/ml，C-P（0h）2.29ng/ml，C-P（1h）5.87ng/ml，C-P（2h）7.44ng/ml，C-P（3h）7.18ng/ml。

药物治疗调整：

调整：阿托伐他汀钙片 80mg 调整为 20mg p.o. q.d.。

加用：阿卡波糖片 50mg 控制餐后血糖，一日 3 次，三餐时服用。

7月7日(D7)

神志清，精神可，一过性言语不清发作次数明显减少，舌根发硬进一步好转，气短乏力有改善，纳眠可，二便调。体格检查：T 36.2℃，R 20 次/min，P 74 次/min，BP 140/85mmHg。专科检查：同前。拟 7 月 8 日行椎动脉造影，防止造影剂造成的肾衰竭进而引起二甲双胍蓄积和增加乳酸酸中毒的风险，暂停二甲双胍缓释片。

辅助检查：

动态血糖监测：见表 55-1。

表 55-1 末梢血糖观察表　　　　　　　　　　　　　　　　　　　　单位：mmol/L

测量时间	早餐前	早餐后 2h	午餐前	午餐后 2h	晚餐前	晚餐后 2h
7月6日	8.6	12.2	7.8	9.4	7.5	12.5
7月7日	8.8	9.8	8.3	8.6	8.6	9.6

药物治疗调整：

暂停二甲双胍缓释片。

<u>7月8日（D8）</u>

神志清，精神可，一过性言语不清发作次数明显减少，舌根发硬明显好转，气短乏力进一步所改善，纳可，眠差，二便调。体格检查：T 36.2℃，R 20次/min，P 76次/min，BP（146～147）/（68～80）mmHg。专科检查：神志清，言语流利，高级智能检查可，余无异常。

辅助检查：

椎动脉造影 DSA：右椎动脉狭窄，球囊扩张。

动态血糖监测：空腹血糖 6.6mmol/L，早餐后2小时血糖 9.0mmol/L。

药物治疗调整：

加用：丁苯酞氯化钠注射液 25mg i.v.gtt. q.d.。

低分子肝素钙 2 500IU i.h. b.i.d.。

阿普唑仑片 0.4g p.o. q.n.。

血脂康胶囊 0.6g p.o. b.i.d.。

<u>7月10日（D10）</u>

神志清，精神可，晚上发作一过性言语不清，持续约10分钟自行缓解，气短乏力有改善，纳眠可，二便调。查体：T 36.2℃，R 20次/min，P 76次/min，BP（142～159）/（76～84）mmHg。神经系统专科检查：同前。

辅助检查：

7月9日动态血糖监测：空腹血糖 7.8mmol/L，早餐后2小时血糖 8.8mmol/L。

生化：TP 62.3g/L，ALB 38.1g/L，BUN 2.93mmol/L，UA 131.7μmol/L，Glu 7.13mmol/L。

尿常规：KET（±）。

血常规：RBC 3.50×10^{12}/L，Hb 107g/L，HCT 32.7%。

头颅 DWI：①左侧额叶、双侧顶叶、左侧侧脑室旁、双侧颞叶、左侧枕叶新鲜脑梗死；②右侧额叶软化灶。

患者 DSA 术后未遵医嘱标准制动，至右大腿根部皮下瘀血，查彩超示：右侧股深动脉前方假性动脉瘤形成。

药物治疗调整：

恢复二甲双胍缓释片的正常服用。

中药方剂②：中药方剂①加蝉蜕 6g 以增强息风止痉之功。4剂水煎取汁200ml，分早晚2次，饭前/饭后温服。

停用低分子肝素钙。

<u>7月11日（D11）</u>

神志清，精神可，一过性言语不清未再发作，舌根发硬、气短乏力有改善，纳眠可，二便调。查体：T 36.2℃，R 20次/min，P 78次/min，BP（140～159）/（77～81）mmHg。专科检查：同前。

今日请脑介入科会诊，建议在超引导下行假性动脉瘤凝血酶注射术，与家属沟通后同意手术治疗，故于今日在超引导下行假性动脉瘤凝血酶注射术。

药物治疗调整：

加用：琥珀酸美托洛尔缓释片 23.75mg p.o. q.d.。

<u>7月12日（D12 出院日）</u>

神志清，精神可，一过性言语不清发作次数较前减少，舌根发硬，气短乏力有改善，纳

眠可，二便调。查体：T 36.2℃，R 20 次 /min，P 74 次 /min，BP 134/69mmHg。专科检查无异常。患者病情好转，予以办理带药出院，嘱其门诊随诊，自行加强康复锻炼。

出院诊断：

中医诊断：中风（气虚血瘀证）。

西医诊断：①急性脑梗死；②短暂性脑缺血发作；③右椎动脉球囊扩张术后；④高血压病 3 级（很高危）；⑤2 型糖尿病；⑥冠状动脉粥样硬化性心脏病。

出院带药：

药品名称	剂量	用法	天数（疗程）
阿司匹林肠溶片	100mg	p.o. q.n.	7d（长期）
硫酸氢氯吡格雷片	75mg	p.o. q.n.	7d（3 个月）
阿托伐他汀钙片	20mg	p.o. q.d.	7d（长期，1 个月后复查肝功能）
盐酸二甲双胍缓释片	0.5g	餐时口服 b.i.d.	7d（长期，每周至少监测一次血糖，每三个月测糖化血红蛋白一次）
阿卡波糖片	50mg	餐时口服 b.i.d.	
琥珀酸美托洛尔缓释片	47.5mg	清晨口服 q.d.	7d（长期）

中药方剂：中药方剂①加蝉蜕 6g 共 14 剂，水煎取汁 200ml，分早晚 2 次，饭前 / 饭后温服。

住院期间血压检查结果见表 55-2。

表 55-2 住院期间血压 单位：mmHg

日期	7月1日	7月2日	7月3日	7月4日	7月5日	7月6日
血压	140/78	140/85	142/80	142/70	151/78	146/78
日期	7月7日	7月8日	7月9日	7月10日	7月11日	7月12日
血压	140/85	146/68	142/76	159/80	140/77	134/69

（三）存在问题

1. 调脂稳斑治疗方案不合理。

2. 丁苯酞氯化钠注射液改善侧支循环治疗方案不适宜。

3. 抗凝方案不合理。

4. 中药方剂中酸枣仁、黄芪用药不适宜。

（四）分析及药学监护

1. 调脂稳斑治疗方案分析

（1）《中国缺血性脑卒中和短暂性脑缺血发作二级预防指南 2022》中指出：对于合并颅内外大动脉粥样硬化证据的非心源性缺血性卒中或短暂性脑缺血发作（TIA）患者，推荐给予高强度他汀类治疗，需要时联合依折麦布，将 LDL-C 水平控制在 1.8mmol/L（700mg/L）及以下，或将 LDL-C 水平降低 50% 及以上，以降低卒中和心血管事件风险（Ⅰ级推荐，A 级证据）。

（2）该患者 DSA 提示右大脑中动脉闭塞，左侧大脑中动脉狭窄 70% 以上，且 TIA 进展为急性脑梗死，查 LDL-C 为 2.22mmol/L。根据《中国头颈部动脉粥样硬化诊治共识》，大剂量阿托伐他汀钙片 80mg 可以明显减少动脉粥样硬化病变巨噬细胞含量，抑制斑块炎性反应，对调脂稳斑作用比较大。因此，初始给予患者阿托伐他汀钙片 80mg 强化治疗，该用法用量合理。

（3）在使用他汀类药物前需监测 CK 及肝功能情况，监护患者有无不能解释的肌肉痛、肌无力等，应警惕药品不良反应的发生；患者入院后肝功能正常。入院前服用瑞舒伐他汀钙片调脂稳斑，入院后改为 80mg 阿托伐他汀钙片，降脂方案的调整理论依据不充分，且按照规定服用他汀类药物，尤其是大剂量他汀类药物应予一周后复查肝功能，监测是否有异常，并复查血脂，查看是否达标，如不达标应加用依折麦布治疗。

（4）血脂康胶囊具有调节异常血脂的作用，可降低血胆固醇、甘油三酯、低密度脂蛋白和升高高密度脂蛋白；抑制动脉粥样硬化斑块的形成；保护血管内皮细胞；抑制脂质在肝脏沉积。该药的主要成分是红曲，是曲霉科真菌红曲霉菌，属于中成药范畴，但红曲中含有多种可以抑制胆固醇合成的他汀类成分，其中洛伐他汀的含量最高。原则上与患者目前服用的阿托伐他汀钙片属于重复用药范畴，属于不合理用药。

2. 改善侧支循环治疗方案分析

（1）《中国急性缺血性脑卒中诊治指南 2018》中指出：急性缺血性脑卒中的治疗目的除了恢复大血管再通外，脑侧支循环代偿程度与急性缺血性脑卒中预后密切相关，建议进一步开展临床研究寻找有利于改善脑侧支循环的药物或方法。该指南推荐：依据随机对照试验研究结果，个体化应用丁苯酞可使患者获益（Ⅱ级推荐，B 级证据）。

（2）丁苯酞是国内开发的Ⅰ类化学新药，主要作用机制为改善脑缺血区微循环，促进缺血区血管新生，增加缺血区脑血流。根据药品说明书规定，该药应在发病 48 小时内开始使用，该患者在发病后第 8 天才使用该药，已远远超出 48 小时时间，且目前症状正在逐步好转，无循证证据支持加用该药能进一步改善症状。

3. 抗凝方案分析

（1）《中国缺血性脑卒中和短暂性脑缺血发作二级预防指南 2022》中指出，对于非心源性 TIA 或缺血性卒中患者，推荐给予口服抗血小板药物而非抗凝药物预防卒中及其他心血管事件的发生（Ⅰ级推荐，A 级证据）该患者心电图检查示正常，考虑患者为非心源性疾病引起的 TIA，无使用抗凝方案指征。

（2）《中国缺血性脑卒中急性期诊疗指导规范 2017》中指出：急性期并发症可能出现梗死后出血、深静脉血栓（DVT）形成和肺栓塞等。对于发生 DVT 及肺栓塞高风险且无禁忌者，可给予低分子肝素或普通肝素，有抗凝禁忌者给予阿司匹林治疗。患者并非 DVT 及肺栓塞高风险人群，且为出血高危人群。因此患者在入院第 8 天使用低分子肝素抗凝方案不合理。

4. 中药方剂①的分析 中药方剂①全方为补阳还五汤加减。该方特点为重用黄芪为君，大补元气使气旺血行，周流全身；川芎、赤芍、当归，养血行血；桃仁破结散瘀；地龙通利经络，共奏补气、活血、通络之功；根据患者有冠心病史时有胸闷不适，兼症气短乏力，加菖蒲与远志配伍以交通心肾益肾开窍，女贞子、墨旱莲滋养肝肾，郁金活血行气解郁，砂仁化湿理气，使全方补而不滞，桔梗引药上行。但观全方，兼症"纳眠可"与中药方剂①中酸枣仁用药不一致。

补阳还五汤出自王清任所著的《医林改错》，主治证候为气虚血瘀证，全方通过益气以通络，体现气能行血。方中黄芪为生品，用量大，王清任认为黄芪的用量至少是 2～4 两（清代 1 两约合现在的 37.3g），最大到 8 两；现代一般从 30g 加到 60g，最大用到 120g，在使用时逐渐加量。患者在住院期间中药方剂中黄芪没有逐步调整剂量，恐有益气之力不足而活血之效不佳的情况。

大量的黄芪助阳、助升举很强，不适宜用于阴虚阳亢、痰阻血瘀的患者，若患者出现舌红苔黄、脉洪大有力，不适合使用本方，因此使用本方的患者需要监护证型的变化。

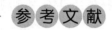

参 考 文 献

[1] 谢惠明，黄享贞，谭丽蓉，等. 轻度转氨酶升高心血管疾病患者使用阿托伐他汀药物的药学监护 [J]. 北方药学，2019，16（7）：136-137.

[2] JARRAR M，BEHL S，MANYAM G，et al. Cytochrome allelic variants and clopidogrel metabolism in cardiovascular diseases therapy[J]. Mol BiolRep，2016，43（6）：473-484.

[3] 李玉敏. 血脂康胶囊联合氨氯地平阿托伐他汀钙片治疗高血压并冠心病的临床疗效及其对血脂、血管内皮功能及炎症的影响 [J]. 实用心脑肺血管病杂志，2016，24（7）：90-93.

案例56 中风（缺血性脑梗死伴继发性癫痫）

（一）病例资料

患者，男性，74岁，身高172cm，体重72kg，体重指数24.34kg/m²。

主诉： 左侧肢体无力3.5小时。

现病史： 患者3.5小时前无明显诱因出现跌扑，左侧肢体无力，言语不清，无意识障碍，遂于医院急诊就诊。头颅CT平扫：双侧基底节区及放射冠多发陈旧性腔隙性脑梗死；脑白质疏松；脑萎缩。头颈部CTA：①主动脉粥样硬化；②双侧颈内动脉颅内段钙化性斑块，管腔轻度狭窄。结合患者症状、体征及辅助检查，考虑急性缺血性卒中，于急诊溶栓后收住脑病科。

既往史： "脑梗死"病史2年，未规律服药；否认"高血压、糖尿病、冠心病"等其他慢性疾病史；否认"肝炎、伤寒、结核"等传染病史；否认重大手术史，否认重大外伤及输血史；否认放射性物质及粉尘接触史。

个人史、婚育史、家族史、过敏史： 生居于南京，否认外地长期旅居史、疫区居住史、疫水接触史。吸烟30余年，1包/d，饮酒30余年，2两/d，否认其他不良嗜好。适龄婚育，配偶及子女体健。否认家族性遗传病及类似疾病史。否认药物及食物过敏史。

体格检查： T 37.0℃，R 16次/min，P 70次/min，BP 171/101mmHg。患者神志清，精神萎靡，反应迟钝，对答切题，粗测嗅觉、双耳听力无异常；双侧瞳孔等大等圆，直径约3mm，双侧对光反射灵敏；右眼球各方向活动可，左眼球活动受限，双眼无眼震，无复视。额纹对称，左侧鼻唇沟变浅，伸舌偏左，悬雍垂居中，咽反射不能配合。颈软，无抵抗，转颈和耸肩有力对称，四肢肌肉无震颤、萎缩，无压痛；右侧肢体肌力5级，左下肢肌力3级，左上肢肌力1级，左侧肢体肌张力增高，右侧肢体肌张力正常；左肱二头肌腱反射（+），右肱二头肌腱反射（++），双膝腱反射（++），左侧巴氏征（+），右侧巴氏征（−），四肢深浅感觉、指鼻试验、跟-膝-胫试验不能配合。脑膜刺激征（−）；认知力、记忆力、理解力、定向力减退。溶栓前NIHSS评分：17分。

中医四诊： 患者舌暗红，苔白腻，脉弦滑，纳差，寐可，小便可。

入院诊断：

中医诊断： 中风（痰瘀滞络证）。

西医诊断： 脑梗死。

（二）诊疗过程

初始治疗药物

药品名称	剂量	用法
硫酸氢氯吡格雷片	75mg	p.o. q.n.
瑞舒伐他汀钙片	10mg	p.o. q.n.
依达拉奉注射液	30mg	i.v.gtt. b.i.d.
0.9%氯化钠注射液	100ml	

药品名称	剂量	用法
丁苯酞氯化钠注射液	100ml	i.v.gtt. b.i.d.
兰索拉唑肠溶片	15mg	p.o. b.i.d.

8月12日(D1)

患者于入院当天16:25突然出现双上肢抽搐,伴口吐白沫,意识不清,予去枕平卧,头偏向一侧,保持气道开放,约2分钟后抽搐渐止,患者呼之不应;16:43患者再次出现双上肢抽搐,予丙戊酸钠800mg静脉推注,约2分钟后患者抽搐渐止,仍呼之不应,予丙戊酸钠400mg静脉滴注;17:06患者出现四肢抽搐,口吐白沫,意识不清,予地西泮注射液10mg缓慢静脉推注,3分钟后患者抽搐渐止,并予地西泮注射液50mg静脉泵入,患者呼之不应,考虑继发性癫痫。

辅助检查:

凝血七项:TT 29.40秒,PT 15.6秒,INR 1.26,APTT 40.4秒,D-Dimer 2.29mg/L,FIB 1.65g/L,FDP 11.47μg/ml。

血常规+超敏C反应蛋白:WBC 10.92×10^9/L,RBC 4.72×10^{12}/L,Hb 157g/L,PLT 253×10^9/L,NEUT% 86.7%,hs-CRP 8.96mg/L。

头颅CT:右侧额顶叶异常密度影,双侧基底节区及脑干多发腔隙性脑梗死;脑白质疏松,脑萎缩;双侧颈内动脉颅内段多发钙化灶。

药物治疗调整:

加用:丙戊酸钠注射液800mg+0.9%氯化钠注射液10ml i.v. q.d.。

丙戊酸钠注射液400mg+0.9%氯化钠注射液250ml i.v.gtt. q.d.。

地西泮注射液50mg+0.9%氯化钠注射液500ml i.v.gtt. q.d.。

停用:硫酸氢氯吡格雷片。

依达拉奉注射液。

丁苯酞氯化钠注射液。

8月13日(D2)

患者嗜睡,呼之能应,反应迟钝,左侧肢体无力较前改善,时有自主活动,言语欠清晰,饮水呛咳,吞咽困难,咳嗽咳痰,发热,T 37.8℃,寐可,小便不能自控。BP 147/89mHg。

辅助检查:

凝血七项:TT 19.30秒,PT 14.6秒,INR 1.11,APTT 34.0秒,FDP 4.50μg/ml,FIB 2.86g/L,D-Dimer 1.04mg/L。

血脂、肾功能:TC 4.68mmol/L,LDL-C 2.82mmol/L,TG 1.22mmol/L,HDL-C 1.96mmol/L,K 3.19mol/L,Cr 62.6μmol/L,BUN 3.00mmol/L,UA 686.4μmol/L。

甲状腺功能七项:TSH 0.37μIU/ml,TT_3 0.53ng/ml,TT_4 66.6ng/ml,FT_3 2.5pg/ml,FT_4 0.66ng/dl,TgAb 5.16IU/ml,抗甲状腺微粒体抗体 1.20IU/ml。

床旁DR片:主动脉粥样硬化;两肺见少许炎症改变。

药物治疗调整:

加用:注射用美罗培南1.0g+0.9%氯化钠注射液100ml i.v.gtt. q.8h.。

氯化钾注射液15ml+5%葡萄糖注射液500ml i.v.gtt. q.d.。

8月14日(D3)

患者嗜睡,左下肢肌力4级,左上肢肌力3级,左侧肢体肌张力增高,左侧肢体无力较前改善,言语清晰。T 38.8℃,BP 167/86mmHg,余情况同前。

辅助检查:

1.5T 颅脑磁共振平扫 + DWI + FLAIR:右侧顶枕叶出血灶可能,必要时 SWI 检查;右侧小脑桥臂、左侧基底节区及两侧半卵圆中心亚急性腔隙性脑梗死灶;脑内多发陈旧性脑梗死及缺血灶;老年性脑改变。

药物治疗调整:

停用:丙戊酸钠注射液、注射用美罗培南。

加用:丙戊酸钠口服溶液 600mg b.i.d. 鼻饲。

苯磺酸左氨氯地平片 5mg q.d. 鼻饲。

缬沙坦氢氯噻嗪片 80mg q.d. 鼻饲。

注射用头孢西丁钠 2g i.v.gtt. q.8h.。

8月15日(D4)

患者神清,精神萎靡,左侧肢体无力明显改善,四肢肌力正常,肌张力增高,T 38.6℃,BP 148/99mmHg,余情况同前。

辅助检查:

血常规 + 超敏C反应蛋白:WBC 9.56×10^9/L, RBC 4.71×10^{12}/L, Hb 159g/L, PLT 231×10^9/L, NEUT% 61.3%。

肾功能:BUN 2.2mmol/L, Cr 64.1μmol/L, UA 707μmol/L, K 3.36mmol/L。

加用中药方剂①:

中药方剂①				用法用量
天麻10g	钩藤30g	煅石决明30g	黄芩10g	每日1剂,水煎至400ml,分早晚2次温服
生地黄10g	石斛10g	麸炒僵蚕10g	酒地龙10g	
烫水蛭5g	茯神15g	炒酸枣仁15g		

8月16日(D5)

患者神清,精神一般,夜间时有烦躁,认知力、理解力、记忆力、定向力明显减退。BP 140/88mmHg,余情况同前。

药物治疗调整:

加用:氯化钾缓释片 1g p.o. t.i.d.。

奥氮平片 5mg 鼻饲 q.n.。

盐酸多奈哌齐片 5mg 鼻饲 q.n.。

停用:缬沙坦氢氯噻嗪片、氯化钾注射液。

8月20日(D9)

BP 125/73mmHg,一般情况同前。

药物治疗调整:

停用:头孢西丁钠、盐酸多奈哌齐。

调整为中药方剂②:

中药方剂②				用法用量
制天南星 10g	川芎 10g	赤芍 15g	天麻 10g	每日 1 剂,水煎至 400ml,分早晚 2 次温服
钩藤 30g	石斛 10g	酒地龙 10g	烫水蛭 3g	
熟大黄 10g	炙甘草 3g	石菖蒲 8g	天竺黄 10g	
桔梗 6g	炒稻芽 12g	炒麦芽 12g		

8 月 23 日(D12)

患者一般情况同前。

辅助检查:

血常规:WBC 4.70×10^9/L,RBC 4.29×10^{12}/L,Hb 145g/L,PLT 235×10^9/L,NEUT% 59.8%。

血生化:BUN 3.52mmol/L,Cr 66.8μmol/L,TP 63.40g/L,A/G 1.4,K 4.28mmol/L,UA 312.6μmol/L。

超声心动图(常规):室间隔稍厚,主动脉瓣轻度反流;三尖瓣轻度反流;左心室舒张功能减退。

颈动脉、椎动脉彩超二维显像:双侧颈动脉粥样硬化伴右侧斑块形成。

药物治疗调整:

停用:丙戊酸钠口服液。

加用:丙戊酸钠缓释片 0.5g p.o. b.i.d.。

8 月 24 日(D13)

患者神清,精神可,左侧肢体活动尚可,可独立行走,无特殊不适,次日予以出院。

出院诊断:

中医诊断:中风病(痰瘀滞络证)。

西医诊断:①脑梗死;②继发性癫痫;③脑内出血;④高血压病 1 级(高危);⑤肺部感染。

出院带药:

药品名称	剂量	用法	天数
苯磺酸左氨氯地平片	5mg	p.o. q.d.	7d
瑞舒伐他汀钙片	10mg	p.o. q.n.	7d
丙戊酸钠缓释片	0.5g	p.o. b.i.d.	7d
硫酸氢氯吡格雷片	75mg	p.o. q.d.	7d
兰索拉唑肠溶片	15mg	p.o. b.i.d.	7d

(三)存在问题

1. 美罗培南与丙戊酸钠联用不合理。

2. 中药方剂①使用不合理。

3. 左旋氨氯地平联合缬沙坦氢氯噻嗪降血压不合理。

(四)分析及药学监护

1. 美罗培南和丙戊酸钠联用的分析

(1)丙戊酸钠和美罗培南存在药物相互作用,同时使用两种药物,会通过吸收、分布、代谢、排泄四个环节来降低丙戊酸钠的血药浓度，从而影响抗癫痫的治疗。

（2）有研究显示增加丙戊酸钠的剂量无法弥补美罗培南与丙戊酸钠相互作用导致的血药浓度降低。因此，我们只能通过药敏试验结果来更换抗菌药物或者通过更换抗癫痫药物来避免此种药物相互作用的发生。

（3）根据患者的感染症状及检验检查结果，该患者非危及生命的重症感染，也无多重耐药菌感染的高危因素，无使用特殊级抗菌药物美罗培南的指征，故更换抗感染药物为头孢西丁更合理。

2. 患者的辨证及中药方剂①的分析

（1）中药方剂①为天麻钩藤饮加减，主治肝阳上亢，风火上扰证。

（2）方中天麻、钩藤平肝息风，石决明镇肝潜阳，黄芩清热泻火，生地黄清热凉血，养阴生津，石斛益胃生津，滋阴清热，僵蚕息风止痉，祛风止痛，地龙性善走窜，长于通络，烫水蛭破血逐瘀与地龙联用增强活血破瘀之功，酸枣仁、茯神宁心安神定志。

（3）根据患者舌暗红，苔黄腻，脉弦滑，左侧肢体无力，言语不清，纳差，寐可，小便尚可，无恶心呕吐、胸闷心慌、头晕头痛。辨证为"痰瘀滞络"，治宜化痰祛瘀通络。

（4）天麻钩藤饮适用于肝阳上亢、风火上扰证，不适合该患者，选方不合理。

3. 左旋氨氯地平联合缬沙坦氢氯噻嗪降血压方案的分析

（1）利尿剂、β受体拮抗剂、CCB、ACEI及ARB为高血压初始治疗药物，可单独或联合应用。苯磺酸左氨氯地平起效平缓、作用平稳、持续时间久。缬沙坦氢氯噻嗪是复方制剂，降血压作用平稳，可以抵消两种药物对血钾水平的影响。

（2）患者多次查血钾都低于正常值范围，一直给予补钾治疗。而氢氯噻嗪有排钾的作用，与患者的治疗目标相悖。同时，患者有高尿酸血症，也不适宜使用氢氯噻嗪。

（3）患者入院血压171/101mmHg，急性期不必严格控制血压，起始联合使用三种抗高血压药欠合理，急性期后可以先给予患者1～2种抗高血压药，监测患者血压水平，对抗高血压药进行调整。

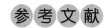

参 考 文 献

[1] WU C C, PAI T Y, HSIAO F Y, et al. The effect of different carbapenem antibiotics（ertapenem，imipenem/cilastatin，and meropenem）on serum valproic acid concentrations[J]. Ther Drug Monit, 2016, 38: 587-592.

[2] HUANG C R, LIN C H, HSIAO S C, et al. Drug interaction between valproic acid and carbapenems in patients with epileptic seizures[J]. Kaohsiung J Med Sci, 2017, 33（3）: 130-136.

[3] WEN Z P, FAN S S, DU C, et al. Drug-drug interaction between valproic acid and meropenem: a retrospective analysis of electronic medical records from neurosurgery inpatients[J]. J Clin Pharm Ther, 2017, 42（2）: 221-227.

案例 57 中风(脑梗死伴肺部感染)

(一)病例资料

患者,女性,77 岁,身高 1.56m,体重约 54.3kg,体重指数 22.31kg/m²。

主诉:言语不利 3 小时。

现病史:患者今晨 6:45 左右无明显诱因下出现言语不利,口角歪斜,当时自测血压 129/80mmHg,休息后未好转。后患者至医院急诊就诊,查心电图正常。头颅 CT 示:①双侧脑室旁脑白质缺血性改变;②双侧颈内动脉颅内段多发钙化灶。现患者为求进一步治疗入住脑病科。

既往史:有"高血压病"病史 10 年余,平素使用苯磺酸左氨氯地平 2.5mg q.d.,酒石酸美托洛尔片 11.875mg q.d.,血压控制尚可;有"冠状动脉粥样硬化性心脏病"病史 4 年,平素口服阿司匹林 100mg q.d.;有类风湿关节炎病史 30 年,服用艾拉莫得 25mg q.d.,甲泼尼龙 4mg q.d.。否认"肝炎、伤寒、结核"等传染病史。曾行髋关节置换、膝关节手术,具体不详,否认其他重大外伤、手术及输血史。

个人史、婚育史、家族史、过敏史:生于本地,无疫区接触史,无不良生活史,无烟酒等不良嗜好。适龄婚育,配偶及子女体健。否认家族性遗传病及类似疾病史。否认药物及食物过敏史。

体格检查:T 36.9℃,R 20 次/min,P 70 次/min,BP 164/81mmHg。

患者神清,精神欠振,言语不利,粗测嗅觉、视觉、听觉正常,双侧瞳孔等大等圆,直径约 3.0mm,对光反射稍差,双眼球向右侧凝视,向左活动不到边。无视野缺损,额纹对称,左右侧鼻唇沟稍浅,左右侧口角稍低,伸舌居中,咽反射存在。颈软,无抵抗。肌肉无震颤、萎缩,未及压痛。四肢肌力基本正常,未见明显病理征。指鼻试验欠稳准。深浅感觉未见明显异常,记忆力、计算力下降,定向力、理解力正常。NIHSS:4 分。

中医四诊:患者舌质红,苔薄腻,脉弦有力,纳可,寐可,二便调。

辅助检查:

CT 平扫:①双侧脑室旁脑白质缺血性改变;②双侧颈内动脉颅内段多发钙化灶。建议进一步头颅 MRI 及 CE-MRA 检查。

入院诊断:

中医诊断:中风病(风痰阻络证)。

西医诊断:①脑梗死;②高血压病 2 级(? 危);③冠状动脉粥样硬化性心脏病。

(二)诊疗过程

初始治疗药物(7月2日)

药品名称	剂量	用法
阿加曲班注射液	20mg	i.v.gtt. q.8h.
0.9% 氯化钠注射液	100ml	

续表

药品名称	剂量	用法
硫酸氢氯吡格雷片	75mg	p.o. q.n.
依达拉奉注射液	30mg	i.v.gtt. b.i.d.
0.9% 氯化钠注射液	100ml	
阿托伐他汀钙片	20mg	p.o. q.n.
丁苯酞注射液	100ml	i.v.gtt. b.i.d.
甲泼尼龙片	4mg	p.o. q.d.
碳酸钙 D_3 片	1 片	p.o. q.d.
氯化钾缓释片	1g	p.o. t.i.d.

7月3日（D2）

患者精神欠振，左侧肢体活动不利较前好转，后枕部头痛减轻。言语不利，口角歪斜，眼球向右侧凝视，向左活动不到边，无视野缺损，额纹对称，左右侧鼻唇沟稍浅，左右侧口角稍低，伸舌偏左，咽反射存在。左上肢肌力 3 级，左下肢肌力 4 级，右侧肢体肌力基本正常，左侧肢体浅感觉减退，病理征（－）。颈软，无抵抗。肌肉无震颤、萎缩，未及压痛。

辅助检查：

血常规：WBC 6.62×10^9/L，NEUT% 76.3%，RBC 3.12×10^{12}/L，Hb 120g/L，PLT 344×10^9/L。

凝血七项：D-Dimer 2.46mg/L，FDP 12.21μg/ml。

肾功能：BUN 5mmol/L，Cr 170.4μmol/L，K 2.88mmol/L，Ca 2.09mmol/L。

心电图检查：正常。

药物治疗调整：

加用：中药方剂①

中药方剂①				用法用量
制天南星 10g	川芎 10g	赤芍 15g	天麻 10g	每日 1 剂，水煎至 400ml，分早晚 2 次温服
钩藤 30g	石斛 10g	麸炒僵蚕 10g	酒地龙 10g	
烫水蛭 5g	石菖蒲 10g			

7月5日（D4）

患者今体温仍高，T 38℃，咳嗽有痰。两肺呼吸音粗，闻及湿啰音。左侧肢体活动不利较前好转，头痛间作，言语不利，口角歪斜，双眼向右侧凝视，舌质红，苔薄腻，脉弦有力，二便调。

辅助检查：

血常规＋超敏 C 反应蛋白：WBC 13×10^9/L，NEUT% 75.8%，RBC 4.4×10^{12}/L，Hb 139g/L，PLT 364×10^9/L，hs-CRP 37.56mg/L。

凝血七项：TT 21.90 秒，D-Dimer 7.21mg/L，FDP 23.43μg/ml。

肾功能：BUN 4.2mmol/L，Cr 166.7μmol/L，K 3.6mmol/L，Ca 2.04mmol/L。

抗核抗体测定（ANA）（ELISA 法）：抗核抗体定量测定 >500U/ml。

免疫八项：IgG 15.80g/L，补体 C 30.78g/L，RF 662.00U/ml，CRP 42.10mg/L。

头颅 CT 平扫：①右侧大脑半球大片脑梗死灶；②双侧脑室旁脑白质缺血性改变；③双侧颈内动脉颅内段多发钙化灶。

药物治疗调整：

加用：注射用头孢哌酮钠舒巴坦钠 3g i.v.gtt. q.12h.。

氨溴索注射液 60mg＋0.9% 氯化钠注射液 100ml i.v.gtt. b.i.d.。

7 月 6 日（D5）

患者一般情况同前。

药物治疗调整：

中药方剂①调整为中药方剂②。

中药方剂②				用法用量
天麻 10g	钩藤 30g	石菖蒲 6g	川芎 10g	
丹参 30g	黄芩 10g	姜竹茹 10g	黄连 3g	每日 1 剂，水煎至 400ml，分早晚 2 次温服
酒地龙 10g	肉桂 2g	法半夏 10g	蜜远志 6g	
生地黄 30g	蚕沙 10g	煅青礞石 30g	石斛 15g	

7 月 7 日（D6）

患者体温趋于正常，咳嗽偶有痰。双下肺未及湿啰音和杂音，余情况同前。

辅助检查：

血常规＋超敏 C 反应蛋白：WBC 11.94×10^9/L，NEUT% 75.7%，RBC 4.05×10^{12}/L，Hb 128g/L，PLT 301×10^9/L，hs-CRP 38.39mg/L。

痰培养＋药敏试验：流感嗜血杆菌，头孢哌酮舒巴坦敏感。

胸部＋头颅 CT：①右侧额顶颞枕叶大面积梗死，较前范围略增大；②双侧颈内动脉颅内段钙化灶；③左肺上叶舌段及两肺下叶机化性炎症，左肺上叶陈旧性病变，建议治疗后复查；④双侧胸膜增厚及胸腔内少量积液；⑤主动脉及冠状动脉粥样硬化，胸椎退变；⑥食管裂孔疝伴食管扩张及液体潴留；⑦肝右后叶钙化灶。

7 月 9 日（D8）

患者神志清，精神尚可，头痛减轻，不发热，偶有咳嗽，咳痰好转。左右侧鼻唇沟稍浅，左侧口角稍低，伸舌偏左，咽反射存在。左上肢肌力 3 级，左下肢肌力 4 级。舌质红，苔薄腻，脉弦有力。

辅助检查：

凝血七项：D-Dimer 2.11mg/L，FDP 6.51μg/ml。

血常规＋超敏 C 反应蛋白：WBC 9.17×10^9/L，NEUT% 64.3%，RBC 4.3×10^{12}/L，Hb 120g/L，PLT 370×10^9/L，hs-CRP 10.74mg/L。

甲状腺功能：TT_3 0.35ng/ml，FT_3 2.4pg/ml，TSH 11.36μIU/ml，TgAb 8.45IU/ml。

血生化：TP 62g/L，ALB 33.7g/L，A/G 1.2，UA 116.2μmol/L，P 0.69mmol/L，Ca 1.93mmol/L，CK-MB 10U/L，Cr 165.8μmol/L。

7 月 10 日（D9）

患者近 2 日午餐后出现出冷汗、胸闷等不适症状，无黑矇晕厥。未发热，咳嗽咳痰基本好转。

辅助检查：

HCY 19.36μmol/L。

药物治疗调整：

停用：注射用头孢哌酮钠舒巴坦钠、氨溴索注射液、阿加曲班注射液。

加用：甲钴胺片 0.5g p.o. t.i.d.。

　　　叶酸片 5mg p.o. t.i.d.。

7 月 14 日（D13）

患者神志清，精神尚可，左侧肢体活动尚可，头痛未作，言语不利好转，口角歪斜，眼球活动正常，纳寐可，二便调。左侧鼻唇沟稍浅，左侧口角稍低，伸舌偏左，咽反射存在。左上肢肌力 4 级，左下肢肌力 4 级，右侧肢体肌力基本正常，左侧肢体浅感觉减退，病理征（-）。

辅助检查：

动态心电图（组套）：平均心率是 74 次 /min，最小心率是 55 次 /min，最大心率是 94 次 /min，共分析心搏总数 101 150 次，窦性心律，房性期前收缩有 9 次，部分时段 T 波低平。

7 月 15 日（D14）

患者经治疗症状较前明显好转，予以办理出院。

出院诊断：

中医诊断：中风病（风痰阻络证）。

西医诊断：①脑梗死；②高血压病 2 级（？危）；③冠状动脉粥样硬化性心脏病；④类风湿关节炎；⑤肺部感染；⑥肾功能不全。

出院带药：

药品名称	剂量	用法	天数
硫酸氢氯吡格雷片	75mg	p.o. q.n.	7d
阿托伐他汀钙片	20mg	p.o. q.n.	7d
甲泼尼龙片	4mg	p.o. q.d.	7d
碳酸钙 D₃ 片	1 片	p.o. q.d.	7d
氯化钾缓释片	1g	p.o. t.i.d.	7d
兰索拉唑肠溶片	30mg	p.o. q.d.	7d
甲钴胺片	0.5mg	p.o. t.i.d.	7d
叶酸片	5mg	p.o. t.i.d.	7d

（三）存在问题

1. 中药方剂①使用不合理。

2. 止咳化痰方案不合理。

3. 神经保护方案不合理。

（四）分析与药学监护

1. 患者的辨证及中药方剂①的分析

（1）中药方剂①为通脑饮加减，具有息风化痰、活血通络之功，主治痰瘀滞络证。

（2）方中制天南星燥湿化痰，祛风止痉；石菖蒲开窍豁痰，醒神益智；地龙性善走窜，长于通络,烫水蛭破血逐瘀,与地龙联用增强活血破瘀之功;天麻、钩藤平肝息风;僵蚕息风止痉,祛风止痛;川芎活血行气,祛风止痛;赤芍清热凉血,散瘀止痛;石斛益胃生津,滋阴清热;全方紧扣病机,痰瘀并治。

(3)根据患者言语不利,无恶心呕吐,无胸闷心慌,无头晕头痛,舌质红,苔薄腻,脉弦有力,纳可,寐可,二便调。当属辨证为"风痰阻络证",治宜祛风化痰通络。

(4)通脑饮适用于痰瘀滞络证,不适合该患者,选方不合理。

2. 止咳化痰方案分析

(1)该患者入院后给予 0.9% 氯化钠注射液 100ml+注射用盐酸氨溴索 60mg i.v.gtt. b.i.d.。根据该药物说明书,溶媒和给药频率合理,剂量为超说明书剂量(说明书上单次最大剂量为 30mg,每日最大剂量为 90mg)。

(2)氨溴索的疗效是剂量依赖性的,因此临床上广泛存在氨溴索的超剂量使用。FDA 已批准氨溴索注射液增加"手术后肺部并发症的预防性治疗"的适应证,但并未调整日最大剂量。而德国版氨溴索注射液说明书指出用于重症患者的预防时剂量可达 1g/d(5 天)。我国的《胸外科围手术期肺部并发症防治专家共识》中指出对于围手术期存在高危因素的患者可以预防性应用氨溴索,1g/d。这些资料均证明氨溴索是安全范围比较大的药物。

(3)结合本病例分析,该患者是肺部感染引起的痰多,使用氨溴索注射液的目的是止咳化痰。因此,本着用药规范的原则,不建议医生超剂量使用该药。

3. 神经保护方案分析

(1)在《中国急性缺血性脑卒中诊治指南 2018》中提到,神经保护药物可以改善缺血性脑卒中患者的预后,改善神经功能的缺损程度。建议的药物有依达拉奉、胞磷胆碱、吡拉西坦等。

(2)依达拉奉是一种抗氧化剂和自由基清除剂,国内外多个随机双盲安慰剂对照试验提示依达拉奉能改善急性脑梗死的功能结局。在早期给予患者依达拉奉,可抑制梗死周围局部脑血流量的减少,可阻止脑水肿和脑梗死的进展。

(3)患者处于脑梗死的急性期,肾功能检查显示,肌酐水平高于正常值,且患者的年龄较大,已 77 岁,使用依达拉奉可能会加重患者肾功能不全,因此,权衡利弊,建议患者不使用该药,可选用胞磷胆碱。如确需使用依达拉奉需要严密检查患者肾功能。

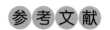

参 考 文 献

[1] 王天佑. 胸外科围手术期肺部并发症防治专家共识 [J]. 中华胸心血管外科杂志, 2009(4): 217-218.

[2] 中华医学会神经病学分会,中华医学会神经病学分会脑血管病学组. 中国急性缺血性脑卒中诊治指南 2018[J]. 中华神经科杂志, 2018, 51(9): 666-682.

四、脾胃病科案例

案例58 久痢（溃疡性结肠炎合并缺铁性贫血）

（一）病例资料

患者，女，46岁，身高158cm，体重50kg，体重指数20.03kg/m²。

主诉： 反复腹痛伴血便6年，加重10余天。

现病史： 患者6年前开始出现腹痛、解黏液血便，色暗红，约20次/d，便后腹痛缓解不明显，外院肠镜示：溃疡性结肠炎。予美沙拉嗪栓剂后腹痛缓解，血便次数可降至2～3次/d，后患者用药期间出现颜面部浮肿，遂停用。近5年反复腹痛、黏液血便，不规律服用甲泼尼龙片（16mg q.d.），病情时有反复。10天前患者出现腹痛加重，大便30～40次/d，量少，伴疲倦乏力，纳差，现为求进一步诊治，门诊以"溃疡性结肠炎"收入脾胃病科。

既往史： 否认肝炎、结核等传染病病史；否认高血压、糖尿病、冠心病；否认化学性物质、放射性物质、有毒物质接触史。

个人史、婚育史、家族史、过敏史： 对头孢唑林钠过敏，具体不详；对美沙拉嗪栓剂过敏，表现为颜面部浮肿；否认食物过敏史，余无特殊。

体格检查： T 36.5℃，R 20次/min，P 101次/min，BP 128/85mmHg。神志清楚，精神疲倦，语音清晰，查体合作，对答切题。胸廓未见异常，胸骨无压痛，乳房正常对称。呼吸运动未见异常，叩诊清音，呼吸规整，双肺呼吸音清晰，双侧肺未闻及干湿啰音，无胸膜摩擦音。心率101次/min，心律齐。

中医四诊： 望，形体中等，营养良好，自动体位，舌红，苔白腻；闻，无呃逆、嗳气、哮鸣、呻吟等异常声音，无特殊气味；问，下腹部疼痛，解血便约20～30次/d，无黏液，便后痛解，口干，无口苦，无反酸嗳气，无恶心呕吐，无恶寒发热，纳差，眠可，小便正常；切，腹软，无包块、癥瘕积聚，无压痛、反跳痛，下肢无水肿，肤温正常，脉弦滑数。

辅助检查：

血液分析：WBC 8.95×10^9/L，NEUT% 52.7%，Hb 83g/L，PLT 727×10^9/L，CRP 46.96mg/L。

凝血四项：APTT 17.2秒，FIB 4.99g/L。

生化八项：K 4.07mmol/L，Glu 8.15mmol/L。

肠镜示：全结肠病变呈连续性分布，黏膜充血水肿、血管纹理模糊，可见点状糜烂，片状不规则溃疡，可见较多指状息肉，表面充血明显，肠腔内多处脓性分泌物附着，诊断结果：炎症性肠病（溃疡性结肠炎）。

入院诊断：

中医诊断：久痢（大肠湿热证）。

西医诊断：①溃疡性结肠炎（全结肠，慢性复发型，活动期，重度）；②缺铁性贫血（中度）。

（二）诊疗过程

初始治疗药物（10月4日）

药品名称	剂量	用法
复方氨基酸注射液（18AA-Ⅱ）	500ml	i.v.gtt. q.d.
10%氯化钾注射液	10ml	i.v.gtt. q.d.
注射用脂溶性维生素Ⅱ	10ml	
灭菌注射用水	10ml	
葡萄糖氯化钠注射液	500ml	
地塞米松磷酸钠注射液	5mg	i.v.gtt. q.d.
0.9%氯化钠注射液	100ml	
肠炎安片	4片（1g）	p.o. t.i.d.
复方谷氨酰胺肠溶胶囊	2粒	p.o. t.i.d.
双歧杆菌三联活菌胶囊	2粒（420mg）	p.o. t.i.d.
云南白药	1g	灌肠 once
双料喉风散	2.2g	

10月5日（D2）

患者神清，精神疲倦，下腹部疼痛，昨日解血便16次，无黏液，便后痛解，口干，无口苦，无反酸嗳气，无恶心呕吐，无恶寒发热，纳差，眠可，小便正常。体格检查：T 36.9℃，R 20次/min，P 70次/min。肠鸣音活跃，6次/min。舌红，苔白腻，脉弦滑。

辅助检查：

生化全套：TBIL 2.0μmol/L，IBIL 0.8μmol/L，TP 49.2g/L，ALB 28.2g/L，PAB 148.4mg/L，TG 1.98mmol/L，HDL-C 0.95mmol/L，HCY 3.8μmol/L，Ca 2.04mmol/L。

大便检查：隐血（±）。

ESR：27mm/h。

药物治疗调整：

停用：复方谷氨酰胺肠溶胶囊、云南白药、双料喉风散。

加用：维D钙咀嚼片0.75g p.o. q.d.。

　　　氯化钾缓释片0.5g p.o. t.i.d.。

　　　中药口服方剂①，中药灌肠方剂

中药口服方剂①				用法用量
白术10g	白扁豆10g	茯苓15g	桔梗5g	每日1剂
莲子肉10g	熟党参20g	山药15g	砂仁10g	煎煮至400ml，分早晚2次温服
薏苡仁15g	山药15g	炙甘草6g	鸡内金10g	

中药灌肠方剂				用法用量
白术 10g	蒸陈皮 5g	白芍 20g	仙鹤草 30g	灌肠 每日 1 剂
防风 15g	广藿香 10g	三七粉 3g	地榆炭 10g	
马齿苋 20g	荆芥炭 10g	乌梅 10g	地榆 15g	

10 月 8 日（D5）

患者昨日解暗红色大便 12 次，余情况同前。体格检查：T 36.8℃，R 19 次/min，P 78 次/min。

辅助检查：

贫血组合：SFe 1.5μmol/L，TF 1.95g/L，TS 3.0%。

药物治疗调整：

停用：地塞米松磷酸钠注射液。

加用：氢化可的松注射液 300mg i.v.gtt. q.d.。

蔗糖铁注射液 5ml i.v.gtt. b.i.w.。

中药口服方剂②

中药口服方剂②				用法用量
赤芍 30g	当归 15g	黄连 15g	黄芩 15g	每日 1 剂 煎煮至 400ml，分早晚 2 次温服
槟榔 6g	木香 6g	炙甘草 6g	大黄 9g	
肉桂 5g	白头翁 30g	秦皮 15g	地榆 15g	
火炭母 30g	救必应 30g			

10 月 9 日（D6）

患者昨日解暗红色大便 9 次，余情况同前。体格检查：T 36.7℃，R 18 次/min，P 67 次/min。

药物治疗调整：

加用：柳氮磺吡啶肠溶片 1g p.o. t.i.d.。

奥硝唑片 0.5g p.o. b.i.d.。

10 月 10 日（D7）

患者下腹部疼痛较前好转，昨日解黄色水样便 8 次，余情况同前。体格检查：T 37℃，R 20 次/min，P 68 次/min。

辅助检查：

糖耐量试验结果：餐后 1 小时 Glu 11.77mmol/L，餐后 2 小时 Glu 12.79mmol/L，餐后 3 小时 Glu 6.83mmol/L。

肠道病理检查：急性结肠黏膜炎，隐窝结构紊乱，可见隐窝脓肿，符合溃疡性结肠炎改变。

药物治疗调整：

加用：匹维溴铵片 50mg p.o. t.i.d.。

肠内营养粉剂（TP 安素）250ml p.o. t.i.d.。

10 月 11 日（D8）

患者下腹部疼痛较前好转，昨日解黄色稀便 6 次，余情况同前。体格检查：T 37℃，R 20 次/min，P 70 次/min，BP 112/79mmHg。

药物治疗调整：

停用：氢化可的松注射液。

加用：甲泼尼龙片 48mg p.o. q.d.

中药方剂③：中药方剂②加白芍 20g、当归炭 10g，每日 1 剂，煎煮至 400ml，分早晚 2 次温服。

10 月 14 日（D11）

患者诉颈腰部不适，双小腿后侧胀痛不适。下腹部偶有胀闷不适，欲解大便，便后缓解，昨日解黄色稀大便 4 次，无黏液，口干，纳差，眠可，小便正常。体格检查：T 37℃，R 20 次/min，P 70 次/min。肠鸣音 4 次/min。

药物治疗调整：

停用：肠炎安片。

加用：甲泼尼龙片 44mg p.o. q.d.。

五味双柏散 100g 外用 q.d.。

10 月 16 日（D13）

患者颈腰部不适较前缓解，昨日解黄色稀大便 3 次，余情况同前。体格检查：T 36.5℃，R 19 次/min，P 75 次/min。肠鸣音 3 次/min。患者病情好转，予办理出院。

出院诊断：

中医诊断： 久痢（大肠湿热证）。

西医诊断： ①溃疡性结肠炎（全结肠，慢性复发型，活动期，重度）；②缺铁性贫血（中度）。

出院带药：

药品名称	剂量	用法	天数
柳氮磺吡啶肠溶片	1g	p.o. t.i.d.	7d
甲泼尼龙片	44mg	p.o. q.d.	7d
奥硝唑片	0.5g	p.o. b.i.d.	7d
双歧杆菌三联活菌胶囊	420mg	p.o. t.i.d.	7d
复方谷氨酰胺肠溶胶囊	2 粒	p.o. t.i.d.	7d
匹维溴铵片	50mg	p.o. t.i.d.	7d
维 D 钙咀嚼片	1 片	p.o. q.d.	7d
多糖铁复合胶囊	150mg	p.o. q.d.	7d
氯化钾缓释片	0.5g	p.o. t.i.d.	7d
肠内营养粉剂（TP 安素）	50g	p.o. q.d.	7d

（三）存在问题

1. 初始用药方案中糖皮质激素使用不合理。

2. 未预防性使用质子泵抑制剂不合理。

3. 中药口服方剂①选药不适宜。

（四）分析及药学监护

1. 初始用药方案中糖皮质激素的使用分析

（1）患者明确诊断溃疡性结肠炎（全结肠，慢性复发型，活动期，重度）。根据《溃疡性结肠炎中西医结合诊疗共识意见（2017 年）》，重度溃疡性结肠炎患者，静脉用激素为首选治疗，甲泼尼龙 40～60mg/d 或氢化可的松 300～400mg/d 作为活动期的诱导缓解，症状控制后改为口服给药并逐渐减量至停药。静脉用足量激素治疗大约 3～5 天仍然无效，应转换治疗方案。

（2）该患者入院给予地塞米松磷酸钠注射液 5mg q.d. 静脉滴注抗炎。根据糖皮质激素的剂量换算关系：5mg 泼尼松 = 4mg 甲泼尼龙 = 0.75mg 地塞米松，地塞米松磷酸钠注射液 5mg 相当于甲泼尼龙 26.7mg，剂量较低，且《溃疡性结肠炎中西医结合诊疗共识意见（2017 年）》推荐溃疡性结肠炎的患者首选静脉用激素为甲泼尼龙和氢化可的松，而非地塞米松。因此，建议该患者激素种类和剂量按该共识意见调整。

2. 关于预防性使用质子泵抑制剂的分析

（1）根据《质子泵抑制剂临床应用指导原则（2020 年版）》指出：糖皮质激素可引起患者黏膜损伤、消化不良、应激性溃疡的发生。应激性黏膜病变的潜在危险因素包括：① ICU 住院时间 >1 周；②粪便隐血持续时间 >3 天；③大剂量使用糖皮质激素（剂量 > 氢化可的松 250mg/d）或其他剂量相当的药物，符合两项者即可预防用药。

（2）该患者溃疡性结肠炎病史 6 年，本次入院后解血便持续时间 >3 天，治疗过程中使用氢化可的松注射液 300mg/d，共 4 天，后改为口服甲泼尼龙片 48mg/d，参照《质子泵抑制剂临床应用指导原则（2020 年版）》，应予患者标准剂量 PPI 预防胃黏膜损伤。但患者整个住院治疗过程中未予 PPI，是不合理的。

3. 中药口服方剂①选药分析

（1）中药口服方剂①为参苓白术散加减方，出自《太平惠民和剂局方》，原方药用人参、茯苓、炒白术、桔梗、山药、白扁豆、莲子肉、砂仁、炒薏苡仁、甘草等。此方主治脾虚湿阻证，以健脾益气，化湿止泻为主。

（2）该患者入院症见神清，精神疲倦，下腹部疼痛，解血便约 20～30 次 /d，无黏液，排便后腹痛可缓解，口干，无口苦，无反酸嗳气，无恶心呕吐，无恶寒发热，纳差，眠可，小便正常。舌红，苔白腻，脉弦滑数。四诊合参病属"久痢"范畴，证属"大肠湿热"。脾胃损伤，湿热阻滞，损伤血络，血不循经故见便血，运化失司，不能濡养肌肉，故见肢体乏力。本病病位在肠胃。则应以清热化湿，调气行血为治法治则，根据上述患者的症状、体征应选择芍药汤加减方治疗，芍药汤出自《素问病机气宜保命集》，药用炒芍药、黄芩、黄连、大黄炭、槟榔、当归炭、木香、肉桂、甘草。其中，黄芩、黄连清热燥湿解毒；芍药养血和营、缓急止痛；当归炭养血活血和血；木香、槟榔行气导滞；大黄炭泻热除积、通因通用；肉桂协助归、芍行血和营，又可制约芩、连苦寒之性，防止呕逆拒药，为佐助和反佐；甘草与芍药配伍缓急止痛，又可调和诸药。故初始方剂选择参苓白术散加减方不适宜。

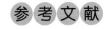

参 考 文 献

[1] 中国中西医结合学会消化系统疾病专业委员会. 溃疡性结肠炎中西医结合诊疗共识意见（2017 年）[J]. 中国中西医结合消化杂志，2018，26（2）：105-111.

[2] 中华人民共和国国家卫生健康委员会. 质子泵抑制剂临床应用指导原则（2020 年版）[J]. 中国实用乡村医生杂志，2021，28（1）：1-9.

案例 59　久痢（溃疡性结肠炎）

（一）病例资料

患者，男，44岁，身高170cm，体重84kg，体重指数29.1kg/m²。

主诉： 反复黏液脓血便1年余，加重1周。

现病史： 患者1年前无诱因下出现黏液脓血便，日行4～5次，腹痛，脐周明显，便后痛减，伴里急后重，未予重视。半年前因症状加重就诊，查肠镜示：溃疡性结肠炎？（直肠型），病理：（直肠黏膜）慢性炎，予美沙拉嗪栓肛塞后症状缓解。两个月前患者再次解黏液脓血便，日5～6次，腹痛明显，泻后痛减，查肠镜示：溃疡性结肠炎，予美沙拉嗪肠溶片口服，症状好转后患者自行停药，近1周来患者血便加重，色鲜红，夹有血块，时有黏液，大便不成形，日4～5次，便前腹痛，泻后痛减，肛门灼热，小便短赤，乏力，伴腹痛腹胀，为求进一步诊治，收住入院。

既往史： 慢性胃炎病史多年，曾服用兰索拉唑，近1个月未用药。

个人史、家族史、过敏史： 无烟酒等不良嗜好。适婚年龄，育有1子，子女及配偶体健。否认家族遗传病和传染病病史。否认食物、药物过敏史。

体格检查： T 36.4℃，R 18次/min，P 72次/min，BP 128/91mmHg，腹平软，脐周轻压痛，无反跳痛，余正常。

中医四诊： 患者面色淡白，精神疲倦，语声低微无力，解黏液脓血便5次，质稀，腹部隐痛，脐周明显，便后痛减，里急后重，中上腹胀满不适，腰酸，纳差。舌淡红，苔白腻，脉沉细弱。

辅助检查：

2月5日　肠镜：溃疡性结肠炎。

4月3日　血常规：RBC 3.92×10¹²/L，Hb 123g/L，HCT 37.70%，MCV 96.2fl，MPV 9.2fl。

4月3日　D-Dimer 0.780mg/L（FEU）。

入院诊断：

中医诊断： 久痢（脾虚湿盛证）。

西医诊断： ①溃疡性结肠炎；②慢性胃炎。

（二）诊疗过程

初始治疗药物（4月3日）

药品名称	剂量	用法
注射用艾司奥美拉唑钠	40mg	i.v.gtt. q.d.
0.9%氯化钠注射液	100ml	
美沙拉嗪肠溶片	1.0g	p.o. t.i.d.
注射用12种复合维生素	1瓶	i.v.gtt. q.d.
0.9%氯化钠注射液	100ml	

续表

药品名称	剂量	用法
复方氨基酸注射液（20AA）	40g	
注射用丙氨酰谷氨酰胺	10g	i.v.gtt. q.d.
灭菌注射用水	10ml	

中药口服方剂①				用法用量
黄连 3g	酒黄芩 10g	白头翁 15g	生木香 6g	
全当归 10g	炒白芍 15g	生地榆 15g	三七粉 3g	每日 1 剂
生甘草 5g	升麻 10g	炙黄芪 20g	党参 15g	煎煮至 400ml，分早晚 2 次温服
白及 15g	炒山药 15g			

中药灌肠方剂①				用法用量
盐黄柏 10g	黄连 3g	青黛 10g	白头翁 15g	
秦皮 15g	败酱草 15g	苦参 15g	生地榆 15g	灌肠
白及 10g	三七粉 6g	仙鹤草 15g	赤石脂^{（包煎）} 15g	每晚 1 剂
槐角炭 10g	荆芥炭 10g	锡类散 1 支		

4 月 4 日（D2）

患者昨日灌肠后腹痛明显，不能保留，今日解血便 2 次，色鲜红，夹有血块，时有黏液，大便不成形，腹部隐痛，脐周明显，便后痛减，里急后重，中上腹胀满不适，腰酸，自觉乏力，纳差，口干，不欲饮。

辅助检查：

粪便常规：隐血试验 -f（+）。

ESR 25mm/h。

尿常规：未见异常。

药物治疗调整：

停用：中药灌肠剂。

4 月 5 日（D3）

患者解血便 4 次，色鲜红，质稀，便时腹部疼痛明显，里急后重，中上腹胀满不适稍好转，余同前。

辅助检查：

血常规：WBC 4.00×10^9/L，NEUT% 67.90%，LY% 24.50%，RBC 3.42×10^{12}/L，Hb 104g/L，HCT 37.10%，PLT 165×10^9/L，CRP 3.00mg/L。

粪便常规：黏液：（++），红细胞：7～10 个 /HP，白细胞：22～25 个 /HP，隐血试验：（++）。

生化 + 电解质：ALB 42.80g/L，ALT 10.00U/L，AST 13.6U/L，CRP 1.64mg/L，TBIL 10.42μmol/L，UREA 5.35mmol/L，Cr 44.1μmol/L，UA 116.4μmol/L，Glu 3.74mmol/L，TC 3.88mmol/L，K 3.98mmol/L。

血凝 + D- 二聚体：PT 11.7 秒，APTT 25.2 秒，FIB 3.330g/L，TT 18.6 秒，PTA 98.90%，D-Dimer 0.98mg/L（FEU）。

ESR 36mm/h。

药物治疗调整：

加用：醋酸泼尼松片 10mg p.o. t.i.d.。

卡络磺钠氯化钠注射液 80mg i.v.gtt. b.i.d.。

4月6日（D4）

患者解黏液便 4 次，仍有少量鲜血，质稀，腹部疼痛稍好转。患者诉艾灸后腹痛缓解明显，继予艾灸治疗。

辅助检查：

粪便培养（−）。

4月7日（D5）

患者腹痛再作，解黏液便 5 次，便中黏液及血丝较多，质稀，泻后腹痛无缓解，里急后重，中上腹胀满不适，腰酸明显，乏力，纳差。

药物治疗调整：

加用：美沙拉嗪栓 1 粒 肛塞 q.n.。

中药口服方剂①调整为中药方剂②：

中药方剂②				用法用量
乌梅 30g	木瓜 15g	炒白芍 20g	炙甘草 10g	每日 1 剂
党参 15g	花椒 5g	淡干姜 10g	黄连 5g	煎煮至 400ml，分早晚
煨木香 10g	制附片 3g	炒白术 15g		2 次温服

4月8日（D6）

患者仍有腹痛，腹泻次数增多，解黏液便 10 次，便中黏液较多，含少量血丝，质稀，余症状同前。

辅助检查：

粪便常规：红细胞 35～40 个/HP，白细胞满视野，隐血试验（＋）。

药物治疗调整：

停用：卡络磺钠氯化钠注射液。

加用：注射用头孢他啶 2.25g i.v.gtt. b.i.d.。

奥硝唑注射液 0.5g i.v.gtt. b.i.d.。

4月10日（D8）

患者腹痛较前缓解，解黏液便 5 次，混有少量鲜血，质稀，偶有成形，里急后重，中上腹胀满不适较前好转。

辅助检查： 胃镜示胃底多发息肉，建议进一步治疗；浅表性胃炎。

药物治疗方案：

中药方剂②调整为中药方剂③：

中药方剂③				用法用量
制吴茱萸 5g	党参 15g	干姜 10g	炙甘草 10g	每日 1 剂
丁香 5g	草豆蔻 5g	炒苍术 15g	制半夏 15g	煎煮至 400ml，分早晚
炒枳壳 6g	煨木香 10g	肉桂 5g	黄连 3g	2 次温服

4月12日（D10）

患者腹痛明显好转，解大便2次，便中未见黏液鲜血，质软成形，余无明显不适。

辅助检查：

粪便常规：红细胞38～40个/HP，白细胞55～60个/HP，隐血试验（＋）；

ESR 13mm/h。

药物治疗方案：

激素减量：醋酸泼尼松片 10mg p.o. b.i.d.。

调整为中药方剂④：

中药方剂④				用法用量
党参15g	干姜10g	炒白术10g	炙甘草10g	
吴茱萸5g	煨肉豆蔻10g	黄连3g	补骨脂10g	每日1剂
制附子10g	炒枳壳6g	煨木香10g	肉桂5g	煎煮至400ml，分早晚 2次温服
生黄芪20g	鹿角片10g			

4月14日（D12）

患者症状好转，准予今日出院。

出院诊断：

中医诊断：久痢（脾肾阳虚证）。

西医诊断：①溃疡性结肠炎；②慢性胃炎。

出院带药：

药品名称	剂量	用法	天数
美沙拉嗪肠溶片	1.2g	p.o. t.i.d.	7d

中药方剂：中药方剂②，共7剂，每日1剂，水煎400ml分早晚2次温服。

（三）存在问题

1. 中药方剂①的选方不合适。

2. 中药灌肠方剂的选方不合适。

3. 止血药使用不当。

4. 糖皮质激素用量不当。

（四）分析及药学监护

1. 中药口服方剂①的使用分析

（1）中药口服方剂①为芍药汤加减，功用益气健脾，化湿和中，适用于大肠湿热证；方中黄芩、黄连之苦寒以清湿热，木香之辛温以行滞气，升麻、炙黄芪益气升阳，白芍、当归、党参活血养血，甘草、山药缓其急而和脾，白头翁清热解毒、凉血止痢，生地榆凉血止血，白及收敛止血、三七粉止血定痛。

（2）该患者当属肝郁脾虚证，治宜疏肝理气，健脾化湿，选中药方剂①不合适，建议选择痛泻要方合四逆散。

2. 中药灌肠方剂①的使用分析

（1）中药灌肠方剂①为白头翁汤加味，功用除湿胜热，泻火、凉血、止血。方中白头翁苦寒,能入阳明血分而凉血止痢;秦皮苦寒性涩,能凉肝益肾而固下焦;黄连、黄柏苦寒,能燥湿止利而厚肠。苦参清热燥湿;败酱草清热解毒、祛瘀排脓;赤石脂涩肠,止血;青黛、生地榆、槐角炭泻火凉血止血;白及、仙鹤草、荆芥炭收敛止血;三七粉止血定痛。锡类散具有解毒化腐、清热消炎、消肿止痛的功效。方中清热凉血药居多。

(2)在中医理论中,整体观念、辨证论治的思想贯穿始终,中药灌肠亦是如此,外治法和内治法一样,外治所用的药物亦有温凉寒热之分。该患者纳少口干,不欲饮,腰酸,舌淡红,苔白腻,脉沉细弱。当属脾虚湿盛兼阳虚证,用大量寒凉药灌肠不合理。

3. 止血药使用分析

(1)溃疡性结肠炎活动期时炎症肠段内的抗原、毒素、菌体成分等经通透性增高的肠黏膜入血,使患者体内血管特别是病变肠段毛细血管内皮细胞损伤,血管基底膜胶原成分暴露,血小板和凝血酶原被激活,导致凝血功能异常和血小板反应性增生。可引起血栓形成,影响受损黏膜愈合,加重出血。

(2)溃疡性结肠炎血便主要是由肠黏膜炎症、糜烂、溃疡所致,而非凝血功能低下引起,只要炎症得到控制,便血症状就会缓解。活动期溃疡性结肠炎,常伴有血小板活化和高凝状态,促凝止血药物应用又会进一步加重高凝状态,容易导致血栓形成,加重肠黏膜缺血缺氧。

(3)D-二聚体是血栓前状态的指标,升高提示患者有凝血倾向,该患者D-二聚体升高,使用卡络磺钠有可能不仅止血效果不好,而且还可能加重溃疡性结肠炎的血栓并发症风险,应该谨慎使用。

4. 糖皮质激素使用分析

(1)根据《炎症性肠病诊断与治疗的共识意见(2018年,北京)》,溃疡性结肠炎患者应用足量氨基水杨酸类制剂治疗后,症状仍控制不佳者,应及时改为激素治疗。

(2)根据《溃疡性结肠炎中西医结合诊疗共识意见(2017年)》,中度溃疡性结肠炎患者氨基水杨酸类制剂治疗反应不佳者,改口服糖皮质激素,常用泼尼松 $0.75\sim1\text{mg}/(\text{kg}\cdot\text{d})$,分次口服。

(3)激素的减量一般应遵循"先快后慢"的原则,如冲击治疗可直接减量到每日 1.0mg/kg;初始治疗剂量为每日 60mg,可直接减量至每日 40mg,然后每 1~2 周减原剂量的 10% 或 5mg,当每日剂量 <7.5mg 后可停药。激素的减量与停药过程中应注意停药反应和反跳现象,切不可骤然停药。

(4)该患者体重 84kg,醋酸泼尼松的初始用药应为 60~80mg/d,30mg/d 的用量不足,会降低疗效。

参考文献

[1] 中国中西医结合学会消化系统疾病专业委员会. 溃疡性结肠炎中西医结合诊疗共识意见(2017年)[J]. 中国中西医结合消化杂志,2018,26(2):105-111.

[2] DANESE S,PAPA A,SAIBENI S,et al. Inflammation and coagulation in inflammatory bowel disease: the clot thickens[J]. Am J Gastroenterol,2007,102(1):174-186.

[3] 江学良,崔慧斐. 对我国炎症性肠病诊断治疗规范的共识意见的解析 [J]. 世界华人消化杂志,2008,16(11):1141-1143.

[4] 中华医学会消化病学分会炎症性肠病学组. 中国住院炎症性肠病患者静脉血栓栓塞症防治的专家共识意见 [J]. 中华炎性肠病杂志(中英文),2018,2(2):75-82.

[5] 赵龠陶,黄慈波. 糖皮质激素的合理使用 [J]. 临床药物治疗杂志,2010,8(1):23-28.

案例60　胃脘痛(胃间质瘤合并反流性食管炎)

(一)病例资料

患者,女,72岁,身高158cm,体重61kg,体重指数24.44kg/m²。

主诉:反复胃脘痛10余年。

现病史:患者2年前无明显诱因出现胃脘部阵发性疼痛,1次/月,自服胃药后缓解。5天前胃部不适加重,自行服药后无缓解,门诊胃镜(10月30日)提示:①十二指肠球部溃疡(S1期);②反流性食管炎(A级);③食管隆起性病变(平滑肌瘤?);④胃间质瘤;⑤慢性浅表性胃炎;⑥胃息肉(多发性)。拟"胃脘痛"收入脾胃病科。

既往史:慢性十二指肠球部溃疡病史2年,在门诊治疗,间断服药,5年前于医院行直肠息肉切除;高血压病史10余年,平素服用苯磺酸氨氯地平片(5mg p.o. q.d.)、缬沙坦胶囊(80mg p.o. q.d.)血压控制稳定;糖尿病病史3年,平素服用盐酸二甲双胍片(0.5g p.o. t.i.d.),血糖控制稳定。

个人史、婚育史、家族史、过敏史:已婚已育,无吸烟饮酒史;否认家族遗传病和传染病病史。否认食物、药物过敏史。

体格检查:T 36.6℃,R 20次/min,P 74次/min,BP 145/98mmHg。患者神志清楚,精神一般。腹平坦,无腹壁静脉曲张,腹部柔软,无压痛、无反跳痛,腹部无包块。肝脏肋下未触及,脾脏肋下未触及,墨菲征阴性,肝区无叩击痛,肾区无叩击痛,无移动性浊音。肠鸣音未闻及异常,4次/min,余无特殊。

中医四诊:患者面色淡白,时有言语不利,查体合作,胃脘部胀痛,可放射到背部,偶有胁肋部胀满不适,情绪激动时症状加重,有泛酸、嗳气、眩晕;纳可,眠一般;大便次数日1～2次,质稀烂;小便尿频,夜尿频多;舌淡红,苔薄白,脉弦。

辅助检查:

10月30日　心脏彩超:主动脉硬化、主动脉瓣关闭不全(轻微)、二尖瓣关闭不全(轻度)、三尖瓣关闭不全(轻度)、左心室收缩功能正常。

10月30日　颅脑CT:双侧基底节有陈旧性腔隙性脑梗死,无出血。

入院诊断:

中医诊断:胃脘痛(肝胃气滞证)。

西医诊断:①胃间质瘤;②反流性食管炎(A级);③食管隆起性病变(血管瘤);④十二指肠球部溃疡(S1期);⑤慢性浅表性胃炎;⑥胃息肉(多发性);⑦高血压病2级(极高危);⑧2型糖尿病。

(二)诊疗过程

初始治疗药物(10月31日)

药品名称	剂量	用法
盐酸二甲双胍片	0.5g	p.o. t.i.d.

续表

药品名称	剂量	用法
苯磺酸氨氯地平片	5mg	p.o. q.d.
缬沙坦胶囊	80mg	p.o. q.d.
气滞胃痛胶囊	6粒	p.o. t.i.d.
注射用奥美拉唑钠	40mg	i.v.gtt. q.d.
0.9%氯化钠注射液	100ml	
注射用脂溶性维生素Ⅱ	1盒	i.v.gtt. q.d.
胰岛素注射液	400U	
10%葡萄糖注射液	500ml	

中药方剂①：

中药方剂①				用法用量
黄连 6g	竹茹 9g	枳实 9g	半夏 9g	每日 1 剂，煎煮至 400ml，
陈皮 6g	甘草 3g	生姜 2 片	茯苓 9g	分早晚 2 次温服

11月1日(D2)

患者神清，精神可，胃脘部胀痛，时有泛酸、嗳气，体格检查：T 36.6℃，R 74 次 /min，P 20 次 /min，BP 145/98mmHg；肠鸣音未闻及异常，4 次 /min。舌淡红，苔薄白，脉弦。患者静脉麻醉下行胃底间质瘤内镜黏膜下剥离术（ESD），术中诊断：胃底间质瘤，过程顺利，待术后病理结果回报。

辅助检查：

10 月 31 日 凝血四项：PT 9.9 秒，APTT 20.3 秒。

10 月 31 日 血常规：WBC $7.14 \times 10^9/L$，NEUT% 59.5%。

10 月 31 日 生化全套：TC 5.1mmol/L，TG 2.28mmol/L，LDL-C 3.35mmol/L，ApoA 1.47g/L，Glu 6.5mmol/L。

10 月 31 日 肝胆彩超：轻度脂肪肝，胆囊、脾脏、胰腺未见明显异常。

药物治疗调整：

加用：

药品名称	剂量	用法
注射用头孢哌酮钠他唑巴坦钠	2.5g	i.v.gtt. q.12h.
0.9%氯化钠注射液	100ml	
硫糖铝口服混悬液	5ml	i.v.gtt. q.i.d.

患者行 ESD 术后，禁食，暂停中药。

11月2日(D3)

患者神清，精神可，胃脘部阵发性疼痛较前缓解，疼痛放射到背部，无明显泛酸、嗳气，无腹胀腹痛，无恶寒发热、头晕头痛、咳嗽咳痰等不适，纳可，眠一般，时有言语不利，大便数日1～2次，质稀烂，尿频，夜尿多。体格检查：T 36.6℃，R 82次/min，P 20次/min，BP 127/75mmHg，舌红，苔白腻，脉滑。

辅助检查：

血常规：WBC 6.17×10^9/L，NEUT% 63.7%。

生化八项未见明显异常。

药物治疗调整：

加用：复方氨基酸注射液（18AA-Ⅱ）500ml i.v.gtt. q.d.。

11月3日（D4）

患者胃脘疼痛较前好转，偶有泛酸、嗳气，无腹胀腹痛，余情况同前。

辅助检查：

大便检查、尿组合、相关抗原五项未见明显异常。

术后病理提示（胃底）间质瘤，最大径约0.8cm，危险度分级：极低。

11月4日（D5）

患者今日开放全流饮食，密切观察患者生命体征。

辅助检查：

腹部平片：腹部未见明显肠梗阻及消化道穿孔表现。左上腹金属夹影，考虑术后改变。

药物治疗调整：

中药方剂①调整为中药方剂②：

中药方剂②				用法用量
柴胡 6g	陈皮 6g	川芎 4.5g	枳壳 4.5g	每日1剂，煎煮至400ml，分早晚2次温服
芍药 4.5g	甘草 5g	香附 4.5g		

11月5日（D6）

患者一般情况同前，病情好转，予办理出院。

药物治疗调整：

停用：注射用头孢哌酮钠他唑巴坦钠。

出院诊断：

中医诊断：胃脘痛（肝胃气滞证）。

西医诊断：①胃间质瘤；②反流性食管炎（A级）；③食管隆起性病变（血管瘤）；④十二指肠球部溃疡（S1期）；⑤慢性浅表性胃炎；⑥胃息肉（多发性）；⑦高血压病2级（极高危）。

出院带药：

药品名称	剂量	用法	天数
盐酸二甲双胍片	0.5g	p.o. t.i.d.	7d
苯磺酸氨氯地平片	5mg	p.o. q.d.	7d
缬沙坦胶囊	80mg	p.o. q.d.	7d
艾司奥美拉唑镁肠溶片	20mg	p.o. q.d.	7d

（三）存在问题

1. 围手术期预防使用抗菌药物给药方案不合理。

2. 中药方剂①的使用不合适。

3. 该患者存在动脉粥样硬化性心血管疾病（ASCVD）危险，未启动他汀类药物进行治疗。

（四）分析及药学监护

1. 抗感染方案分析 患者围手术期预防使用的抗菌药物为头孢哌酮钠他唑巴坦钠，选药品种与疗程不适宜，具体分析如下：

（1）该患者入院行内镜黏膜下剥离术（ESD），根据 2017 年《胃内镜黏膜下剥离术围术期指南》，胃 ESD 治疗后出现菌血症的风险低，而且是一过性的，因此不推荐胃 ESD 围手术期常规预防性使用抗菌药物。对于术前评估切除范围大、操作时间长、消化道穿孔高危患者，以及高龄、伴有糖尿病、免疫功能低下（尤其是接受器官移植）、营养不良等感染风险高的患者，可酌情使用抗菌药物。药物的选择参照《抗菌药物临床应用指导原则（2015 年版）》，可选用第一、二代头孢菌素，酌情加用硝基咪唑类药物。术后用药总时间一般不应超过 72 小时。根据《抗菌药物临床应用指导原则（2015 年版）》，内镜黏膜下剥离术（ESD）一般不推荐预防用药，如为感染高危切除等建议用药时间不超过 24 小时，推荐药物为第一、二代头孢菌素。有循证医学证据的第一代头孢菌素主要为头孢唑林，第二代头孢菌素主要为头孢呋辛。

（2）该患者老年（72 岁），有高血压、糖尿病等高危因素，行 ESD 可预防使用第一、二代头孢菌素类药物，如：头孢唑林或头孢呋辛。头孢哌酮钠他唑巴坦钠为第三代头孢菌素 +β-内酰胺酶抑制剂的复合制剂，通常不作为围手术期的预防用药。且该患用药时间为 5 天（11月 1 日—11 月 5 日），超出了指南及指导原则推荐的疗程。

2. 中药方剂①的使用分析

（1）中药方剂①为黄连温胆汤，有清热燥湿，化痰和中之功，主治伤暑汗出，身不大热，烦闷欲呕，舌黄腻。

（2）方中半夏降逆和胃，燥湿化痰；枳实行气消痰；竹茹清热化痰，止呕除烦；陈皮理气燥湿化痰；茯苓健脾渗湿消痰；黄连清热燥湿，泻火解毒；甘草、生姜益脾和胃，以绝生痰之源。制方精当，药专力宏，若病机与痰、浊、湿、热相关，拘其法而不泥其方，随症加减，可获良效。临证运用时以舌苔（黄）白厚或黄腻、脉滑数为辨证要点。

（3）根据患者胃脘部胀痛，可放射到背部，偶有胁肋部不适，情绪激动时症状加重，有泛酸、嗳气，舌淡红，苔薄白，脉弦。当属肝胃气滞证，治法：以疏肝理气和胃为主。

（4）黄连温胆汤用于痰热内扰证，不适用于该患者，选方不合理。

3. 该患者动脉粥样硬化性心血管疾病（ASCVD）危险评估 该患者入院时生化检查示：TC 5.1mmol/L（正常区间范围：2.6～5.2mmol/L），LDL-C 3.35mmol/L（正常区间范围：<3.37mmol/L），虽然患者的 TC 和 LDL-C 均在正常区间，但根据《中国血脂管理指南（2023年）》，血脂检查的重点对象包括存在多项 ASCVD 危险因素（如高血压、糖尿病、肥胖、吸烟）的人群，年龄≥40 岁的糖尿病患者为 ASCVD 高危人群。该患者有糖尿病病史 3 年，年龄 >40岁，属于高危人群，按指南要求应启动他汀类药物降脂治疗，理想水平为降至 <2.6mmol/L。

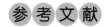

参 考 文 献

[1] 程芮，李鹏. 胃内镜黏膜下剥离术围术期指南 [J]. 中国医刊，2017，52（12）：12-24.

[2] 《抗菌药物临床应用指导原则》修订工作组. 抗菌药物临床应用指导原则：2015 年版 [M]. 北京：人民卫生出版社，2015.

[3] 中国血脂管理指南修订联合专家委员会. 中国血脂管理指南（2023 年）[J]. 中国循环杂志，2023，38（3）：237-271.

案例61 鼓胀（肝硬化腹水）

（一）病例资料

患者，女，55岁，身高160cm，体重53kg，体重指数20.70kg/m²。

主诉：间断右胁不适1年余，再发加重伴黑便20天。

现病史：1年前，患者无明显诱因出现右胁不适伴腹胀、口干，于当地医院查肝功能示转氨酶升高，故予保肝降酶等对症治疗后病情好转。半年前患者右胁不适症状再发，于当地医院查腹部彩超示：肝脏呈轻度弥漫性回声改变，脾大Ⅱ度并脾门静脉增宽，查胃镜示：重度食管胃底静脉曲张，门静脉高压性胃病，诊断为"肝硬化"。20天前，患者症状再发并加重，伴黑便，就诊于当地医院，治疗效果欠佳，遂来本院就诊。入院症见：神志清，精神差，右胁部不适，眼干，口干，腹胀，无胸闷、胸痛，无皮肤瘙痒，纳眠差，小便量少，大便色黑。

既往史：否认冠心病；否认高血压；否认糖尿病；否认脑梗死；否认脑出血；否认肺结核；否认其他疾病；否认手术史；有输血史；预防接种随当地进行。

既往药物治疗史：

药品名称	剂量	使用频次	最后用药时间	是否继续使用
水飞蓟宾胶囊	105mg	3次/d	2019-09-20	是
熊去氧胆酸胶囊	250mg	2次/d	2019-09-20	是
安络化纤丸	6g	3次/d	2019-09-20	否
复方甘草酸苷胶囊	50mg	3次/d	2019-09-20	是

个人史、婚育史、家族史、过敏史：无烟酒等不良嗜好。24岁结婚，配偶体健，孕1女1子，子女体健。父母均体健，兄弟姐妹5人，均体健。否认家族遗传病史。否认食物、药物过敏史。

体格检查：T 36.3℃，R 20次/min，P 83次/min，BP 100/60mmHg。神志清楚，精神差。皮肤黏膜色泽无发绀、黄染、苍白，未见肝掌、蜘蛛痣；全身浅表淋巴结未触及肿大；巩膜无黄染；胸廓正常，双肺呼吸音清，未闻及干湿啰音；心率83次/min，心律齐，心音有力，各瓣膜听诊区未闻及病理性杂音，无心包摩擦音；腹部饱满，未见腹壁静脉曲张，腹部柔软，腹部无压痛及反跳痛，腹部未触及包块，脾脏肋下2cm处可触及，肝上界位于右锁骨中线第5肋间，肝脏肋下2cm可触及，墨菲征阴性，肝浊音界正常，肝区叩击痛（+），移动性浊音阳性，肠鸣音未见异常，4次/min。余无特殊。

中医四诊：面色晦暗，慢性病容，表情疲惫，对答切题，语声清，无异常气味，右胁不适，眼干，口干，腹胀，无胸闷、胸痛，无皮肤瘙痒等不适，纳眠差，小便量少，大便色黑。舌质红，苔少，脉弦细。

入院诊断：

中医诊断：鼓胀（肝肾阴虚证）。

西医诊断：①原发性胆汁性肝硬化，失代偿期（腹水）；②上消化道出血。

(二)诊疗过程
初始治疗药物(9月20日)

药品名称	剂量	用法
熊去氧胆酸胶囊	250mg	p.o. t.i.d.
复方二氯醋酸二异丙胺注射液	160mg	i.v.gtt. b.i.d.
10% 葡萄糖注射液	100ml	
复方氨基酸注射液(18AA-VⅡ)	250ml	i.v.gtt. q.d.
丙氨酰谷氨酰胺注射液	50ml	
注射用艾司奥美拉唑钠	40mg	i.v.gtt. b.i.d.
0.9% 氯化钠注射液	100ml	
复方甘草酸苷胶囊	2粒	p.o. t.i.d.
水飞蓟宾胶囊	105mg	p.o. t.i.d.
呋塞米片	20mg	p.o. q.d.
螺内酯片	40mg	p.o. q.d.

中药方剂①

中药方剂①				用法用量
丹参10g	醋郁金8g	麸炒白术20g	三七粉(冲服)3g	
白及10g	海螵蛸20g	炒鸡内金15g	茯苓20g	
陈皮12g	砂仁6g	泽泻15g	炒麦芽15g	每日1剂,煎煮至400ml,
姜厚朴15g	麸炒枳壳15g	猪苓20g	大腹皮20g	分早晚2次温服
人参(先煎)8g	茯苓皮20g	茜草炭20g	盐车前子(包煎)20g	

9月21日(D2)

患者神志清,精神差,右胁部不适,眼干,口干,腹胀,纳眠差,小便量少,大便未行。体格检查:T 36.9℃,R 18次/min,P 74次/min,BP 98/62mmHg;腹部饱满,肝区叩击痛(+),移动性浊音阳性,肠鸣音未见异常,4次/min。

辅助检查:

血常规:WBC 1.3×10^9/L,RBC 3.41×10^{12}/L,Hb 83g/L,PLT 50×10^9/L,NEUT 0.66×10^9/L,NEUT% 52.2%。

CRP 1.0mg/L。

血生化:TBIL 16.2μmol/L,DBIL 5.2μmol/L,TP 64.3g/L,ALB 33.3g/L,A/G 1.1,ALT 19U/L,AST 41.3U/L,GGT 77.4U/L,TBA 19.5μmol/L,PAB 104.8mg/L,Cr 49.3μmol/L,UA 284.5μmol/L,TC 3.30mmol/L,TG 1.00mmol/L,HDL-C 1.00mmol/L,LDL-C 2.13mmol/L,Glu 4.82mmol/L。

粪便常规:未见异常;隐血阴性。

凝血功能:PT 15.5秒,INR 1.37,FIB 0.70g/L,TT 25.5秒。

自身免疫检验:AMA-M2(+)。

上腹部 CT 平扫＋增强示：①肝硬化、脾大、门静脉高压、腹水；②肝内钙化灶；肝内胆管轻度扩张；③胆囊小结石，胆囊炎；④结肠局部水肿。

药物治疗调整：

加用：重组人粒细胞刺激因子注射液 0.6ml i.h. once。

9 月 23 日（D4）

患者神志清，精神一般，右胁部不适较前稍减轻，目干口干较前稍减轻，纳眠一般，小便可，大便昨日 1 次，质软成形，色黑。体格检查：T 36.2℃，R 19 次 /min，P 84 次 /min，BP 101/65mmHg；其他情况同前。

辅助检查：

肝胆脾胰＋门静脉彩超示：肝硬化，门静脉高压，胆囊壁毛糙胆囊小结石，脾大，脾静脉增宽，腹水。

药物治疗调整：

加用：盐酸普萘洛尔片 10mg p.o. b.i.d.。

9 月 25 日（D6）

患者神志清，精神一般，右胁部不适较前减轻，目干口干较前减轻，纳眠一般，小便可，大便未行。体格检查：T 36.1℃，R 17 次 /min，P 78 次 /min；腹部饱满，肝区叩击痛（＋），移动性浊音阴性。

辅助检查：

电子无痛胃镜示：食管及胃底小弯侧可见静脉曲张，呈串珠状，红色征（＋＋），胃体黏膜充血糜烂，无活动出血。

9 月 26 日（D7）

患者今日电子胃食管镜下行胃底静脉曲张硬化术：全程操作顺利，患者无不适反应，生命体征正常，待患者清醒后安返病房。术后改为一级护理，禁食水，予心电监护、氧气吸入。

辅助检查：

血常规：WBC 1.9×10^9/L，RBC 3.48×10^{12}/L，Hb 81g/L，PLT 61×10^9/L，NEUT 1.28×10^9/L，NEUT% 66.7%。

CRP 1.4mg/L。

血生化：TBIL 15.1μmol/L，DBIL 5.0μmol/L，TP 62.1g/L，ALB 31.4g/L，ALT 18.6U/L，AST 42.3U/L，GGT 128.6U/L。

凝血功能：PT 13.4 秒，INR 1.19，FIB 1.53g/L，TT 19.3 秒。

药物治疗调整：

加用：注射用生长抑素 3mg＋0.9% 氯化钠注射液 50ml　微量泵注射 4.3ml/h。

注射用艾司奥美拉唑钠 80mg＋0.9% 氯化钠注射液 50ml　微量泵注射 5ml/h。

氯化钾注射液 10ml＋50% 葡萄糖注射液 60ml＋10% 葡萄糖注射液 500ml i.v.gtt. q.d.。

氯化钾注射液 10ml＋维生素 B_6 注射液 0.3g＋注射用维生素 C 3g＋葡萄糖氯化钠注射液 500ml i.v.gtt. q.d.。

9 月 27 日（D8）

患者神志清，精神一般，右胁部不适减轻，目干口干减轻，乏力，嗜睡，小便可，大便日 2 次，质软成形，色黄。体格检查：T 36.6℃，R 18 次 /min，P 76 次 /min，BP 100/68mmHg；其他情况同前。

<u>9月29日(D10)</u>

患者术后第3天,目前神志清,精神欠佳,右胁部不适较前明显减轻,目干口干较前明显减轻,纳眠一般,小便可,大便未行。体格检查:T 36.9℃,R 20次/min,P 80次/min,BP 96/64mmHg;其他情况同前。

药物治疗调整:

停用:注射用生长抑素。

调整:注射用艾司奥美拉唑钠80mg+0.9%氯化钠注射液50ml微量泵注射5ml/h调整为i.v.gtt.。

<u>10月1日(D12)</u>

患者神志清,精神一般,诉饮食后腹部有不适感,右胁部不适较前明显减轻,目干口干较前明显减轻,纳眠可,小便可,大便未行。体格检查:T 36.6℃,R 20次/min,P 96次/min,BP 93/64mmHg;其他情况同前。

患者病情稳定,改为二级护理。

辅助检查:

血常规:WBC $1.4×10^9$/L,RBC $3.28×10^{12}$/L,Hb 76g/L,PLT $65×10^9$/L,NEUT $0.78×10^9$/L,NEUT% 56.8%。

CRP 4.3mg/L。

血生化:TBIL 16.3μmol/L,DBIL 7.0μmol/L,TP 61.9g/L,ALB 31.7g/L,ALT 14.9U/L,AST 35.0U/L,GGT 124.3U/L。

药物治疗调整:

加用:重组人粒细胞刺激因子注射液0.6ml i.h. once。

复方阿嗪米特肠溶片75mg p.o. q.d.。

中药方剂②:中药方剂①调整用量炒麦芽20g,姜厚朴20g,茯苓皮15g,盐车前子15g。

<u>10月6日(D17)</u>

患者神志清,精神一般,右胁部不适、目干口干等症状明显缓解,诉饮食后腹部仍有胀满不适感,纳眠可,小便可,大便日1次,质软成形,色黄。体格检查:T 36.6℃;R 20次/min;P 80次/min;BP 102/62mmHg;移动性浊音阴性,肠鸣音未见异常,4次/min。患者病情好转,予以出院。

出院诊断:

中医诊断:鼓胀(肝肾阴虚证)。

西医诊断:①原发性胆汁性肝硬化,失代偿期(腹水);②上消化道出血;③食管-胃底静脉曲张(重度);④门静脉高压性胃病。

出院带药:

药品名称	剂量	用法	天数(疗程)
牛磺熊去氧胆酸胶囊	1粒250mg	p.o. t.i.d.	7d(需长期服用)
盐酸普萘洛尔片	1片10mg	p.o. b.i.d.	7d(需长期服用)
泮托拉唑肠溶胶囊	1粒40mg	p.o. q.d.	7d
胃胀舒合剂	15ml	p.o. t.i.d.	7d

中药方剂③：中药方剂②去茯苓皮、猪苓；加醋香附 15g，沉香 3g。

（三）存在问题

1. 使用重组人粒细胞刺激因子注射液是否适宜？
2. 使用复方阿嗪米特肠溶片不适宜。
3. 中药方剂①使用不适宜。

（四）分析及药学监护

1. 使用重组人粒细胞刺激因子注射液适宜性分析

（1）该患者入院明确诊断为原发性胆汁性肝硬化失代偿期，查血常规示 WBC 1.3×10^9/L，RBC 3.41×10^{12}/L，NEUT 0.66×10^9/L，白细胞及中性粒细胞等含量偏低，考虑脾功能亢进所致。

（2）当外周血中性粒细胞绝对值计数，<10 岁的儿童低于 1.5×10^9/L，10～14 岁儿童低于 1.8×10^9/L，成人低于 2.0×10^9/L 时，称为中性粒细胞减少症，中性粒细胞减少的主要表现是感染。中性粒细胞减少症的治疗主要是病因治疗，针对导致中性粒细胞减少的各种原发性疾病的治疗。其次是升中性粒细胞数的治疗，以预防感染，有以下三种方法：①促白细胞生成药治疗，如维生素 B_6、维生素 B_4、利可君、肌苷、脱氧核苷酸、雄激素、碳酸锂等，但均缺乏肯定和持久的疗效；②免疫抑制剂治疗，如糖皮质激素、硫唑嘌呤、环磷酰胺、大剂量人血丙种球蛋白输注等；③集落刺激因子治疗：主要有重组人粒细胞刺激因子（rhG-CSF）和重组人粒细胞巨噬细胞刺激因子（rhGM-CSF）。

（3）重组人粒细胞刺激因子注射液为利用基因重组技术生产的人粒细胞刺激因子（rhG-CSF）。rhG-CSF 是调节骨髓中粒系造血的主要细胞因子之一，选择性作用于粒系造血祖细胞，促进其增殖、分化，并可增加粒系终末分化细胞的功能。适用于癌症化疗、再生障碍性贫血，先天性或特发性、周期性等原因导致中性粒细胞减少症；注射本品有助于预防中性粒细胞减少症的发生，减轻中性粒细胞减少的程度，缩短粒细胞缺乏症的持续时间，加速粒细胞数的恢复，从而减少合并感染发热的危险性。

（4）由于肝硬化失代偿期患者多存在门静脉高压以及血流动力学异常，受到门静脉高压等因素影响，肝硬化患者极易出现脾功能亢进，从而导致外周血细胞水平下降，而代偿性造血加速又会进一步造成脾功能亢进，最终形成恶性循环，导致外周血细胞水平迅速下降，从而破坏机体免疫力，而机体免疫系统被破坏后无法有效清除致病菌，可能导致病原菌在腹腔中大量增殖，而引发腹膜炎等其他并发症，且该患者目前出现上消化道出血，更容易诱发感染。

（5）该患者入院时查，中性粒细胞计数 0.66×10^9/L，积极的预防对改善患者预后、提高患者生活质量是十分必要的。患者胃镜下治疗后，中性粒细胞计数轻度上升，考验为机体应激性反应，因此给予患者重组人粒细胞刺激因子注射液 0.6ml 皮下注射以促进中性粒细胞数及白细胞数升高，同时降低粒细胞重度减少导致感染的风险，但不建议长期使用。

2. 使用复方阿嗪米特肠溶片适宜性分析

（1）复方阿嗪米特肠溶片含有胰酶 100mg、阿嗪米特 75mg、二甲硅油 50mg。阿嗪米特为一种促进胆汁分泌的药物，它可以增加胆汁的液体量，增加胆汁中固体成分的分泌。胰酶内含淀粉酶、蛋白酶和脂肪酶，可以用于改善碳水化合物、脂肪、蛋白质的消化与吸收，恢复机体的正常消化功能。二甲硅油有减少气体作用，可使胃肠道的气体减少到最低。从而消除因胃肠道中气胀引起的胃痛，也可以消除消化道中其他器官引起的气胀。

（2）复方阿嗪米特肠溶片适应证：用于因胆汁分泌不足或消化酶缺乏而引起的症状。而该患者诉饮食后，腹部有不适感，考虑应为内镜下胃底静脉曲张硬化术后造成的不适症状，不建议使用。

（3）复方阿嗪米特肠溶片说明书规定严重肝功能障碍患者禁用本品。该患者处于肝硬化失代偿期，Child-Pugh 分级 A 级，虽未达到严重肝功能障碍，但用药期间仍建议监测肝功能，及时调整治疗方案。

3. 中药方剂①的使用分析

（1）患者入院治疗过程中，给予自拟方药治疗。方中丹参、醋郁金活血化瘀，通行气血，消癥止痛；三七粉、白及、海螵蛸、茜草炭化瘀止血，其中三七粉味甘微苦性温，入肝经血分，功善止血，又能化瘀生新，有止血不留瘀，化瘀不伤正的特点，白及、茜草炭、海螵蛸均为收敛止血的要药，临床多用于肺胃出血；麸炒白术、泽泻、猪苓、茯苓、茯苓皮、车前子健脾利湿；砂仁化湿行气，与白术、茯苓配伍可治脾胃虚弱之证；另外陈皮理气健脾，炒鸡内金、炒麦芽消食健胃；姜厚朴、麸炒枳壳用于食积气滞，腹胀便秘；大腹皮行气宽中，利水消肿，用于胃肠气滞、水肿胀满；人参大补元气为补益脾肾要药。该方是以益气健脾止血，兼以利水为法。

（2）该患者中年女性，主因"间断右胁不适 1 年余，再发加重伴黑便 20 天"入院，入院时患者右胁部不适，眼干，口干，腹胀，面色晦暗，表情疲惫，语声清，移动性浊音阳性，纳眠差，小便量少，大便色黑。舌质红，苔少，花剥苔，脉弦细。中医诊断为鼓胀，证属肝肾阴虚证。

（3）本病病机以本虚标实为特点，病变极为复杂，概要论之，一般初起多以气滞为主，表现为气滞湿阻证，随着患者体质的变化，水湿可从寒化或热化，湿从寒化，则转变为寒湿困脾证；湿从热化，则转变为湿热蕴结证，表现为以实为主；水势壅盛之时，水湿阻气阻血，气滞血瘀益甚，呈现肝脾血瘀证。若经治腹水大减或消失，而病迁延不愈，久则寒水伤阳，或过用寒凉，又可由实为主转变为以虚为主，而成脾肾阳虚之候；热水伤阴，也可由以实为主转变为以虚为主，而成肝肾阴虚之候。中医治以滋养肝肾、利水消肿为主。

（4）患者肝硬化失代偿期，伴随腹水、上消化道出血，自拟方以健脾止血为主，兼有利水，与入院辨证肝肾阴虚不一致。

参考文献

---

[1] 周爱静，段红光，薛书尊. 重组人粒细胞集落刺激因子辅助治疗肝硬化自发性腹膜炎反复发作的临床疗效观察 [J]. 现代诊断与治疗，2019，30（9）：1416-1418.

[2] 王迪，郭晓钟，李宏宇，等. 粒细胞集落刺激因子对失代偿期肝硬化患者骨髓干细胞的动员效果及安全性观察 [J]. 中华细胞与干细胞杂志（电子版），2014，4（4）：232-235.

[3] 邢同京，徐洪涛，咸建春，等. 粒细胞集落刺激因子治疗失代偿期肝硬化的机制及疗效研究 [J]. 中华临床医师杂志（电子版），2012，6（15）：4263-4267.

[4] 杨再兴，梁艳，朱烨，等. 粒细胞集落刺激因子受体基因在原发性胆汁性肝硬化外周血单个核细胞的表达及临床意义初探 [J]. 现代检验医学杂志，2006，21（5）：1-3.

案例62 腹痛（急性胰腺炎）

（一）病例资料

患者，女，38岁，身高163cm，体重70kg，体重指数26.35kg/m²。

主诉： 上腹部胀痛8小时余。

现病史： 患者昨日夜间进食烧烤和黄酒后出现左上腹疼痛，呈阵发性，未予重视，今晨5点左右上腹部呈持续性胀痛，并向左季肋部、左背部窜痛，逐渐加重不能缓解，无发热，伴有恶心，无呕吐，伴有腹胀，矢气则舒，无腹泻，遂至医院急诊，予山莨菪碱止痛治疗，为求进一步系统诊治，由急诊拟"急性胰腺炎（AP）"收入院。

既往史： 患者既往身体健康状况良好。

个人史、婚育史、家族史、过敏史： 否认烟酒史。适龄结婚，配偶体健。育1子，体健。父母健康，无与患者类似疾病，无家族遗传倾向的疾病。否认食物、药物过敏史。

体格检查： T 36.6℃，R 20次/min，P 68次/min，BP 133/77mmHg，患者精神一般，表情稍痛苦，左上腹疼痛，牵及后腰部。

中医四诊： 患者形体偏胖，面色淡白，目光明亮，声音正常，纳寐一般，小便正常，当日大便未解，舌体适中，舌淡红，苔薄黄，脉弦数。

辅助检查：

3月3日 血常规：WBC 10.27×10^9/L，NEUT% 80.0%，LY% 13.2%。

3月3日 血淀粉酶+血脂肪酶：AMY 92.0U/L，LPS 899.5U/L。

3月3日 急诊全腹部CT：胰腺周围肿胀伴渗出改变，考虑胰腺炎。

入院诊断：

中医诊断： 腹痛（肝郁气滞证）。

西医诊断： 急性胰腺炎。

（二）诊疗过程

初始治疗药物（3月3日）

药品名称	剂量	用法
注射用生长抑素	3mg	i.v.gtt. q.12h.
0.9%氯化钠注射液	250ml	
注射用艾司奥美拉唑钠	40mg	i.v.gtt. q.d.
0.9%氯化钠注射液	100ml	
左氧氟沙星注射液	0.3g	i.v.gtt. q.d.
5%葡萄糖注射液	250ml	
吗啉硝唑氯化钠注射液	0.5g：100ml	i.v.gtt. b.i.d.

续表

药品名称	剂量	用法
转化糖电解质注射液	500ml	i.v.gtt. q.d.
注射用12种复合维生素	1支	i.v.gtt. q.d.
氯化钾注射液	0.5g	
5%葡萄糖注射液	250ml	
复方氨基酸注射液（20AA）	45g	i.v.gtt. q.d.
注射用丙氨酰谷氨酰胺	10g	
灭菌注射用水	50ml	
氯化钾注射液	1g	
参芎葡萄糖注射液	100ml	i.v.gtt. q.d.
四黄水蜜散（医院制剂）	适量	外敷 q.d.

中药方剂①

中药方剂①				用法用量
生大黄^(后下)30g	春柴胡 10g	炒枳实 10g	酒黄芩 10g	每日 1 剂，煎煮至 400ml，分早晚 2 次温服
姜半夏 10g	炒白芍 10g	醋延胡索 10g	玄明粉^(冲服)10g	

3月4日（D2）

患者仍诉左上腹疼痛，牵及后腰部，偶有恶心，无呕吐，禁食中，大便日行 1 次，小便畅。舌淡红，苔黄腻，脉弦滑数。体格检查：T 37.0℃，BP 138/92mmHg，左上腹压痛（+），余无不适。

辅助检查：

血常规：WBC 10.30×10^9/L，NEUT% 80.0%，LY% 13.4%。

生化 + 电解质：ALT 106.3U/L，AST 56.4U/L，LDH 308.2U/L，GGT 439.3U/L，HBDH 2 210.7U/L，hs-CRP 192.35mg/L，TBIL 22.56μmol/L，DBIL 7.05μmol/L。

AMY 106.7U/L，LPS 218.5U/L。

肿瘤系列：FER-L 171.4ng/ml。

凝血系列：正常。

3月5日（D3）

患者左上腹疼痛较前明显缓解，后腰部疼痛不显，腹稍胀，禁食中，大便日行 4 次，质稀。余无不适。

药物治疗调整：

中药方剂②：中药方剂①去生大黄、玄明粉；加大黄炭 10g，木香 10g，香附 10g，焦山楂 10g，秦艽 10g。

3月6日（D4）

左上腹疼痛不显，后腰部疼痛稍显，禁食中，大便日行 3 次，质软，小便畅。余无不适。

药物治疗调整：

停用：生长抑素。

3月8日（D6）

患者一般情况同前。

药物治疗调整：

中药方剂③：中药方剂②去大黄炭、焦山楂。

3月10日（D8）

患者无不适，开放饮食，予无脂流质饮食，大便日行2次，质软。

辅助检查：

AMY 95U/L，LPS 183U/L。

血常规＋CRP：正常。

药物治疗调整：

停用：左氧氟沙星、吗啉硝唑氯化钠注射液。

3月12日（D10）

患者无不适，大便日行1次，质软。

辅助检查：

生化：PA-d 174.96mg/L，TP 56.8g/L，ALB 34g/L，LDH 258.8U/L，CK 25.5U/L，CRP 32.57mg/L，TC 5.09mmol/L，TG 3.78mmol/L。

电解质：Ca 2.1mmol/L，K 4.64mmol/L，Na 136.8mmol/L。

药物治疗调整：

停用：注射用12种复合维生素、氯化钾注射液、复方氨基酸注射液（20AA）、注射用丙氨酰谷氨酰胺、转化糖电解质注射液。

3月13日（D11）

患者无不适，今日出院。嘱其避风寒、慎起居，畅情志，无脂饮食1个月。一个月后复查腹部CT，一周后门诊复查血常规、脂肪酶＋淀粉酶。

辅助检查：

CT示：胰腺炎，较前吸收好转。

AMY 82U/L，LPS 73U/L。

血常规：正常。

出院诊断：

中医诊断：腹痛（肝郁气滞证）。

西医诊断：急性胰腺炎。

出院带药：

药品名称	剂量	用法	天数
雷贝拉唑钠肠溶胶囊	20mg	p.o. b.i.d.	14d

住院期间主要辅助检查结果见表62-1。

表 62-1 住院期间主要辅助检查结果

项目		日期					
		3月3日	3月4日	3月6日	3月10日	3月12日	3月13日
血常规	WBC/$(\times 10^9 \cdot L^{-1})$	10.27	10.30	9.28	9.2	—	—
	NEUT/%	80.0	80.0	69.1	72.1	—	—
AMY/$(U \cdot L^{-1})$		92.0	106.7	—	95		82
LPS/$(U \cdot L^{-1})$		899.5	218.5	492	183		73
CRP/$(mg \cdot L^{-1})$		—	192.35	68	84	32.57	—

（三）存在问题

1. 急诊止痛药选择不合理。

2. 抗感染方案不合理。

3. 中药方剂①的使用不合适。

4. 营养支持方案不合理。

（四）分析及药学监护

1. 急诊止痛方案分析

（1）根据《中国急性胰腺炎多学科诊治（MDT）共识意见（草案）》（2015 年），疼痛剧烈时考虑镇痛治疗，在严密观察病情下可注射盐酸布桂嗪或盐酸哌替啶。山莨菪碱等胆碱能受体拮抗剂因会诱发或加重肠麻痹而不推荐应用。

（2）根据《急性胰腺炎中西医结合诊疗共识意见（2017 年）》，入院 24 小时内的重症急性胰腺炎（SAP）患者建议接受一定程度止痛处理，可硬膜外麻醉、经皮或经直肠给药镇痛；或运用中药针灸镇痛镇静。

（3）根据《2019 年世界急诊外科学会重症急性胰腺炎诊治共识》，急性胰腺炎（AP）患者在入院 24 小时内都必须接受某种形式的镇痛治疗，对非插管患者，盐酸氢吗啡酮优于吗啡或芬太尼。但目前尚不能确定首选镇痛剂和最佳给药方法。

（4）患者因进食烧烤及黄酒后出现上腹部疼痛，呈持续性胀痛入急诊，急诊查淀粉酶和脂肪酶均高，急诊全腹部 CT 显示考虑胰腺炎，这三个证据均提示患者诊断是急性胰腺炎。因此，给予山莨菪碱止痛不适宜。

2. 抗感染方案分析

（1）根据《中国急性胰腺炎诊治指南（2019，沈阳）》及《2019 年世界急诊外科学会重症急性胰腺炎诊治共识》，AP 患者预防性使用抗生素并没有显著降低病死率或并发症发生率，因此，不再推荐对所有 AP 患者常规预防性使用抗生素（1A）。

（2）根据《中国急性胰腺炎诊治指南（2019，沈阳）》，若有胰腺外感染，应根据血培养或其他病原学证据选择抗菌药物。《2019 年世界急诊外科学会重症急性胰腺炎诊治共识》指出，血清降钙素原检测可能有助于预测发生感染性胰腺坏死的风险（1B）。该患者无胰腺外感染，BISAP 评分为 0，死亡率 <1%，CT 未显示有坏死灶，且排除胆源性胰腺炎可能，缺少患者感染的特异性证据（如降钙素原或病原培养）。因此，无全身预防性使用抗生素的指征。

（3）根据《中国急性胰腺炎诊治指南（2019，沈阳）》，胰腺感染的致病菌主要为革兰氏阴性菌和厌氧菌等肠道常驻菌。抗菌药物的应用应遵循"降阶梯"策略，选择抗菌谱为针对革兰氏阴性菌和厌氧菌、脂溶性强、可有效通过血胰屏障的药物。如碳青霉烯类、喹诺酮类、第三代头孢菌素、甲硝唑等。根据《2019 年世界急诊外科学会重症急性胰腺炎诊治共识》，喹诺酮类药物显示出对胰腺组织良好的渗透性，以及良好的抗厌氧菌能力，然而，由于其高耐药率，只限应用于对 β- 内酰胺类药物过敏的患者。甲硝唑的杀菌谱几乎只针对厌氧菌，它也能很好地渗透胰腺组织。

（4）该患者无 β- 内酰胺类药物过敏史，选用喹诺酮类不合理，甲硝唑能很好地渗透胰腺组织，且价格低廉，选用吗啉硝唑氯化钠注射液不适宜。

3. 中药方剂①的使用分析

（1）中药方剂①为大承气汤合大柴胡汤加减，方中大黄配玄明粉峻下热结之力甚强，枳实破气力盛；柴胡配黄芩和解清热，以除少阳之邪；白芍养阴血、柔肝缓急止痛；半夏燥湿和胃降逆；延胡索活血行气止痛，全方共奏峻下热结通腑之功。主治腑实热结证，用于急性胰腺炎腑实热结证患者。

（2）结合四诊脉象，患者当属肝郁气滞证，治宜疏肝理气通腑，选用中药方剂①不适宜，建议选方柴胡疏肝散合清胰汤加减。

4. 营养支持方案分析

（1）根据《中国急性胰腺炎诊治指南（2019，沈阳）》，轻症急性胰腺炎（MAP）患者在可耐受的情况下可尽早开放饮食。对于中度重症急性胰腺炎（MSAP）及 SAP 患者，肠内营养的时机视病情的严重程度和肠胃道功能的恢复情况来定，只要患者胃肠动力能够耐受，建议尽早实行肠内营养（入院后 24～72 小时）。

（2）根据《2019 年世界急诊外科学会重症急性胰腺炎诊治共识》，建议肠内营养以预防肠功能衰竭和感染性并发症为主。应避免全肠外营养，但如果肠内途径不能完全耐受，应考虑部分肠外营养，以满足热量和蛋白质需求。胃和空肠喂养均能安全实现（1A）。肠内营养与全肠外营养相比，可减少感染并发症、器官衰竭和病死率。

（3）结合病情分析，本例患者为 MAP 患者，入院后应尽早开放饮食，在未对患者进行进食耐受评估前提下，采用全肠外营养的方式达 5 日，营养方案不合理。

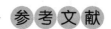

参 考 文 献

[1] LI X P，MA F B，JIA K Z. Early enteral nutrition within 24 hours or between 24 and 72 hours for acute pancreatitis: evidence based on 12 RCTs[J]. Med Sci Monit，2014，20: 2327- 2335.

[2] QI D，YU B，HUANG J，et al. Meta-analysis of early enteral nutrition provided within 24 hours of admission on clinical outcomes in acute pancreatitis[J]. JPEN J Parenter Enteral Nutr，2018，42（7）: 1139-1147.

[3] SONG J，ZHONG Y，LU X，et al. Enteral nutrition provided within 48 hours after admission in severe acute pancreatitis: a systematic review and meta-analysis[J]. Medicine（Baltimore），2018，97（34）: e11871.

[4] FENG P，HE C，LIAO G，et al. Early enteral nutrition versus delayed enteral nutrition in acute pancreatitis: a PRISMA-compliant systematic review and meta-analysis[J]. Medicine（Baltimore），2017，96: e8648.

案例63 腹痛（急性胰腺炎合并高脂血症）

（一）病例资料

患者，男，54岁，身高169cm，体重80kg，体重指数28kg/m²。

主诉：持续性腹痛2天。

现病史：患者2天前因饮食不慎后出现腹痛，程度剧烈，呈持续性，无肩背部放射性疼痛，伴腹胀，发热，约38.5℃，无恶寒，无恶心、呕吐，无咳嗽、咳痰，就诊于当地诊所，给予抗感染、止痛等对症治疗（具体药物不详）后症状改善不佳。来本院就诊，腹部CT提示急性胰腺炎、重度脂肪肝，遂以"急性胰腺炎"为诊断收入院。入院症见：神志清，精神差，左上腹部及脐周疼痛，呈持续性，伴腹胀，口干，口苦，纳差，眠可，小便量少，大便2日未解，近期体重无明显变化。面色萎黄、形体偏胖，舌质红，苔黄腻，脉滑数。

既往史：平素体健；否认慢性疾病及传染病史，否认手术史、输血史；预防接种随当地进行。

个人史、婚育史、家族史、过敏史：无烟酒等不良嗜好。已婚已育，子女及配偶体健。父母自然去世。1兄，体健。否认家族遗传病史。否认食物药物过敏史。

体格检查：T 37.0℃，R 20次/min，P 100次/min，BP 135/95mmHg，疼痛评分：1分。营养一般，急性病容，表情痛苦，自动体位，神志清楚，查体合作。皮肤黏膜色泽无发绀、黄染、苍白，未见皮疹，未见皮下出血，弹性可，皮温微热。全身浅表淋巴结未触及肿大。肺下界正常，双肺呼吸音清，未闻及干湿啰音。腹部膨隆，未见腹壁静脉曲张，左上腹部腹肌紧张，余腹部柔软，左上腹部及脐周压痛、反跳痛阳性，腹部未触及包块，肝脾肋下未触及，墨菲征阴性，肝浊音界正常，双肾区无明显叩击痛，移动性浊音阴性，肠鸣音未见异常，3次/min。余未见明显阳性体征。

中医四诊：表情痛苦，面色萎黄，精神差，形体偏胖，语声清，无异常气味，舌质红，苔黄腻，脉滑数。

辅助检查：

血常规：WBC 16.7×10^9/L，RBC 4.78×10^{12}/L，Hb 135g/L，PLT 153×10^9/L，NEUT% 89.4%，Glu 6.96mmol/L。

肝功能：ALT 33.3U/L，AST 19.0U/L，ALP 111U/L，GGT 132U/L。

TC 6.03mmol/L，TG 4.90mmol/L。

AMY 34U/L，LPS 85U/L。

腹部CT提示：①急性胰腺炎；②重度脂肪肝；③胆囊壁略增厚。

肺部CT：①右肺中叶索条；②脂肪肝。

入院诊断：

中医诊断：腹痛（胃肠实热证）。

西医诊断：①急性胰腺炎（轻症）；②高脂血症；③重度脂肪肝（非酒精性）。

（二）诊治过程

初始治疗药物（10 月 11 日）

药品名称	剂量	用法
注射用泮托拉唑钠	40mg	i.v.gtt. b.i.d.
0.9% 氯化钠注射液	100ml	
注射用甲磺酸加贝酯	0.3g	i.v.gtt. q.d.
胰岛素注射液	6U	
5% 葡萄糖注射液	500ml	
注射用复方二氯醋酸二异丙胺	120mg	i.v.gtt. q.d.
5% 葡萄糖注射液	250ml	
注射用脂溶性维生素	2 支	i.v.gtt. q.d.
注射用水溶性维生素	2 支	
氯化钾注射液	1g：10ml	
5% 葡萄糖注射液	500ml	
注射用灯盏花素	100mg	i.v.gtt. q.d.
5% 葡萄糖注射液	250ml	

中药口服方剂①				用法用量
大黄^(后下)15g	芒硝^(冲服)20g	麸炒枳实 30g	姜厚朴 18g	每日一剂，水煎 200ml，分两次温服
赤芍 18g	牡丹皮 30g	蒲公英 30g	大腹皮 30g	
焦山楂 30g	黄连 10g	黄芩 10g		
中药灌肠方剂				用法用量
大黄^(后下)30g	芒硝^(冲服)20g	姜厚朴 30g	麸炒枳实 15g	水煎灌肠，50ml，每 4 小时 1 次
炒桃仁 12g	炒莱菔子 30g	赤芍 30g	金银花 30g	
牡丹皮 30g				
中药外敷方剂				用法用量
醋乳香 30g	醋没药 30g	北刘寄奴 30g	威灵仙 30g	临方粉碎，腹部外敷，日一次
黄芩 30g	重楼 15g	黄连 30g	赤芍 30g	
蒲公英 30g	连翘 30g	芒硝 10g	冰片 3g	

10 月 12 日（D2）

症状体征：T 36.6℃，R 22 次 /min，P 86 次 /min，13 小时总入量：2 900ml，总出量：420ml，尿量：150ml。患者神志清，精神差，禁食水，左上腹部及脐周疼痛较前缓解，呈持续性，伴腹胀，口干，口苦，眠可，小便量少，大便于灌肠后可解，日 3 次，色可，量少；舌质红，苔黄腻，脉滑数。查体：左上腹肌紧张阳性，压痛、反跳痛阳性，脐周压痛阳性，余未见明显阳性体征。

辅助检查：

肾功能：BUN 7.80mmol/L，Cr 94.7μmol/L，UA 455.5μmol/L，CO_2 29.4mmol/L。

电解质：K 3.67mmol/L，Na 140.4mmol/L，Cl 102.0mmol/L，Ca 2.23mmol/L，P 0.73mmol/L，Mg 1.33mmol/L。

PCT-Q 0.16ng/ml。

CRP 182.87mg/L。

药物治疗调整：

加用：氯化钾注射液 1g 10ml＋胰岛素注射液 10U＋10%GS 500ml i.v.gtt. b.i.d.。

　　　复方氯化钠注射液 500ml＋氯化钾注射液 1g：10ml i.v.gtt. q.d.。

10 月 14 日（D4）

症状体征：T 36.4℃，R 18 次 /min，P 80 次 /min，24 小时总入量：3 700ml，总出量：2 800ml，尿量：1 400ml；患者神志清，精神一般，暂禁食，左上腹部疼痛明显减轻，腹胀缓解，口干、口苦减轻，眠可，小便正常，诉有饥饿感，自主排气、排便，日 3 次，成形；舌质红，苔黄稍腻，脉滑数。查体：腹部柔软，左上腹部轻压痛，无反跳痛。

辅助检查：

肝功能：ALT 41.8U/L，AST 34.0U/L，ALP 122.9U/L，GGT 135.7U/L。

肾功能：BUN 5.56mmol/L，Cr 88.6μmol/L，UA 330.9μmol/L，CO_2 29.2mmol/L，Glu 6.47mmol/L。

血脂：TC 5.19mmol/L，TG 2.90mmol/L，HDL-C 0.85mmol/L。

电解质：K 4.73mmol/L，Na 139.7mmol/L，Cl 99.4mmol/L，Ca 2.24mmol/L，P 1.11mmol/L，Mg 0.94mmol/L。

AMY 34.0U/L，LPS 92U/L。

血常规：WBC 11.5×10^9/L，RBC 4.65×10^{12}/L，Hb 133g/L，PLT 171×10^9/L，NEUT% 85.1%。

CRP 142.00mg/L。

PCT-Q 0.29ng/ml。

药物治疗调整：

加用：马来酸曲美布汀片 0.2g p.o. t.i.d.。

　　　复方消化酶胶囊 3 粒 p.o. t.i.d.。

　　　弹性酶片 600 单位 p.o. t.i.d.。

停用：氯化钾注射液 1g：10ml＋胰岛素注射液 10U＋10%GS 500ml i.v.gtt. b.i.d.。

　　　复方氯化钠注射液 500ml＋氯化钾注射液 1g：10ml i.v.gtt. q.d.。

调整：中药灌肠方，处方不变，用法用量改为 50ml，灌肠，每 6 小时 1 次。

10 月 18 日（D8）

症状体征：T 36℃，R 20 次 /min，P 88 次 /min，24 小时总入量：3 900ml，总出量：3 000ml，尿量：1 600ml。患者神志清，精神一般，无脂肪流质饮食，左上腹部疼痛基本消失，腹胀明显减轻，口干、口苦减轻，眠可，小便正常，大便日 4 次，成形；舌质红，苔黄稍腻，脉数。查体：腹部柔软，无压痛及反跳痛，余未见异常。

辅助检查：

MRCP：①右肝管局限性狭窄；②胰腺体积增大，胰腺周围异常信号，左侧肾前筋膜增厚，考虑存在胰腺炎。

药物治疗调整：

中医辨证：腹痛（脾虚血瘀证）；以"四君子汤"为主方加减，口服方剂调整如下：

中药口服方剂②				用法用量
太子参 30g	茯苓 20g	白术 20g	甘草 5g	水煎取汁 200ml，分两次，饭后温服
荷叶 20g	山楂 30g	泽泻 30g	白及 15g	
赤芍 15g	红花 15g	鸡血藤 30g	炒麦芽 25g	
炒神曲 15g	重楼 8g	炒鸡内金 20g		

中药灌肠方剂用法用量改为 50ml，灌肠，每 8 小时 1 次腹部外敷方同前。

10 月 20 日（D10）

症状体征：患者神志清，精神尚可，左上腹部疼痛基本消失，腹胀明显减轻，无脂肪流质饮食，眠可，小便正常，大便日 3 次，成形；舌质淡红，苔黄稍腻，脉数。查体：腹部膨隆，未见腹壁静脉曲张，腹部柔软，腹部无压痛及反跳痛，腹部未触及包块余未见异常。今日出院。

辅助检查：

血常规：WBC 7.6×10^9/L，RBC 4.67×10^{12}/L，Hb 135g/L，PLT 244×10^9/L，NEUT% 73.3%。

CRP 12.93mg/L。

PCT-Q < 0.05ng/ml。

肝功能：ALT 33.7U/L，AST 27.1U/L，ALP 103.3U/L，GGT 118.6U/L。

肾功能：BUN 3.89mmol/L，Cr 96.0μmol/L，UA 429.2μmol/L，Glu 6.30mmol/L。

血脂：TC 4.44mmol/L，TG 3.98mmol/L，HDL-C 0.63mmol/L。

电解质：K 4.33mmol/L，Na 141.1mmol/L，Cl 100.3mmol/L，Ca 2.40mmol/L，P 1.15mmol/L，Mg 1.01mmol/L。

AMY 55.0U/L，LPS 175U/L。

腹部 CT：①脂肪肝（中度）；②急性胰腺炎，体尾部周围渗出改变。

药物治疗调整：

停用：所有静脉滴注药物、灌肠及腹部外敷药物。

出院诊断：

中医诊断：腹痛（脾虚血瘀证）。

西医诊断：①急性胰腺炎（轻症）；②高脂血症；③重度脂肪肝（非酒精性）。

出院带药：

药品名称	剂量	用法	天数
马来酸曲美布汀片	0.2g	p.o. t.i.d.	7d
复方消化酶胶囊	3 粒	p.o. t.i.d.	7d
弹性酶片	600 单位	p.o. t.i.d.	7d

中药口服方剂②共 7 剂，日一剂，水煎取汁 200ml，分两次，饭后温服。

（三）存在问题

1. 注射用灯盏花素应用不合理。

2. 患者在初期治疗过程中是禁食禁水状态，给予中药口服方剂①未嘱用药注意。

（四）分析及药学监护

1. 注射用灯盏花素应用分析

（1）该药属于中药注射剂，其主要成分为灯盏花素。功效：活血化瘀，通络止痛。适应证：中风及其后遗症，冠心病，心绞痛。在本病例中使用属于超适应证用药。

（2）患者入院时中医望闻切诊：舌质红、苔黄腻、脉滑数，中医诊断为腹痛（胃肠实热证）。依据《急性胰腺炎中医诊疗专家共识意见（2017）》，本阶段以"通里攻下、清热解毒、活血化瘀"为治则；入院第8天，患者舌质红，苔黄稍腻，脉数；诊断为：腹痛（脾虚血瘀），本阶段以"补养气血、健脾和胃、活血化瘀"为治则。因此对急性胰腺炎患者，中医方面采用活血化瘀的治疗原则是没有问题的。

（3）虽然2013年版的《急性胰腺炎中医诊疗专家共识意见》中曾经提到对于SAP恢复期患者，静脉滴注活血化瘀中药注射剂，对于伴有瘀血阻滞（如伴有高血脂、高血黏度、高凝血症、血液黏稠、急性弥散性血管内凝血等）的患者，能够促进其机体恢复。但是2015年版《中国急性胰腺炎多学科诊治（MDT）共识意见（草案）》《急性胰腺炎中医诊疗专家共识意见（2017）》，对于活血化瘀类中药注射剂用于急性胰腺炎的治疗内容就没有涉及。因此，依据最新治疗指南及药品说明书，注射用灯盏花素的使用是不合理的，属于超说明书适应证用药。

（4）用法用量：依据注射用灯盏花素说明书，用法用量应为静脉注射，一次20～50mg，一日1次。用250ml 0.9%NS注射液，或500ml 5%或10%葡萄糖注射液溶解后使用。

医生医嘱为100mg，5%葡萄糖注射液250ml溶解后静脉滴注，剂量过大，浓度过高，应降低浓度。

中药注射剂本身成分比较复杂，超剂量、高浓度使用中药注射剂容易造成配置好的中药注射剂大输液不溶性微粒超标，这也是造成中药注射剂发生不良反应的风险因素。

2. 患者在初期治疗过程中是禁食禁水状态，分析中药治疗方案及药学监护

（1）中药口服方剂①为大承气汤加减。大承气汤通腑泄热、行气导滞，常用于湿热积滞的腹痛证，方中大黄苦寒泄热，攻下燥屎；芒硝咸寒润燥，软坚散结；厚朴、枳实破气导滞，消痞除满，四味相合，有峻下热结之功。方中加用黄芩、黄连、蒲公英苦寒燥湿、清热解毒，赤芍、牡丹皮活血化瘀，大腹皮、焦山楂消食导滞、宽中利水。全方以泻热导滞、通腑散结、活血化瘀消肿为治则，"通则不痛，脏腑通则病自消"，针对急性胰腺炎的病因，治其之本。

（2）中药灌肠方剂也用大承气汤加减，灌肠方在大承气汤基础上加用炒莱菔子通腑气、增强泻下导滞之功效，配以牡丹皮、赤芍、桃仁活血化瘀兼润肠通便，促进患者排便，加金银花清热解毒、消炎止痛。全方以泻下导滞为主要治法，偏重活血化瘀、清热解毒，用以灌肠。因患者中焦阻滞、口服汤药后泻下导滞的作用起效较缓慢，加用中药汤液保留灌肠，直达病所，增加了通腑泄热、活血化瘀、清热解毒的作用。

（3）外用封包中药，用法为临方粉碎、腹部外敷，配以红外线照射促进吸收。方中大量乳香、没药，二药并用，为宣通脏腑、流通经络之要药，没药活血散瘀、乳香行气舒络，气血兼用，取效尤捷，醋炙后止痛之力增强，且乳香、没药为树脂类药材，粉碎热敷腹部，促进了全方药物透皮吸收，提高疗效。威灵仙性辛温，善走窜，能行十二经络，祛风除湿通络止痛；

刘寄奴、赤芍活血散瘀、化积止痛；配以黄芩、黄连清热燥湿，蒲公英、连翘清热解毒，加用芒硝润燥软坚、清热消肿。全方以活血散瘀止痛药物为主，配以清热解毒利水消肿药物，腹部外敷，且乳香、没药、芒硝均有促进透皮吸收作用，外敷病灶、直达病所，配合泻下导滞的口服、灌肠方药，共同起到了泻实清热、通滞化积、活血散瘀止痛之功效，三者配和，对于该患者初期治疗，效果甚佳。

（4）早期及时应用中药水煎液口服、灌肠、腹部外敷，对于由急性胰腺炎引起的腹胀和肠麻痹从而导致肠粘连损害，细菌大量繁殖，过量内毒素产生，肠道细菌移位，进而激发全身炎症反应，引起多脏器功能衰竭的恶性结果具有非常积极的治疗作用。芒硝软坚散结助大黄通下之功，柴胡、枳实、厚朴行气除满散肠中痞气，赤芍、黄芩、蒲公英、牡丹皮清热凉血、解毒消痈，诸药合用共奏清热泻下、化瘀解毒之功效。现代药理研究表明，此类中药能有效增强肠蠕动，清除肠道毒素，抑制肠道内毒素吸收，具有明显抗炎作用，能改善胰腺局部组织微循环，降低胰胆管压力，并对胰蛋白酶、胰淀粉酶、脂肪酶具有明显抑制作用。因此，中药多途径给药联合治疗对于急性胰腺炎病情及时转归，降低重症转化概率，减少患者住院天数，降低患者治疗经济费用都具有非常重要的意义。

（5）急性禁饮食期间，患者通常无口服药物，医生开具了口服中药方剂，原则上欠妥，应建议医生不开或通过浓缩药液等方法，减小患者口服汤药剂量。中药临床药师在此需要对患者及家属进行较全面的用药教育，应嘱咐患者口服中药方剂时应小口频次服用，尽量使药液在口中缓慢吞咽，以起到泻热通便的作用。

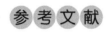

参 考 文 献

[1] 秦丹，牛刚，张飘飘，等. 降血脂药品不良反应报告分析 [J]. 中国药物评价，2017，34（3）：189-195.

[2] 向坤，唐义清. 降脂药的分类与合理应用 [J]. 人民军医，2001，44（6）：350-351.

[3] 李小娜，孙志明，刘畅. 降血脂药物的应用与分析 [J]. 河北医药，1997，19（6）：394.

[4] 詹凌青，王琳. 降脂药的分类及其临床应用 [J]. 实用医技杂志，2011，18（3）：269-271.

[5] 张声生，李慧臻. 急性胰腺炎中医诊疗专家共识意见（2017）[J]. 中华中医药杂志，2017，32（9）：4085-4088.

[6] 杨国红，王晓，李春颖. 中药四联疗法分期辨证优化治疗急性胰腺炎 [J]. 中国实验方剂学杂志，2013，19（14）：301-304.

[7] 杨国红，王晓，李春颖，等. 中药四联疗法治疗早期重症急性胰腺炎 122 例 [J]. 辽宁中医杂志，2011，38（12）：2396-2397.

[8] 王志华，鲍家伟. 中西医结合治疗急性胰腺炎 46 例 [J]. 中国中医急症，2001，10（4）：238.

[9] 孙文杰，陈亚峰，李红昌，等. 大承气汤干预重症急性胰腺炎并发肝损伤的作用机制 [J]. 中成药，2020，42（1）：200-203.

[10] 张茜，金若敏. 中药肝肾毒性及肝肾功能检测指标的研究概况 [J]. 中国中医药信息杂志，2011，18（8）：105-107.

[11] 田慧，张丹参，王倩，等. 植物类中药的肝肾毒性研究现状 [J]. 中国药理学与毒理学杂志，2013，27（suppl 1）：76.

案例64 腹痛（急性胰腺炎合并脂肪肝）

（一）病例资料

患者，男，35岁，身高183cm，体重108.5kg，体重指数32.4kg/m²。

主诉： 左上腹部疼痛12小时。

现病史： 患者12小时前因进食油腻食物后出现左上腹部疼痛，呈持续性疼痛，伴腹胀，无恶心呕吐，至当地医院就诊，查血常规：WBC 9.57×10⁹/L；血清淀粉酶262U/L，血清脂肪酶>587.6U/L；血脂：TG 6.32mmol/L；腹部CT平扫：①脂肪肝；②胰腺头颈边缘稍显模糊；为求进一步治疗，遂入住本院治疗。入院症见：左上腹部疼痛，呈持续性疼痛，伴腹胀，无恶心呕吐，纳食减少约1/2，睡眠差，大便不成形，日1次，小便色黄。

既往史： 脂肪肝4年；高脂血症1年，未予系统治疗；1年前因"急性胰腺炎（高脂血症型）"住院治疗；高血压病1周，血压最高达154/111mmHg，未予系统治疗。

个人史、婚育史、家族史、过敏史： 无烟酒等不良嗜好。未婚。否认家族遗传病和传染病病史。否认食物、药物过敏史。平素恣食肥甘厚腻，饮食不节，暴饮暴食。

体格检查： T 37.2℃，R 19次/min，P 86次/min，BP 156/101mmHg。表情痛苦，急性病容，自动体位，神志清楚；全身浅表淋巴结未触及肿大；双肺呼吸音清，未闻及干湿啰音；心率86次/min，心律齐，心音有力，各瓣膜听诊区未闻及病理性杂音；腹部饱满，未见腹壁静脉曲张，腹部柔软，剑突下压痛，无反跳痛，腹部未触及包块，肝脾肋下未触及，墨菲征阴性，肝浊音界正常，双肾区无明显叩击痛，移动性浊音阴性，肠鸣音未见异常，4～5次/min。余无特殊。

中医四诊： 表情痛苦，急性病容，左上腹部疼痛，呈持续性疼痛，伴腹胀，无恶心呕吐，纳食减少约1/2，睡眠差，大便不成形，一日1次，小便色黄。舌质红，苔薄腻，脉弦滑。

入院诊断：

中医诊断： 腹痛（湿热蕴结证）。

西医诊断： ①急性胰腺炎；②脂肪性肝炎；③高脂血症；④高血压病3级（很高危）。

（二）诊疗过程

初始治疗药物（6月30日）

药品名称	剂量	用法
注射用泮托拉唑钠	80mg	i.v.gtt. b.i.d.
0.9%氯化钠注射液	100ml	
注射用生长抑素	3mg	i.v. 泵 4.3ml/h
0.9%氯化钠注射液	50ml	
注射用甲磺酸加贝酯	0.3g	i.v.gtt. q.d.
5%葡萄糖注射液	100ml	

续表

药品名称	剂量	用法
氯化钾注射液	10ml（1g）	i.v.gtt. q.d.
维生素 B₆ 注射液	0.2g	
维生素 C 注射液	3g	
葡萄糖氯化钠注射液	500ml	
复方氨基酸注射液（18AA-Ⅱ）	200ml	i.v.gtt. q.d.
丙氨酰谷氨酰胺注射液	50ml	
左氧氟沙星氯化钠注射液	0.3g	i.v.gtt. b.i.d.
左奥硝唑氯化钠注射液	100ml（0.5g）	i.v.gtt. q.12h.
硝苯地平片	10mg	p.o. t.i.d.
复方二氯醋酸二异丙胺注射液	160mg	i.v.gtt. q.d.
5% 葡萄糖注射液	100ml	
注射用灯盏花素	100mg	i.v.gtt. q.d.
5% 葡萄糖注射液	250ml	

7月1日（D2）

患者神志清，精神疲惫，左上腹部疼痛较前减轻，腹胀较前减轻，无恶心呕吐，禁食水，睡眠差，小便色黄、量少；舌质红，苔薄腻，脉弦滑。体格检查：T 36.2℃，R 16 次 /min，P 62 次 /min，BP 128/84mmHg；腹部饱满，腹壁柔软，剑突下压痛，无反跳痛，腹部未触及包块，墨菲征阴性，移动性浊音阴性，肠鸣音未见异常，4～5 次 /min。

辅助检查：

血常规：WBC 10.9×10^9/L，NEUT 7.21×10^9/L。

CRP 12.10mg/L。

血生化：ALT 72.4U/L，Mg 1.04mmol/L，TC 4.56mmol/L，TG 2.10mmol/L，Glu 6.58mmol/L。

血清淀粉酶 204U/L，血清脂肪酶 1 706U/L。

降钙素原正常。

心电图：正常心电图。

全腹部 CT 平扫：①胰腺头颈部周围脂肪间隙密度略增高，请结合实验室检查；②脂肪肝。

7月2日（D3）

患者神志清，精神尚可，左上腹部疼痛较前减轻，腹胀较前减轻，无恶心呕吐，禁食，睡眠较前改善，灌肠后可排出少量粪块及灌肠液，小便正常；舌质红，苔薄腻，脉弦滑。体格检查：T 36.7℃，R 66 次 /min，P 15 次 /min，BP 140/93mmHg；腹部饱满，腹壁柔软，剑突下无压痛，无反跳痛，腹部未触及包块，墨菲征阴性，移动性浊音阴性，肠鸣音未见异常，4～5 次 /min。

辅助检查：

血常规＋CRP：WBC 9.1×10^9/L，RBC 5.25×10^{12}/L，Hb 159g/L，HCT 46.6%，PLT 230×10^9/L，NEUT% 62.4%，LY% 24.8%，CRP 14.64mg/L。

电解质：Mg 1.79mmol/L。

AMY 62U/L，LPS 272U/L。

药物治疗调整：

停用：左氧氟沙星氯化钠注射液、左奥硝唑氯化钠注射液。

7月3日（D4）

患者神志清，精神尚可，左上腹部疼痛较前减轻，无腹胀，无恶心呕吐，流质饮食，睡眠较前改善，大便未行，小便可；舌质红，苔薄腻，脉弦滑。体格检查：T 35.9℃，R 15 次/min，P 54 次/min，BP 124/73mmHg；其他情况同前。

辅助检查：

腹部彩超示：重度脂肪肝，胆囊壁毛糙，胰腺实质光点密集增强（脂肪浸润？请结合临床）。

药物治疗调整：

停用：注射用生长抑素、氯化钾注射液、维生素C注射液、维生素B_6注射液。

加用：中药方剂①

中药方剂①				用法用量
大黄^(后下)15g	姜厚朴 30g	芒硝^(后下)10g	麸炒枳实 15g	每日1剂，水煎至200ml，分早晚2次温服
陈皮 15g	白术 30g	姜半夏 9g	煨木香 12g	
砂仁^(后下)6g	生姜 15g	大枣 5枚	炙甘草 9g	

7月4日（D5）

患者一般情况同前。

药物治疗调整：

停用：复方氨基酸注射液、丙氨酰谷氨酰胺注射液。

调整：注射用泮托拉唑钠由 b.i.d. 调整为 q.d.。

7月5日（D6）

患者一般情况同前。大便1次，质干。

药物治疗调整：

停用：注射用甲磺酸加贝脂。

加用：脂必泰胶囊 0.24g p.o. b.i.d.。

7月8日（D9）

患者神志清，精神可，左上腹部疼痛明显减轻，无腹胀，无恶心呕吐，纳食可，睡眠较前改善，二便正常；舌质红，苔薄腻，脉弦滑。体格检查：T 36.7℃，R 16 次/min，P 61 次/min，BP 128/81mmHg；腹部饱满，腹部柔软，腹部无压痛及反跳痛，墨菲征阴性，移动性浊音阴性，肠鸣音未见异常，4～5 次/min。患者病情好转，予以办理出院。

出院诊断：

中医诊断：腹痛（湿热蕴结证）。

西医诊断：①急性胰腺炎；②脂肪性肝炎；③高脂血症；④高血压病3级（很高危）。

出院带药：

药品名称	剂量	用法	天数
谷胱甘肽片	400mg	p.o. t.i.d.	7d
脂必泰胶囊	2.4g	p.o. b.i.d.	7d

（三）存在问题

1．初始抗感染方案不适宜。

2．营养支持治疗方案不适宜。

3．使用 PPI 给药剂量不适宜。

4．中药方剂①中芒硝的特殊煎法不适宜。

（四）分析及药学监护

1．初始抗感染方案适宜性分析

（1）急性胰腺炎 AP 病程中抗生素的应用可分为预防性和治疗性。

预防用药方面：《中国急性胰腺炎诊治指南（2019，沈阳）》指出，近年来研究仍表明，预防性抗菌药物的应用不能降低胰腺坏死感染风险，且会增加多重耐药菌及真菌感染风险，故对于中度重症急性胰腺炎（MSAP）及重症急性胰腺炎（SAP）患者，不建议常规使用预防性抗菌药物。若有胰腺外感染，如胆管炎、肺炎、尿路感染、菌血症、导管相关性感染，应根据血培养或其他病原学证据选择抗菌药物。《临床实践指南（2016）：急性胰腺炎的处理》指出，轻症或重症急性胰腺炎患者均不推荐预防性使用抗生素；《2013 中国急诊急性胰腺炎临床实践指南》指出，预防性使用抗生素不改善患者预后，不能减少胰外感染，不能降低需手术患者比例，因此不建议预防性使用抗生素，对于胆源性 AP 伴胆道感染或胆道梗阻患者，宜早期应用抗生素。

治疗用药方面：应对患者是否存在感染进行评估。《2013 中国急诊急性胰腺炎临床实践指南》指出，①C 反应蛋白提示疾病严重程度，起病前 36～48 小时有意义，C 反应蛋白＞200mg/L 提示胰腺坏死。②降钙素原（PCT）是评估有无感染的敏感指标，2～3 小时即可升高，亦可作为停用抗生素的指标。一般认为 PCT≥0.5ng/ml，提示感染或肠道细菌移位，发生肠道细菌感染。③怀疑血行感染、脓毒症时在抗生素使用前抽血培养，明确病原菌，根据药敏试验结果指导抗生素治疗。《临床实践指南（2016）：急性胰腺炎的处理》指出，无菌坏死与感染坏死相类似，都可能出现白细胞增多和体温升高。只有通过穿刺抽液证实感染坏死，或者 CT 扫描见积聚物中显示有气体，才考虑应用抗生素，抗菌治疗方案应当根据穿刺液的培养结果而制订，但是，在培养结果出来之前，可考虑经验性应用抗生素，经验性治疗应覆盖大多数常见的病原体。

（2）分析该患者第 2 天 C 反应蛋白 12.10mg/L；降钙素原正常；全腹部 CT 平扫示：胰腺头颈部周围脂肪间隙密度略增高。结合该患者处于轻症急性胰腺炎（MAP）的发病早期（急性期），未发现存在胰腺或胰腺外的感染，根据以上指南推荐，不建议预防或治疗性使用抗生素。建议明确感染用药指征后，再给予抗感染治疗。

2．营养支持治疗方案适宜性分析

（1）《2013 中国急诊急性胰腺炎临床实践指南》指出，AP 早期不考虑胃肠外营养，病情稳定后，则应尽早开始肠内营养支持，以空肠连续输注为宜。个别患者无法进行肠内营养时，一周后才可考虑部分肠外营养。

（2）《临床实践指南（2016）：急性胰腺炎的处理》指出，轻症急性胰腺炎患者入院时给予普通饮食，如果由于腹痛、恶心、呕吐或肠梗阻不能经口进食，则必须根据个体差异自行调整为从限制饮食、流质到普通饮食的饮食流程。

（3）《肠外营养临床药学共识（第二版）》指出，给予肠外营养具体适应证为：①由于以下情况无法进食或通过消化道吸收营养物质，广泛小肠切除、小肠疾病、放射性肠炎、严重腹泻、顽固性呕吐等；②接受大剂量放、化疗的营养不良患者；③进行骨髓移植患者；④无法进行或不能耐受 EN 的重症胰腺炎患者;⑤消化道功能障碍的严重营养不良患者;⑥营养不良的获得性免疫缺陷性疾病患者或存在并发症(如顽固性腹泻、并发其他感染、接受化疗等)的获得性免疫缺陷性疾病患者;⑦严重分解代谢状态下患者(如颅脑外伤、严重创伤、严重烧伤等),在 5~7 天内无法利用其胃肠道的。

另肠道功能正常,能获得足量营养的;需肠外营养支持少于 5 天的,并不适宜或应慎用肠外营养液。

(4)该患者属轻症急性胰腺炎早期,且无恶心、呕吐或肠梗阻等不能经口进食的表现。患者不具有给予肠外营养适应证,并不适宜或应慎用肠外营养液。

3. 使用 PPI 给药剂量适宜性分析

(1)《中国急性胰腺炎诊治指南(2019,沈阳)》指出,H_2 受体拮抗剂或质子泵抑制剂可通过抑制胃酸分泌而间接抑制胰腺分泌,还可以预防应激性溃疡的发生。

(2)《中国急性胰腺炎多学科诊治(MDT)共识意见(草案)》指出,质子泵抑制剂可选用艾司奥美拉唑 40mg、泮托拉唑 40mg 或兰索拉唑 30mg 间隔 12 小时静脉滴注。泮托拉唑钠为合成的二烷基氧基吡啶化合物,其药理作用是抑制胃酸分泌,具有选择性高、疗效好、低毒性的特点。

(3)该患者突发急性胰腺炎 1 天,禁食禁水,暂给予肠外营养液等营养支持,予以 PPI 预防急性胃黏膜的损伤,此外,通过应用质子泵抑制剂减少胃酸分泌,减少胃酸进入十二指肠时对胰腺的刺激作用从而可以减少胰酶的分泌,故给予质子泵抑制剂泮托拉唑治疗合理。但本例中患者所用剂量 80mg,间隔 12 小时静脉滴注,给药剂量偏大。

4. 中药方剂的使用分析

(1)患者青年男性,起病急,以"左上腹部疼痛 12 小时"为主诉入院;入院时左上腹部疼痛,呈持续性疼痛,伴腹胀,舌质红,苔薄腻,脉弦滑。中医诊断属"腹痛"范畴,辨证为湿热蕴结型。患者平素饮食不节,暴饮暴食,损伤脾胃,饮食停滞;恣食肥甘厚腻辛辣,脾胃受损,运化功能失常,酿生湿热,郁久化热,酿生痰湿,痰湿中阻,腑气通降不利,气机阻滞,而发生腹痛。如《素问·痹论篇》曰"饮食自倍,肠胃乃伤"。

(2)急性胰腺炎属中医"腹痛""胃心痛"等范畴。急性胰腺炎多由胆石、虫积、素体肥胖、饮食不节等因素所致,病位在脾,与肝、胆、胃密切相关,并涉及心、肺、肾、脑、肠。各种致病因素均可引起气机不畅,脾胃运化失司,痰湿内蕴,郁久化热,久则血瘀、浊毒渐生,有形邪实阻滞中焦,从而导致"腑气不通,不通则痛"。因此,通里攻下应贯穿急性胰腺炎治疗的始终,治疗的关键是通腑泄热。

(3)大承气汤出自《伤寒论》,是通腑泄热法基本方剂,主阳明腑实证。急性胰腺炎患者痞、满、燥、实四症俱齐,适合大承气汤辨证施治。大承气汤的主要功效为通里攻下、行气活血,方中大黄、芒硝泻热、荡涤肠胃,枳实、厚朴除胀下气。大承气汤具有荡涤积滞的作用,不仅可以促进肠道蠕动,改善肠道功能,同时还可抗氧化及抗炎性反应,具有保护胰腺腺泡细胞的作用。临床上用大承气汤加减治疗急性胰腺炎,可以通过减轻炎症细胞因子的表达,降低血清淀粉酶水平,改善患者免疫功能等作用,改善腹痛、腹胀等临床症状,减轻腹腔内压力,减少平均住院时间。本方在大承气汤的基础上又佐以白术健脾祛湿,木香、砂仁、陈皮理气开胃、化湿醒脾,加生姜、半夏散结消痞止呕,加大枣、甘草益气健脾、调和诸药。诸药合用,共奏清热利湿、通腑泄浊之效。芒硝一般不入煎剂,待汤剂煎得后,溶入汤液中服用。方中后下芒硝,属于特殊煎法不适宜。

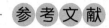

[1] 中华医学会消化病学分会胰腺疾病学组,《中华胰腺病杂志》编辑委员会,《中华消化杂志》编辑委员会. 中国急性胰腺炎诊治指南（2019, 沈阳）[J]. 中华胰腺病杂志, 2019, 19（5）: 321-331.

[2] 中华医学会外科学分会胰腺外科学组. 急性胰腺炎诊治指南（2014）[J]. 中国实用外科杂志, 2015, 35（1）: 4-7.

[3] 中国医师协会急诊医师分会. 2013 中国急诊急性胰腺炎临床实践指南 [J]. 中国急救医学, 2013, 33（12）: 1057-1071.

[4] 袁洪, 刘世坤, 左笑丛, 等. 湖南省质子泵抑制剂的临床应用指导原则（试行）[J]. 中南药学, 2016, 14（7）: 673-683.

[5] 广东省药学会. 肠外营养临床药学共识（第二版）[J]. 今日药学, 2017, 27（5）: 289-303.

[6] 董科峰. 大承气汤加味联合西药治疗急性胰腺炎的临床效果探讨 [J]. 世界最新医学信息文摘, 2018, 18（39）: 146.

[7] 杨秀翠. 大承气汤治疗重症急性胰腺炎的疗效及护理 [J]. 内蒙古中医药, 2018, 37（5）: 35-36.

[8] 国家药典委员会. 中华人民共和国药典: 2020 年版. 一部 [S]. 北京: 中国医药科技出版社, 2020.

案例65　腹痛（过敏性紫癜）

（一）病例资料

患者，男，15岁，身高160cm，体重50kg，体重指数19.53kg/m^2。

主诉：反复右侧腹部疼痛伴解黑便4天。

现病史：缘患者4天前晚餐后出现右侧腹部持续性隐隐作痛，无放射至腰背，伴解黑色成形大便，量少，1~2次/d，恶心呕吐，呕吐咖啡样胃内容物，无发热恶寒，至当地镇区医院就诊，予对症处理症状未见明显改善。今天至本院急诊就诊，由急诊拟"腹痛查因"收入消化内科。

既往史：平素健康状况良好。否认患慢性疾病，否认传染史，否认输血史，预防接种史不详，否认手术史，否认外伤史。

个人史、婚育史、家族史、过敏史：无嗜烟，酒及药物依赖史。未婚未育。无家族遗传性疾病。未发现药物食物过敏史。

体格检查：T 36.5℃，R 20次/min，P 90次/min，BP 125/75mmHg。患者神清，精神疲倦。腹部外形平。右中腹部有压痛、反跳痛，无腹部包块。肝未触及，肝浊音界存在。墨菲征阴性。脾未触及。无肾区叩痛，无输尿管行程压痛。移动性浊音阴性，肠鸣音正常，未闻及气过水声。肛门直肠未查。外生殖器未查。

中医四诊：患者神识清，精神疲倦。表情自然。面色少华。形体适中。语声清晰。皮肤润泽，无斑疹，无水疱，无疮疡。腹部平坦，无癥瘕痞块，无青筋暴露。近日解黑色成形大便，1~2次/d，小便可。舌淡红，苔薄白，脉弦。

辅助检查：

12月2日　血常规：WBC 21.70×10^9/L，LY 2.11×10^9/L，NEUT 18.01×10^9/L，NEUT% 83.10%，RBC 7.01×10^{12}/L，Hb 154g/L，PLT 249×10^9/L。

12月2日　生化：BUN 4.40mmol/L，Cr 63μmol/L，Glu 6.54mmol/L，K 4.50mmol/L，Na 139.3mmol/L。

12月2日　凝血功能：PT 16.4秒，INR 1.3，PTA 65%，FIB 4.11g/L。

12月2日　胰腺炎：AMS 55U/L，LPS 40U/L。

12月2日　心肌酶：CK-MB 29U/L。

12月2日　其他：急诊TNT＜40ng/L，粪便OB（+）。

12月2日　上腹部CT平扫：十二指肠及空肠段肠壁增厚，肠周轻度渗出，肠炎？

入院诊断：

中医诊断：腹痛（气机郁滞证）。

西医诊断：①腹痛查因：急性肠炎？②上消化道出血？

（二）诊疗过程
初始治疗药物（12月2日）

药品名称	剂量	用法
注射用艾司奥美拉唑钠	40mg	i.v.gtt. b.i.d.
0.9% 氯化钠注射液	100ml	
葡萄糖氯化钠注射液	500ml	i.v.gtt. q.d.
氯化钾注射液	10ml	
钠钾镁钙葡萄糖注射液	500ml	i.v.gtt. q.d.
磷酸铝凝胶	20g	p.o. once
云南白药	1g	p.o. once

12月3日（D2）

患者神清，精神一般，上腹部仍有阵发性胀痛不适，无放射至腰背，口干口苦，心烦，咽干，纳呆，眠一般，小便可，昨夜解黑便1次，大便成形。查体：T 36.8℃，R 20 次 /min，P 60 次 /min，BP 145/84mmHg。舌淡红，苔薄白，脉弦。腹部外形平。右中腹部有压痛、反跳痛，无腹部包块。移动性浊音阴性，肠鸣音正常，未闻及气过水声。

辅助检查：

血常规：WBC 19.85×10^9/L，NEUT 15.94×10^9/L，NEUT% 80.30%，RBC 6.72×10^{12}/L，Hb 143g/L，HCT 0.46，PLT 251×10^9/L。

生化：BUN 4.50mmol/L，Cr 65μmol/L，Glu 6.53mmol/L，K 4.51mmol/L，Na 139.2mmol/L。

肝功能：AST 5U/L，ALT 10U/L，TP 62.6g/L，ALB 40.4g/L，TBIL 18.14μmol/L，DBIL 7.68μmol/L。

凝血功能：PT 16.0 秒，INR 1.3，PTA 68%，FIB 4.63g/L。

尿液分析：WBC（-），Glu（++++）。

粪便 OB（+）。

炎症因子：PCT 0.06ng/ml，CRP 46.80mg/L，ESR 3mm/h。

血脂四项、空腹血糖、甲状腺功能三项、肿瘤三项定量、HIV、梅毒二项、乙肝五项、丙肝抗体、尿淀粉酶未见异常。

药物治疗调整：

加用：

药品名称	剂量	用法
注射用间苯三酚	40mg	i.v.gtt. once
5% 葡萄糖注射液	250ml	
10% 葡萄糖注射液	500ml	i.v.gtt. once
50% 葡萄糖注射液	40ml	
注射用矛头蝮蛇血凝酶	2U	i.m. once
0.9% 氯化钠注射液	2ml	
注射用矛头蝮蛇血凝酶	2U	i.v. once
0.9% 氯化钠注射液	2ml	

12月4日（D3）

患者神清，精神一般，晚上突然发热，最高体温 39.3℃，伴腹痛，便血，大便 2 次，呈暗红色，质烂，口干口苦，心烦，咽干，纳呆，眠差，小便可。留置胃管通畅，引出棕褐色液体。查体：T 39.3℃，R 20 次 /min，P 112 次 /min，BP 129/72mmHg。舌淡红，苔薄白，脉弦。腹部外形平。右中腹部有压痛、反跳痛，无腹部包块。移动性浊音阴性，肠鸣音亢进，未闻及气过水声。

辅助检查：

血常规：WBC 13.70×10^9/L，NEUT 11.27×10^9/L，NEUT% 82.40%，RBC 6.08×10^{12}/L，Hb 132g/L，HCT 0.40，PLT 208×10^9/L。

生化：BUN 3.70mmol/L，Cr 69μmol/L，Glu 6.40mmol/L，K 4.13mmol/L，Na 135.7mmol/L，Cl 97.2mmol/L，Ca 1.88mmol/L。

凝血功能：PT 16.1 秒，INR 1.3，PTA 66%，FIB 4.63g/L。

炎症指标：CRP 94.62mg/L，PCT 0.21ng/ml。

粪便 OB（+）。

胃镜：①慢性非萎缩性胃炎伴糜烂及肠液反流；②十二指肠多发性溃疡（炎症性肠病？）。

全腹 CT：①小肠肠壁广泛增厚、水肿，考虑炎症可能性大；②腹盆腔积液。

阑尾彩超：考虑急性阑尾炎。

腹部 X 线：腹部未见异常 X 线征象。

药物治疗调整：

加用：

药品名称	剂量	用法
注射用拉氧头孢	2g	i.v.gtt. b.i.d.
0.9%氯化钠注射液	100ml	
甲硝唑氯化钠注射液	100ml	i.v.gtt. q.8h.
注射用赖氨匹林	0.9g	i.v.gtt. once
0.9%氯化钠注射液	250ml	i.v.gtt. once
乳酸钠林格注射液	500ml	i.v.gtt. once
肾上腺色腙片	5mg	p.o. once

12月6日（D5）

患者神清，精神疲倦，今天无发热，上腹部有阵发性胀痛较前增加，出现双下肢点状皮疹，不伴瘙痒，解大便 3 次，大便鲜红色，不成形，口干口苦，心烦，咽干，纳呆，眠差，小便可。查体：T 36.8℃，R 20 次 /min，P 103 次 /min，BP 118/65mmHg。舌淡红，苔薄白，脉弦。腹部外形平。右中腹部有压痛、反跳痛，无腹部包块。移动性浊音阴性，肠鸣音亢进，未闻及气过水声。双下肢出现皮疹，点状，部分融合成片，压之不能褪色。

请皮肤科会诊，会诊意见：初步诊断为过敏性紫癜（胃肠型），建议予维生素 C＋10% 葡萄糖酸钙注射液，复方甘草酸苷以及糖皮质激素治疗。

请风湿免疫科会诊，会诊意见：考虑过敏性紫癜，建议复查凝血功能、CRP、PCT，完善免疫学相关检查，暂予抗过敏对症处理。

辅助检查：

血常规：WBC 12.29×10⁹/L，NEUT 10.31×10⁹/L，NEUT% 83.80%，RBC 5.93×10¹²/L，Hb 126g/L，HCT 0.41，PLT 218×10⁹/L。

生化：BUN 3.15mmol/L，Cr 53μmol/L，Glu 12.45mmol/L，K 4.08mmol/L，Na 134.0mmol/L，Cl 98.4mmol/L，Ca 1.91mmol/L。

凝血功能：PT 16.3 秒，INR 1.3，PTA 66%，D-Dimer 9.23μg/ml。

免疫：IgG 9.45g/L，IgA 1.42g/L，IgM 0.61g/L，C3 1.19g/L，C4 0.19g/L。

炎症因子：CRP 52.22mg/L，PCT 0.20ng/ml。

粪便培养（-），粪便 OB（+）。

药物治疗调整：

加用：

药品名称	剂量	用法
蒙脱石散	3g	p.o. once
5% 葡萄糖注射液	250ml	i.v.gtt. once
维生素 C 注射液	1g	i.v.gtt. q.d.
10% 葡萄糖酸钙注射液	10ml	
复方甘草酸苷片	50mg	p.o. t.i.d.
注射用甲泼尼龙琥珀酸钠	80mg	i.v.gtt. q.d.
0.9% 氯化钠注射液	100ml	

12 月 8 日（D7）

患者神清，精神疲倦，上腹部疼痛较前减轻，双手及双下肢有点状皮疹，不伴瘙痒。口干口苦，心烦，咽干，纳呆，眠差，小便可，间断解血便，次数较前减少。查体：T 36.9℃，R 20 次 /min，P 82 次 /min，BP 132/70mmHg。舌淡红，苔薄白，脉弦。腹部外形平，无压痛、反跳痛，无腹部包块。移动性浊音阴性，肠鸣音减弱，未闻及气过水声。双手部及双足部可见皮疹，点状，部分融合成片。

辅助检查：

血培养（-）。

自身免疫检测：ANA（-），抗 ds-DNA（-），ANCA（-）。

胃镜活检病理结果：十二指肠符合急慢性炎症改变。

药物治疗调整：

调整：注射用甲泼尼龙琥珀酸钠调整为 40mg i.v.gtt. q.d.。

加用：注射用卡络磺钠 60mg i.v.gtt. once。

12 月 10 日（D9）

患者神清，精神一般，上腹部阵发性胀痛较前增加，间断解暗红色血便数次，次数较前增多，口干口苦，心烦，咽干，纳呆，眠差，小便可。查体：T 36.6℃，R 20 次 /min，P 76 次 /min，BP 133/72mmHg。舌淡红，苔薄白，脉弦。腹部外形平。右中腹部有压痛、反跳痛，无腹部包块。移动性浊音阴性，肠鸣音减弱，未闻及气过水声。双侧眼睑、外耳部可见新发紫癜，双手部及双足部紫癜消退。

辅助检查:

血培养(−)。

药物治疗调整:

调整:注射用甲泼尼龙琥珀酸钠调整为 80mg i.v.gtt. q.d.。

注射用艾司奥美拉唑钠调整为 40mg i.v.gtt. q.d.。

12 月 13 日(D12)

患者神清,精神一般,上腹部阵发性隐痛不适,进食后减轻,大便次数较前减少,呈黄褐色,口干口苦,心烦,咽干,纳呆,眠一般,小便可。查体:T 36.5℃,R 20 次/min,P 72 次/min,BP 137/102mmHg。舌淡红,苔薄白,脉弦。腹部外形平,剑突下轻压痛,无反跳痛,其余腹部无压痛反跳痛,无腹部包块。移动性浊音阴性,肠鸣音正常,未闻及气过水声。双侧眼睑、外耳部、双手部及双足部紫癜消退。

辅助检查:

尿液分析:WBC(−),mALB 80.0mg/L。

血常规:WBC 16.15×10^9/L,NEUT 11.39×10^9/L,NEUT% 70.60%,RBC 5.45×10^{12}/L,Hb 116g/L,HCT 0.37,PLT 386×10^9/L。

生化:BUN 4mmol/L,Cr 49μmol/L,Glu 3.70mmol/L,K 3.59mmol/L,Na 136.7mmol/L,Cl 100mmol/L,Ca 2.00mmol/L。

凝血功能:PT 16.4 秒,INR 1.3,PTA 65%。

CRP 12.80mg/L,PCT 0.15ng/ml。

粪便 OB(+)。

药物治疗调整:

停用:注射用拉氧头孢、甲硝唑氯化钠注射液、氯化钾注射液、钠钾镁钙葡萄糖注射液、注射用艾司奥美拉唑钠。

加用:

药品名称	剂量	用法
艾司奥美拉唑镁肠溶片	20mg	ac q.d.
复方芦丁片	1 片	p.o. t.i.d.
磷酸铝凝胶	20g	p.o. t.i.d.

12 月 16 日(D15)

患者神清,精神一般,上腹部阵发性隐痛不适较前减轻,进食后减轻,大便 3 天未解,口干口苦,心烦,咽干,纳呆,眠一般,小便可。查体:T 36.6℃,R 20 次/min,P 78 次/min,BP 129/67mmHg。舌淡红,苔薄白,脉弦。腹部外形平,无压痛反跳痛,无腹部包块。移动性浊音阴性,肠鸣音正常,未闻及气过水声。

药物治疗调整:

加用:匹维溴铵片 50mg p.o. t.i.d.。

东莨菪碱注射液 1ml i.m. once。

屈他维林注射液 40mg i.m. once。

调整:注射用甲泼尼龙琥珀酸钠调整为 40mg i.v.gtt. q.d.。

12月19日（D18）

患者神清，精神尚可，上腹部阵发性隐痛不适，有发热无恶寒，最高体温38.6℃，口干口苦，心烦，咽干，纳呆，眠一般，小便可，解黄褐色大便。查体：T 38.6℃，R 20次/min，P 98次/min，BP 128/66mmHg。舌淡红，苔白腻，脉弦。腹部外形平，无压痛反跳痛，无腹部包块。移动性浊音阴性，肠鸣音正常，未闻及气过水声。

辅助检查：

血常规：WBC 15.15×10⁹/L，NEUT 11.20×10⁹/L，NEUT% 65.50%，RBC 5.30×10¹²/L，Hb 113g/L，HCT 0.35，PLT 301×10⁹/L。

生化：BUN 3mmol/L，Cr 50μmol/L，Glu 3.740mmol/L，K 3.55mmol/L，Na 135.0mmol/L，Cl 101mmol/L，Ca 1.99mmol/L。

凝血功能：PT 16.4秒，INR 1.3，PTA 65%。

CRP 11.00mg/L，PCT 0.11ng/ml。

粪便OB（+）。

药物治疗调整：

加用中药方剂①：

中药方剂①			用法用量
北柴胡10g	熟党参15g	法半夏10g	
黄芩10g	广藿香10g	姜厚朴10g	
紫苏梗15g	制枳壳15g	茯苓15g	温服，每日1剂，200ml分一次空腹服
生姜10g			

12月22日（D21）

患者神清，精神尚可，上腹部阵发性隐痛不适稍改善，无发热恶寒，眠可，小便可，解黄褐色大便。查体：T 36.9℃，R 20次/min，P 92次/min，BP 125/70mmHg。舌淡红，苔白腻，脉弦。腹部外形平，无压痛反跳痛，无腹部包块。移动性浊音阴性，肠鸣音正常，未闻及气过水声。

辅助检查：

复查胃镜：慢性非萎缩性胃炎伴糜烂。

12月25日（D24）

患者神清，精神良好，无腹痛腹胀，无发热恶寒，纳眠良好，小便可，解黄褐色大便。查体：T 36.6℃，R 20次/min，P 98次/min，BP 120/70mmHg。舌淡红，苔白腻，脉弦。

辅助检查：

血常规：WBC 10.10×10⁹/L，NEUT 5.73×10⁹/L，NEUT% 56.8%，RBC 5.03×10¹²/L，Hb 111g/L，HCT 0.35，PLT 246×10⁹/L。

生化：BUN 3.72mmol/L，Cr 56μmol/L，Glu 4.25mmol/L，K 3.95mmol/L，Na 145.0mmol/L，Cl 105.8mmol/L，Ca 2.14mmol/L。

肝功能：AST 25U/L，ALT 14U/L，TP 51.5g/L，ALB 32.2g/L，TBIL 4.48μmol/L，DBIL 1.90μmol/L。

凝血功能：PT 14秒，INR 1.1，PTA 89%。

粪便OB（+）。

炎症因子: CRP 1.10mg/L, PCT 0.05ng/ml。

<u>12 月 28 日（D27）</u>

患者一般情况同前。查体: T 36.4℃, R 20 次 /min, P 86 次 /min, BP 115/66mmHg。舌淡红, 苔白腻, 脉弦。

辅助检查:

粪便 OB（＋）。

<u>12 月 31 日（D30）</u>

患者一般情况同前。查体: T 36.3℃, R 20 次 /min, P 98 次 /min, BP 123/60mmHg。舌淡红, 苔白腻, 脉弦。

药物治疗调整: 停用注射用甲泼尼龙琥珀酸钠, 予甲泼尼龙片 20mg p.o. q.d. 维持治疗。

<u>1 月 3 日（D33）</u>

患者一般情况同前。查体: T 36.3℃, R 20 次 /min, P 102 次 /min, BP 120/70mmHg。舌淡红, 苔白腻, 脉弦。

辅助检查:

粪便 OB（－）。

<u>1 月 4 日（D34）</u>

患者一般情况同前, 予今天出院。

药物治疗调整:

停用: 所有在用药物。

出院诊断:

中医诊断: 腹痛（气机郁滞证）。

西医诊断: ①过敏性紫癜（混合型）; ②慢性非萎缩性胃炎伴糜烂; ③十二指肠多发溃疡; ④消化道出血; ⑤轻度贫血; ⑥低蛋白血症; ⑦电解质紊乱; ⑧腹盆腔积液。

出院带药:

药品名称	剂量	用法	天数
甲泼尼龙片	10mg	p.o. q.d.	7d
复方甘草酸苷片	50mg	p.o. t.i.d.	7d
艾司奥美拉唑镁肠溶片	20mg	p.o. q.d.	7d
复方芦丁片	1 片	p.o. t.i.d.	7d

中药方剂①共 7 剂, 加水 800ml, 煎至 200ml, 温服, 每日 1 剂, 分一次空腹服。

（三）存在问题

1. 抗感染方案不合理。

2. 使用糖皮质激素的方案不合理。

3. 联合使用匹维溴铵片、东莨菪碱注射液、屈他维林注射液的方案不合理。

4. 中药方剂①的疗程使用不合理。

（四）分析及药学监护

1. 抗感染方案分析

（1）患者入院第 1~3 天, 腹部疼痛, 恶心、呕吐, 呕吐咖啡样胃内容物, 无腹泻有黑便,查血常规：WBC（13.70～21.70）×10^9/L，NEUT% 80.3%～83.1%，PCT 0.06～0.21ng/ml，CRP 46.80～94.62mg/L，入院第 3 天发热，最高体温 39.3℃，彩超考虑急性阑尾炎。结合症状和体征，患者存在腹腔感染的可能，且病原菌可能来源于肠道细菌的移位。

（2）按照《抗菌药物临床应用指南》（第 3 版），腹腔感染应尽早开始抗菌药物的经验治疗。经验治疗需选用能覆盖肠道 G^- 杆菌和脆弱拟杆菌等厌氧菌的药物。拉氧头孢属于氧头孢烯类，对肠杆菌科细菌、流感嗜血杆菌、卡他莫拉菌以及脆弱拟杆菌等厌氧菌具有良好抗菌活性，适用于敏感菌下呼吸道、尿路、腹腔、盆腔、血流及 CNS 感染。尽管本品的抗菌谱已经覆盖了肠源性细菌，但由于其可导致凝血酶原缺乏、血小板减少而引起出血，从而加大患者出血的风险，因此患者不宜使用。此外，拉氧头孢抗菌谱已经覆盖了厌氧菌，与甲硝唑联用属于重复用药。

（3）《中国腹腔感染诊治指南（2019 版）》指出，对于轻、中度社区获得性腹腔感染（CA-IAI）患者，推荐经验性单一用药方案为莫西沙星、头孢哌酮/舒巴坦、厄他培南（中等质量证据，强烈推荐），联合用药方案选用头孢唑林、头孢呋辛、头孢曲松、头孢噻肟、环丙沙星、左氧氟沙星联合硝基咪唑类药物（中等质量证据，强烈推荐）。考虑患者因年龄小于 18 岁不宜使用喹诺酮类，建议其静脉使用头孢曲松联合甲硝唑。

2. 糖皮质激素的治疗方案分析

（1）患者诊断为过敏性紫癜（IgAV），有非血小板减少性的皮肤紫癜，伴腹痛和胃肠道出血等临床表现。按照《糖皮质激素在儿童风湿病中应用专家共识》，糖皮质激素（GC）对 IgAV 胃肠道症状有效，早期应用 GC 能有效缓解腹部症状，提高 24 小时内的腹痛缓解率，可能减少肠出血的发生风险（B），降低外科手术的发生风险。IgAV 伴胃肠症状较重（持续腹痛、肠出血、肠系膜血管炎、胰腺炎等）不能口服的患儿，推荐静脉使用 GC：甲泼尼龙 5～10mg/（kg•d）。急性器官血管炎病情严重者甲泼尼龙冲击剂量可达 15～30mg/（kg•d），最大剂量 <1 000mg/d，连用 3 天，必要时 1～2 周后重复冲击 3 天，严重症状控制后应改口服 GC，并逐渐减量，总疗程推荐 2～4 周（D）。《Up To Date：过敏性紫癜的治疗》中则提到具体的减量方案：GC 应缓慢地减量，每周减量≤25%，通常需要 4～8 周，以免症状反复。

（2）该患者使用 GC 过程为注射用甲泼尼龙琥珀酸钠 80mg i.v.gtt. q.d.×2d→40mg i.v.gtt. q.d.×2d→80mg i.v.gtt. q.d.×6d→40mg i.v.gtt. q.d.×15d→甲泼尼龙片 20mg×4d→10mg×7d（出院带药）。可见，患者的甲泼尼龙初始用量不足，且减量速度过快（用药两天就减量 50%），以至于 GC 治疗期间曾一度出现腹痛和肠出血等症状的加重。

3. 联合使用匹维溴铵片、东莨菪碱注射液、屈他维林注射液的方案分析 匹维溴铵属于钙通道阻滞剂、东莨菪碱属于抗胆碱药、屈他维林属于磷酸二酯酶Ⅳ抑制剂。尽管三药彼此机制不同，但均可起到胃肠道解痉作用，并可引起便秘的不良反应，故属于重复用药。患者用药当天已便秘三天，联用上述三药可加重其便秘的症状。因此，建议简化用药，可选用上述注射剂中的一种（如使用东莨菪碱注射液后，序贯使用同类口服药物维持治疗），并适当使用促排便药。另外，患者腹痛症状持续和反复，可能与糖皮质激素用量不足有关，应同时调整 GC 的治疗方案。

4. 中药方剂①的不合理性分析

（1）中药方剂①为小柴胡汤加减，功能和解少阳，行气化湿。患者入院后 12 月 19 日发热，体温 38.6℃，口干口苦，心烦，咽干，纳呆，眠一般，二便可，舌淡红，苔白腻，脉弦，中医治疗以和解少阳，行气化湿为法，拟小柴胡汤加减，选方合理。

（2）方中柴胡功擅条达肝气而疏郁结，黄芩清解少阳郁热，柴胡、黄芩和解少阳，熟党参健脾益气，半夏、厚朴、紫苏梗、枳壳降气化痰祛湿，广藿香芳香化湿，茯苓健脾利湿，生姜开胃运脾。诸药合用，共奏和解少阳，行气化湿之功效。

（3）患者从入院第 18 天开始用该方，并持续至出院，出院还带了 7 天的剂量，但其自住院第 24 天起已无明显症状（无发热，无腹痛腹胀，无呕吐，无便血），此时宜调整方剂或停药，而非持续使用至出院。故此举属于用药疗程过长。

━━━━━━━━━━━　参 考 文 献　━━━━━━━━━━━

[1]　汪复，张婴元. 抗菌药物临床应用指南 [M]. 3 版. 北京：人民卫生出版社，2020.

[2]　中华医学会外科学分会外科感染与重症医学学组，中国医师协会外科医师分会肠瘘外科医师专业委员会. 中国腹腔感染诊治指南（2019 版）[J]. 中国实用外科杂志，2020，40（1）：1-16.

[3]　WEISS P F，FEINSTEIN J A，LUAN X，et al. Effects of corticosteroid on Henoch-Schnlein purpura: a systematic review[J]. Pediatrics，2007，120（5）：1079-1087.

[4]　中华医学会儿科学分会儿童用药委员会，中华医学会儿科学分会免疫学组，《中华儿科杂志》编辑委员会. 糖皮质激素在儿童风湿病中应用专家共识（上）[J]. 中华儿科杂志，2018，56（3）：166-173.

案例66 便秘（老年性便秘）

（一）病例资料

患者，女，78 岁，身高 158cm，体重 49kg，体重指数 19.63kg/m²。

主诉： 间断性大便干结伴腹部疼痛 13 年，加重 2 个月。

现病史： 患者间断性便秘 13 年，大便干结，排便费力，有时需要人手抠出，有时伴有下腹部疼痛。近两个月，患者下腹部疼痛加重，疼痛难忍，遂于长沙市某医院门诊就诊，予以"马来酸曲美布汀片、双歧杆菌三联活菌胶囊"等药物治疗，服药期间大便时干时稀，下腹疼痛未明显缓解，伴有胃脘嘈杂、恶心欲呕，反酸，进食后稍缓解，为求进一步治疗，遂来本院就诊，门诊以"功能性便秘"收住入院。

既往史： 既往有高血压病史，最高血压 220/120mmHg，自服苯磺酸左氨氯地平片 5mg q.d.、酒石酸美托洛尔片 25mg q.d. 降血压，血压控制尚可，有心动过速病史。1987 年因子宫肌瘤行子宫切除病史，2002 年因胆结石行胆囊切除术病史，有慢性胃病、反流性食管炎病史，近两年无住院治疗。

个人史、婚育史、家族史、过敏史： 无烟酒等不良嗜好。已婚已育，子女及配偶体健。否认家族遗传病和传染病病史。否认食物、药物过敏史。

体格检查： T 36.5℃，R 19 次 /min，P 55 次 /min，BP 142/88mmHg。患者慢性病容，神志清楚，精神状态一般，下腹可见长约 8cm 手术瘢痕，腹部柔软，无压痛、反跳痛，腹部未扪及包块，肠鸣音 4 次 /min，其余无特殊。

中医四诊： 患者望之少神、表情正常，面色少华。大便干结，两日一次，间断下腹疼痛，痛则欲便，便后痛稍减，胃脘嘈杂，恶心欲呕，无反酸胃灼热，口苦口干，纳食欠佳，寐安，小便正常；舌暗红，苔稍黄腻，脉沉弦。

辅助检查：

5 月 6 日 血常规：WBC 5.93×10^9/L，NEUT% 79.80%，Hb 140g/L，PLT 197×10^9/L。

5 月 6 日 粪便常规 + 寄生虫：阴性。

5 月 6 日 粪便隐血实验：弱阳性。

5 月 6 日 尿常规，肝、肾功能未见明显异常。

5 月 6 日 碳 14 呼气试验：阳性。

入院诊断：

中医诊断： 便秘（肠道实热证）。

西医诊断： ①老年性便秘；②慢性胃炎；③Hp 感染；④高血压病 3 级（极高危）。

(二)诊疗过程

初始治疗药物(5月6日)

药品名称	剂量	用法
注射用泮托拉唑钠	80mg	i.v.gtt. q.d.
0.9% 氯化钠注射液	250ml	
枸橼酸铋钾颗粒	220mg	p.o. b.i.d.
阿莫西林胶囊	1g	p.o. b.i.d.
克拉霉素缓释片	0.5g	p.o. b.i.d.
复方氨基酸注射液（18AA）	250ml	i.v.gtt. q.d.
丙氨酰谷氨酰胺注射液	10g	
苯磺酸左氨氯地平片	5mg	p.o. q.d.
酒石酸美托洛尔片	25mg	p.o. q.d.
马来酸曲美布汀片	100mg	p.o. t.i.d.
双歧杆菌三联活菌胶囊	0.63g	p.o. b.i.d.

5月7日(D2)

患者诉今日大便1次,质硬,下腹部隐痛,胃脘嘈杂,偶有反酸,进食后稍缓解,纳呆,夜寐安,口干口苦,小便正常。体格检查:T 36.4℃,R 19 次/min,P 65 次/min,BP 135/74mmHg。舌暗红,苔稍黄腻,脉沉弦。

辅助检查:

电解质、肿瘤标志物:未见异常。

心电图:窦性心动过缓。

全腹CT:双肾多发小囊肿;胆囊切除术后改变,胆总管增宽;子宫切除术后;盲肠炎性病变? 建议肠镜。

药物治疗调整:

加用中药方剂①:

中药方剂①			用法用量
大黄 15g	玄明粉(溶服)15g	麸炒枳实 10g	温服,每日1剂,400ml分2次空腹服
姜厚朴 10g	白芍 20g	番泻叶(后下)15g	
甘草 6g			

5月8日(D3)

患者诉昨日大便4次,质较稀,下腹部疼痛较前好转,胃脘嘈杂减轻,反酸减轻,纳食可,夜寐差,口干口苦减轻,小便正常。体格检查:T 36.6℃,R 20 次/min,P 60 次/min,BP 134/76mmHg。舌暗红,苔稍黄,脉沉弦。

辅助检查:

血常规:WBC 6.33×10^9/L,NEUT% 63%。

药物治疗调整: 停用中药方剂①。

5月10日(D5)

患者诉昨日大便 3 次,质软,下腹部未有明显疼痛,无胃脘嘈杂,无反酸恶心,纳食可,夜寐差,口干口苦减轻,小便正常。体格检查: T 36.8℃,R 20 次 /min,P 58 次 /min,BP 138/78mmHg。舌暗红,苔稍黄,脉沉弦。

辅助检查:

粪便隐血实验:阴性。

5月11日(D6)

患者诉下腹部未疼痛,无胃脘嘈杂,无反酸胃灼热,纳食可,夜寐差,小便正常,大便成形,一日 2 次。体格检查: T 36.8℃,R 22 次 /min,P 60 次 /min,BP 136/78mmHg。舌红,苔稍黄,脉沉弦。患者症状明显好转,要求出院。

出院诊断:

中医诊断: 便秘(肠道实热证)。

西医诊断: ①老年性便秘;②慢性胃炎;③Hp 感染;④高血压病 3 级(极高危)。

出院带药:

药品名称	剂量	用法	天数
泮托拉唑钠肠溶胶囊	40mg	p.o. b.i.d.	7d
枸橼酸铋钾颗粒	220mg	p.o. b.i.d.	7d
阿莫西林胶囊	1g	p.o. b.i.d.	7d
克拉霉素缓释片	0.5g	p.o. b.i.d.	7d
双歧杆菌三联活菌胶囊	0.63g	p.o. b.i.d.	7d
苯磺酸左氨氯地平片	5mg	p.o. q.d.	7d

(三)存在问题

1. 抗 Hp 方案中 PPI 给药频次与克拉霉素缓释片选药不合理。

2. 中药方剂①选用不合理。

(四)分析及药学监护

1. 抗 Hp 感染方案分析 患者根除 Hp 方案选择泮托拉唑钠、枸橼酸铋钾、阿莫西林、克拉霉素四联疗法,方案选择合理,但存在泮托拉唑钠给药频次和克拉霉素缓释片剂型选择不适宜。

(1)该患者既往有慢性胃炎病史,目前腹部疼痛,Hp 阳性,需要抗 Hp 治疗。

(2)根据《2022 中国幽门螺杆菌感染治疗指南》,对于 Hp 感染患者目前推荐铋剂四联(PPI + 铋剂 +2 种抗生素)作为主要的经验性治疗根除方案,分别是 PPI + 铋剂 + 阿莫西林 + 甲硝唑、PPI + 铋剂 + 阿莫西林 + 四环素、PPI + 铋剂 + 阿莫西林 + 克拉霉素、PPI + 铋剂 + 阿莫西林 + 左氧氟沙星、PPI + 铋剂 + 阿莫西林 + 呋喃唑酮、PPI + 铋剂 + 四环素 + 甲硝唑、PPI + 铋剂 + 四环素 + 呋喃唑酮。其中 PPI 的标准剂量为艾司奥美拉唑 20mg、雷贝拉唑 10mg(或 20mg)、奥美拉唑 20mg、兰索拉唑 30mg、泮托拉唑 40mg、艾普拉唑 5mg,枸橼酸铋钾标准剂量铋剂为 220mg,PPI 与铋剂均是 2 次 /d,饭前服用,两药隔开半小时服用。

(3)泮托拉唑钠作为质子泵抑制剂,可选择性作用于胃黏膜壁细胞,抑制壁细胞中 H^+-

K^+-ATP 酶的活性，使壁细胞内的 H^+ 不能转运到胃中，从而抑制胃酸分泌。本药生物利用度高并相对稳定，单次或多次给药后生物利用度均保持在 77% 左右，静脉注射泮托拉唑钠后，其血药浓度快速下降，消除半衰期约为 1 小时。根除 Hp 过程中，PPI 抑制胃酸分泌能增加抗菌药物活性，同时胃内 pH 升高有助于消除 Hp 的定植。根据《2022 中国幽门螺杆菌感染治疗指南》推荐泮托拉唑 40mg b.i.d. 给药。医嘱开具注射用泮托拉唑钠 80mg q.d.，给药频次不适宜。

（4）克拉霉素为大环内酯类抗菌药物，通过与细菌 50S 核糖体亚基结合，阻断转肽作用和 mRNA 移位而抑制细菌蛋白的合成，从而起到杀菌作用。理想的抗 Hp 药物是进入胃后迅速崩解，在胃和十二指肠快速达到有效药物浓度而杀灭 Hp，但克拉霉素缓释片释放缓慢，且主要在小肠内释放吸收，在胃内药物浓度较低，对 Hp 治疗效果欠佳，因此治疗指南中推荐使用克拉霉素片 500mg b.i.d. 抗 Hp，且目前克拉霉素缓释片用于抗 Hp 治疗证据不多，因此选择克拉霉素片抗 Hp 治疗更合适。

2. 中药方剂①的使用分析

（1）中药方剂①为大承气汤加减，峻下热积，主治阳明腑实证。

（2）方中大黄泻热通便，荡涤肠胃，玄明粉、番泻叶助大黄泻热通便，软坚润燥利水，厚朴、枳实行气散结，消痞除满，并助玄明粉、大黄推荡积滞以加速热结之排泄，白芍养血敛阴，柔肝止痛，甘草调和诸药，全方共奏泻热通便，消痞行气止痛之功。

（3）根据患者大便干结，腹痛，口干口苦，舌暗红，苔黄，脉沉弦。辨证为肠道实热证，治宜泻热通便。

（4）大承气汤用于阳明腑实证，其证候特点为"痞、满、燥、实"。该患者间断性便秘 13 年，无胸脘痞塞不通及脘腹胀满之感，综合患者症状体征及舌脉象，辨证为肠道实热，但该患者有"燥、实"而无"痞、满"之症，且大承气汤为峻下之剂，方中大黄、玄明粉、番泻叶等药性峻猛，用量偏大，而该患者为高龄老人，在泻下通便同时伤及正气，因此选用大承气汤不适宜。

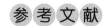

参 考 文 献

[1] 中华医学会消化病学分会幽门螺杆菌学组. 2022 中国幽门螺杆菌感染治疗指南 [J]. 中华消化杂志, 2022，42（11）：745-756.

[2] 中国中西医结合学会消化系统疾病专业委员会. 功能性便秘中西医结合诊疗共识意见（2017 年）[J]. 中国中西医结合消化杂志, 2018，26（1）：18-26.

[3] 李晔，王宝，于普林，等. 老年人功能性便秘中西医结合诊疗专家共识（2019）[J]. 中华老年医学杂志, 2019，38（12）：1322-1328.

五、肾病科案例

案例67 肾衰病（慢性肾脏病合并病毒性乙型肝炎）

（一）病例资料

患者，男，36岁，身高180cm，体重90.0kg，体重指数27.78kg/m²。

主诉：腹泻间作1年余，发现血肌酐升高3天。

现病史：患者近1年余持续大便溏稀，于外院间断服中药治疗，未见明显好转。2019年9月2日患者因腹泻至当地医院就诊，查尿常规：PRO +，ERY ++；肝肾功能：AST 28U/L，ALT 32U/L，TP 54.4g/L，ALB 35.2g/L，BUN 7.4mmol/L，Cr 120μmol/L。遂至本院门诊就诊，为进一步诊治，由门诊收住肾病科。入院时见：患者神清，精神可，大便溏稀，小便泡沫多，无发热恶寒，无恶心呕吐，无胸闷心慌，无双下肢水肿，纳寐可，近期体重未见明显下降。

既往史：高血压病史1年，平素口服硝苯地平控释片60mg q.d.控制血压，否认"糖尿病、冠心病"等慢性疾病病史；有"病毒性乙型肝炎"病史30年，具体诊治经过不详，否认"结核、伤寒"等其他传染病史；否认重大外伤、输血及手术史。

个人史、婚育史、家族史、过敏史：出生并长期居住于徐州，居住条件良好，已婚已育，配偶及子女体健。母亲乙型肝炎肝硬化。否认药物、食物过敏史。

体格检查：T 36.6℃，R 20次/min，P 80次/min，BP 148/96mmHg；体格检查无异常。

中医四诊：患者面色萎黄，神乏懒言，语声低微无力，咽干口燥，脘腹胀痛，腰部疼痛，睡眠可，小便清长、泡沫多，夜尿2～3次，大便腥臭稀溏。舌红，苔黄腻，质胖有齿印，脉滑数。

辅助检查：

9月2日 尿常规：PRO +，BLD ++。

9月2日 肝肾功能：AST 28U/L，ALT 32U/L，TP 54.4g/L，ALB 35.2g/L，UREA 7.4mmol/L，Cr 120μmol/L，UA 442μmol/L，TC 6.77mmol/L，TG 1.94mmol/L，LDL-C 4.28mmol/L，P 1.21mmol/L，CYSC 1.74mg/L，eGFR 66.64ml/min。

入院诊断：

中医诊断：肾衰病（肾虚湿热证）。

西医诊断：①慢性肾脏病2期；②病毒性乙型肝炎。

（二）诊疗过程

初始治疗药物（9月5日）

药品名称	剂量	用法
甲花片（医院制剂）	1.5g	p.o. t.i.d.
至灵菌丝胶囊（医院制剂）	1.0g	p.o. t.i.d.
硝苯地平控释片	60mg	p.o. q.d.

9月6日（D2）

患者神清，精神可，腹痛后大便1次，大便溏稀，粪色黄褐臭秽，小便泡沫多，纳寐可，近期体重未见明显下降。BP 144/94mmHg。舌脉象同前。患者长期腹泻，建议行肠镜检查，患者拒绝。今日行肾穿刺活检术。

辅助检查：

血常规：WBC 8.62×10^9/L，RBC 4.51×10^{12}/L，Hb 131g/L，PLT 211×10^9/L，NEUT% 63%。

凝血七项：APTT 43.1秒，FIB 4.78g/L，TT 21.40秒，D-Dimer 0.70mg/L。

免疫八项：IgA 5.05g/L，IgG 5.46g/L，IgM 0.45g/L。

尿MDI：ERY++++，PRO+，pH 5.0，RBC 44U/L，WBC 41U/L，异形红细胞占70%～80%。

晨尿四项：ACR 1 822mg/g，mALB 2 359mg/L，NAG 33.0U/L，Kap 18.50mg/dl，Lam 16.50mg/dl。

ANA抗体谱、ANCA抗体正常。

穿刺术后尿常规：颜色淡黄色，ERY++++，PRO+，RBC 79个/μl，WBC 14个/μl。

药物治疗调整：

加用：阿托伐他汀钙20mg q.n.降脂治疗；蛇毒血凝酶注射液2ml q.d.静脉滴注连用3天预防出血。加用中药方剂①：

中药方剂①				用法用量
黄芪30g	党参15g	白术15g	山药15g	
杜仲10g	牛膝15g	茯苓15g	泽泻15g	每日1剂，水煎至200ml
石韦30g	虎杖15g	黄连3g	木香6g	分早晚2次温服
神曲15g	甘草5g			

9月7日（D3）

患者神清，精神可，偶有腹痛，大便溏稀，小便泡沫多，纳寐可。BP 142/94mmHg，心率80次/min，余同9月6日（D2）。

辅助检查：

输血前筛查：HBsAg > 250.00IU/ml，HBeAg 1 064.07S/CO，anti-HBcⅡ 9.82S/CO，HBV-LP（－），HBV DNA>5.0×10^7IU/ml。

药物治疗调整：

加用：阿德福韦酯10mg p.o. q.d.抗病毒治疗。

9月9日(D5)

患者神清,精神可,舌红,苔薄黄,脉浮数,恶心未呕吐,偶有腹痛,大便溏稀,小便泡沫多,无胸闷心慌,无双下肢水肿,纳寐可,BP 142/92mmHg。

辅助检查:

24小时尿蛋白:24h UPRO 1.3g/24h。

药物治疗调整:

停用蛇毒血凝酶注射液。

9月11日(D7)

患者神清,精神可,无发热恶寒,偶有腹痛,大便质软稍成型,小便泡沫多,无恶心呕吐,无双下肢水肿,纳寐可,BP 142/92mmHg。

辅助检查:

肾穿刺病理诊断:综合HE及免疫荧光检查考虑为IgA肾病;IgA牛津分型M1E1S1T0。病理结果提示:肾小球系膜轻度增生,节段中度增生,球性硬化(1/23),节段硬化(2/23),肾小管间质病变轻,小动脉未见明显异常。

药物治疗调整:

加用:甲泼尼龙片48mg p.o. q.d. 抑制免疫反应,其余治疗不变,继续观察。中医方面,中药续方继服。

9月13日(D9)

患者神清,精神可,无发热恶寒,腹痛未作,大便质软稍成型,小便泡沫多,无恶心呕吐,BP144/90mmHg,心率74次/min。

辅助检查:

尿常规:ERY+++,PRO+,RBC 287个/μl,WBC 45个/μl。

肝肾功能:AST 23U/L,ALP 43U/L,TP 48.41g/L,ALB 26.4g/L,BUN 11.81mmol/L,Cr 114.6μmol/L,Glu 3.31mmol/L,K 4.54mmol/L,Ca 2.24mol/L,CO_2CP 26.4g/L,UA 425μmol/L,P 1.3mmol/L,CysC 2.43mg/L,TC 6.12mmol/L,TG 1.78mmol/L,LDL-C 3.94mmol/L。

患者经治疗后好转,予今日出院。

出院诊断:

中医诊断:肾衰病(肾虚湿热证)。

西医诊断:①慢性肾脏病2期(IgA肾病);②病毒性乙型肝炎。

出院带药:

药品名称	剂量	用法	天数
甲花片(医院制剂)	1.5g	p.o. t.i.d.	7d
至灵菌丝胶囊(医院制剂)	1.0g	p.o. t.i.d.	7d
阿德福韦酯片	0.5mg	p.o. q.d.	7d
甲泼尼龙片	48mg	p.o. q.d.	7d
硝苯地平控释片	60mg	p.o. q.d.	7d
阿托伐他汀钙片	20mg	p.o. q.d.	7d

中药方剂①共7剂,每日1剂,水煎服,每剂200ml,分2次服。

(三)存在问题

1. 抗乙肝病毒治疗方案不合理。

2. 糖皮质激素治疗不合理。

3. 中药方剂①的使用不合适。

(四)分析及药学监护

1. 抗乙肝病毒方案分析

(1)从乙肝角度考虑患者有使用抗病毒药物指征:该患者为 HbeAg 阳性的慢性乙型病毒性肝炎,年龄大于 30 岁,有乙型肝炎肝硬化家族史,按照《慢性乙型肝炎防治指南》应进行抗病毒治疗。

(2)从肾脏病角度考虑患者有使用抗病毒药物的指征:首先慢性 HBV 感染是肾脏损伤的高危因素,其次患者后期给予激素治疗,依据《慢性乙型肝炎特殊患者抗病毒治疗专家共识:2015 年更新》,为防止病毒的大量复制,患者应积极抗病毒治疗。

(3)患者乙肝治疗药物选择不适宜:①从药物对肾脏的影响角度考虑使用阿德福韦酯不合理。阿德福韦酯有引起近端肾小管损伤的作用,所以《伴有肾脏损伤及其高危风险的慢性乙型肝炎患者抗病毒治疗专家共识》中明确建议对肾脏损伤的患者应该避免初始使用阿德福韦酯。②从药物治疗乙肝的疗效角度考虑使用阿德福韦酯不合理。乙肝病毒的治疗应首选低耐药药物,譬如恩替卡韦、富马酸替诺福韦等,不建议使用耐药率复发率高的阿德福韦酯治疗。

(4)阿德福韦酯的剂量使用合理:患者的肾小球滤过率为 50.06ml/min,按照说明书,不需要调整服药剂量。

(5)综上所述,该患者具有抗病毒使用的指征,药物剂量使用合理,但是在药物的选择方面不合理。

2. 糖皮质激素治疗分析

(1)IgA 肾病激素治疗的患者获益目前仍有争议,该患者发现肾功能不全 3 天,未达到肾病综合征诊断,未经过 3~6 个月的肾素 - 血管紧张素 - 醛固酮系统(RASS)阻断剂治疗,血压未达标,病理类型为肾小球及节段硬化,目前无明确证据推荐或建议糖皮质激素在该类患者中使用。

(2)患者 GFR 50ml/min 左右,HBV DNA $> 5.0 \times 10^7$IU/ml,使用糖皮质激素的不良反应以及乙肝再激活风险较大($> 10\%$),风险可能大于获益,因此不建议糖皮质激素治疗。

(3)无论 HBsAg 携带者 HBV DNA 载量如何,应用免疫抑制药物治疗前 2~4 周均应用核苷(酸)类似物预防治疗。该患者抗病毒治疗 5 天后即开始激素治疗,抗病毒治疗时间较短,病毒复发的概率较高。

(4)综上所述,该患者使用糖皮质激素对肾脏病治疗存在不确定性,对乙肝病毒复发具有高风险性。

3. 中药方剂①的使用分析

(1)患者分期辨证:慢性持续期。主证辨证:患者神乏懒言,咽干口燥,舌红,质胖大边有齿印,苔黄腻。证属气阴两虚。兼证辨证:患者大便溏臭,咽干口燥,脘腹胀痛,舌红苔黄腻,脉滑数。证属湿热。

(2)气阴两虚型慢性肾衰竭患者,应用气阴双补之法为主,兼顾清利湿热。本方中黄芪、党参、白术、山药补中益气;杜仲、牛膝滋补肝肾,茯苓、泽泻、石韦、虎杖清利湿热;配以神曲健脾消食、甘草调和诸药。全方整体以参芪汤兼四君子汤加减,补气利水,兼补肝肾为主要治则。方中重用黄芪40g,兼用党参、白术,温燥之性太过,而全方中没有使用滋阴的药物,加之清利药物的使用恐会进一步加重患者的阴虚症状。

（3）患者长期腹泻,腹胀痛,大便腥臭,苔黄腻,脉滑数,辨证应属肠道湿热证。而方中给予黄连配木香治疗,即香连丸,黄连属于清热燥湿药,木香属于理气药,黄连苦寒,能清热燥湿、泻火解毒;木香辛苦性温,能理肠胃气滞而止痛,两药合用主治湿热之邪壅滞肠中,以致气机不畅,传导失常,而致腹痛、里急后重等症状,符合患者辨证。

（4）综上所述,患者主证气阴两虚治疗,补气有余而滋阴不足,有进一步加重患者阴虚症状之虞;兼证治疗合理。建议患者主方应用参芪地黄汤加减,根据患者气虚与阴虚的偏重来调整养阴药与益气药的比例。加用生地黄,换党参为太子参,兼顾益气养阴而无刚燥伤阴之嫌,后期应根据患者症状加减黄芪剂量。

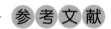

参 考 文 献

[1] 中华医学会肝病学分会,中华医学会感染病学分会. 慢性乙型肝炎防治指南(2022年版)[J]. 中华临床感染病杂志,2022,15(6):401-427.

[2] 慢性乙型肝炎特殊患者抗病毒治疗专家委员会. 慢性乙型肝炎特殊患者抗病毒治疗专家共识:2015年更新[J]. 临床肝胆病杂志,2015,31(8):1185-1192.

[3] 中华医学会肝病学分会. 伴有肾脏损伤及其高危风险的慢性乙型肝炎患者抗病毒治疗专家共识[J]. 临床肝胆病杂志,2016,32(12):2242-2247.

[4] Kidney Disease: Improving Global Outcomes(KDIGO)Glomerulone-phritis Work Group. KDIGO clinical practice guideline on glomerular diseases[J]. Kidney Int,2012,Suppl(2):139-274.

[5] AYGEN B,DEMIR AM,GÜMÜŞ M, et. Immunosuppressive therapy and the risk of hepatitis B reactivation: Consensus report[J]. Turk J Gastroenterol,2018,29(3):259-269.

案例68　肾衰病（慢性肾脏病 5 期合并高血压）

（一）病例资料

患者，男，27 岁，身高 170cm，体重 65.9kg，体重指数 22.8kg/m^2。

主诉： 发现肌酐升高 2 年余，腹痛伴腹膜透析液浑浊 2 天。

现病史： 患者 2 年前体检 Cr 163μmol/L，未予治疗。2019 年 7 月 27 日患者因受凉出现胸闷心慌伴恶心呕吐，检查 Cr>1 000μmol/L，住院予急诊血液透析、降血压等治疗，2019 年 8 月 1 日行腹膜透析置管植入术行 PD 治疗（DAPD 2L，3 次 /d，4h/ 次，末袋不留腹），好转后出院。2019 年 9 月 20 日腹膜平衡试验（PET）示：4 小时肌酐低转运，4 小时葡萄糖低转运，总肌酐清除率 29.168L/ 周，总 KT/V 1.233。2019 年 11 月 1 日患者突发腹痛，以脐周明显，腹膜透析液浑浊，于医院急诊就诊，予头孢曲松钠静脉滴注，2019 年 11 月 2 日患者腹痛加重，为求进一步诊治收住入院。入院时患者腹痛不适，以脐周为甚，腹膜透析液浑浊，腰部酸痛，全身乏力，纳寐可，夜尿 1 次，色黄，大便日行 1 次。双下肢中度水肿。

既往史： 患者既往"高血压"病史 1 年余，平素口服"琥珀酸美托洛尔缓释片 47.5mg q.d.、特拉唑嗪片 2mg q.n.、缬沙坦氨氯地平片 85mg b.i.d."，血压控制在 140/90mmHg 左右；否认既往有"糖尿病、冠心病"等其他慢性疾病；否认"肝炎、结核、伤寒"等传染病史；否认其他重大手术、外伤及输血史。

个人史、婚育史、家族史、过敏史： 无烟酒等不良嗜好。未婚、未育。否认家族性遗传病史。否认食物、药物过敏史。

体格检查： T 36.7℃，R 20 次 /min，P 78 次 /min，BP 146/102mmHg，腹软，腹腔透析置管处无红肿渗液，双下肢中度水肿。其余无特殊。

中医四诊： 患者面色灰白，全身乏力，气短懒言，对答切题，语声低微无力，腰部酸痛，食少纳呆，脘腹胀满，口淡不渴。纳寐可，大便不实，日行 1 次，夜尿 1 次，色黄。舌胖大，淡红，苔薄白，脉沉细。

辅助检查：

11 月 1 日　血常规：WBC 7.34×10^9/L，RBC 2.38×10^{12}/L，Hb 85g/L，PLT 251×10^9/L，NEUT% 69.5%，LY 12.8%，CRP 19.58mg/L。

11 月 1 日　胸腹水常规检查（腹膜透析液）：透明度微浑，WBC 760 个 /μl，RBC（+++），李凡他试验 +。

入院诊断：

中医诊断： 肾衰病（肾虚湿热证）。

西医诊断： ①慢性肾脏病 5 期（腹膜透析、腹膜透析后腹膜炎、肾性贫血、继发性甲状旁腺功能亢进）；②高血压病 3 级（极高危）。

（二）诊疗过程

初始治疗药物（11月2日）

药品名称	剂量	用法
琥珀酸美托洛尔缓释片	47.5mg	p.o. q.d.
特拉唑嗪片	2mg	p.o. q.n.
缬沙坦氨氯地平片	80mg/5mg	p.o. q.d.
呋塞米片	40mg	p.o. t.i.d.
注射用头孢曲松钠	2g	i.v.gtt. q.d.
0.9%氯化钠注射液	100ml	
注射用盐酸万古霉素	1 000mg	腹腔给药，加入第一袋腹膜透析液中 q.5d.
腹膜透析液（乳酸盐-G1.5%低钙）	2L	DAPD, t.i.d., 4h/次，末袋不留腹
肝素钠注射液	2ml	t.i.d.，腹腔内给药，每次取10ml加入腹膜透析液中
0.9%氯化钠注射液	100ml	

11月3日（D2）

患者腹痛稍有好转，腹膜透析液浑浊，全身乏力，腰部酸痛，无恶寒发热，无头痛头晕，无咳嗽咳痰，无胸闷心慌，无恶心呕吐，无腹泻，纳寐可，大便不实，日行1次，夜尿1次，色黄，双下肢中度水肿。中医四诊同11月2日（D1）。BP 142/96mmHg，体重65.6kg。

辅助检查：

生物电阻抗：OH 1.6L。

药物治疗调整：

加用中药方剂①：

中药方剂①				用法用量
生地黄30g	牡丹皮10g	茯苓10g	山药10g	5剂，每日1剂，水煎至200ml分早晚2次温服
山茱萸10g	泽泻10g	当归15g	白芍15g	
黑豆衣15g	玉米须30g	合欢皮15g	熟大黄10g	

11月4日（D3）

患者腹痛较前明显好转，腹膜透析液未见浑浊，全身乏力，腰部酸痛，双下肢中度水肿，纳寐可，夜尿1次，色黄，大便未解。昨小便量1 700ml，超滤量200ml，体重65.1kg，BP 142/94mmHg。

辅助检查：

血常规+超敏C反应蛋白：WBC 6.11×10^9/L，RBC 2.50×10^{12}/L，Hb 87g/L，NEUT% 65.4%，LY% 31.2%，CRP 14.42mg/L。

生化：ALB 30.00g/L，PAB 252mg/L，BUN 17.96mmol/L，Cr 932.7μmol/L，UA 340μmol/L，K 3.34mmol/L，P 2.12mmol/L，Ca 2.57mmol/L，FER 158.2μg/L，TS 20%。

尿常规：ERY－，PRO＋＋，pH 7.0，RBC 5个/μl，WBC 6个/μl，MUCS（－）。

药物治疗调整：

加用：重组人促红素注射液 3 000IU t.i.w.，余治疗不变，继续观察。

<u>11 月 5 日（D4）</u>

患者未诉腹痛，腹膜透析液未见浑浊，全身乏力，腰部酸痛，双下肢轻度水肿，纳寐可，夜尿 1 次，色黄，大便日行 1 次，质软色黄。昨小便量 1 800ml，超滤量 240ml，体重 65.4kg，BP 142/90mmHg。

辅助检查：

超敏 C 反应蛋白：hs-CRP 8.92mg/L。

甲状旁腺激素：PTH 350.6pg/ml。

24 小时尿蛋白：24h UPRO 1 307mg/24h。

药物治疗调整：

加用：碳酸镧咀嚼片 0.5g p.o. q.d.，骨化三醇胶丸 0.25μg p.o. q.n.，呋塞米减量至 20mg t.i.d.，余治疗同前，继续观察。

<u>11 月 6 日（D5）</u>

患者一般情况同 11 月 5 日（D4）。昨日小便量 1 600ml，超滤量 200ml，体重 65.0kg，BP 142/92mmHg。

辅助检查：

血清药物浓度：万古霉素 10μg/ml。

细菌培养 + 药敏培养（腹膜透析液）：表皮葡萄球菌，药敏试验结果如表 68-1。

表 68-1 药敏试验结果

抗生素	结果	MIC/($μg·ml^{-1}$)	抗生素	结果	MIC/($μg·ml^{-1}$)
左氧氟沙星	敏感	≤0.12	万古霉素	敏感	2.0
环丙沙星	敏感	≤0.5	庆大霉素	敏感	≤0.5
红霉素	敏感	≤0.25	克林霉素	敏感	≤0.25
利福平	敏感	≤0.5	青霉素	敏感	≤0.03
莫西沙星	敏感	≤0.25	四环素	敏感	≤1.0
复方新诺明	敏感	≤10.0	利奈唑胺	敏感	1.0
苯唑西林	敏感	≤0.25	替加环素	敏感	≤0.12
奎奴普丁 - 达福普汀	敏感	≤0.25	—	—	—

药物治疗调整：

停用：头孢曲松，予注射用盐酸万古霉素 1 000mg，加入第一袋腹膜透析液中，腹腔给药。余治疗暂不变，继续观察。

<u>11 月 8 日（D7）</u>

患者未诉全身乏力，腰部酸痛好转，腹膜透析液清晰，余无不适，双下肢无水肿，纳寐可，夜尿 1 次，色黄，大便日行 1 次，质软色黄。昨小便量 1 600ml，超滤量 200ml，体重 65.0kg，BP 141/89mmHg。

辅助检查：

血清药物浓度：万古霉素 13μg/ml。

胸腹水常规检查（腹膜透析液）：透明度清晰，WBC 20 个 /μl，RBC（−），李凡他试验阴性（−）。药物治疗不变，继续观察。

11 月 11 日（D10）

患者一般情况如 11 月 8 日（D7），腰部酸痛未作。昨小便量 1 650ml，超滤量 240ml，体重 64.8kg，BP 142/88mmHg。

辅助检查：

血清药物浓度测定（万古霉素）：11μg/ml。

血常规 + 超敏 C 反应蛋白：WBC 6.31×10^9/L，RBC 2.61×10^{12}/L，Hb 105g/L，NEUT% 62.5%，LY% 33.1%，MCV 77.9fl，hs-CRP 3.62mg/L。

胸腹水常规检查（腹膜透析液）：透明度清晰，WBC 10 个 /μl，RBC（−），李凡他试验阴性（−）。

患者目前病情平稳，准予出院。

出院诊断：

中医诊断：肾衰病（脾肾两虚证）

西医诊断：①慢性肾脏病 5 期（腹膜透析、腹膜透析后腹膜炎、肾性贫血、继发性甲状旁腺功能亢进）；②高血压病 3 级（极高危）。

出院带药：

药品名称	剂量	用法	天数
琥珀酸美托洛尔缓释片	47.5mg	p.o. q.d.	14d
特拉唑嗪片	2mg	p.o. q.n.	14d
缬沙坦氨氯地平片 I	80mg/5mg	p.o. q.d.	14d
呋塞米片	20mg	p.o. t.i.d.	14d
骨化三醇胶丸	0.25μg	p.o. q.n.	14d
碳酸镧咀嚼片	0.5g	p.o. q.d.	14d

（三）存在问题

1. 腹膜炎治疗方案不合理。

2. 中药方剂的使用不合理。

3. 腹膜透析方案不合理。

（四）分析及药学监护

1. 腹膜炎治疗方案分析

（1）依据指南，患者突发腹膜炎，在细菌培养结果出来前可经验治疗。治疗药物覆盖 G^+ 菌与 G^- 菌。阳性菌首选一代头孢菌素，如果患者头孢类药物过敏，或曾出现过耐甲氧西林阳性菌腹膜炎感染，可首选万古霉素。阴性菌首选第三代头孢菌素。

（2）患者既往无腹膜炎感染病史，近期无腹泻等症状，应首先考虑覆盖 G^+ 菌，因此患者在急诊使用头孢曲松钠，选药不适宜。入院后加用万古霉素，从覆盖抗菌谱角度分析合理。

（3）患者初发腹膜炎，无头孢菌素过敏史，本院既往无耐药菌腹膜炎病例，经验性覆盖

G⁺菌应首选一代头孢菌素,后期药敏试验结果亦为非耐甲氧西林表皮葡萄球菌,因此无选用特殊级抗菌药物万古霉素的指征。

(4)患者无发热,无全身感染征象,腹膜炎抗感染首选加入腹膜透析液中治疗,初始头孢曲松静脉滴注不合理;操作规程推荐万古霉素治疗方案:间歇给药15～30mg/kg,每5天一次,留腹时间应大于6小时,该患者留腹4小时,留腹时间不够。患者体重65.9kg,尿量1 700ml左右,万古霉素的用量需增加25%,起始剂量1g偏低。4天后测血药浓度为10μg/ml,依据指南推荐,谷浓度低于15mg/L,应追加一次剂量,因此剂量追加合理。腹膜炎的治疗疗程通常为2周,该患者停药时间较早,腹膜炎易复发。因此患者在用药剂量、方法以及疗程方面均有不合理现象。

2. 中药方剂的使用分析

(1)全方由归芍地黄汤加减而成,具有养血滋阴、清热泄浊的功效,主治肝肾阴虚证。方中生地黄、山茱萸、山药滋补肝肾之阴;茯苓、牡丹皮、泽泻清热利湿;当归、白芍养血益阴;黑豆衣、玉米须淡渗利湿;合欢皮解郁安神;熟大黄通腑泄浊。

(2)患者面色灰白,全身乏力,气短懒言,语声低微无力,腰部酸痛,食少纳呆,脘腹胀满,口淡不渴,大便不实。舌质淡、胖大,苔薄白,脉沉细。四诊辨证属脾肾气血两虚,兼有外感毒邪。而患者所服方药具有养血滋阴、清热泄浊的功效,与患者脾肾两虚的证型不符。

此外,患者虽每日尿量有1 700ml左右,但是患者双下肢中度水肿,电阻抗:OH 1.6L,体内有水潴留,应控制每日液体总入量,因此中药应以浓煎为宜。

3. 该患者腹膜透析方案分析

(1)患者腹膜平衡试验示:4小时肌酐低转运,4小时葡萄糖低转运。低转运患者,腹膜透析超滤良好,但对毒素的清除能力差,宜行大剂量持续非卧床腹膜透析(CAPD)或者血液透析,该患者选择日间非卧床腹膜透析(DAPD)模式可能透析不充分。

(2)患者总肌酐清除率29.168L/周,总KT/V 1.233,说明该腹膜透析方案小分子毒素清除不充分。

(3)患者钙磷代谢紊乱,平素血压波动在140/90mmHg左右,此次住院血压波动在145/95mmHg左右,电阻抗:OH 1.6L,双下肢中度水肿,说明其体内容量负荷增加;患者ALB 30.00g/L,PA 252mg/L,RBC 2.38×10¹²/L,Hb 85g/L,存在营养状态不良的情况。

(4)综上,该患者存在腹膜透析不充分情况,应在腹膜炎痊愈后1个月再次行PET试验,根据结果调整腹膜透析方案。

参考文献

[1] LI P K, CHOW K M, CHO Y, et al. ISPD peritonitis guideline recommendations: 2022 update on prevention and treatment[J]. Perit Dial Int, 2022, 42(2): 110-153.

[2] 陈香美. 腹膜透析管理标准操作规程 [M]. 北京:人民军医出版社, 2010.

案例69 肾衰病(慢性肾脏病4期合并2型糖尿病)

(一)病例资料

患者,女,51岁,身高160cm,体重67kg,体重指数26.2kg/m²。

主诉: 发现肌酐升高5年余,加重双下肢水肿2个月余。

现病史: 患者5年前于社区医院体检时发现肌酐升高,自述100+μmol/L,就诊于某中医门诊予中药方剂治疗,控制尚可。后因感冒出现肌酐持续升高,就诊于某区医院并住院治疗后好转,出院后病情时有反复。3个月前患者Cr 260μmol/L,就诊于某市级医院住院治疗,诊断为"慢性肾脏病4期,肾性贫血",予对症治疗好转出院,出院时Cr 200μmol/L。2个月前患者无明显诱因出现双下肢水肿,未系统治疗。5天前于社区医院复查肾功能,Cr 378.7μmol/L。

既往史: 既往糖尿病史10余年,诉血糖控制尚可。高血压病史2年,诉血压控制平稳。1个月前于总医院查出"甲状腺左叶结节",未治疗。

个人史、婚育史、家族史、过敏史: 已婚,育有1子1女,子女及配偶体健。否认家族遗传病史。否认食物、药物过敏史。

体格检查: T 36.2℃,R 18次/min,P 72次/min,BP 169/85mmHg。患者神清,双下肢水肿(+)。

中医四诊: 患者面色晦暗,双目少神,毛发少光泽,周身乏力。视物模糊,腹胀、间断恶心,腰痛、肢体麻木、双下肢水肿,纳少,夜寐可,小便量少,大便干,2日一行。舌暗,苔白厚,脉细涩。

辅助检查:

电解质:Cl 112.0mmol/L,Ca 1.98mmol/L。

血常规:RBC 2.87×10^{12}/L,Hb 83g/L,LY 0.74×10^9/L,HCT 25.0%。

肾功能:Cr 455.2μmol/L,UREA 16.83mmol/L。

心肌酶:CK-MB 38U/L。

NT-proBNP:1 167ng/L。

心肌梗死三项:MYO 120ng/ml、cTnT 0.021μg/L。

尿常规:PRO+++、LEU±。

尿蛋白定量:3.65g/L。

同型半胱氨酸:HCY 18.6μmol/L。

糖化血红蛋白:HbA1c 6.1%。

光抑素测定:CysC 3.53mg/L。

凝血全项组合:FIB 4.93g/L,D-Dimer 520ng/ml。

肝功能:TP 50.9g/L,ALB 28.8g/L,ALP 146U/L,AST 12U/L。

甲状腺功能检测:TT_3 1.10nmol/L。

血脂四项组合:TC 6.67mmol/L,LDL-C 4.8mmol/L。

贫血检验组合:叶酸 14.2nmol/L,TRF 1.58g/L,TIBC 36.38μmol/L。

甲状旁腺激素:PTH 403.30pg/ml。

24 小时尿肌酐定量:24h UCr 2 913.0μmol/L。

24 小时尿微量白蛋白:mALB 1 820mg/L。

随机血糖:13.8mmol/L。

入院诊断:

中医诊断:肾衰病(脾肾亏虚兼湿浊血瘀证)。

西医诊断:①慢性肾脏病 4 期;②慢性肾衰竭(肾性贫血);③2 型糖尿病(2 型糖尿病肾病? 2 型糖尿病性视网膜病变?);④高血压病 3 级(极高危);⑤高脂血症;⑥甲状腺结节。

(二)诊疗过程

初始治疗药物(7 月 2 日)

药品名称	剂量	用法
海昆肾喜胶囊	0.44g	p.o. t.i.d.
肾康注射液	60ml	i.v.gtt. q.d.
0.9% 氯化钠注射液	250ml	
包醛氧淀粉胶囊	5 000mg	p.o. t.i.d.
呋塞米片	20mg	p.o. q.d.
螺内酯片	20mg	p.o. b.i.d.
门冬胰岛素 30 注射液	早 16U/ 午 14U	i.h. b.i.d. 餐前给药
地特胰岛素注射液	12U	i.h. q.n.
硝苯地平控释片	30mg	p.o. q.d.
琥珀酸美托洛尔缓释片	47.5mg	p.o. q.d.
叶酸片	10mg	p.o. t.i.d.
多糖铁复合物胶囊	0.15g	p.o. q.d.
注射用重组人促红素	3 000IU	i.h. t.i.w.
灭菌注射用水	1ml	
维生素 B_{12} 注射液	0.5mg	i.m. t.i.w.

7 月 3 日(D2)

患者双目少神,面色晦暗,毛发少光泽,形体偏胖。周身乏力,视物模糊,腹胀、间断恶心,腰痛,肢体麻木,纳少。尿中见大量泡沫,大便干,2 日一行。舌暗苔白厚、脉细涩。体重 67.1kg,液体入量 1 100ml,小便量约 400ml。体格检查:T 36.2℃,R 18 次 /min,P 72 次 /min,BP 169/85mmHg,双下肢水肿(+)。

辅助检查:

血糖:空腹 6.4mmol/L,早餐后 2 小时 7.2mmol/L,午餐后 2 小时 6.2mmol/L,晚餐后 2 小时 8.8mmol/L。

7 月 5 日(D4)

患者一般情况同 7 月 3 日(D2)。体重 66.8kg,液体入量 1 050ml,小便量约 600ml。查体：T 36.2℃，R 18 次 /min，P 76 次 /min，BP 190/95mmHg，双下肢水肿（+）。

辅助检查：

肝胆胰脾彩超：肝颗粒粗糙，胆总管上段增宽。

泌尿系彩超：双肾结构欠佳，右肾囊肿。

甲状腺彩超：甲状腺多发结节（TI-RADS 3 级）。

心脏彩超：左心室壁心肌运动欠协调，左心室舒张功能减低，二尖瓣反流轻度。

胸部 CT：双肺纹理增多，左肺下叶局限性支气管扩张伴条索影，双侧胸膜增厚，纵隔内多发小淋巴结影。

药物治疗调整：

调整：硝苯地平控释片 30mg p.o. q.d. 调整为 30mg p.o. b.id.。

7 月 6 日（D5）

双下肢水肿减轻，余同 7 月 3 日（D2）。体重：66.4kg，液体入量：1 100ml，小便量约 650ml。

查体：T 36.3℃，R 18 次 /min，P 72 次 /min，BP 150/90mmHg，双下肢水肿（+）。

药物治疗调整：

加用中药方剂①：

中药方剂①				用法用量
炙黄芪 30g	胡芦巴 12g	党参 15g	麸炒白术 15g	温服 每日 1 剂 400ml 分早晚 2 次空腹服用
盐杜仲 15g	制何首乌 10g	茯苓 15g	猪苓 15g	
泽泻 12g	麸炒苍术 15g	清半夏 12g	大黄 3g	
大黄炭 10g	麸炒枳壳 12g	积雪草 30g		

7 月 9 日（D8）

患者发热，诉鼻塞，咽痒，干咳，双下肢水肿减轻。体重：66.2kg，液体入量 1 000ml，小便量约 1 100ml，尿中泡沫减少，大便干，2 日一行。查体：T 38.5℃，R 18 次 /min，P 70 次 /min，BP 163/95mmHg。双下肢水肿（+）。

辅助检查：

血常规：NEUT% 79.5%，RBC 3.53×10^{12}/L，Hb 102g/L，LY 0.93×10^{9}/L，HCT 31.1%。

二氧化碳结合力：CO_2CP 19.7mmol/L。

葡萄糖：Glu 3.04mmol/L。

肝功能：TP 57.9g/L，ALB 32.8g/L，ALP 180U/L。

心肌梗死三项：MYO 103ng/ml，cTnT 0.025μg/L。

心肌酶：CK-MB 45U/L。

肾功能：Cr 377.3μmol/L，UREA 15.01mmol/L。

尿常规：PRO +++，BLD ±。

钙 + 磷：P 1.46mmol/L，Ca 2.04mmol/L。

药物治疗调整：

加用：洛索洛芬钠片 60mg p.o. q.d.，连花清瘟胶囊 1.4g p.o. t.i.d.。

7 月 10 日（D9）

患者无发热，诉鼻塞，咽哑，咯痰不爽，周身乏力缓解，双下肢水肿减轻。舌暗，苔白厚、脉细涩。体重：65.3kg，液体入量：1 040ml，小便约 1 200ml，尿中泡沫减少，大便可。查体：T 36.0℃，R 17 次 /min，P 74 次 /min，BP 162/85mmHg。双下肢水肿（-）。

药物治疗调整：

中药方剂①调整为中药方剂②：

中药方剂②				用法用量
蜜紫菀 12g	百部 12g	桔梗 9g	白前 12g	
荆芥 10g	陈皮 6g	板蓝根 10g	炒牛蒡子 10g	
党参 15g	麸炒白术 15g	盐杜仲 15g	茯苓 15g	温服 每日 1 剂 400ml 分早晚 2 次空腹服用
猪苓 15g	泽泻 12g	清半夏 12g	麸炒枳壳 12g	
大黄^{（后下）}3g	积雪草 30g	甘草片 6g		

7 月 14 日（D13）

患者咽哑较前减轻，余同 7 月 10 日（D9）。体重：64.8kg，液体入量：1 000ml，小便约 1 076ml，尿中见少量泡沫，大便可。查体：T 36.0℃，R 18 次 /min，P 76 次 /min，BP 183/92mmHg。双下肢水肿（-）。

药物治疗调整： 停用呋塞米片。

7 月 16 日（D15）

患者一般情况同 7 月 14 日（D13）。体重：64.5kg，液体入量：900ml，小便约 1 090ml，尿中见少量泡沫，大便可。查体：BP 178/95mmHg。

辅助检查：

电解质：K 5.32mmol/L，Cl 111.5mmol/L。

二氧化碳结合力：CO_2CP 18.3mmol/L。

血常规：RBC 3.42×10^{12}/L，Hb 97g/L，HCT 29.8%。

肾功能：Cr 399.5μmol/L，UREA 14.43mmol/L。

肝功能：ALT 6U/L，TP 54.3g/L，ALB 28.4g/L，ALP 154U/L，AST 9U/L，A/G 1.1。

心肌酶：CK-MB 42U/L。

尿常规：PRO +++。

葡萄糖：Glu 4.18mmol/L。

药物治疗调整：

加用：呋塞米注射液 40mg i.v. q.d.；碳酸氢钠注射液 100ml i.v.gtt. q.d.。

7 月 20 日（D19）

患者一般情况同 7 月 14 日（D13）。体重：64.3kg，液体入量：980ml，小便约 870ml，尿中见少量泡沫。查体：T 36.4℃，R 17 次 /min，P 75 次 /min，BP 194/94mmHg。双下肢水肿（-）。

辅助检查：

肝功能：ALP 155U/L，AST 9U/L，ALT 4U/L，TP 56.0g/L，ALB 30.5g/L。

尿常规：PRO +++，BLD ±。

电解质：K 4.76mmol/L，Cl 105.4mmol/L。

二氧化碳结合力：CO_2CP 22.9mmol/L。

血常规：Hb 111g/L，HCT 34.4%。

肾功能：Cr 370.6μmol/L，UREA 13.51mmol/L。

药物治疗调整：

加用：卡维地洛片 10mg p.o. b.i.d.。

中药方剂②调整为中药方剂①。

7月23日（D22）

患者周身乏力缓解，间断恶心，双下肢水肿（-），尿中见少量泡沫，纳少，夜寐可，小便量可，大便可。舌暗苔白厚、脉细涩。体重：64.1kg，T 36.4℃，R 18 次 /min，P 78 次 /min，BP 163/94mmHg，于今日出院。

出院诊断：

中医诊断：肾衰病（脾肾亏虚兼湿浊血瘀证）。

西医诊断：①慢性肾脏病 4 期（肾性贫血）；②2 型糖尿病（2 型糖尿病肾病，2 型糖尿病性视网膜病变）；③高血压病 3 级（极高危）；④高脂血症；⑤甲状腺结节；⑥上呼吸道感染。

出院带药：

药品名称	剂量	用法	天数
海昆肾喜胶囊	0.44g	p.o. t.i.d.	7d
包醛氧淀粉胶囊	5 000mg	p.o. t.i.d.	7d
门冬胰岛素 30 注射液	16U（早）/14U（午）	i.h. b.i.d.	7d
地特胰岛素注射液	12U	i.h. q.n.	7d
硝苯地平控释片	30mg	p.o. b.i.d.	7d
卡维地洛片	10mg	p.o. b.i.d.	7d
叶酸片	5mg	p.o. t.i.d.	7d
多糖铁复合物胶囊	0.15g	p.o. q.d.	7d
连花清瘟胶囊	1.4g	p.o. t.i.d.	7d

（三）存在问题

1. 降血压方案不适宜。

2. 降血糖方案不适宜。

3. 中药方剂①的药味的煎法和炮制品选择不合适。

4. 中药方剂②的药味炮制品选择不合适。

（四）分析及药学监护

1. 降血压方案分析　患者初始用药为硝苯地平控释片联合琥珀酸美托洛尔缓释片降血压，两药联合患者血压控制不理想，降血压方案需优化，具体分析如下：

（1）该患者既往 5 年前发现肌酐升高（100 +μmol/L），且病情反复，肌酐持续升高至 455.2μmol/L；高血压病史 2 年，考虑该患者的高血压与肾脏的损伤有关，为肾脏病继发高血压。

（2）2021 年 KDIGO 发表的《慢性肾脏病患者血压管理临床实践指南》建议：无论是否存在蛋白尿、糖尿病或高龄，慢性肾脏病患者的血压控制目标值是收缩压 <120mmHg。《中国高血压防治指南（2018 年修订版）》建议 CKD 患者总体降血压目标为 <140/90mmHg，若

患者能耐受，可进一步降至 130/80mmHg，对于 24 小时尿白蛋白≥30mg 的患者，建议血压控制在 130/80mmHg 以下。根据检验结果 24h mALB 1 820mg/L 和 24h UCr 2 913.0μmol/L，计算患者 ACR（尿白蛋白 / 肌酐）为 624.79mg/mmol（＞34mg/mmol），为大量蛋白尿，该患者降血压目标应控制在 130/80mmHg 以下。初始治疗硝苯地平控释片 30mg p.o. q.d.、琥珀酸美托洛尔缓释片 47.5mg p.o. q.d.，血压 169/85mmHg，肌酐 455.2μmol/L，血压控制不理想，需调整用药方案。

（3）《临床诊疗指南·肾脏病学分册》推荐肾衰竭的糖尿病肾病患者，高血压的治疗可选用肾素 - 血管紧张素 - 醛固酮系统（RAAS）调节剂、长效的钙通道阻滞剂、利尿剂及 β 受体拮抗剂。2006 年《长效二氢吡啶类钙通道阻滞剂在慢性肾脏病高血压中应用的专家共识》推荐慢性肾脏病患者使用长效二氢吡啶类药物控制血压。欧洲肾脏最佳实践（ERBP）工作组认为在晚期 CKD 患者中，β 受体拮抗剂可能在肾上腺素能刺激增加的情况下，通过降低交感神经亢进和预防室性心律失常，除了降低血压外，还可能提供有益的作用。

（4）患者使用硝苯地平控释片 30mg p.o. b.i.d. + 琥珀酸美托洛尔缓释片 47.5mg p.o. q.d. 不能很好地控制血压，该患者住院 D19，予卡维地洛片 10mg p.o. b.i.d.，药师认为该用药方案不适宜。卡维地洛片是 α、β 受体拮抗剂，琥珀酸美托洛尔是 β 受体拮抗剂，两药属于相同机制药物，联用会增加不良反应的发生。

（5）该患者住院 D4，硝苯地平控释片调整为 30mg p.o. b.i.d.，给药频次超过说明书规定。硝苯地平控释片在 24 小时内近似恒速释放，药物以零级速率释放，且说明书的用法用量中未提及 2 次 /d 服药方法。

2. 降血糖方案分析　《临床诊疗指南·肾脏病学分册》推荐糖化血红蛋白控制在＜7%，建议糖尿病肾病患者应尽早使用胰岛素，可以有效控制血糖且无肝肾损伤。应用胰岛素治疗不仅具有减轻高糖毒性的作用，同时可以延缓糖尿病肾脏病的进展。糖尿病采用多次胰岛素治疗，有不同的方案：①餐时 + 基础胰岛素（2～4 次 /d）或②每日 2～3 次预混胰岛素。该患者入院后使用：早、午餐前皮下注射门冬胰岛素 30 注射液 + 睡前皮下注射地特胰岛素注射液，属于不规范治疗方案。其中门冬胰岛素 30 注射液属于预混胰岛素，能同时提供基础及餐时胰岛素，该药含有 30% 门冬胰岛素为速效胰岛素，发挥餐时胰岛素作用，70% 精蛋白门冬胰岛素为中长效胰岛素，发挥基础胰岛素作用，降血糖作用持续时间 14～24 小时；地特胰岛素注射液为长效胰岛素，发挥基础胰岛素作用，降血糖作用持续时间长达 24 小时。该患者早、午餐前注射门冬胰岛素 30 注射液，其中 70% 的中长效胰岛素作用依次叠加，尤其是午餐前注射的中长效胰岛素可作用到夜间，再叠加睡前长效胰岛素作用，使得降血糖作用不断增强，大大增加夜间及空腹低血糖风险。药师建议，对于该患者：若使用"餐时 + 基础胰岛素"方案，餐时胰岛素应选择门冬胰岛素注射液；若选择"每日 2～3 次预混胰岛素"方案，则不应加用地特胰岛素注射液。

3. 中药方剂①的使用分析

（1）中药方剂①为医院自拟肾衰方加减，主治脾肾亏虚兼湿浊血瘀证；功用温肾健脾、活血化瘀、祛湿排浊，以攻补兼施、寒温并用、通而不泻。

（2）该患者中年女性，表虚不固，易感受外邪。现腹胀、间断恶心、腰痛、肢体麻木、双下肢水肿，纳少，大便干，2 日一行。药师建议：①大黄 3g 后下。大黄后下，泻下通便力强，与药同煎则泻下力弱。②处方中炙黄芪更换为生黄芪。炙黄芪偏于补中益气；生黄芪善于固表止汗、利水消肿。该患者平素易感受外邪，双下肢水肿。结合患者症状，药师认为更换为生黄芪更适宜。③处方中清半夏更换为姜半夏。清半夏辛燥性温，长于化湿痰，适用于体弱痰多，或小儿食滞痰阻；姜半夏长于降逆止呕；患者腹胀、间断恶心，药师认为选用姜半夏更适宜。

4. 中药方剂②的使用分析

（1）中药方剂②为肾衰方合止嗽散加减，主治风邪犯肺之咳嗽兼湿浊血瘀证；功用宣肺化痰、祛湿排浊、健脾益气。

（2）建议处方中百部、白前应使用蜜百部、蜜白前。百部生品以止咳化痰，灭虱杀虫见长，对胃有一定的刺激性；蜜百部可缓和对胃的刺激性，并增强润肺止咳作用。生白前对胃也有一定刺激性，白前蜜炙后能缓和对胃的刺激，增强润肺降气作用。该患者鼻塞、咽哑、咯痰不爽、纳少，使用蜜百部、蜜白前更适宜。

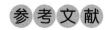

参 考 文 献

[1] KDIGO 2021 clinical practice guideline for the management of blood pressure in chronic kidney disease[J]. Kidney Int, 2021, 99（3S）: S1-S87.

[2] 长效二氢吡啶类钙通道阻滞剂在慢性肾脏病高血压中应用的专家共识 [J]. 中国全科医学, 2006（20）: 1698.

[3] 中国高血压防治指南修订委员会, 高血压联盟（中国）, 中华医学会心血管病分会, 等. 中国高血压防治指南（2018 年修订版）[J]. 中国心血管杂志, 2019, 24（1）: 24-56.

[4] VERBEKE F, LINDLEY E, VAN BORTEL L, et al. A European Renal Best Practice（ERBP）position statement on the Kidney Disease: Improving Global Outcomes（KDIGO）clinical practice guideline for the management of blood pressure in non-dialysis-dependent chronic kidney disease: an endorsement with some caveats for real-life application[J]. Nephrol Dial Transplant, 2014, 29（3）: 490-496.

[5] BAKRIS G L, FONSECA V, KATHOLI R E, et al. Metabolic effects of carvedilol vs metoprolol in patients with type 2 diabetes mellitus and hypertension: a randomized controlled trial [J]. JAMA, 2004, 292（18）: 2227-2236.

[6] GIUGLIANO D, ACAMPORA R, MARFELLA R, et al. Metabolic and cardiovascular effects of carvedilol and atenolol in non-insulin-dependent diabetes mellitus and hypertension. A randomized, controlled tria[J]. Ann Intern Med, 1997, 126（12）: 955-959.

[7] 中华医学会糖尿病学分会微血管并发症学组. 中国糖尿病肾脏病防治指南（2021 年版）[J]. 中华糖尿病杂志, 2021, 13（8）: 762-784.

案例 70　肾衰病（慢性肾脏病 5 期合并 2 型糖尿病）

（一）病例资料

患者，男，47 岁，身高 168cm，体重 72kg，体重指数 25.51kg/m²。

主诉：间断双下肢水肿伴血肌酐升高 3 年余。

现病史：患者 2016 年无明显诱因出现双下肢水肿，劳累、活动后加重，就诊于某医院，查血肌酐 147mmol/L，诊断为"慢性肾脏病 2 期"，予口服复方 α- 酮酸片、百令胶囊，静脉滴注肾康注射液保护肾功能，具体用量不详，症状好转后出院，院外继续服用复方 α- 酮酸片、百令胶囊。2018 年 11 月于某医院复查血肌酐 223μmol/L，予对症治疗，具体不详，肌酐仍逐渐升高。2019 年 2 月因双下肢水肿，尿中有泡沫，就诊于某医院门诊，查血肌酐 438μmol/L，尿蛋白 +++，24 小时尿蛋白定量 12 506mg/24h，对症治疗后，具体不详，症状未见明显好转。2019 年 7 月初因双下肢肿胀较前明显加重，伴下肢沉重、乏力，于某医院查血肌酐 768μmol/L，尿蛋白 +++，入院后予对症支持治疗，具体不详，症状缓解不明显。患者为求进一步治疗收入肾病内分泌科。

既往史：高血压病史 20 余年，最高 210/150mmHg，目前口服硝苯地平控释片 30mg q.d.、苯磺酸氨氯地平片 5mg b.i.d. 降血压，平素血压控制 150/110mmHg；糖尿病、糖尿病性视网膜病变病史 14 年，目前用药为重组甘精胰岛素注射液 30R 午餐后 14U 皮下注射控制血糖，自诉空腹 7mmol/L，餐后 10～15mmol/L；脑梗死病史 8 年，遗留右侧肢体麻木不适，目前口服阿司匹林肠溶片 100mg q.d. 抗血小板治疗；高脂血症、前列腺增生、胆囊息肉病史 6 年；肾性贫血病史 1 个月余，目前口服琥珀酸亚铁片 400mg q.d.、叶酸片 5mg t.i.d. 纠正贫血。

个人史、婚育史、家族史、过敏史：无烟酒等不良嗜好。已婚已育，子女及配偶体健。母亲有糖尿病、高血压病史，姐姐有高血压病史。否认其他特殊家族遗传病病史。否认食物、药物过敏史。

体格检查：T 36.5℃，R 18 次 /min，P 78 次 /min，BP 150/90mmHg。患者体形肥胖，双下肢凹陷性水肿。余无特殊。

中医四诊：神清，精神尚可。双下肢水肿，伴沉重乏力，颜面浮肿，口干口苦，口中有异味，腹胀无腹痛，纳可，眠差，入睡困难，大便 1 日 1 行，偏干，夜尿频，3～4 次 / 晚，可见大量泡沫。舌暗红，苔黄腻，脉沉细。

辅助检查：

7 月 16 日　血常规：RBC 2.52×10¹²/L，Hb 77g/L，HCT 21.6%，PLT 106×10⁹/L，PCT 0.080，NEUT% 78%，LY% 15.4%，EOS 0.0×10⁹/L。

7 月 16 日　生化：K 5.19mmol/L，Na 136.9mmol/L，Ca 1.88mmol/L，P 1.81mmol/L，BUN 28.56mmol/L，Cr 855.3μmol/L，TP 53g/L，ALB 30.3g/L，ALT <6U/L，AST 11U/L，GGT 11.4U/L，LDH 290U/L，TC 7.46mmol/L，TG 3.8mmol/L，HDL-C 4.7μmol/L，Fe 4.7μmol/L。

7 月 16 日　凝血检测：FIB 4.1g/L，D-Dimer 323μg/L。

7 月 16 日　尿常规：BLD（+），PRO（++），GLD（+），RBC 11 个 /μl。

7 月 16 日 便常规＋OB：±。

7 月 16 日 感染十项：抗 -HCV 抗体 12.72S/CO，抗 -HCV 抗体定性（＋）。

7 月 16 日 动态红细胞沉降率：72mm/h。

7 月 16 日 空腹 C- 肽：7.68ng/ml。

7 月 16 日 心电图：正常范围心电图。

入院诊断：

中医诊断：肾衰病（气血亏虚证、浊毒内停证）。

西医诊断：①慢性肾脏病 5 期（肾性贫血、代谢性酸中毒、高钾血症、低钙血症、低钠血症、继发性甲状旁腺功能亢进症、肾性高血压）；②2 型糖尿病（糖尿病性视网膜病变）；③高血压病 3 级（很高危）；④脑梗死后遗症；⑤高脂血症；⑥前列腺增生症；⑦胆囊息肉；⑧慢性丙型病毒性肝炎；⑨十二指肠吻合术后。

（二）诊疗过程

初始治疗药物（7 月 16 日）

药品名称	剂量	用法
重组人促红素注射液	4 000IU	i.h. t.i.w.
琥珀酸亚铁片	100mg	p.o. t.i.d.
叶酸片	5mg	p.o. t.i.d.
聚磺苯乙烯钠散	30g	p.o. b.i.d.
醋酸钙片	4 片（每片含醋酸钙 0.667g）	p.o. t.i.d.
碳酸氢钠片	1g	p.o. t.i.d.
硝苯地平控释片	30mg	p.o. q.d.
苯磺酸氨氯地平片	5mg	p.o. b.i.d.
注射用腺苷钴胺	1.5mg	穴位注射 q.d.
肾康注射液	100ml	i.v.gtt. q.d.
0.9% 氯化钠注射液	250ml	

中药方剂①：

中药方剂①				用法用量
黄芪 60g	当归 20g	牛膝 40g	丹参 30g	
茯苓 30g	猪苓 30g	泽泻 15g	桂枝 9g	每日 1 剂，水煎至 200ml
茵陈 30g	莪术 15g	钩藤（后下）20g	山药 30g	分早晚 2 次温服
桃仁 20g	地龙 15g	清半夏 9g	生姜 9g	

7 月 17 日（D2）

患者诉双下肢水肿，伴沉重乏力，颜面浮肿，口干口苦，口中有异味，腹胀无腹痛，纳可，眠差，入睡困难，大便 1 日 1 行，偏干，夜尿频，3～4 次 / 晚，可见大量泡沫。舌暗红，苔黄腻，脉沉细。24 小时出入量：入量 1 760ml，出量 2 955ml。昨日血糖：早餐后 6.1mmol/L，午餐前 11.1mmol/L，午餐后 10.9mmol/L，晚餐前 7.8mmol/L，睡前 8.6mmol/L。

辅助检查：

腹部超声：肝脏实质回声粗细不均；胆囊息肉样病变；脾门下方低回声，副脾？右肾囊肿；双肾弥漫性病变。

超声心动图：左心房增大；左心室轻度肥厚；主动脉瓣狭窄；升主动脉增宽。双下肢动脉超声未见明显异常。VPT 检查未见明显异常。

甲状腺功能、心力衰竭检测、心肌损伤三项、男性肿瘤标志物、抗磷脂抗体、免疫功能未见异常。

药物治疗调整：

停用：聚磺苯乙烯钠散和苯磺酸氨氯地平片。

调整：硝苯地平控释片 30mg q.d. 调整为硝苯地平缓释片 20mg t.i.d.。

7 月 18 日（D3）

舌暗红，苔黄腻，脉沉细。24 小时出入量：入量 1 905ml，出量 1 705ml。昨日血糖：早餐前 5.5mmol/L，午餐前 9.9mmol/L，午餐后 12.9mmol/L，晚餐前 8.3mmol/L，晚餐后 9.6mmol/L，睡前 6.6mmol/L。余大致同前。

辅助检查：

全段甲状旁腺激素：195.6pg/ml。

生化：Ca 1.80mmol/L，P 2.12mmol/L，Mg 1.01mmol/L，BUN 27.76mmol/L，Cr 865.5μmol/L，ALB 27.5g/L，LDH 269U/L。

药物治疗调整：

加用：骨化三醇软胶囊（盖三醇）0.25μg q.d.。

中药方剂②：中药方剂①加酒大黄 9g，僵蚕 12g，蝉衣 12g，姜黄 12g；黄芪 60g 改为 90g，清半夏 9g 改为法半夏 9g。

7 月 19 日（D4）

24 小时出入量：入量 2 120ml，出量 950ml。昨日血糖：早餐前 7.5mmol/L，早餐后 7.3mmol/L，午餐前 8.7mmol/L，午餐后 14.1mmol/L，晚餐前 7mmol/L，晚餐后 18.2mmol/L，睡前 10.2mmol/L。

辅助检查：

生化：K 5.96mmol/L，Na 136.4mmol/L，Ca 1.78mmol/L，Cr 845.0μmol/L。24 小时尿蛋白 11 359mg/24h。

药物治疗调整：

加用：聚磺苯乙烯钠散 60g b.i.d.。

调整：硝苯地平缓释片 20mg t.i.d. 调整为硝苯地平缓释片 30mg t.i.d.。

7 月 20 日（D5）

昨日血糖：早餐前 7.4mmol/L，早餐后 15.9mmol/L，午餐前 11.7mmol/L，晚餐前 7.2mmol/L，晚餐后 18.2mmol/L，睡前 10.2mmol/L。

药物治疗调整：

加用：门冬胰岛素注射液　早 4U　午 4U　晚 4U　皮下注射。

　　　艾灸中脘穴温阳利水。

7 月 22 日（D7）

昨日血糖：早餐前 6.9mmol/L，早餐后 9.7mmol/L，午餐前 5mmol/L，午餐后 9.8mmol/L，

晚餐前 7.3mmol/L, 晚餐后 12.2mmol/L, 睡前 8.9mmol/L。

辅助检查:

生化: K 4.89mmol/L, Ca 1.73mmol/L, P 2.15mmol/L, BUN 28.20mmol/L, Cr 944.3μmol/L, TP 51.2g/L, ALB 29.7g/L, ALT 11U/L, GGT < 10U/L, LDH 424U/L。

急诊血常规 +CRP: RBC 2.50×10^{12}/L, Hb 75g/L, HCT 21.5%, PLT 94×10^9/L, PCT 0.071, EOS 0.0×10^9/L。

血凝: D-Dimer 483μg/L, FIB 4.04g/L。

尿常规: BLD(++), PRO(++), Glu(+)。

药物治疗调整:

加用: 盐酸特拉唑嗪片 2mg q.n.。

调整: 硝苯地平缓释片 30mg t.i.d. 调整为硝苯地平缓释片 20mg q.6h.。

7 月 23 日(D8)

昨日血糖: 早餐前 5.8mmol/L, 早餐后 6.2mmol/L, 午餐前 10.3mmol/L, 午餐后 9.9mmol/L, 晚餐前 7.9mmol/L, 晚餐后 14.2mmol/L, 睡前 12mmol/L。

出院诊断:

中医诊断: 肾衰病(气血亏虚证, 浊毒内停证)。

西医诊断: ①慢性肾脏病 5 期(肾性贫血、代谢性酸中毒、高钾血症、低钙血症、低钠血症、继发性甲状旁腺功能亢进症、肾性高血压); ②2 型糖尿病(糖尿病性视网膜病变); ③高血压病 3 级(很高危); ④脑梗死后遗症; ⑤高脂血症; ⑥前列腺增生症; ⑦胆囊息肉; ⑧慢性丙型病毒性肝炎; ⑨十二指肠吻合术后; ⑩右肾囊肿。

出院带药:

药品名称	剂量	用法	天数
琥珀酸亚铁片	100mg	p.o. t.i.d.	14d
叶酸片	5mg	p.o. t.i.d.	14d
碳酸氢钠片	1g	p.o. t.i.d.	14d
硝苯地平缓释片	20mg	p.o. q.6h.	14d
盐酸特拉唑嗪片	2mg	p.o. q.n.	14d
碳酸钙片	1.5g	p.o. b.i.d.	14d
骨化三醇软胶囊	0.25μg	p.o. q.d.	14d
门冬胰岛素注射液	早 4U 中 4U 晚 4U	i.h. t.i.d.	14d

中药方剂③: 中药方剂②加石决明 10g, 川芎 10g, 牡丹皮 30g; 酒大黄 9g 改为 6g, 牛膝 40g 改为川牛膝、怀牛膝各 15g, 泽泻 15g 改为泽兰 15g。共 14 剂, 每日 1 剂, 水煎至 200ml 分早晚 2 次温服。

住院期间血压见表 70-1。

表 70-1　住院期间血压　　　　　　　　　　　　　　　单位: mmHg

日期	7 月 16 日	7 月 17 日	7 月 18 日	7 月 19 日	7 月 20 日	7 月 21 日	7 月 22 日	7 月 23 日
血压	150/90	146/85	165/100	166/100	180/100	159/91	209/119	157/93

（三）存在问题

1. 贫血治疗方案中重组人促红素注射液用法用量不合理。

2. 中药方剂①中半夏炮制品遴选不合理。

3. 降血压方案不适宜。

（四）分析及药学监护

1. 贫血治疗方案分析

（1）患者诊断为慢性肾脏病 5 期，肾性贫血。肾性贫血是慢性肾衰竭的重要临床表现，贫血若未及时纠正，将使患者生活质量下降，心血管并发症的风险增加。肾性贫血最可能的原因是促红细胞生成素（EPO）缺乏，主要药物治疗包括补充 EPO（常用重组人促红细胞生成素）和铁剂。根据我国《重组人促红细胞生成素在肾性贫血中合理应用的专家共识》和《2017 RA 临床实践指南：慢性肾病贫血》推荐，对于非透析的 CKD 5 期患者，血红蛋白（Hb）<90mg/L 时开始考虑给予重组人促红细胞生成素，首选皮下给药，初始 100～120IU/（kg·周）。对于 Hb<70g/L 的患者，应适当增加初始剂量。患者 72kg，按照说明书：非透析患者，每周分次给药，开始推荐剂量为每周 75～150U/kg，计算剂量为 5 400～10 800U/周。我国《肾性贫血诊断与治疗中国专家共识（2018 修订版）》推荐，每周按体重计算剂量 100～150U/kg，计算剂量为 7 200～10 800U/周。而 KDIGO 推荐，初始 100～120U/（kg·周），计算得 7 200～8 640U/周。而实际给予剂量为 12 000U/周（4 000IU 每周 3 次），均高于说明书、指南、共识的推荐，单次用量过高，应减量，以免升 Hb 速度过快及过度的红细胞生成。

药学监护：患者肾功能不全，使用重组人促红细胞生成素易诱导高血压，应注意监测血压，必要时减量或停药，也可用抗高血压药控制；随着血细胞比容增高，血液黏度可明显增高，应注意防止血栓形成。定期检查血细胞比容（用药初期每周 1 次，维持期间每 2 周 1 次），注意避免过度的红细胞生成，如发现应采取减量或停用药等措施。治疗期间铁需求量增加，通常会出现血清铁浓度下降，当患者血清铁蛋白低于 100ng/ml 或转铁蛋白饱和度低于 20% 时应每日补充铁剂。

（2）慢性肾衰竭贫血患者中常常存在一定程度的铁缺乏，铁缺乏是导致红细胞生成刺激剂（如重组人促红细胞生成素）治疗反应差的主要原因。另外铁是合成 Hb 的基本原料。患者血清铁：4.7μmol/L（正常范围：8.8～32.4μmol/L），给予铁补充剂，不仅可以改善贫血，还可减少红细胞生成刺激剂的使用剂量，甚至在未使用的情况下也能改善贫血。血液透析者比非血液透析者需要更大的铁补充剂，静脉补铁是最佳途径。非透析者及腹膜透析者可先口服途径补铁。故给予患者琥珀酸亚铁片 100mg p.o. t.i.d.。

此外，维生素 B_{12}、叶酸缺乏也会导致贫血的发生。叶酸有促进骨髓中幼细胞成熟的作用，若缺乏可引起巨红细胞性贫血以及白细胞减少症等，故给予患者口服叶酸片 5mg t.i.d. 治疗。

2. 中药方剂①半夏炮制品遴选使用分析　根据《中国药典》记载，半夏的炮制品主要有三种，分别是法半夏、清半夏、姜半夏。法半夏功用燥湿化痰，是由每 100kg 净半夏，用甘草 15kg、生石灰（CaO）10kg 炮制而成；清半夏同样燥湿化痰，由每 100kg 净半夏用白矾（KAl（SO_4）$_2$·12H_2O）12.5kg 炮制而成；姜半夏，温中化痰、降逆止呕，由每 100kg 净半夏，用生姜 25kg、白矾（KAl（SO_4）$_2$·12H_2O）12.5kg 共同炮制而成。清半夏和法半夏功效均为燥湿化痰，但所含离子不同，清半夏用白矾（KAl（SO_4）$_2$·12H_2O）炮制而成（富含钾），而法半夏用石灰（CaO）炮制而成（富含钙），结合该患者为慢性肾脏病 5 期易出现高钾，且已被诊断为高钾低钙,选用法半夏可避免更多外源钾离子进入人体,同时患者低钙,可补充一定的钙离子。故建议将此方中清半夏换为法半夏。

3. 降血压方案分析

(1)患者高血压病史 20 余年,平素口服硝苯地平控释片和苯磺酸氨氯地平片控制血压,二者同属钙通道阻滞剂,建议仅使用一种。

(2)患者住院期间将硝苯地平控释片 30mg q.d. 调整为硝苯地平缓释片 20mg t.i.d.。硝苯地平缓释片给药频次不合适。缓释片是按照一级速率释放药物,相比普通片具有相对维持血药浓度稳定、长效、高效及低不良反应的特点。该患者住院期间使用该药给药频次调整有 t.i.d.、q.6h.,应遵照说明书,每日 2 次给药即可维持有效血药浓度。

(3)患者在住院期间,血压波动较大,出院时血压未达到目标值。结合患者诊断有前列腺增生症,故出院时予加用盐酸特拉唑嗪片 2mg q.n.。

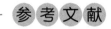

[1] 中华医学会肾脏病学分会. 肾性贫血诊断和治疗共识专家组. 肾性贫血诊断与治疗中国专家共识(2018 修订版)[J]. 中华肾脏病杂志.2018,34(11):860-866.

[2] 国家药典委员会. 中华人民共和国药典:2020 年版. 一部 [S]. 北京:中国医药科技出版社,2020.

（一）病例资料

患者，女，35 岁，身高 167cm，体重 82.6kg，体重指数 29.62kg/m²。

主诉：双下肢水肿、皮疹伴瘙痒 3 个月余，再发伴加重 7 天。

现病史：缘患者 3 个多月前无明显诱因出现双下肢凹陷性水肿、红色皮疹及散在分布水疱，伴瘙痒，尿频尿急，夜尿频多，5～8 次 / 晚，纳可，眠差。就诊于当地医院，予对症治疗后，症状明显好转。7 天前，患者再次出现双下肢中度凹陷性水肿、红色皮疹及散在分布水疱，伴瘙痒，尿频尿急，夜尿频多，6～10 次 / 晚，遂到本院门诊就诊，由门诊医生拟诊"紫癜性肾炎?"收入肾内科。

既往史：高血压病史 10 余年，最高血压 190/110mmHg，长期服用苯磺酸氨氯地平片 5mg q.d. 控制血压，自诉血压控制一般。

个人史、婚育史、家族史、过敏史：无烟、酒及药物依赖等不良嗜好。已婚未育，配偶体健。无家族遗传性疾病。无发现药物及食物过敏史。

体格检查：T 36.4℃，R 20 次 /min，P 91 次 /min，BP 188/100mmHg。患者神清，精神可，双下肢中度凹陷性水肿，伴红色皮疹及散在分布水疱，瘙痒，尿频尿急，夜尿频多，6～10 次 / 晚，纳可，眠差，无消瘦，小便量多，色黄，大便不成形，日行 3 次。

中医四诊：患者神志清，精神良好，表情自然，面色欠荣润，语声清晰。皮肤欠润泽，双下肢中度凹陷性水肿，有红色斑疹，有水疱，无疮疡。小便量多，色黄，便溏，日行 3 次。舌红，苔黄腻，脉滑数。

辅助检查：

2 月 23 日　血常规：WBC 7.58×10⁹/L，NEUT 5.11×10⁹/L，NEUT% 67.4%，RBC 4.93×10¹²/L，Hb 144g/L，PLT 221×10⁹/L。

2 月 23 日　尿常规：WBC（+），PRO（++），mALB ≥150mg/L.

2 月 23 日　尿沉渣：RBC 10 个 /μl，WBC 50 个 /μl。

2 月 23 日　肾功能：BUN 4.30mmol/L，Cr 63μmol/L。

2 月 23 日　肝功能：AST 22U/L，ALT 23U/L，TP 83.0g/L，ALB 48.0g/L，TBIL 7.68μmol/L，DBIL 1.80μmol/L。

2 月 23 日　电解质：K 3.94mmol/L，Na 142mmol/L，Cl 105mmol/L，Ca 2.49mmol/L，Mg 1.41mmol/L，P 1.25mmol/L。

2 月 23 日　凝血功能：PT 13.3 秒，INR 1.0，PTA 97%。

2 月 23 日　血脂：TC 5.82mmol/L，TG 1.77mmol/L，HLDL-C 1.85mmol/L，LDL-C 3.18mmol/L。

2 月 23 日　风湿：抗 O 137U/ml，RF ＜3.0U/ml，CRP 1.56mg/L。

2 月 23 日　免疫：IgG 13.97g/L，IgA 1.65g/L，IgM 1.49g/L，C3 1.95g/L，C4 0.34g/L。

2 月 23 日　PCT 0.02ng/ml，ESR 28mm/h。

2 月 23 日　双肾彩超：无明显异常。

入院诊断：

中医诊断：紫癜肾（湿热蕴结证）。

西医诊断：①紫癜性肾炎？②高血压病 3 级（很高危）；③尿路感染。

（二）诊疗过程

初始治疗药物（2 月 23 日）

药品名称	剂量	用法用量
缬沙坦氨氯地平片（Ⅰ）	1 片	p.o. b.i.d.
盐酸克林霉素棕榈酸酯分散片	75mg	p.o. b.i.d.
雷公藤多苷片	20mg	p.o. b.i.d.
奥美拉唑肠溶片	20mg	p.o. b.i.d.
呋塞米片	20mg	p.o. b.i.d.
螺内酯片	20mg	p.o. q.d.
复方芦丁片	2 片	p.o. t.i.d.

中药方剂①

中药方剂①				用法用量
生地黄 10g	山萸肉 15g	牡丹皮 15g	茯苓 40g	每日 1 剂，400ml 分早晚 2 次空腹温服
山药 15g	泽泻 10g	盐女贞子 15g	墨旱莲 15g	

2 月 24 日（D2）

患者神清，精神可，双下肢中度凹陷性水肿，伴红色皮疹及散在分布水疱，瘙痒，尿频尿急，夜尿频多，6～9 次 / 晚，无尿痛，纳可，眠差，无消瘦，小便量多，色黄，大便不成形，日行 3 次。查体：T 36.7℃，R 20 次 /min，P 80 次 /min，BP 106/65mmHg，体重 80.6kg。双下肢凹陷性水肿、红色皮疹及散在分布水疱。无肾区叩痛，无输尿管行程压痛。舌红，苔黄腻，脉滑数。

辅助检查：

血常规：WBC $8.58×10^9$/L，NEUT $5.67×10^9$/L，NEUT% 66.10%，RBC $5.04×10^{12}$/L，Hb 147g/L，PLT $271×10^9$/L。

尿液分析：尿 WBC（-），PRO（+），mALB ≥150mg/L，$β_2$-MG 2.44mg/L。

尿沉渣：RBC 3 个 /μl，WBC 12 个 /μl。

粪便常规：无异常。

肾功能：BUN 7.15mmol/L，Cr 68μmol/L，UA 505μmol/L，CysC 0.90mg/L。

肝功能：AST 21U/L，ALT 21U/L，TP 85.4g/L，ALB 51.6g/L。

胸部 X 线检查：心肺膈未见异常。

药物治疗调整：

加用碳酸氢钠片 1g p.o. t.i.d.。

2 月 25 日（D3）

患者神清，精神可，双下肢中度凹陷性水肿较前明显减轻，伴红色皮疹及散在分布水疱，瘙痒，尿频尿急较前改善，夜尿频多，纳可，眠差，小便量多，色黄，大便不成形，日行 3 次。查体：T 36.8℃，R 20 次 /min，P 84 次 /min，BP 150/98mmHg，体重 80.7kg。双下肢凹陷性水肿、红色皮疹及散在分布水疱。

辅助检查：

血常规：WBC 7.58×10^9/L，NEUT 5.50×10^9/L，NEUT% 65.10%，RBC 5.01×10^{12}/L，Hb 140g/L，PLT 252×10^9/L。

尿液分析：WBC（－），PRO（＋），mALB ≥150mg/L。

尿沉渣：RBC 1 个 /μl；WBC 3 个 /μl；UTP：119.90mg/24h。

肾功能：BUN 5.10mmol/L，Cr 65μmol/L。

肝功能：AST 32U/L，ALT 23U/L，TP 80.1g/L，ALB 45.0g/L。

TB-Ab（－）。

甲状腺功能：FT_3 4.10pmol/L，FT_4 15.36pmol/L，TSH 3.76μIU/ml。

其他：HBV、HCV-Ab、HEV、自身免疫、ANA 荧光、抗 ds-DNA、anti-GBM、ANCA、肿瘤标志物等指标无明显异常。

药物治疗调整：

加用：氯雷他定片 10mg p.o. q.d.。

醋酸泼尼松片 50mg p.o. q.d.。

2 月 26 日（D4）

患者神清，精神可，双下肢中度凹陷性水肿较前明显减轻，伴红色皮疹及散在分布水疱，瘙痒，尿频尿急较前改善，夜尿频多，纳可，眠差，小便量多，色黄，大便不成形，日行 3 次。查体：T 36.6℃，P 80 次 /min，R 20 次 /min，BP 138/80mmHg，体重：80.7kg。双下肢凹陷性水肿减轻，伴红色皮疹及散在分布水疱。

辅助检查：

尿培养（－）。

anti-PLA2R（－）。

血清蛋白电泳（SPE）：无异常。

双侧肾动脉彩超：未见明显异常。

下腹部彩超：考虑轻度脂肪肝，胆囊切除术后。余无异常。

心脏彩超：心脏结构未见异常。左心室舒张功能降低，收缩功能测值正常。

药物治疗调整：

中药方剂②：中药方剂①加白鲜皮 10g，防风 10g。

2 月 28 日（D6）

患者神清，精神可，双下肢水肿减轻，红色皮疹及散在分布水疱消退，无瘙痒，尿频尿急减轻，夜尿次数减少，纳可，眠差，小便量多，色黄，大便不成形，日行 3 次。查体：T 36.3℃，P 72 次 /min，R 20 次 /min，BP 130/85mmHg，体重 80.8kg。双下肢凹陷性水肿减轻、红色皮疹及散在分布水疱消退。

辅助检查：

血常规：WBC 7.22×10^9/L，NEUT 3.72×10^9/L，NEUT% 51.50%，RBC 4.85×10^{12}/L，Hb 142g/L，PLT 253×10^9/L。

尿液分析：尿 WBC（－），PRO（＋），mALB ≥150mg/L。

肾功能：BUN 6.80mmol/L，Cr 63μmol/L。

肝功能：AST 33U/L，ALT 24U/L，TP 78.7g/L，ALB 47.0g/L。

药物治疗调整：

停用所有在用药物。

3月1日（D7）

患者神清，精神可，双下肢无明显水肿，无红色皮疹及散在分布水疱，无瘙痒，尿频尿急，夜尿频多，纳可，眠差，无消瘦，小便量多，色黄，大便可。查体：T 36.5℃，P 80 次 /min，R 20 次 /min，BP 135/90mmHg，体重 80.8kg。双下肢无明显水肿、红色皮疹及散在分布水疱。无肾区叩痛，无输尿管行程压痛。患者病情好转，予以办理出院。

出院诊断：

中医诊断：紫癜肾（湿热蕴结证）。

西医诊断：①紫癜性肾炎；②尿路感染；③高血压病 3 级（很高危）；④高尿酸血症；⑤轻度脂肪肝；⑥胆囊切除术后。

出院带药：

药品名称	剂量	用法	天数
缬沙坦氨氯地平片（Ⅰ）	1 片	p.o. b.i.d.	7d
雷公藤多苷片	20mg	p.o. b.i.d.	7d
奥美拉唑肠溶片	20mg	p.o. b.i.d.	7d
呋塞米片	20mg	p.o. b.i.d.	7d
螺内酯片	20mg	p.o. q.d.	7d
复方芦丁片	2 片	p.o. t.i.d.	7d
氯雷他定片	10mg	p.o. q.d.	7d

中药方剂③：中药方剂②茯苓 40g 改 30g，盐女贞子 15g 改 10g。共 7 剂，每日 1 剂，400ml 分早晚 2 次空腹温服。

（三）存在问题

1. 抗感染方案不合理。

2. 使用糖皮质激素的治疗方案不合理。

3. 使用雷公藤多苷片不适宜。

4. 中药方剂①的使用不合适。

（四）分析及药学监护

1. 抗感染方案分析 患者有尿频、尿急、夜尿频多等症状，尿 WBC（+），尿沉渣提示尿 WBC 50 个 /μl，提示患者合并尿路感染。另外，彩超提示该患者无明显尿路畸形、肾积水、尿潴留等复杂因素，故推断其属于急性非复发性下尿路感染的可能性大。按照《中国女性尿路感染诊疗专家共识》，治疗推荐留取尿液标本行细菌学检查后，再开始经验性治疗，首选对 G⁻ 杆菌（如大肠埃希菌）有效的药物。克林霉素对链球菌属、甲氧西林敏感葡萄球菌等 G⁺ 菌及各种厌氧菌包括脆弱拟杆菌具良好活性，但抗 G⁻ 菌作用较差。因此，该患者不宜以克林霉素作为初始的抗感染方案，参照《抗菌药物临床应用指南》（第 3 版），患者可考虑使用磷霉素氨丁三醇 3g p.o. once。

2. 使用糖皮质激素的治疗方案分析 患者初入院时伴有镜下血尿（RBC＞5 个 /μl），治疗期间 Cr 正常，24 小时尿蛋白定量＜1g，入院后已予缬沙坦氨氯地平控制血压和尿蛋白，按照《UpToDate：过敏性紫癜的肾脏表现》，属于肾脏受累证据有限（镜下血尿、短期肉眼血尿或蛋白尿＜1g/d 且 Cr 正常）的成人，不建议采用紫癜性肾炎的特异性治疗，宜采用 ACEI 或 ARB 治疗蛋白尿＞0.5g/d 的患者以降低蛋白尿，并定期监测尿蛋白排泄和 Cr，持续 3 个月。《2012 年改善全球肾脏病预后组织（KDIGO）指南》则建议对于蛋白尿＞0.5g/d 的患者，使用 ACEI 或 ARB 持续治疗 6 个月后无反应，则采用糖皮质激素治疗。可见，患者现阶段尚未达到启用糖皮质激素的指征。

3. 使用雷公藤多苷片的适宜性分析

（1）说明书提示，雷公藤多苷有抗炎及抑制细胞和体液免疫等作用，用于风湿热瘀、毒邪阻滞所致的类风湿关节炎、肾病综合征、眼 - 口 - 生殖器综合征，麻风反应，自身免疫性肝炎等。故患者使用本品属于超说明书用药。本品治疗成人紫癜性肾炎仍处于研究阶段，国内现有的相关研究主要人群为儿童。

（2）本品可致月经紊乱、月经量减少甚至闭经等不良反应。患者为适龄女性，已婚未育，如近期有生育愿望，则不宜使用本品。

（3）《UpToDate：过敏性紫癜的肾脏表现》不建议常规给予免疫抑制剂（如环孢素、硫唑嘌呤、利妥昔单抗）、静脉用免疫球蛋白或血浆置换作为成人紫癜性肾炎的初始治疗，可考虑用于糖皮质激素治疗无效的患者或者存在重度新月体性肾小球肾炎的患者。所以该患者还未能达到使用免疫抑制剂的指征。

4. 中药方剂①的适宜性分析

（1）中药方剂①为六味地黄丸去熟地黄加生地黄合二至丸而成，主要功效滋补肝肾，用于肝肾阴虚证，症见：腰膝酸软，头晕目眩，耳鸣耳聋，盗汗，遗精，消渴，骨蒸潮热，手足心热，口燥咽干，牙齿动摇，足跟作痛，小便淋沥，舌红少苔，脉沉细数。

（2）方中生地黄清热生津；山药补脾固精，山萸肉养肝涩精，泽泻清泻肾火，茯苓淡渗脾湿，助山药之健运，牡丹皮清泄肝火，制山萸肉之温。女贞子、墨旱莲滋阴补肾，诸药合用，共奏滋补肝肾之效。

（3）该患者双下肢中度凹陷性水肿，小便量多，色黄，夜尿频多，6～10 次 / 晚，大便溏，日行 3 次。舌红，苔黄腻，脉滑数。入院中医辨证为湿热蕴结，治宜清热燥湿，与中药方剂①所主证型不同。因此，中药方剂①不适用于该患者，选方不合理。

————————— 参 考 文 献 —————————

[1] 中国女医师协会肾脏病与血液净化专委会. 中国女性尿路感染诊疗专家共识 [J]. 中华医学杂志，2017，97（36）：2827-2832.

[2] 汪复，张婴元. 抗菌药物临床应用指南 [M]. 3 版. 北京：人民卫生出版社，2020.

[3] 中华医学会儿科学分会儿童用药委员会，中华医学会儿科学分会免疫学组，《中华儿科杂志》编辑委员会. 糖皮质激素在儿童风湿病中应用专家共识（上）[J]. 中华儿科杂志，2018，56（3）：166-173.

案例72 水肿(急性肾损伤)

(一)病例资料

患者,男,30岁,身高174cm,体重96kg,体重指数31.71kg/m²。

主诉: 双下肢水肿1周。

现病史: 1周前无明显诱因出现双下肢水肿,伴腹胀,无头晕头痛、无恶心呕吐、无心慌胸闷,次日水肿好转,未特殊治疗,期间水肿情况反复,轻重不一,为求明确诊治遂来本院就诊,门诊查肾功能示:肌酐146.7μmol/L,尿酸432.7μmol/L;尿微量白蛋白>200.0mg/L;电解质:钾5.85mmol/L;葡萄糖8.42mmol/L;门诊以"急性肾衰竭"为诊断收入本院;入院症见:神志清,精神可,双下肢水肿,纳眠可,大便调,小便量少,色稍黄。

既往史: 18年前因反复扁桃体发炎,行扁桃体摘除术。高血压病史10年,最高达210/130mmHg,现口服缬沙坦胶囊、硝苯地平缓释片,血压控制可。糖尿病病史1年,最高空腹血糖17mmol/L,现口服盐酸二甲双胍片、格列美脲片,血糖控制差。

个人史、婚育史、家族史、过敏史: 无烟酒等不良嗜好。未婚。否认家族遗传病和传染病病史。否认食物、药物过敏史。

体格检查: T 36.5℃,R 20次/min,P 82次/min,BP 161/122mmHg;患者神清,精神可。双肾区无明显叩击痛,眼睑无浮肿,双下肢水肿。余无特殊。

中医四诊: 表情自然,面色红润,精神可,形体正常,动静姿态,语声清,无异常气味,舌质暗红,苔薄白,脉沉细。

辅助检查:

11月20日 肾功能:Cr 146.7μmol/L,mALB>200.0mg/L;电解质K 5.85mmol/L;Glu 8.42mmol/L。

入院诊断:

中医诊断: 水肿(脾肾气虚证,湿聚血瘀证)。

西医诊断: ①急性肾损伤;②高血压病3级(很高危);③2型糖尿病。

(二)诊疗过程

初始治疗药物(11月20日)

药品名称	剂量	用法
肾康注射液	100ml	i.v.gtt. q.d.
5%葡萄糖注射液	200ml	
前列地尔注射液	10μg	i.v.gtt. q.d.
0.9%氯化钠注射液	100ml	
聚磺苯乙烯钠散	15g	p.o. q.d.
缬沙坦胶囊	80mg	p.o. q.d.

续表

药品名称	剂量	用法
硝苯地平缓释片	20mg	p.o. q.d.
盐酸二甲双胍片	0.5g	p.o. b.i.d.
格列美脲片	2mg	p.o. b.i.d.
百令胶囊	2g	p.o. t.i.d.
黄葵胶囊	2.15g	p.o. t.i.d.

11月22日(D3)

患者神志清,精神可,面目及双下肢轻度水肿,偶有心慌胸闷、无头晕头痛、纳眠可,大便调,小便量少,色稍黄。BP 172/115mmHg。

血糖:早餐前 7.2mmol/L;午餐前 6.9mmol/L;午餐后 5.1mmol/L;晚餐后 12mmol/L。

今日请心血管内科会诊,考虑:①心脏扩大,心力衰竭查因;②余诊断同贵科。

辅助检查:

BNP:1 878pg/ml。

HbA1c:8.2%。

肾损伤标志物:α_1-MG 43.3mg/L,PRO 3.61g/L,mALB 2 216.57mg/L。

24小时尿蛋白:PRO 1.905g,尿量 0.5L。

血生化:Cr 136.8μmol/L,BUN 7.64mmol/L,TC 3.74mmol/L,TG 1.90mmol/L,HDL-C 0.72mmol/L,LDL-C 2.57mmol/L,K 4.82mmol/L。

尿常规:PRO +++。

DR:心影明显增大。心电图:①偶发室性期前收缩;②完全性左束支阻滞。

药物治疗调整:

停用:聚磺苯乙烯钠散。

加用:芪苈强心胶囊 0.9g p.o. t.i.d.。

11月27日(D8)

患者夜间平躺时可有心慌胸闷,二便调;BP 164/121mmHg。

血糖见表 72-1。

表 72-1 血糖观察表 单位:mmol/L

测量时间	早餐前	早餐后	午餐前	午餐后	晚餐前	晚餐后
11月24日	5.7	6.3	3.4	6.1	7.1	—
11月25日	5.6	6.1	5.4	5.1	4.5	6.2
11月26日	6.8	7.3	—	7	5.7	—

辅助检查:

24小时动态血压监测:昼夜血压曲线呈非勺型分布。全天:平均血压 150/109mmHg,收缩压血压负荷 89.66%,舒张压血压负荷 100%;白天:平均血压 146/108mmHg,收缩压血压负荷 86.36%,舒张压血压负荷 100%;夜间:平均血压 162/114mmHg,收缩压血压负荷 100%,舒张压血压负荷 100%。

BNP: 2 624pg/ml。

肝功能: ALB 36.2g/L, ALP 44.9U/L。

肾功能: Cr 143.5μmol/L, Cys C 1.27mg/L, β₂-MG 3.9mg/L, Glu 7.18mmol/L。

血脂: TC 3.60mmol/L, TG 1.94mmol/L, HDL-C 0.72mmol/L, LDL-C 2.38mmol/L。

尿常规: PRO +++, mALB > 0.2。

药物治疗调整:

停用: 抗高血压药缬沙坦胶囊、硝苯地平缓释片。

加用: 苯磺酸氨氯地平片 5mg p.o. b.i.d.。

　　　琥珀酸美托洛尔缓释片 47.5mg p.o. q.d.。

　　　阿司匹林肠溶片 0.1g p.o. q.d.。

　　　低分子肝素钙注射液 0.4ml i.h. q.d.。

　　　中药方剂①:

中药方剂①				用法用量
太子参20g	黄芪20g	醋五味子12g	黄连5g	浓煎 一日一剂 分早晚2次服用
积雪草30g	茯苓皮30g	冬瓜皮30g	大腹皮30g	
麸炒白术30g	烫水蛭12g	葶苈子15g	丹参30g	
薤白12g	川芎30g	夏枯草15g	桂枝9g	

11月30日(D11)

患者面目及双下肢轻度水肿好转,无心慌胸闷、无头晕头痛、纳眠可,二便调; BP 132/76mmHg;血糖早餐前5.1mmol/L;患者症状好转,病情稳定。予以办理出院。

辅助检查:

24小时尿蛋白: PRO 1.430g,尿量1.3L; BNP 2 019pg/ml。

出院诊断:

中医诊断: 水肿(脾肾气虚证,湿聚血瘀证)。

西医诊断: ①急性肾损伤;②高血压3级(很高危);③2型糖尿病;④急性左心衰竭。

出院带药:

药品名称	剂量	用法	天数
苯磺酸氨氯地平片	5mg	p.o. b.i.d.	7d
琥珀酸美托洛尔缓释片	47.5mg	p.o. q.d.	7d
盐酸二甲双胍片	0.5g	p.o. b.i.d.	7d
格列美脲片	2mg	p.o. b.i.d.	7d
百令胶囊	2g	p.o. t.i.d.	7d
黄葵胶囊	2.15g	p.o. t.i.d.	7d
复方α-酮酸片	2.52g	p.o. t.i.d.	7d
芪苈强心胶囊	0.9g	p.o. t.i.d.	7d
阿司匹林肠溶片	0.1g	p.o. q.d.	7d

（三）存在问题

1. 前列地尔注射液用法不适宜。
2. 复方α-酮酸片使用不合理。
3. 初始降血压方案不适宜。
4. 存在中药重复用药的问题。

（四）分析及药学监护

1. 前列地尔注射液用法分析

（1）该患者前列地尔注射液10μg加入0.9%氯化钠注射液100ml中静脉滴注治疗，用法不适宜。

（2）患者所用前列地尔注射液说明书中用法用量为成人一日1次，1~2ml（前列地尔5~10μg）+10ml生理盐水（或5%的葡萄糖）缓慢静脉注射，或直接入小壶缓慢静脉滴注；该患者前列地尔用法应参照说明书使用。

（3）前列地尔注射液是以脂微球为药物载体的前列腺E1（PGE1）制剂，由于脂微球的包裹，前列地尔在肺内不易失活，具有易于分布到受损血管部位的靶向特性，具有较强的扩张血管和抑制血小板聚集的作用。且脂微球的屏障保护作用可减少药物对血管刺激和炎性反应，因而更受临床医生认可。但是，前列地尔注射液受光线、温度及离子等外界因素影响较大，静脉滴注时，随着给药时间延长，分解加速，导致PGE1渗漏至脂微球载体外，从而产生与传统的PGE1粉针剂相同的不良反应，刺激血管引起外周静脉炎及局部红肿疼痛。因此，前列地尔注射液说明书推荐缓慢静脉注射及通过一次性输液管小壶静脉滴注的方式给药。

2. 复方α-酮酸片的使用分析 患者使用复方α-酮酸片补充必需氨基酸不合理，具体分析如下：

（1）复方α-酮酸片为复方制剂，含4种酮氨基酸钙、1种羟氨基酸钙和5种氨基酸。可配合低蛋白饮食，预防和治疗因慢性肾功能不全而造成蛋白质代谢失调引起的损害。通常用于肾小球滤过率低于每分钟25ml的患者。低蛋白饮食要求成人每日蛋白摄入量为40g或40g以下。复方α-酮酸片可提供必需氨基酸并尽量减少氨基氮的摄入。酮或羟氨基酸本身不含有氨基，其利用非必需氨基酸的氮转化为氨基酸，因此可减少尿素合成，尿毒症毒性产物的蓄积也减少。酮或羟氨基酸不引起残存肾单位的高滤过，并可改善肾性高磷血症和继发性甲状旁腺功能亢进，改善肾性骨营养不良。本品配合低蛋白饮食，可减少氮的摄入，同时可避免因蛋白摄入不足及营养不良引起的不良后果。

（2）该患者肌酐：146.7mmol/L，eGFR为54.5ml/min（>25ml/min），故使用不合理。

3. 初始降血压方案分析

（1）根据《中国高血压防治指南（2018年修订版）》，高血压合并肾病的患者应积极控制血压，在患者能耐受的情况下血压控制目标<130/80mmHg以下；降血压治疗方案应遵循小剂量开始，优先选择长效制剂，联合用药及个体化合理用药。

（2）根据《高血压合理用药指南（第2版）》高血压伴肾病的患者可选用的抗高血压药有血管紧张素转化酶抑制剂（ACEI）、血管紧张素Ⅱ受体阻滞剂（ARB）、长效钙通道阻滞剂（CCB）、利尿剂、β受体拮抗剂等。

（3）患者有高血压病10年，入院前服用硝苯地平缓释片+缬沙坦胶囊，入院血压为161/122mmHg，血压控制不佳；且患者入院检查mALB>200.0mg/L，肌酐为146.7μmol/L<

265μmol/L，但患者目前血钾为 5.85mmol/L；血钾高，急性肾损伤有肾缺血现象，因此患者使用缬沙坦胶囊不适宜。

4. 中药重复用药使用分析 患者住院期间用中药包括：芪苈强心胶囊、中药方剂①。

（1）组方重复。芪苈强心胶囊组方：黄芪、人参、黑顺片、丹参、葶苈子、泽泻、玉竹、桂枝、红花、香加皮、陈皮等。中药方剂①：太子参 20g、黄芪 20g、醋五味子 12g、黄连 5g、积雪草 30g、茯苓皮 30g、冬瓜皮 30g、大腹皮 30g、麸炒白术 30g、烫水蛭 12g、葶苈子 15g、丹参 30g、薤白 12g、川芎 30g、夏枯草 15g、桂枝 9g。芪苈强心胶囊和中药方剂①中均含有：黄芪、丹参、葶苈子、桂枝，属于重复用药。

（2）功效重复。芪苈强心胶囊具有益气温阳、活血通络、利水消肿等功效；中药方剂①具有健脾渗湿、利水消肿、益气活血等功效。两者功效作用相近，属于重复用药。

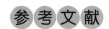

参 考 文 献

[1] 中国高血压防治指南修订委员会，高血压联盟（中国），中华医学会心血管病分会，等. 中国高血压防治指南（2018 年修订版）[J]. 中国心血管杂志，2019，24（1）：24-56.

[2] 国家卫生计生委合理用药专家委员会，中国医师协会高血压专业委员会. 高血压合理用药指南（第 2 版）[J]. 中国医学前沿杂志（电子版），2017，9（7）：28-126.

[3] 2019 阿司匹林在心血管疾病一级预防中的应用中国专家共识写作组. 2019 阿司匹林在心血管疾病一级预防中的应用中国专家共识 [J]. 中华心血管病杂志（网络版），2019，2（1）：1-5.

六、内分泌疾病科案例

案例73 瘿病(亚急性甲状腺炎)

(一)病例资料

患者,女,56岁,身高164cm,体重58kg,体重指数21.56kg/m²。

主诉: 反复颈部肿痛不适伴发热近3月,再发4天。

现病史: 患者3个月前无明显诱因出现颈部肿痛不适,伴恶寒发热,就诊于当地卫生院,予抗生素静脉滴注,3天后体温降至正常,无明显颈部肿痛。后症状再发加重,诊断为"亚急性甲状腺炎",予"泼尼松5mg p.o. t.i.d."治疗,后自行减量至5mg p.o. q.d.时症状再发;遵医嘱泼尼松加量至10mg(早)、5mg(中)、5mg(晚)p.o.,症状好转,后逐渐减量至5mg p.o. q.d.;后再次出现上述症状,故泼尼松加量至10mg(早)、5mg(中)、10mg(晚)p.o.治疗。但在激素减量过程中再次症状复发伴乏力,复查甲状腺彩超:双侧甲状腺弥漫性病变(左侧重),右侧甲状腺不均质肿块(TI-RADS: 3类),左侧甲状腺囊肿;ESR 80mm/h;血常规:NEUT% 88.70%;空腹血糖8.23mmol/L。

既往史: "黄疸性肝炎"病史15年余。

个人史、婚育史、家族史、过敏史: 无烟、酒等嗜好。已婚已育,子女体健。否认家族遗传病和传染病病史。否认食物、药物过敏史。

体格检查: T 36.6℃,R 20次/min,P 82次/min,BP 120/70mmHg;神志清楚,精神可;咽腔充血,颈软无抵抗感,甲状腺Ⅱ度肿大,质韧,轻压痛,余无特殊。

中医四诊: 颈部肿痛,吞咽不适,头痛,乏力,行走时偶觉双膝关节疼痛;胃纳一般,睡眠差,小便尚可,大便干;舌质暗红,苔薄黄,脉细数。

辅助检查:

1月16日 空腹血糖:8.23mmol/L。

1月20日 甲状腺彩超:双侧甲状腺弥漫性病变,右侧甲状腺不均质肿块(TI-RADS: 3类),左侧甲状腺囊肿。

甲状腺功能:TT_3 0.93nmol/L,TT_4 60.29nmol/L,FT_4 12.09pmol/L,FT_3 3.17pmol/L,TSH 0.390 3mIU/L,TPOAb 20.30IU/ml,TgAb 8.72IU/ml。

生化:TG 1.72mmol/L,Glu 6.9mmol/L,LDH 229U/L,AST 90U/L,GGT 210U/L,AST/ALT 0.16,TP 63.4g/L,ALB 39.4g/L,K 3.45mmol/L,余项正常。

ESR:56mm/h;血常规、尿常规、粪便常规+隐血未见明显异常。

入院诊断:

中医诊断: 瘿病(肝火亢盛证)。

西医诊断: ①亚急性甲状腺炎;②糖尿病?③肝功能异常。

(二)诊疗过程

初始治疗药物(1月20日)

药品名称	剂量	用法
痰热清注射液	20ml	i.v.gtt. q.d.
0.9% 氯化钠注射液	250ml	
生脉注射液	60ml	i.v.gtt. q.d.
0.9% 氯化钠注射液	250ml	
泼尼松片	15mg(早),10mg(晚)	p.o.
注射用奥美拉唑钠	40mg	i.v.gtt. q.d.
0.9% 氯化钠注射液	100ml	

1月21日(D2)

患者诉颈部肿痛明显好转,吞咽不适、乏力较前减轻,行走时偶觉双膝关节疼痛,睡眠差。

辅助检查: 血糖监测(空腹、三餐后、睡前):8.20mmol/L、15.7mmol/L、16.4mmol/L、16.2mmol/L、10.4mmol/L。

药物治疗调整:

停用:生脉注射液。

加用:阿卡波糖片 50mg p.o. t.i.d.。

调整:泼尼松片由 15mg(早),10mg(晚)p.o. 调至 15mg(早),10mg(下午)p.o.。

1月22日(D3)

患者一般情况同前,舌质暗红,苔薄黄,脉细数。中医予清肝泻火、消瘿散结之剂口服。

药物治疗调整:

加用:阿法骨化醇软胶囊 0.5μg p.o. q.d.。

中药方剂①				用法用量
生栀子 10g	生黄芩 10g	夏枯草 10g	牡丹皮 10g	温服
生当归 10g	炒白芍 12g	炙黄芪 10g	炒白术 12g	共5剂,每日1剂,400ml 分早晚2次服用
柴胡根 6g				

1月24日(D5)

患者诉无双膝关节疼痛,其余同前。

药物治疗调整:

停用:痰热清注射液。

加用:异甘草酸镁注射液 20ml + 0.9% 氯化钠注射液 250ml i.v.gtt. q.d.,氯化钾缓释片 0.5g p.o. b.i.d.。

调整：泼尼松片由 15mg（早），10mg（下午）p.o. 减量至 15mg（早），5mg（下午）p.o.。

1 月 27 日（D8）

患者诉泼尼松减量后自觉颈部轻微肿痛不适，无咽痛，乏力减轻，偶有双膝关节疼痛，睡眠改善，余同前。

辅助检查：血糖监测（空腹 - 三餐后 - 睡前）：7.8mmol/L、13.1mmol/L、12.7mmol/L、13.2mmol/L、10.3mmol/L。

药物治疗调整：

加用：仙灵骨葆胶囊 3 粒 p.o. t.i.d.。

1 月 28 日（D9）

患者诉 27 日晚，无明显诱因下出现皮疹伴瘙痒。查体可见面部及全身散在鲜红色斑片状皮疹，高出皮面，伴瘙痒明显。

药物治疗调整：

停用：仙灵骨葆胶囊。

1 月 29 日（D10）

患者 28 日停用仙灵骨葆胶囊，但皮疹仍未见好转。

药物治疗调整：

加用：盐酸西替利嗪分散片 10mg p.o. q.d.；布地奈德乳膏适量外用 b.i.d.。

1 月 30 日（D11）

患者皮疹仍未见好转。皮肤科会诊意见：诊断为药疹。

药物治疗调整：

停用：注射用奥美拉唑钠、异甘草酸镁注射液、氯化钾缓释片。

加用：炉甘石洗剂（外用）；复方甘草酸苷注射液 80mg+0.9% 氯化钠注射液 250ml i.v.gtt. q.d.。

2 月 2 日（D14）

患者诉全身皮疹大部分消退，无明显皮肤瘙痒。

血常规：NEUT% 81.5%，余无明显异常。ESR：28mm/h。

生化：TG 1.86mmol/L，GGT 89U/L，AST 12U/L，余无明显异常。

甲状腺功能：TSH 0.473mIU/L，TT_4 56.89nmol/L，FT_4 11.41pmol/L，FT_3 3.42pmol/L。

辅助检查：血糖监测（空腹 - 三餐后 - 睡前）：6.5mmol/L、8.4mmol/L、10.2mmol/L、11.1mmol/L、10.7mmol/L。

药物治疗调整：

停用：布地奈德乳膏、复方甘草酸苷注射液。

2 月 3 日（D15）

患者全身皮疹基本消退，颈部肿痛缓解，无咽痛、乏力、心慌胸闷，睡眠饮食尚可，二便调，血糖控制尚可，予出院。

出院诊断：

中医诊断：瘿病（肝火亢盛证）。

西医诊断：①亚急性甲状腺炎；②糖尿病；③肝功能异常；④过敏性皮炎。

出院带药：

药品名称	剂量	用法	天数
泼尼松片	15mg（早），5mg（下午）	p.o.（逐渐减量）	14d
阿法骨化醇软胶囊	0.5μg	p.o. q.d.	14d
阿卡波糖片	50mg	p.o. t.i.d.	14d
盐酸西替利嗪分散片	10mg	p.o. q.d.	7d
炉甘石洗剂	适量	外用 b.i.d.	7d

中药方剂②：中药方剂①中炙黄芪改为生黄芪；加防风 10g，僵蚕 10g，蝉蜕 10g，共 7 剂，内服，每日 1 剂，水煎至 400ml，分 2 次服用。

（三）存在问题

1. 糖皮质激素用药方案不适宜。

2. 预防糖皮质激素不良反应使用的药物不适宜。

3. 中药方剂①存在不适宜。

4. 生脉注射液使用不适宜。

（四）分析及药学监护

1. 糖皮质激素用药方案分析 糖皮质激素应用遵循以下原则：①严格掌握适应证和禁忌证；②选择适当制剂和给药途径；③确定合理的剂量；④维持治疗时间、减量停用时机适宜。不适宜之处，分析如下：

（1）院外初始使用泼尼松日剂量偏小：泼尼松通常选用剂量 0.5～1.0mg/（kg•d）以达到预期疗效，《中国甲状腺疾病诊治指南——甲状腺炎》（2008 年）亦推荐初始泼尼松 20～40mg/d，该患者体重 58kg，院外初始剂量 15mg/d，剂量偏小。

（2）院外糖皮质激素减量过快：使用糖皮质激素时间一周以上，在减量时应根据症状、体征及 ESR 的变化缓慢减少剂量，过快减量、过早停药可使病情反复。药师与患者交流后了解：患者担心服用糖皮质激素的副作用，想尽快停止服用药物，症状消失后自行将剂量由 15mg/d 直接减至 5mg/d。该患者未能逐渐减少剂量，减量过快，造成疾病反复。

（3）入院后糖皮质激素给药时间宜优化：该患者入院前泼尼松日剂量25mg，分别为 10mg（早）、5mg（中）、10mg（晚），住院后日剂量 25mg 不变，给药时间调整为 15mg（早）、10mg（晚）。从人体激素分泌节律看，上午 8 时为最高峰，下午 4 时维持低水平，直至午夜至最低，因此在晚上给药不适宜。糖皮质激素的服用方法有晨起顿服，分次给药，隔日给药等。该患者处于病情反复期，日剂量 25mg，分次给药有助于控制病情，同时结合人体激素分泌节律，建议给药时间调整为 15mg（早），10mg（下午）。

2. 预防糖皮质激素不良反应的用药分析 长期使用糖皮质激素的副作用可发生于多个器官和组织，可采用不同预防手段。该患者预防糖皮质激素不良反应的用药分析如下：

（1）奥美拉唑剂型选择不适宜：为防止并发症，对大剂量，长期应用糖皮质激素患者，可同时应用保护胃黏膜剂和 / 或抑酸药物。《质子泵抑制剂临床应用指导原则》（2020 年版）：对于轻、中度的患者，予口服治疗；对于口服疗法不适用和 / 或中、重度的患者，可以先静脉给药，好转后转为口服治疗。该患者可正常进食，建议选择口服制剂。

（2）使用仙灵骨葆胶囊存在病 / 证禁忌：患者每日应用≥5mg 泼尼松的时间接近 3 个月，

同时患者行走偶有双膝关节疼痛，给予钙剂、维生素 D 制剂预防骨质疏松。该患者使用阿法骨化醇软胶囊 0.5μg p.o. q.d. 促进钙吸收，预防骨质疏松，同时加用仙灵骨葆胶囊 3 粒 p.o. b.i.d. 滋补肝肾、强筋健骨、活血通络。

2016 年 12 月国家食品药品监督管理总局发布《药品不良反应信息通报（第 72 期）警惕仙灵骨葆口服制剂引起的肝损伤风险》。该患者有"黄疸性肝炎病史"15 年，入院时肝功能有异常情况（GGT 210U/L，AST 90U/L）。药师建议对有肝病史和肝生化指标异常的患者，应避免使用仙灵骨葆口服制剂。

仙灵骨葆胶囊含有淫羊藿、续断、补骨脂等，阴虚火旺、相火易动者不宜服用。该患者瘿痛，肝火亢盛证，在此期间使用该药存在病 / 证禁忌。1 月 27 日患者服该药 1 天出现药疹，不良反应因果关系评价为可能，停用此药。

3. 中药方剂①的用药分析　本方由栀子清肝汤加减化裁而成。该方源于《外科正宗》卷二，具有疏肝理气，清热滋阴，散结止痛的功效。

（1）炮制品选用不适宜：生黄芪可用于表虚自汗，气虚、疮毒内陷；黄芪蜜炙后增强补中益气之功，但味甘性温，易助湿生热。该患者瘿痛，肝火旺盛证，宜选生黄芪。

（2）监测血钾水平：该方剂有夏枯草。夏枯草对血钾有影响，不宜与含钾高或保钾制剂同用。同时该患者使用泼尼松片、氯化钾缓释片、异甘草酸镁注射液等药物均对血钾有影响，因此，使用过程中应监测血钾。该患者入院时（1 月 20 日）患者血钾 3.45mmol/L 偏低，住院期间（1 月 31 日）复查血钾 4.10mmol/L，属于正常范围。

4. 生脉注射液的用药分析　《瘿痛（亚急性甲状腺炎）中医诊疗方案（试行）》推荐，根据病情可辨证选用喜炎平注射液、双黄连粉针剂等。该患者入院时予痰热清注射液清热解毒，生脉注射液益气养阴。患者瘿痛为肝火亢盛证，而生脉注射液对实证及暑热等病热邪尚存者禁用，存在病 / 证禁忌，建议停用。

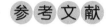

参 考 文 献

[1]　王海燕，沈悌. 糖皮质激素在内科疾病中的合理应用 [M]. 北京：人民卫生出版社，2011.

[2]　中华医学会内分泌学分会《中国甲状腺疾病诊治指南》编写组. 中国甲状腺疾病诊治指南：甲状腺炎 [J]. 中华内科杂志，2008，47（9）：784-788.

[3]　国家卫生健康委办公厅. 国家卫生健康委办公厅关于印发质子泵抑制剂临床应用指导原则（2020 年版）的通知：国卫办医函〔2020〕973 号 [A/OL].（2020-12-03）[2021-11-30]. http://www.nhc.gov.cn/cms-search/xxgk/getManuscriptXxgk.htm?id＝9aac2b191c844082aac2df73b820948f.

[4]　药品不良反应信息通报（第 72 期）警惕仙灵骨葆口服制剂引起的肝损伤风险 [EB/OL].（2016-12-08）[2020-03-12]. http://www.nmpa.gov.cn/WS04/CL2155/318890.html.

[5]　张冰. 临床中药学 [M]. 北京：中国中医药出版社，2012.

[6]　国家中医药管理局. 国家中医药管理局办公室关于印发中风病（脑梗死）等 92 个病种中医临床路径和中医诊疗方案（2017 年版）的通知：国中医药办医政发〔2017〕9 号. [A/OL].（2017-03-22）[2020-03-12]. http://yzs.satcm.gov.cn/gongzuodongtai/2018-03-24/2651.html.

案例74 瘿病（甲状腺功能减退症合并甲状旁腺功能减退症）

（一）病例资料

患者，女，63岁，身高160cm，体重65kg，体重指数25.39kg/m²。

主诉：甲状腺切除术后18年余，头晕、头痛伴视物模糊1周。

现病史：患者18年余前发现甲状腺肿物，曾行2次手术治疗（具体不详），规律服用左甲状腺素钠100μg q.d.治疗。5个月前患者出现乏力、胸闷、头晕、头痛，心前区空虚感，遂至外院就诊，查颅脑CT未见明显异常，血钾3.09mmol/L，心电图怀疑前壁心肌缺血，诊断为：①低钾血症；②甲状腺功能减退，予口服氯化钾缓释片处理后，心前区空虚感稍有改善，仍感乏力、头晕、头痛。3月14日在本院住院治疗，予口服左甲状腺素钠片150μg q.d.，螺内酯片20mg b.i.d.，缬沙坦胶囊80mg q.d.，骨化三醇胶丸0.5μg b.i.d.、碳酸钙D₃片600mg q.d.，症状缓解后出院，出院后患者规律服药。1周前患者再次出现头痛、头晕，同时伴有视物模糊，为求进一步诊治，门诊以"甲状腺功能减退症"收入院。

既往史：甲状旁腺功能减退、原发性醛固酮增多症病史1年余。曾行2次甲状腺切除术（具体不详）。

个人史、婚育史、家族史、过敏史：无吸烟、饮酒、药物等不良嗜好。已婚已育，已绝经。子女及配偶体健。否认家族遗传病和传染病病史。否认食物、药物过敏史。

体格检查：T 36.6℃，R 20次/min，P 73次/min，BP 149/89mmHg。患者神清，精神一般，突眼征（-）、闭目震颤（-）、手颤试验（-）。甲状腺无肿大，无压痛、震颤、血管杂音。心、肺、腹部查体无明显异常。双下肢无浮肿。

中医四诊：患者神清，精神一般，形体适中，对答切题，无异常声音及特殊气味，全身乏力，头晕，头痛，痛连颈后，偶有心前区空虚感，偶有胸闷、胸痛，右眼视物稍模糊，纳眠可，小便调，大便烂。舌淡红，苔薄白，脉弦。

辅助检查：

3月14日 本院住院查生化：K 3.31mmol/L，Ca 1.76mmol/L，P 2.12mmol/L，Cr 92μmol/L。

血脂：TC 4.72mmol/L，TG 4.95mmol/L，LDL-C 2.02mmol/L，HDL-C 0.81mmol/L。

甲状腺功能：TSH 19.292mIU/L，TT₃ 1.14nmol/L，TT₄ 72.68nmol/L，FT₃ 4.36pmol/L，FT₄ 8.47pmol/L，anti-TPO 6.53IU/ml，anti-Tg 76.69IU/ml，PTH 0.4pmol/L。

心电图：窦性心律，T波改变。

甲状腺彩超：甲状腺切除术后，甲状腺区未见明显异常占位回声。

动脉彩超：双侧颈动脉内-中膜不均匀增厚；双下肢动脉硬化并弥漫性小斑块形成，未见明显狭窄；双肾上腺彩超：双侧肾上腺区未见占位性病变。肾上腺MRI平扫+增强：左肾囊肿，余双肾及双肾上腺未见明显异常，胆囊底部结节，考虑局限腺肌症。

3月28日 复查生化：K 3.93mmol/L、Ca 2.10mmol/L、Cr 89μmol/L。

入院诊断：

中医诊断：瘿病（三阴阳虚寒湿证）。

西医诊断：①甲状腺功能减退症；②甲状旁腺功能减退症；③原发性醛固酮增多症；④血脂异常；⑤下肢动脉硬化并斑块形成（弥漫性小斑块）。

（二）诊疗过程

初始治疗药物（7月28日）

药品名称	用量	用法
左甲状腺素钠片	150μg	p.o. q.d.
缬沙坦胶囊	80mg	p.o. q.d.
螺内酯片	20mg	p.o. b.i.d.
氯化钾缓释片	0.5g	p.o. t.i.d.
骨化三醇胶丸	0.5μg	p.o. b.i.d.

7月29日（D2）

患者全身乏力，头晕、头痛，痛连颈后，偶有心前区空虚感，偶有胸闷、胸痛，右眼视物稍模糊，纳眠可，小便调，大便烂。体格检查：T 36.3℃，R 20次/min，P 76次/min，BP 134/91（a.m.）、142/86mmHg（p.m.）。舌淡红，苔薄白，脉弦。

辅助检查：

生化：K 3.60mmol/L，Ca 1.69mmol/L，P 2.06mmol/L，TC 4.33mmol/L，TG 4.03mmol/L，HDL-C 0.75mmol/L，LDL-C 2.28mmol/L，Cr 85μmol/L，eGFR 63.92ml/min，ALB 44.1g/L，肝功能无异常。

甲状腺功能：TSH 10.262mIU/L，TT_3 0.90nmol/L，TT_4 65.15nmol/L，FT_3 4.86pmol/L，FT_4 7.91pmol/L，anti-Tg 29.61IU/ml，PTH 0.4pmol/L。

高血压五项（卧位）：血管紧张素Ⅱ 83.956pg/ml，皮质醇 7.383μg/dl，醛固酮 177.512pg/ml，促肾上腺皮质激素 20.482pg/ml，肾素 2.636pg/ml。

骨标志物四项：Ⅰ型胶原氨基端延长肽 56.11ng/ml，Ⅰ型胶原降解产物 0.326ng/ml，骨钙素N端中分子片段 15.81ng/ml，25-羟基维生素D 29.10ng/ml。

血常规、凝血四项、相关抗原五项、感染四项、BNP、心肌梗死定量二项未见明显异常。

心电图：窦性心律，T波改变。

药物治疗调整：

加用：阿托伐他汀钙片 20mg p.o. q.n.。

中药方剂①：

中药方剂①				用法用量
淡附片^(先煎)12g	干姜 15g	白芍 30g	茯苓 30g	
白术 30g	酒萸肉 30g	肉桂^(后下)6g	黄芪 30g	
泽泻 30g	生姜 30g	木香^(后下)10g	桂枝 15g	每日1剂，水煎至250ml，饭后温服
吴茱萸 9g	麻黄 8g	细辛^(先煎)6g	红参 10g	
黄连 5g	炙甘草 15g			

7月30日(D3)

患者神清,精神一般,胃脘部稍痛、嗳气、反酸,大便烂。生命体征平稳。舌淡红,苔薄白,脉弦。专科查体基本同前。

药物治疗调整:

加用:雷贝拉唑钠肠溶胶囊 20mg p.o. q.d.,铝碳酸镁片 1.0g p.o. t.i.d.。

中药方剂②:中药方剂①去黄连。

8月1日(D5)

患者全身乏力,头晕、头痛稍减轻,仍偶有心前区空虚感,偶有胸闷、胸痛,右眼视物稍模糊。体格检查:T 36.4℃,R 20 次/min,P 79 次/min,BP 140/95mmHg。舌淡红,苔薄白,脉弦。余查体同前。

辅助检查:

颈动脉彩超:双侧颈动脉内-中膜不均匀增厚。椎动脉彩超:双侧椎动脉走行扭曲,血供尚好。双下肢动脉彩超未见明显异常。

药物治疗调整:

调整:螺内酯片 20mg p.o. b.i.d. 增至 20mg p.o. t.i.d.。

8月3日(D7)

患者全身乏力症状较前改善,头晕、头痛减轻,无心前区空虚感,无胸闷、胸痛。生命体征平稳,舌脉象同前。

辅助检查:

心脏彩超:主动脉硬化,主动脉瓣关闭不全(轻微),二尖瓣关闭不全(轻度),左心室收缩功能正常。

颈椎及腰椎MRI:①颈椎及椎间盘退行性变:C4~6 椎体不稳;C3/4、C4/5、C5/6 椎间盘后中央型突出,继发 C5/6 层面椎管明显狭窄;C6/7 椎间盘轻度左旁中央型突出。②腰椎及 L4/5 椎间盘退行性变:L4/5 椎间盘轻度膨出,并后中央型突出,双侧隐窝狭窄,双侧黄韧带肥厚。③考虑 L3 椎体血管瘤可能。T10~12 及 L2~3 椎体许莫氏结节。T11/12 层面脊髓受压。

药物治疗调整:

加用:碳酸钙D_3 片 600mg p.o. q.d.。

8月5日(D9)

患者全身乏力症状改善,头晕、头痛明显减轻,右眼视物稍模糊。生命体征平稳。经治疗患者症状好转,今日予带药出院。

辅助检查:

复查血清 K 4.08mmol/L。

甲状腺功能:TSH 2.701mIU/L,TT_3 1.27nmol/L,TT_4 114.20nmol/L,FT_3 4.73pmol/L,FT_4 12.57pmol/L。

出院诊断:

中医诊断:瘿病(三阴阳虚寒湿证)。

西医诊断:①甲状腺功能减退症;②甲状旁腺功能减退症;③原发性醛固酮增多症;④血脂异常;⑤单纯性肾囊肿(左肾);⑥颈椎退行性病变(C5/6 椎间盘变性、突出或膨出未排);⑦腰椎退行性病变(L4/5 椎间盘变性、突出或膨出未排);⑧颈动脉硬化(双侧颈内动脉

内 - 中膜不均匀增厚）。

出院带药：

药品名称	剂量	用法	天数
左甲状腺素钠片	125μg	p.o. q.d.	7d
骨化三醇胶丸	0.5μg	p.o. b.i.d.	7d
碳酸钙 D_3 片	600mg	p.o. q.d.	7d
螺内酯片	20mg	p.o. t.i.d.	7d
缬沙坦胶囊	80mg	p.o. q.d.	7d
阿托伐他汀钙片	20mg	p.o. q.n.	7d
雷贝拉唑钠肠溶胶囊	20mg	p.o. q.d.	7d
铝碳酸镁片	1.0g	p.o. t.i.d.	7d

中药方剂③：中药方剂②淡附片 12g 改为 15g，酒萸肉 30g 改为 60g，红参另炖。共 7 剂，每日 1 剂，水煎至 250ml，饭后温服。

（三）存在问题

1．中药方剂①中黄连使用不适宜。

2．补钙治疗方案欠合理。

3．同时服用左甲状腺素钠片、碳酸钙 D_3 片和铝碳酸镁片，欠合理。

（四）分析及药学监护

1．中药方剂①的使用分析

（1）患者证属"三阴阳虚寒湿证"，治以"温阳散寒祛湿"为法，所用方剂为附子理中丸合吴茱萸汤加减。

（2）方中附子大辛大热，补火助阳，散寒祛湿，人参、炙甘草健脾益气，干姜温中散寒，黄芪、白术、茯苓益气健脾，燥湿利水，吴茱萸、肉桂辛温苦降，温胃暖肝止呕，桂枝、麻黄降气平冲，利水消肿，佐以生姜散寒流注于四肢之寒湿而和胃，泽泻逐下焦寒水，细辛辛温走窜，温下寒积，酒萸肉、白芍收敛散漫之阳气以归肾肝，加木香行气止痛，共奏温阳扶正，散寒祛邪之效。

（3）黄连性苦寒，有清热燥湿，泻火解毒的功效，对于腹泻具有很好的治疗作用，但主要针对湿热型腹泻。患者辨证为三阴阳虚寒湿，大便烂，属于脾胃虚寒型，故不宜使用黄连。

2．补钙治疗方案分析

（1）根据《甲状旁腺功能减退临床诊疗指南》（简称《指南》），甲状旁腺功能减退症的治疗目标为减轻低钙血症所产生的症状；维持空腹血钙在正常低值或略低于正常，尽可能维持在 2.0mmol/L 以上；维持血磷在正常或略高；避免或减少高尿钙的发生；维持钙磷乘积在 $55mg^2/dl^2$ 或 $4.4mmol^2/L^2$ 以下；防止肾脏等软组织的异位钙化，如肾结石或肾钙质沉积。缓解临床症状和低血钙的并发症，同时避免治疗后继发的高钙血症和高钙尿症。

（2）甲状旁腺功能减退症的常规长期治疗是口服钙剂、活性维生素 D 或其类似物，以及普通维生素 D，通过大剂量钙和活性维生素 D 或其类似物提高肠内钙吸收，进而纠正因肠钙吸收减少和肾脏钙排泄率增加所致的低钙血症。钙剂中以碳酸钙最为常用，活性维生素

D 常用的是骨化三醇,《指南》建议每次补充元素钙 500～1 000mg,2～3 次 /d；骨化三醇用量为 0.25～2μg/d,必要时每日用量可超过 2μg。

（3）该患者自 3 月出院后一直服用碳酸钙 D₃ 片 600mg q.d.+ 骨化三醇胶丸 0.5μg b.i.d. 补钙治疗。碳酸钙 D₃ 片为复方制剂,每片含碳酸钙 1.5g（相当于钙 600mg）,但药师发现此次入院后未给予补钙,复查空腹血钙 1.69mmol/L,仍处于未纠正状态,故建议应适当提高补钙剂量,并注意监测血钙与尿钙水平。

3. 服用左甲状腺素钠片,应注意药物、食物相互作用

（1）左甲状腺素钠片早餐前 1 小时服药效果最佳,其次为睡前服用。但该药易与较多药物、食物发生相互作用,含铝药物、含铁药物和碳酸钙均可降低左甲状腺素的作用,故应在服用上述药物之前至少 2 小时服用左甲状腺素。

（2）该患者同时服用碳酸钙 D₃ 片和铝碳酸镁片,而铝碳酸镁片三餐后 1～2 小时服用,可减少对左甲状腺素钠吸收的影响,而晚餐后是补钙的最佳时间,因为人体在晚间 12 点以后至凌晨时期内,血钙最低,这时钙剂的吸收率最高,利用最好。故应教育患者早餐前 1 小时服用左甲状腺素钠片,三餐后 2 小时服用铝碳酸镁片,晚餐后（建议晚餐后 1 小时左右）服用碳酸钙 D₃ 片。

（3）黄豆类、浓咖啡、牛奶等食物可影响左甲状腺素钠的吸收,应避免与此类食物同时服用。

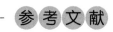

参 考 文 献

[1] 中华医学会骨质疏松和骨矿盐疾病分会,中华医学会内分泌分会代谢性骨病学组. 甲状旁腺功能减退症临床诊疗指南 [J]. 中华骨质疏松和骨矿盐疾病杂志,2018,11（4）: 323-337.

[2] 中华医学会内分泌学分会. 成人甲状腺功能减退症诊治指南 [J]. 中华内分泌代谢杂志,2017,33（2）: 167-180.

案例75　瘿病（甲状腺功能亢进危象前期）

（一）病例资料

患者，女，31岁，身高153cm，体重47kg，体重指数20.08kg/m²。

主诉：心悸、怕热近半年，发热、咽痛5天。

现病史：患者半年前无明显诱因出现心悸，怕热，逐渐出现手抖、多汗、烦躁易怒，未重视。5天前患者出现畏寒、发热，体温维持在38.5～39.8℃，于外院治疗（具体不详），未见明显好转。今来本院门诊就诊，查血常规：WBC 16.15×10⁹/L，NEUT% 68.7%；甲状腺功能：TSH<0.01mIU/L，FT₃ 11.67pmol/L，FT₄ 33.79pmol/L，为进一步诊治收住入院。患者自发病以来，神志清楚，精神疲倦，伴有恶心、呕吐，有心慌、心前区不适、手抖、头痛，无大汗淋漓，无肢体活动障碍，无呼吸困难。

既往史：否认糖尿病、高血压病史，否认肝炎、结核等传染病史，否认输血史，否认手术史，否认外伤史，否认其他重大疾病史。

个人史、婚育史、家族史、过敏史：无烟、酒等不良嗜好。已婚已育，子女及配偶体健。否认家族遗传病和传染病病史。否认食物、药物过敏史。

体格检查：T 38.3℃，R 20次/min，P 116次/min，BP 124/76mmHg。患者神清，精神疲倦。皮肤温暖湿润，无黄染、水肿。全身浅表淋巴结未及明显肿大。双侧瞳孔等大等圆，对光反射灵敏，眼球运动无异常。颈软，无抵抗，气管居中。甲状腺Ⅰ度肿大，质软，无压痛，未触及结节，活动度可，未闻及明显血管杂音。两肺呼吸音清，未闻及干湿啰音。心律齐，各瓣膜区未闻及病理性杂音。余无特殊。

中医四诊：患者面色淡白，精神疲倦，对答切题，心悸，汗多，心烦少寐，无眼突，双手颤抖，多食善饥，二便正常，舌质红，苔薄白，脉弦数。

辅助检查：

甲状腺功能：TSH<0.01mIU/L，FT₃ 11.67pmol/L，FT₄ 33.79pmol/L。血常规：WBC 16.15×10⁹/L、NEUT% 68.7%，CRP 42.3mg/L。

入院诊断：

中医诊断：瘿病（气郁痰阻证）。

西医诊断：①甲状腺功能亢进症；②甲状腺功能亢进危象（前期）；③急性上呼吸道感染。

（二）诊疗过程

初始治疗药物（5月6日）

药品名称	剂量	用法
甲巯咪唑片	10mg	p.o. t.i.d.
酒石酸美托洛尔片	25mg	p.o. b.i.d.
注射用泮托拉唑钠	40mg	i.v.gtt. q.d.
5%葡萄糖注射液	100ml	

续表

药品名称	剂量	用法
注射用氢化可的松琥珀酸钠	100mg	i.v.gtt. b.i.d.
0.9% 氯化钠注射液	100ml	
注射用头孢呋辛钠	1.5g	i.v.gtt. q.12h.
0.9% 氯化钠注射液	100ml	

5月7日（D2）

患者诉恶心、呕吐较前好转，无明显胸闷，无咳嗽、咳痰，胃纳欠佳，睡眠欠佳。体格检查：T 37.2℃，R 22 次 /min，P 96 次 /min，BP 118/76mmHg。余查体同前。

辅助检查：

肥达试验阴性。CRP 42.3mg/L。G 试验 82.3pg/ml，内毒素 ＜5pg/ml。ESR 35mm/h。TRAb 3.12IU/L。

药物治疗调整：

停用：酒石酸美托洛尔片、甲巯咪唑片。

加用：盐酸普萘洛尔片 20mg p.o. t.i.d.；丙硫氧嘧啶片 100mg p.o. t.i.d.。

注射用复合辅酶 200U ＋0.9%NS 250ml i.v.gtt. q.d.。

5月8日（D3）

患者诉恶心、呕吐较前好转，胃纳欠佳，睡眠欠佳。体格检查：T 36.5℃，R 20 次 /min，P 82 次 /min。余查体同前。

辅助检查：

血脂：TC 2.44mmol/L，TG 1.23mmol/L。

颈部彩超：甲状腺超声异常所见，符合甲亢声像图改变。

药物治疗调整：

停用：注射用氢化可的松琥珀酸钠。

5月11日（D6）

患者无恶心、呕吐，无咳嗽、咳痰，胃纳一般，睡眠欠佳。体格检查：T 36.7℃，R 18 次 /min，P 72 次 /min。余查体同前。

辅助检查：

血培养：无细菌生长，未见念珠菌、致病性嗜血杆菌。

复查血常规：WBC $6.46×10^9$/L。CRP 正常。

药物治疗调整：

停用：注射用泮托拉唑钠、注射用头孢呋辛钠。

调整：盐酸普萘洛尔片 20mg p.o. t.i.d. 减至 10mg p.o. t.i.d.。

5月12日（D7）

患者诉时有乏力，胃纳一般，睡眠欠佳，余无特殊。体格检查：T 36.2℃，R 18 次 /min，P 78 次 /min。余查体同前。

药物治疗调整：

加用中药方剂①：

中药方剂①				用法用量
知母 10g	黄柏 10g	生地黄 15g	山药 15g	温服 每日 1 剂，水煎至 400ml， 分早晚 2 次服用
山萸肉 10g	牡丹皮 10g	泽泻 10g	茯苓 10g	
炒枣仁 15g	柏子仁 15g	栀子 6g	夏枯草 15g	
甘草 6g				

5月14日（D9）

患者病情平稳，饮食、睡眠一般，无心悸、乏力，相关不适症状较前改善，予带药出院继续治疗。

出院诊断：

中医诊断： 瘿病（气郁痰阻证）。

西医诊断： ①弥漫性甲状腺肿伴甲状腺功能亢进症；②甲状腺功能亢进危象（前期）；③急性上呼吸道感染。

出院带药：

药品名称	剂量	用法	天数
丙硫氧嘧啶片	100mg	p.o. t.i.d.	7 天
盐酸普萘洛尔片	10mg	p.o. t.i.d.	7 天

（三）存在问题

1. 初始药物治疗中抗甲状腺药物选择不适宜。

2. β 受体拮抗剂美托洛尔选择不适宜。

3. 注射用泮托拉唑钠溶媒选择不合理。

4. 中药方剂①选用不合理。

（四）分析及药学监护

1. 抗甲状腺药物选择及分析

（1）甲亢危象表现为所有甲亢症状的急骤加重和恶化，多发生于较重甲亢未予治疗或治疗不充分的患者，常见的诱因有感染、手术、创伤、精神刺激等。治疗的首要任务是去除诱因，注意保证足够热量及液体补充，高热者积极降温，必要时进行人工冬眠。

（2）药物治疗以抗甲状腺药物为主，主要为甲巯咪唑和丙硫氧嘧啶，二者同属硫脲类药物，通过抑制甲状腺过氧化物酶活性来减少甲状腺激素的生物合成。《甲状腺功能亢进症基层诊疗指南（2019 年）》推荐甲亢危象时首选丙硫氧嘧啶治疗，500～1 000mg 首次口服或者经胃管注入，以后每次 250mg，每 4 小时 1 次。

（3）与甲巯咪唑相比，丙硫氧嘧啶除可抑制甲状腺激素合成以外，还可在外周组织抑制 T_4 转化为生物活性更高的 T_3，故起效较快，可以迅速控制甲亢症状。因此，甲亢危象抢救时选择丙硫氧嘧啶更为合适。

2. β 受体拮抗剂的选择以及在甲亢治疗中发挥的作用

（1）β 受体拮抗剂能从受体部位阻断儿茶酚胺的作用，减轻甲状腺毒症的症状；在抗甲状腺药物作用完全发挥以前控制甲状腺毒症的症状，改善心动过速、心悸、烦躁多汗等症状。

（2）美托洛尔为选择性 β_1 受体拮抗剂，普萘洛尔为非选择性 β 受体拮抗剂。相比美托洛尔，普萘洛尔除了可阻断甲状腺激素对心脏的刺激作用外，还可抑制外周组织 T_4 向 T_3 转换，并可通过独立的机制（非肾上腺素能受体途径）阻断甲状腺激素对心肌的直接作用。《甲状腺功能亢进症基层诊疗指南（2019 年）》推荐甲亢危象选用普萘洛尔治疗。

（3）该患者无哮喘、慢性阻塞性肺疾病等使用普萘洛尔的禁忌证，因此，选择普萘洛尔更为合适。

3. 使用注射用泮托拉唑时的注意事项

（1）泮托拉唑偏碱性，其稳定 pH 为 9.5～11.0，在酸性环境中不稳定，易变色。因此，使用 0.9% 氯化钠注射液（pH 4.5～7.0）配制后 pH 为 9 左右，2 小时内较为稳定；而 5% 葡萄糖注射液（pH 3.2～5.5）偏酸性，配制后 pH 低于其稳定 pH，2 小时内可能析出游离型泮托拉唑或其聚合物。故泮托拉唑不宜用含葡萄糖的溶液（包括葡萄糖氯化钠、转化糖等）作为溶媒。

（2）配制输液的溶媒量不宜过大，以免溶液 pH 降低，增加不稳定性，且滴注时间延长更容易变色。故推荐使用 0.9% 氯化钠注射液 100ml 配置输液，在 1 小时内滴注完毕。

（3）使用溶媒溶解该药时，避免与其他药物使用同一注射器（尤其是刚刚接触过偏酸性药物的注射器）。

（4）应单独给药，严禁混合配伍。需合并使用其他药物时，应分别滴注，且两组给药之间需冲管。

4. 中药方剂①的使用分析

（1）根据患者心悸多汗，心烦少寐，双手颤抖，多食善饥，舌质红，苔薄白，脉弦数。当属气郁痰阻，治宜理气舒郁、化痰消瘿。

（2）中药方剂①为知柏地黄丸加减方，主治阴虚火旺、潮热盗汗，功用滋阴降火。

（3）方中知母、黄柏滋阴降火，生地黄、山药、山萸肉、牡丹皮、泽泻、茯苓"三补三泻"滋补肝肾之阴、清泻虚热，栀子、夏枯草平抑肝阳，炒枣仁、柏子仁宁心安神，使以甘草，诸药配伍共奏滋阴清热、散结消肿之功效。

（4）知柏地黄丸加减方用于滋阴降火、清热散结，与该患者证型不符。

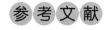

参 考 文 献

[1] 中华医学会, 中华医学会杂志社, 中华医学会全科医学分会, 等. 甲状腺功能亢进症基层诊疗指南（2019 年）[J]. 中华全科医师杂志, 2019, 18（12）: 1118-1128.

案例76 消渴病痹症（糖尿病周围神经病变）

（一）病例资料

患者，男，81岁，身高175cm，体重65kg，体重指数21.22kg/m²。

主诉： 口干多饮多尿21年，四肢麻木8个月，加重伴头晕1周。

现病史： 1998年底患者因口干、多饮、多尿，查空腹血糖8mmol/L，诊断为"2型糖尿病"。2019年因上述症状加重伴头晕住院，查HbA1c 8.1%，空腹血糖6.54mmol/L，餐后2小时血糖13.15mmol/L，予胰岛素降血糖、营养神经及抗血小板聚集、调脂稳斑等治疗。目前降血糖方案为"门冬胰岛素30 12U-12U（早、晚餐前皮下注射）"，自诉空腹血糖控制在9～10mmol/L。1周前患者无明显诱因下再次出现口干多饮多尿加重，伴头晕，反应较前迟钝，为求进一步治疗收入院。

既往史： 1998年因"左肾透明细胞癌"在外院行"左肾全切术"，术后恢复良好；同年发现"高血压病"，血压最高达220/110mmHg，现服用缬沙坦氨氯地平片，血压波动在（160～165）/（80～85）mmHg。2012年发现"多发腔隙性脑梗死"，2015年发现"高脂血症"，现口服阿司匹林肠溶片、阿托伐他汀钙片治疗。2015年发现"脑动脉硬化""胰头部囊肿"，均未系统治疗，定期复查无明显变化。

个人史、婚育史、家族史、过敏史： 个人史无特殊。离异，子女均体健。否认家族及遗传病史。否认药物、食物过敏史。

体格检查： T 36.6℃，R 18次/min，P 73次/min，BP 138/78mmHg。舌质暗红，苔剥脱，脉沉细。双肺叩诊呈清音，双肺呼吸音清，未闻及干湿啰音。心率73次/min，心律整齐，各瓣膜听诊区未闻及病理性杂音。

专科检查： 双侧膝反射、踝反射稍减弱，余生理反射正常；四肢痛觉、温度觉、轻触觉迟钝，振动觉、位置觉正常；10g尼龙丝试验（－），病理征（－），共济运动（－）。

中医四诊： 神清，精神疲倦，口干多饮，多尿，四肢麻木，头晕，呈昏沉感，反应较前迟钝，视物时可见散在点状绿影，周身皮肤瘙痒，无天旋地转，无恶心呕吐，无言语不利等，纳眠一般，夜尿6～7次/晚，大便正常。近半年体重未见明显变化。

辅助检查：

12月20日 急诊心肌酶三项：HBDH 191U/L。血常规和超敏C反应蛋白、电解质六项、肾功能三项、肝功能五项、快速心肺功能五项均未见明显异常。

入院诊断：

中医诊断： 消渴病痹症（肝肾阴虚挟瘀证）。

西医诊断： ①2型糖尿病（糖尿病周围神经病变、糖尿病周围循环并发症、糖尿病性视网膜病变）；②高血压病3级（很高危）；③多发性腔隙性脑梗死；④脑动脉硬化；⑤高脂血症；⑥胰头部囊肿；⑦左肾癌术后；⑧肝脏多发囊肿。

（二）诊疗过程

初始治疗药物（12月20日）

药品名称	剂量	用法
硫辛酸注射液	0.6g	i.v.gtt. q.d.
0.9% 氯化钠注射液	250ml	
门冬胰岛素30注射液	12U（早餐前），12U（晚餐前）	i.h. b.i.d.
依帕司他片	50mg	p.o. t.i.d.
缬沙坦氨氯地平片	80mg/5mg	p.o. q.d.
阿司匹林肠溶片	100mg	p.o. q.d.
阿托伐他汀钙片	20mg	p.o. q.n.

12月21日（D2）

患者精神稍好转，余症状同前。

眼科会诊诊断：①屈光不正 ou；②白内障 ou；③玻璃体混浊 ou；④眼底动脉硬化 ou；⑤年龄相关性黄斑变性 od。

辅助检查：

空腹血糖 5.95mmol/L，餐后 2 小时血糖 12.88mmol/L，空腹 C 肽 0.24ng/ml，餐后 2 小时 C 肽 0.98ng/ml，HbA1c 8.3%。

肝功能八项：TP 64.3g/L。

尿生化三项：β_2-MG 3.65mg/L。

性激素五项（男）：FSH 39.22IU/L，LH 17.98IU/L，PRL 293mIU/L。

甲状腺功能七项、血脂七项、ACR、粪便常规和隐血无明显异常。

CT 平扫（螺旋）诊断意见：多发腔隙性脑梗死，双侧基底节区部分病灶为软化灶，脑白质缺血性改变，脑动脉硬化。

药物治疗调整：

加用：吡诺克辛滴眼液（1 支），1～2 滴，滴双眼，t.i.d.。

复方血栓通胶囊（2 盒），3 粒 p.o. t.i.d.。

12月24日（D5）

患者口干多饮好转，多尿，四肢麻木，头晕好转，反应稍迟钝，皮肤瘙痒好转，纳眠一般，夜尿 6～7 次 / 晚，大便正常。余同前。

辅助检查：

12月 23 日 心电图：①窦性心律；②一度房室传导阻滞。

12月 23 日 DR：①左中肺可疑结节、肺内病变与肋骨骨岛鉴别，建议 CT 检查；②主动脉硬化；③胸椎骨质增生。

指尖血糖：今晨空腹 8.3mmol/L。

药物治疗调整：

加用：丹参酮ⅡA 磺酸钠注射液 40mg＋0.9% 氯化钠注射液 250ml i.v.gtt. q.d.。

中药方剂①：

中药方剂①				用法用量
黄芪 15g	生地黄 10g	党参 15g	麦冬 9g	温服
大黄 3g	红花 5g	桃仁 5g		每日1剂,400ml分早晚2次空腹服用

12月25日(D6)

辅助检查:

指尖血糖:昨日午餐前 11.2mmol/L,晚餐前 16.1mmol/L,睡前 6.3mmol/L。

药物治疗调整:

调整:早餐前门冬胰岛素 30 注射液增至 13U。

加用:盐酸莫西沙星氯化钠注射液 0.4g i.v.gtt. q.d.。

12月26日(D7)

患者四肢麻木减轻,视物好转,夜尿4~5次/晚,余同前。

辅助检查:

12月26日 儿茶酚胺三项、血浆甲氧基肾上腺素类物质三项、高血压五项(立位)、神经元特异性烯醇化酶、细胞角蛋白19片段、鳞状上皮细胞癌抗原、24小时尿儿茶酚胺三项、24小时尿香草扁桃酸无明显异常。

12月26日 CT增强扫描诊断意见:左肺上叶不规则病灶,纤维增殖灶?双肺散在慢性炎症及纤维灶,右肺下叶小结节;主动脉及冠状动脉钙化。

指尖血糖:今晨空腹 7.3mmol/L。

补充诊断:①肺部感染;②肺部结节(性质待定)。继续予抗感染治疗。患者要求出院。

出院带药:

药品名称	剂量	用法	天数
门冬胰岛素 30 注射液	13U 早餐前,12U 晚餐前	i.h.	—
依帕司他片	50mg	p.o. t.i.d.	7d
缬沙坦氨氯地平片	80mg/5mg	p.o. q.d.	7d
阿托伐他汀钙片	20mg	p.o. q.n.	7d
阿司匹林肠溶片	100mg	p.o. q.d.	7d
盐酸莫西沙星片	0.4g	p.o. q.d.	7d

中药方剂②:

中药方剂②				用法用量
熟地黄 20g	山萸肉 10g	山药 10g	泽泻 10g	温服
牡丹皮 15g	茯苓 15g	枸杞子 10g	菊花 10g	每日1剂,400ml分早晚2次空腹服用
知母 10g	谷精草 10g	天花粉 10g		

(三)存在问题

1. 中药方剂宜增加相关药物。

2. 降血糖方案不适宜。

3. 抗感染用药不适宜。

(四)分析及药学监护

1. 中药方剂宜增加相关药物

(1)中药方剂①为科室拟定方,主治气阴两虚挟瘀,功用益气养阴活血。方中黄芪、党参补中益气;麦冬、生地黄养阴生津;桃仁、红花活血化瘀;大黄通腑泄浊;全方共奏益气养阴活血之功。患者病属中医"消渴病痹症",证属"肝肾阴虚挟瘀",年老久病,肝肾阴虚,阴虚血行不畅致瘀血内生发为本病。阴虚津液无以上承,故口干多饮;阴虚不能制阳,肝阳上亢故见头晕;舌质暗红,苔剥脱,脉沉细皆属肝肾阴虚挟瘀之象。本病属本虚标实,以肝肾阴虚为本,以瘀血内停为标。治宜滋阴固肾、活血化瘀。本方用于气阴两虚挟瘀证,健脾固肾之力不足,建议增加健脾固肾之药。

(2)中药方剂②为"六味地黄丸"加减,功用滋阴固肾。方中重用熟地黄为君药,填精益髓,滋补阴精。臣以山萸肉补养肝肾,并能涩精;山药既补肾固精,又补脾以助后天生化之源。君臣相伍,补肝脾肾,即所谓"三阴并补"。佐以泽泻利湿泄浊,并防熟地黄之滋腻;牡丹皮清泄相火,并制山萸肉之温涩;茯苓健脾渗湿,配山药补脾而助健运。此三药合用,即所谓"三泻",泻湿浊而降相火。全方六药合用,补泻兼施,泻浊有利于生精,降火有利于养阴,诸药滋补肾之阴精而降相火。在六味地黄丸基础上加入枸杞子加强补肝益肾作用,知母、天花粉滋阴润燥,患者视物时可见散在点状绿影,加入菊花平肝明目,不建议加入谷精草协助明目,谷精草虽有疏散风热,明目退翳之效,但阴虚血亏之眼疾者不宜用,患者年老久病,肝肾阴虚,阴虚血行不畅致瘀血内生发而病,建议加入决明子协助明目,决明子入肝经,既能清泻肝火,又兼能平抑肝阳。治肝火上攻或肝阳上亢之头痛眩晕,常与菊花、夏枯草、钩藤等清肝、平肝药同用。另外,患者证属"肝肾阴虚挟瘀",此方主要为滋阴固肾,平肝明目之效,缺少活血化瘀之品,根据患者有四肢麻木等症状,建议加入活血化瘀通络药物,例如川芎、牛膝等。

2. 降血糖方案建议

(1)患者使用门冬胰岛素 30 注射液,HbA1c 8.3%,空腹血糖波动于 6.0~9.0mmol/L,午餐前血糖波动于 11.0~18.0mmol/L,晚餐前血糖波动于 11.0~16.1mmol/L,血糖控制不佳,建议调整降血糖方案。

(2)《中国老年 2 型糖尿病防治临床指南(2022 年版)》指出,胰岛素缺乏为主时,以胰岛素治疗为主,辅用口服降血糖药。除降血糖之外,有减轻体重,降低 ASCVD、CKD 发生和发展的风险,或改善心力衰竭等需求时可优先选择二甲双胍、胰高血糖素样肽-1 受体激动剂(GLP-1RA)或钠-葡萄糖协同转运蛋白 2 抑制剂(SGLT-2i)。该患者降血糖方案建议胰岛素联合口服降血糖药治疗。

现有国内外糖尿病指南中均推荐二甲双胍作为 2 型糖尿病患者控制高血糖的首选或一线用药;也是老年糖尿病患者(无年龄限制)首选且可长期应用(除外肾功能不全)的降血糖药。患者住院期间检查肝肾功能无明显异常,使用二甲双胍没有相关禁忌证。加用二甲双胍后血糖仍不能达标,可从 GLP-1RA、SGLT-2i、二肽基肽酶-4(DPP-4)抑制剂之中选择一种,GLP-1RA、SGLT-2i 可降低 ASCVD、CKD 发生和发展的风险,或改善心力衰竭。DPP-4 抑制剂耐受性和安全性比较好,用于老年患者,甚至伴有轻度认知障碍的老年患者均有较多获益,患者多发腔隙性脑梗死,脑白质缺血性改变,脑动脉硬化,反应迟钝,所以使用

DPP-4抑制剂有较多的获益。

3. 抗感染用药建议 患者因肺部感染予莫西沙星氯化钠注射液，莫西沙星可能引起糖尿病患者的血糖波动，另外有周围神经病变史的患者应避免使用氟喹诺酮类抗菌药物。该患者肺部感染，无发热，血常规和超敏C反应蛋白等感染指标正常，抗感染方案可选第一、二代头孢菌素治疗。

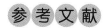

参 考 文 献

[1] 《中国老年2型糖尿病防治临床指南》编写组. 中国老年2型糖尿病防治临床指南（2022年版）[J]. 中国糖尿病杂志，2022，30（1）：2-51.

案例 77 消渴病（2 型糖尿病合并血脂异常）

（一）病例资料

患者，男，48 岁，身高 173cm，体重 64kg，体重指数 21.38kg/m²。

主诉：口干、多饮 10 年余，伴肢体部分性脂肪萎缩 6 年余。

现病史：患者于 10 年前无明显诱因出现口干、多饮、消瘦、视物模糊，予口服降血糖药物治疗，血糖控制不佳；5 年前至本院住院治疗，诊断为"①2 型糖尿病，2 型糖尿病性周围神经病；②血脂异常"，予以门冬胰岛素 30 注射液降血糖治疗，血糖控制平稳后出院。出院后根据血糖控制情况调整降血糖方案，先后使用精蛋白锌重组赖脯胰岛素混合注射液 50R、甘精胰岛素注射液、精蛋白锌重组赖脯胰岛素混合注射液（25R）控制血糖。患者诉自 5 年前注射胰岛素制剂后，注射部位（双上臂、腹部、双下肢）出现脂肪萎缩，伴有皮下硬结，在换用多种胰岛素制剂后仍出现上述症状；今年年初注射精蛋白锌重组赖脯胰岛素混合注射液（50R）曾出现全身一过性皮肤红肿、皮疹，可自行缓解。今为求进一步治疗，门诊以"2 型糖尿病"收入院。

既往史：血脂异常病史 5 年余，未予药物治疗。

个人史、婚育史、家族史、过敏史：吸烟 20 年余，现每日 6～7 支；无吸毒史，无饮酒、药物等嗜好。已婚已育，育有 1 子，配偶及儿子体健。父亲及姐姐有糖尿病、高血压病史；母亲有糖尿病病史；否认家族性肿瘤病史。否认食物、药物过敏史。

体格检查：T 36.0℃，R 18 次/min，P 58 次/min，BP 134/90mmHg。患者发育正常，营养良好，神志清楚，对答切题，心肺腹部查体未见明显异常。双上臂、腹部及双下肢部分脂肪萎缩，双下肢肌肉不自主跳动，双下肢无浮肿，双足背动脉搏动正常，四肢浅表皮肤未见明显异常。

中医四诊：患者神清，精神可，形体偏瘦，语音清晰，对答切题，无异常呼吸音及气味；口苦，晨起明显，矢气多，无视物模糊，纳眠可，小便夹泡沫，大便可，近期体重无明显变化。双上臂、腹部及双侧大腿部分脂肪萎缩，注射胰岛素部位皮下硬结；双下肢肌肉不自主跳动。舌暗红，苔薄白，脉弦细无力。

辅助检查：

入院随机血糖：13.40mmol/L。心电图：窦性心律、QS 波（V1～V2），性质待定。胸片未见明显异常。

入院诊断：

中医诊断：消渴病（中焦寒热错杂证）。

西医诊断：①2 型糖尿病（2 型糖尿病性周围神经病）；②血脂异常。

（二）诊疗过程
初始治疗药物（8 月 12 日）

药品名称	用量	用法
精蛋白锌重组赖脯胰岛素混合注射液（25R）	早餐前 26U，晚餐前 15U	i.h.
阿卡波糖片	50mg	p.o. t.i.d.

中药方剂①：

中药方剂①				用法用量
北柴胡 15g	黄芩 15g	红参片[另炖]10g	法半夏 15g	每日 1 剂，水煎至 200ml，
生姜 10g	黑枣 10g	炙甘草 10g		饭后温服

8 月 13 日（D2）

患者口干多饮，口苦晨起明显，矢气多，今晨皮下注射胰岛素后，注射部位出现红肿硬结，诉既往无频繁皮下注射相同部位及长期不换针头现象，纳眠可，二便调。生命体征平稳，舌暗红，苔薄白，脉弦细无力。余查体同前。

辅助检查：

HbA1c 10.6%，ACR 2.22mg/g，β-OHB 0.07mmol/L。

糖耐量试验（馒头餐）（0-0.5-1-2-3 小时）：3.80-9.70-15.33-18.89-16.20mmol/L。

C 肽释放测定（0-0.5-1-2-3 小时）：2.46-2.93-3.53-4.59-4.92ng/ml。

胰岛素释放测定（0-0.5-1-2-3 小时）：168.0-190.9-252.7-424.9-489.7μIU/ml。

血常规：WBC 7.99×10^9/L，NEUT% 53.2%，LY% 35.7%、EOS% 6.2%。

尿组合：pH 6.0，隐血 +。

生化：K 3.24mmol/L，Cr 85μmol/L，eGFR 75.37ml/min，UA 355μmol/L，TC 3.91mmol/L，TG 2.49mmol/L，HDL-C 0.69mmol/L，LDL-C 2.56mmol/L，Glu 3.15mmol/L，肝功能、心肌酶正常。

免疫球蛋白定量：Total IgE 497ng/ml，IgA、IgG、IgM 未见异常。

甲状腺功能、相关抗原七项、凝血四项、感染四项未见明显异常。

末梢血糖：见表 77-1。

表 77-1 末梢血糖观察表
单位：mmol/L

测量时间	早餐前	早餐后	午餐前	午餐后	晚餐前	晚餐后	睡前
8 月 13 日	4.6	—	18.3	12.4	9.5	10.0	12.2

药物治疗调整：

停用：精蛋白锌重组赖脯胰岛素混合注射液（25R）。

加用：利拉鲁肽注射液 0.6mg i.h. q.n.。

　　　氯化钾缓释片（3 片）0.5g p.o. t.i.d.。

中药方剂①调整为中药方剂②：

中药方剂②				用法用量
淡附片(先煎)10g	茯苓 20g	白术 15g	生姜 15g	每日 1 剂，水煎至 200ml，
人参片(另炖)10g	白芍 20g	黄芪 30g		饭后温服

8 月 14 日(D3)

患者口干、多饮症状较前减轻，双下肢肌肉不自主跳动较前好转，仍有口苦，矢气多。皮下注射利拉鲁肽后无恶心呕吐、腹胀腹泻症状，注射部位无红肿硬结。生命体征平稳，舌暗红，苔薄白，脉弦细无力。余查体同前。

辅助检查：

24 小时尿蛋白定量：0.168g/24h。糖尿病自身抗体三项：阴性。粪便常规未见异常。
颈动脉彩超：颈动脉内 - 中膜不均匀增厚伴斑块（左侧多发）。双侧下肢动脉彩超无异常。
末梢血糖：见表 77-2。

表 77-2   末梢血糖观察表   单位：mmol/L

测量时间	早餐前	早餐后	午餐前	午餐后	晚餐前	晚餐后	睡前
8 月 14 日	7.6	8.7	5.6	9.5	5.4	13.9	14.2

药物治疗调整：

加用：罗格列酮钠片 4mg p.o. q.d.。

8 月 15 日(D4)

患者诉自 1 年前服药以来，矢气多，其余症状大致同前。生命体征平稳，舌脉象同前。

辅助检查：

生化八项：K 3.75mmol/L，Na、Cl 未见异常，TaCO$_2$ 29.6mmol/L，Glu 7.39mmol/L。
心脏彩超：主动脉瓣关闭不全（轻微）。左心室收缩功能正常。
甲状腺彩超、腹部彩超未见明显异常。

药物治疗调整：

停用：阿卡波糖片。

加用：盐酸二甲双胍片 0.5g p.o. t.i.d.。

调整：利拉鲁肽注射液增至 1.2mg i.h. q.n.。

8 月 17 日(D6)

患者口干、多饮症状改善，双下肢肌肉不自主跳动症状好转，口苦较前好转，无频繁矢气，无视物模糊，纳眠可，小便夹泡沫，大便可。查体同前。

辅助检查：

末梢血糖：见表 77-3。

表 77-3   末梢血糖观察表   单位：mmol/L

测量时间	早餐前	早餐后	午餐前	午餐后	晚餐前	晚餐后	睡前
8 月 16 日	7.6	—	12.1	7.9	6.9	11.4	10.4
8 月 17 日	11.7	14.1	10.1	8.4	6.5	15.0	12.5

药物治疗调整：

中药方剂②调整为中药方剂③：

中药方剂③				用法用量
法半夏 15g	黄芩 10g	黄连 6g	干姜 10g	每日 1 剂，水煎至 200ml，饭后温服
熟党参 15g	炙甘草 10g	白芍 20g	荷叶 15g	
芦根 20g	南山楂 20g			

8月18日（D7）

患者口干、多饮明显改善，双下肢肌肉不自主跳动、口苦症状好转，无频繁矢气，纳眠可，小便夹泡沫，大便可。患者病情好转，生命体征平稳，今日予带药出院。

辅助检查：

今晨测空腹末梢血糖 9.2mmol/L，早餐后 2 小时末梢血糖 11.0mmol/L。

出院诊断：

中医诊断：消渴病（中焦寒热错杂证）

西医诊断：①2 型糖尿病（2 型糖尿病性周围神经病，2 型糖尿病性周围血管病变）；②血脂异常；③获得性脂肪萎缩。

出院带药：

药品名称	剂量	用法	天数
利拉鲁肽注射液	1.2mg	i.h. q.n.	—
盐酸二甲双胍片	0.5g	p.o. t.i.d.	7d
罗格列酮钠片	4mg	p.o. q.d.	7d

中药方剂②：共 7 剂，每日 1 剂，水煎至 200ml，饭后温服。

（三）存在问题

1. 中药方剂①使用不合理。

2. 该患者未启动调脂治疗。

3. 利拉鲁肽注射液剂量调整过快。

（四）分析及药学监护

1. 中药方剂①的使用分析

（1）患者入院时症见口干多饮，双上臂、腹部及双下肢部分脂肪萎缩，双下肢肌肉不自主跳动，口苦，晨起明显，矢气多，小便夹泡沫。中医四诊辨病为消渴病，患者久病体虚，脾胃运化失司、气血生化乏源，今脾病不为胃行其津液，四肢不得禀水谷气，气日以衰，脉道不利，故见消瘦、肢体部分脂肪萎缩；饮食内停，日久生热，热邪伤津则见口干、多饮，舌暗红，苔薄白，脉弦细无力均为中焦寒热错杂之征象。本病病位在脾胃，证属本虚标实。故辨证为中焦寒热错杂证，当以"和中降逆消痞"为治法。

（2）入院当天所开中药方剂①为小柴胡汤，其功效为和解少阳，可用于少阳病、肝胆病、胃肠病治疗。《伤寒论》记载"伤寒五六日，中风，往来寒热，胸胁苦满，默默不欲饮食，心烦喜呕，或胸中烦而不呕，或渴，或腹中痛，或胁下痞硬，或心下悸，小便不利，或不渴，身有微热,或咳者,小柴胡汤主之";患者并无相应症状表现,用药与证型不符。

2. 该患者是否应启动调脂治疗,如何选择调脂药物?

(1)糖尿病合并血脂异常可进一步增加 T2DM 患者的大血管和微血管并发症风险,因此,T2DM 患者除了重视血糖控制外,还应重视血脂管理。经过积极的生活方式干预仍不能改善血脂水平者(基于 ASCVD 危险程度制定的目标)需加用调脂药物治疗。

(2)T2DM 患者的血脂管理需基于其血脂异常情况及心血管危险程度,确定个体化的治疗目标及措施。根据《中国血脂管理指南(2023 年)》,≥40 岁的糖尿病患者 ASCVD 风险分层为高危,该患者 48 岁,HDL-C 0.69mmol/L、LDL-C 2.56mmol/L,合并吸烟、HDL-C<1.0mmol/L 等危险因素,推荐在生活方式干预的基础上,起始使用常规剂量或中等强度他汀类药物,LDL-C 控制目标为<1.8mmol/L。

(3)如使用他汀类药物不能使 LDL-C 达标,可联合应用胆固醇吸收抑制剂或前蛋白转化酶枯草溶菌素 9(PCSK9)抑制剂。

3. 患者降血糖方案调整分析

(1)患者入院后完善相关检查,考虑为获得性脂肪萎缩,使用多种胰岛素后出现皮下硬结,皮肤潮红,不排除胰岛素或制剂辅料过敏可能,予停用胰岛素,改予利拉鲁肽注射液,联合盐酸二甲双胍、罗格列酮控制血糖。同时罗格列酮可促进大脂肪细胞分化为小脂肪细胞,改善脂肪萎缩。

(2)利拉鲁肽剂量调整过快:利拉鲁肽的起始剂量为每天 0.6mg。至少 1 周后,剂量可增加至 1.2mg。为了进一步改善降血糖效果,在至少一周后可将剂量增加至 1.8mg。推荐每日剂量不超过 1.8mg。该患者 8 月 13 日启用利拉鲁肽注射液 0.6mg i.h. q.n.,两天后即 8 月 15 日就将剂量增至 1.2mg i.h. q.n.,剂量调整过快,且因其与二甲双胍同用,增加了胃肠道不良反应的发生风险,同时也增加低血糖风险。

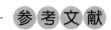

参 考 文 献

[1] 中华医学会内分泌学分会脂代谢学组. 中国 2 型糖尿病合并血脂异常防治专家共识(2017 年修订版)[J]. 中华内分泌代谢杂志,2017,33(11):925-936.

[2] 中国血脂管理指南修订联合专家委员会. 中国血脂管理指南(2023 年)[J]. 中国循环杂志,2023,38(3):237-271.

[3] 纪立农,邹大进,洪天配,等. GLP-1 受体激动剂临床应用专家指导意见 [J]. 中国糖尿病杂志,2018,26(5):353-361.

案例78 消渴病（2 型糖尿病合并高血压）

（一）病例资料

患者，女，71 岁，身高 154cm，体重 59kg，体重指数 24.88kg/m²。

主诉：口干、多饮、多尿 20 余年，夜尿频多加重 1 个月余。

现病史：患者于 20 年前体检时查血糖升高，于外院诊断为"2 型糖尿病"，开始口服降血糖药治疗，后因血糖控制不佳，使用胰岛素控制血糖，1 年前调整为阿卡波糖片 50mg p.o. t.i.d. 联合中药饮片控制血糖，自诉血糖控制不佳。近 1 个月来患者诉视物模糊，夜尿频多，每晚 2~3 次，时有盗汗，双下肢轻度水肿伴乏力，为进一步诊治收住本院。患者自发病以来，神志清楚，精神尚可，饮食、睡眠欠佳。

既往史：高血压病史 20 余年，平素服用苯磺酸氨氯地平片、缬沙坦胶囊控制血压；高尿酸血症病史 3 年，不规律服药。

个人史、婚育史、家族史、过敏史：无烟、酒等不良嗜好，无治游史。已婚已育，子女及配偶体健。母亲有糖尿病史。否认其他家族性遗传病及传染病史。否认食物、药物过敏史。

体格检查：T 36.3℃，R 18 次/min，P 72 次/min，BP 142/86mmHg；神志清楚，精神欠佳。心、肺、腹部查体无明显异常。四肢关节活动自如，四肢肌力正常，双下肢轻度水肿，足背动脉搏动正常。

中医四诊：患者面容憔悴，精神疲倦，对答切题，语声低微，时有盗汗，腰膝酸软，四肢欠温，畏寒怕冷，纳寐欠佳，大便稀薄，小便频数。舌淡，苔白，脉沉细无力。

入院诊断：

中医诊断：消渴病（阴阳两虚证）。

西医诊断：①2 型糖尿病；②高血压病 2 级（？危）；③高尿酸血症。

（二）诊疗过程

初始治疗药物（10 月 7 日）

药品名称	剂量	用法
阿卡波糖片	50mg	p.o. t.i.d.
苯磺酸氨氯地平片	5mg	p.o. q.d.
缬沙坦胶囊	80mg	p.o. q.d.
前列地尔注射液	10μg	i.v. q.d.
0.9% 氯化钠注射液	10ml	
马来酸桂哌齐特注射液	240mg	i.v.gtt. q.d.
0.9% 氯化钠注射液	250ml	

10月8日（D2）

患者诉时有头晕，视物模糊，夜尿频多，每晚 2～3 次，双下肢轻度水肿，全身乏力。体格检查：T 36.3℃，R 20 次 /min，P 78 次 /min，BP 120/78mmHg，余查体同前。

辅助检查：

尿微量白蛋白 10mg/L，尿肌酐 100mg/dl，ACR ＜30mg/g。

药物治疗调整：

加用：甘精胰岛素注射液 8U i.h. q.n.。

10月9日（D3）

患者一般情况同前。

辅助检查：

血常规未见明显异常。HbA1c 10.8%。

血生化：Cr 54.2μmol/L，BUN 6.1mmol/L，UA 396μmol/L，Glu 13.95mmol/L。

血脂：TG 4.16mmol/L，TC 5.81mmol/L，LDL-C 3.82mmol/L，HDL-C 1.69mmol/L。

药物治疗调整：

调整：甘精胰岛素注射液 8U i.h. q.n. 增至 12U i.h. q.n.。

加用：苯溴马隆片 50mg p.o. q.d.。

中药方剂①：

中药方剂①				用法用量
桂枝 6g	生黄芪 20g	茯苓 30g	炒泽泻 20g	温服 每日 1 剂，水煎至 400ml， 分早晚 2 次服用
猪苓 30g	玉米须 30g	大腹皮 15g	炒枳壳 10g	
紫草 10g	凤尾草 30g	六月雪 30g	绞股蓝 15g	
白英 20g				

10月10日（D4）

患者诉全身乏力，视物模糊，夜尿频多，每晚 2～3 次，无腹胀、腹泻，饮食、睡眠一般。查体同前。

辅助检查：

24 小时尿白蛋白：95mg/24h。颈动脉彩超：双侧颈动脉粥样斑块形成，内膜不规则增厚。双下肢动脉彩超：双侧下肢动脉多发粥样斑块形成。

药物治疗调整：

停用：苯磺酸氨氯地平片。

加用：非诺贝特胶囊 0.2g p.o. q.n.。

调整：阿卡波糖片 50mg p.o. t.i.d. 增至 100mg p.o. t.i.d.。

　　　甘精胰岛素注射液 12U i.h. q.n. 增至 16U i.h. q.n.。

　　　缬沙坦胶囊 80mg p.o. q.d. 增至 160mg p.o. q.d.。

10月13日（D7）

患者一般情况同前。

辅助检查：

昨日空腹血糖 12.8mmol/L，三餐后血糖分别为 16.3mmol/L、23.1mmol/L、19.5mmol/L，

今晨 03:00 血糖 7.5mmol/L。

药物治疗调整：

停用：非诺贝特胶囊。

加用：阿托伐他汀钙片 20mg p.o. q.n.。

调整：甘精胰岛素注射液 16U i.h. q.n. 增至 18U i.h. q.n.。

10 月 16 日（D10）

患者诉腹部胀痛、乏力明显改善，视物模糊稍好转，时感四肢指端麻木、疼痛。查体无特殊。

辅助检查：

昨日三餐后血糖分别为 16.3mmol/L、18.9mmol/L、19.8mmol/L，今晨 03:00 血糖 4.6mmol/L。

药物治疗调整：

加用：瑞格列奈片 1mg p.o. t.i.d.。

调整：阿卡波糖片 100mg p.o. t.i.d. 减至 50mg p.o. t.i.d.。

10 月 19 日（D13）

患者腹部胀痛明显好转，乏力改善，视物模糊较前好转，时感四肢指端麻木、疼痛，余无特殊不适。查体同前。

辅助检查：

昨日三餐后血糖分别为 13.7mmol/L、10.7mmol/L、19.6mmol/L，今晨 03:00 血糖 9.6mmol/L，空腹血糖 4.6mmol/L。

药物治疗调整：

加用：阿司匹林肠溶片 100mg p.o. q.d.。

调整：甘精胰岛素注射液 18U i.h. q.n. 减至 12U i.h. q.n.，

瑞格列奈片 1mg p.o. t.i.d. 增至 1.5mg p.o. t.i.d.。

10 月 20 日（D14）

患者一般情况同前。

辅助检查：

昨日三餐后血糖分别为 16.9mmol/L、16.8mmol/L、21.4mmol/L，今晨 03:00 血糖 10.8mmol/L，空腹血糖 7.8mmol/L。

药物治疗调整：

停用：瑞格列奈片、阿卡波糖片、阿司匹林肠溶片。

加用：生物合成人胰岛素注射液（诺和灵 R）早 8U，中 8U，晚 6U 餐前 i.h.；硫酸氢氯吡格雷片 75mg p.o. q.d.。

调整：甘精胰岛素注射液 12U i.h. q.n. 增至 13U i.h. q.n.。

10 月 21 日（D15）

患者病情平稳，相关不适症状较前改善，予带药出院继续治疗。

出院诊断：

中医诊断：消渴病（阴阳两虚证）。

西医诊断：①2 型糖尿病；②糖尿病性周围神经病变；③糖尿病性视网膜病变；④糖尿病性周围血管病变；⑤糖尿病肾病；⑥高血压病 2 级（？危）；⑦高脂血症；⑧颈动脉粥样斑块形成；⑨高尿酸血症。

出院带药：

药品名称	剂量	用法	天数
生物合成人胰岛素注射液（诺和灵 R）	8U	三餐前 i.h.	—
甘精胰岛素注射液	12U	i.h. q.n.	—
缬沙坦胶囊	160mg	p.o. q.d.	7d
阿托伐他汀钙片	20mg	p.o. q.n.	7d
硫酸氢氯吡格雷片	75mg	p.o. q.d.	7d
依帕司他片	50mg	p.o. t.i.d.	7d
甲钴胺片	0.5mg	p.o. t.i.d.	7d
苯溴马隆片	50mg	p.o. q.d.	7d

住院期间微量血糖监测见表 78-1。

表 78-1　住院期间微量血糖监测　　　　　　　　单位：mmol/L

日期	03:00	早餐前	早餐后	午餐前	午餐后	晚餐前	晚餐后
10 月 7 日	—	—	—	—	—	—	21.7
10 月 8 日	—	15.6	—	—	21.7	22.5	15.5
10 月 9 日	—	13.3	—	14.7	18.8	—	16.3
10 月 10 日	—	12.8	15.7	—	17.9	18.1	18.9
10 月 11 日	—	11.3	17.9	19.3	16.9	15.5	17.1
10 月 12 日	8.1	12.8	16.3	17.4	23.1	—	19.5
10 月 13 日	7.5	10.7	14.1	14.6	13.8	16.8	23.8
10 月 14 日	5.8	7.3	13.6	14.7	17.4	18.5	18.9
10 月 15 日	5.2	5.4	16.3	14.3	18.9	18.7	19.8
10 月 16 日	4.6	7.9	10.7	12.6	17.4	17.9	25.6
10 月 17 日	6.3	5.8	11.4	10.3	11.7	16.2	21.3
10 月 18 日	5.3	8.4	13.7	9.2	10.7	—	19.6
10 月 19 日	9.6	4.6	16.9	13.6	16.8	19.4	21.4
10 月 20 日	10.8	7.8	8.7	10.9	11.8	14.2	18.8
10 月 21 日	6.9	5.2	—	—	—	—	—

（三）存在问题

1. 患者入院后连续多日监测空腹血糖偏高，治疗上仅不断增加甘精胰岛素使用剂量不适宜。

2. 中药方剂①的使用不合适。

3. 阿司匹林肠溶片使用不适宜。

4. 非诺贝特胶囊使用不合理。

（四）分析及药学监护

1. 患者入院后空腹血糖持续偏高的可能原因及相应的处理措施 入院后患者空腹血糖持续偏高，应充分考虑以下情况，并对症处理：

（1）"索莫吉反应"，主要是夜间低血糖反应后，机体为了自身保护，通过负反馈调节机制，使升糖激素（如胰高糖素、生长激素、皮质醇等）分泌增加，血糖出现反跳性升高，此时应加测夜间血糖。该患者 03:00 未发现低血糖，故可排除。

（2）"黎明现象"，主要是生长激素、糖皮质激素、儿茶酚胺等升糖激素存在黎明前或清晨分泌高峰，导致胰岛素相对不足所引起的一种清晨高血糖状态，此时可适当增加患者睡前皮下注射甘精胰岛素注射液的剂量。

（3）降血糖药物和胰岛素用量不足导致，此时可继续监测患者血糖，根据血糖波动情况调整降血糖治疗方案。

（4）患者是否存在饮食不规律，如睡前加餐等，临床药师应加强对患者饮食的指导。

2. 中药方剂①的使用分析

（1）根据患者面容憔悴，精神疲倦，语声低微，腰膝酸软，时有盗汗，四肢欠温，畏寒怕冷，大便稀薄，小便频数，苔白、舌淡，脉沉细无力。当属阴阳两虚，治宜温阳滋阴，补肾固摄。

（2）中药方剂①为五苓散加减，主治膀胱气化不利之蓄水证；功用利水渗湿、温阳化气。

（3）方中泽泻为君，以其甘淡，直达肾与膀胱，利水渗湿。臣以茯苓、猪苓之淡渗，增强其利水渗湿之力。凤尾草、白英清热利湿；紫草、六月雪清热凉血；黄芪、玉米须、大腹皮利水消肿；绞股蓝益气健脾；桂枝温通经脉、助阳化气；枳壳理气行滞。全方共奏利水渗湿、温阳化气之功效。

（4）五苓散用于脾胃虚弱、水湿内停证，与该患者证型不符。

3. 患者抗血小板治疗方案分析

（1）根据《中国2型糖尿病防治指南（2020年版）》，该患者女性，71岁，合并有高血压病、血脂异常、蛋白尿等，属于高危心血管风险者，可使用阿司匹林对心血管事件进行一级预防。

（2）该患者有高尿酸血症病史3年，入院后查血尿酸396μmol/L，长期使用低剂量阿司匹林会减少尿酸的消除，降低苯溴马隆的排尿酸作用，诱发痛风。

（3）氯吡格雷已被证实可降低糖尿病患者心血管事件的发生率，对于不能使用阿司匹林的患者，氯吡格雷可作为替代药物。

4. 患者调脂治疗方案分析

（1）患者入院后使用非诺贝特胶囊调脂治疗，该药属于贝特类调脂药，通过激活过氧化物酶体增殖物激活受体α和激活脂蛋白脂酶而降低血清 TG 水平和升高 HDL-C 水平。

（2）根据《中国血脂管理指南（2023年）》，年龄≥40岁的糖尿病患者为 ASCVD 风险高危人群，血脂目标值推荐 LDL-C<1.8mmol/L。《中国2型糖尿病合并血脂异常防治专家共识（2017年修订版）》指出，所有 T2DM 合并血脂异常患者均应进行生活方式干预，在此基础上血脂仍未达标者接受中等强度的他汀类药物治疗。如他汀类药物治疗前 TG>5.6mmol/L，服用降 TG 药物，以降低发生急性胰腺炎的风险；若他汀类药物治疗后 TG 仍>2.3mmol/L，可在他汀类药物基础上合用贝特类药物。

（3）该患者入院后查血脂示 TG 4.16mmol/L，LDL-C 3.82mmol/L。LDL-C 未达标，TG<5.7mmol/L，此时应选用中等强度的他汀类药物治疗，选用非诺贝特胶囊不适宜。

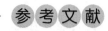

[1] 中华医学会糖尿病学分会. 中国 2 型糖尿病防治指南（2020 年版）[J]. 中华糖尿病杂志, 2021, 4（13）：317-411.

[2] 中华医学会内分泌学分会脂代谢学组. 中国 2 型糖尿病合并血脂异常防治专家共识（2017 年修订版）[J]. 中华内分泌代谢杂志, 2017, 33（11）：925-936.

[3] 中国血脂管理指南修订联合专家委员会. 中国血脂管理指南（2023 年）[J]. 中国循环杂志, 2023, 38（3）：237-271.

[4] JUN M, FOOTE C, LV J, et al. Effects of fibrates on cardiovascular outcomes: a systematic review and meta-analysis[J]. Lancet, 2010, 375（9729）：1875-1884.

案例79 消渴肾（糖尿病肾病）

（一）病例资料

患者，男，55岁，身高174cm，体重61kg，体重指数20.15kg/m²。

主诉： 口干、多饮多尿15年，加重伴尿中泡沫增多、水肿半年。

现病史： 15年前患者无明显诱因出现口干、多饮多尿症状，于当地医院诊断为"2型糖尿病"，予盐酸二甲双胍片及格列本脲片治疗（具体不详）。10年前调整为胰岛素治疗，目前治疗方案：精蛋白生物合成人胰岛素注射液（预混30R）早25U，晚25U，餐前15分钟皮下注射，饮食控制不严格，餐后活动量少，血糖控制不佳。2018年10月尿检：尿蛋白+++，24小时尿蛋白定量6.38g，诊断为"2型糖尿病肾病，糖尿病性视网膜病变，糖尿病性神经源性膀胱"，予胰激肽原酶、舒血宁注射液、硫辛酸改善微循环、营养神经及降血糖治疗，病情好转后出院。近日上症加重，尿中泡沫较前增多，双下肢水肿加重。为中西医系统治疗，门诊以"糖尿病肾病"收入院。

既往史： 高血压病史4年，最高血压170/80mmHg，目前口服硝苯地平控释片30mg b.i.d.，赖诺普利氢氯噻嗪片10mg/12.5mg q.d.，辛伐他汀滴丸10mg q.d.，血压维持在150/80mmHg；前列腺增生病史1年，口服非那雄胺治疗；甲状腺结节病史1年；白内障、结膜炎（双眼）病史1年。

个人史、婚育史、家族史、过敏史： 无烟、酒嗜好。已婚已育，配偶及子女体健。父母已故，哥哥有糖尿病史，否认家族遗传病和传染病病史。否认食物、药物过敏史。

中医四诊： 神气不足，面色少华，形体适中，姿态自然，语声自然，气息平匀，双下肢水肿，手脚心热，视物模糊，右侧头闷，纳可，寐安，小便不利，尿不尽，大便2～3次/d，不成形。舌质淡红，舌形娇嫩，舌体自然，舌苔薄，白，脉弦缓。

查体： T 36.2℃，R 21次/min，P 72次/min，BP 157/90mmHg。心肺（－），双肾区无叩痛，各输尿管压痛点无压痛，双下肢轻度凹陷性水肿，双下肢无皮损斑、足背动脉搏动可。

辅助检查：

尿常规：红细胞122个/μl，红细胞（高倍视野）21.9个/HP，上皮细胞计数8个/μl，尿蛋白++++，葡萄糖++++，隐血++。

肝功能：TP 58.7g/L，ALB 37.8g/L。

肾功能：BUN 8.10mmol/L，Cr 118μmol/L。

血脂：TC 5.18mmol/L，HDL-C 1.79mmol/L，LDL-C 3.11mmol/L，TG 1.60mmol/L。

血糖：14.64mmol/L。

维生素D：8.76ng/ml。

入院诊断：

中医诊断： 消渴肾（气阴两虚证）。

西医诊断： ①糖尿病肾病；②2型糖尿病（糖尿病性视网膜病变，糖尿病性神经源性膀胱）；③高血压病2级（很高危）；④前列腺增生；⑤甲状腺结节。

（二）诊疗过程

初始治疗药物（3月19日）

药品名称	剂量	用法
银杏达莫注射液	15ml	i.v.gtt. q.d.
0.9%氯化钠注射液	150ml	
精蛋白生物合成人胰岛素注射液（预混30R）	25U	i.h.早、晚餐前各一次
格列美脲片	2mg	p.o. q.d.

中药方剂①：

中药方剂①				用法用量
党参15g	炙黄芪30g	熟地黄15g	酒山茱萸12g	
麸炒山药15g	茯苓10g	泽泻10g	牡丹皮10g	
盐知母10g	菟丝子20g	金樱子肉20g	麸炒芡实20g	温服
川芎15g	地龙10g	鬼箭羽10g	北刘寄奴10g	每日1剂
麸炒白术20g	砂仁10g	葛根15g	柴胡10g	分早晚2次服用
白花蛇舌草15g				

3月20日（D2）

患者一般情况同前。查体：T 36.2℃，R 20次/min，P 76次/min，BP 150/80mmHg。修正诊断：成人晚发自身免疫性糖尿病。

辅助检查：

HbA1c：10.40%。

胰岛功能：C肽<0.01ng/ml，空腹胰岛素0.29μU/ml。

糖尿病自身抗体：GAD（+/−），ICA（−），IA-2A（−），IAA（−）。

传染四项、凝血四项、甲状腺功能正常。

心脏彩超：室壁运动欠协调，三尖瓣少量反流，左心室舒张功能减低；前列腺彩超：前列腺增大伴钙化，余未见明显异常；心电图、头颅CT平扫、双侧颈动脉超声、腹部彩超、胸片未见异常。

药物治疗调整：

加用：氯沙坦钾片50mg p.o. b.i.d.；氢氯噻嗪片25mg p.o. q.d.；盐酸二甲双胍缓释胶囊0.5g p.o. b.i.d.；阿托伐他汀钙片10mg p.o. q.d.；阿魏酸哌嗪片150mg p.o. t.i.d.；注射用胰激肽原酶40IU+0.9%氯化钠注射液2ml i.m. q.o.d.；阿法骨化醇软胶囊0.5μg p.o. q.d.。

3月21日（D3）

患者病情同前，无明显变化。查体：T 36.2℃，R 20次/min，P 72次/min，BP 145/86mmHg。补充诊断：糖尿病肾病Ⅳ期。

辅助检查：

尿/脑脊液总蛋白：1.72g/L，24小时尿蛋白定量3.30g/24h。

3月20日晚餐后2小时血糖4.3mmol/L，3月21日血糖情况：空腹9.9mmol/L，早餐后2

小时 9.8mmol/L，午餐前 9.6mmol/L。

药物治疗调整：

停用：精蛋白生物合成人胰岛素注射液（预混 30R）、格列美脲片。

加用：门冬胰岛素注射液 6U t.i.d.（餐前）i.h.；甘精胰岛素注射液 12U q.n. i.h.。

雷公藤多苷片 20mg p.o. t.i.d.。

3 月 23 日（D5）

患者诉腰部怕冷，双下肢不适，小便不畅快，口干症减，纳可，寐安，二便调。查体：T 36.3℃，R 20 次 /min，P 72 次 /min，BP 161/91mmHg。

辅助检查：

血糖监测（三餐前后 - 睡前）：8.5-9.4-9.3-10.2-9.8-10.4-9.6mmol/L。

药物治疗调整：

加用：注射用甲钴胺 0.5mg + 0.9% 氯化钠注射液 2ml i.m. 每周 3 次（周一、周三、周五）；中药：分心木，5g，泡服，每日 1 次。

3 月 25 日（D7）

患者诉口干症减轻，仍感腰部怕冷，尿不尽，双下肢不适，纳可，寐安。查体：T 36.0℃，R 20 次 /min，P 72 次 /min，BP 170/94mmHg。

辅助检查：

尿常规：红细胞 35 个 /μl，红细胞（高倍视野）6.3 个 /HP，隐血 ±，尿蛋白 ++，葡萄糖 ++。

肝功能：TP 57.9g/L，ALB 34.9g/L。

空腹血糖 9.7mmol/L，早餐后 2 小时血糖 9.5mmol/L。

药物治疗调整：

加用：硝苯地平控释片 30mg p.o. q.d.。

3 月 27 日（D9）

患者口干症减轻，腰部怕冷，尿不尽，双下肢不适，纳可，寐安。查体：T 36.1℃，R 18 次 /min，P 80 次 /min，BP 164/91mmHg。

辅助检查：

空腹血糖 8.0mmol/L，早餐后 2 小时血糖 10.7mmol/L。

视野检查：右眼大致正常，左眼鼻侧周边视敏度降低。OCT 检查：①双屈光间质混浊；②双玻璃体后脱离；③右黄斑病变。眼底照相：可见出血及渗出。

眼科会诊：①白内障（初发期）；②糖尿病性视网膜病变 2 期；③右眼黄斑病变。

处方：羟苯磺酸钙胶囊 0.5g，每日 3 次，口服，嘱患者处理：定期查眼底（3～6 个月）。

药物治疗调整：

加用：螺内酯片 20mg p.o. q.d.；羟苯磺酸钙胶囊 0.5g p.o. t.i.d.。

3 月 29 日（D11）

患者仍诉口干口苦，欲饮水，夜间腰酸困，下肢水肿缓解，纳可，寐安，小便尿不尽，大便通畅，观其舌质淡红，苔微黄，脉弦细。查体：T 36.2℃，R 21 次 /min，P 76 次 /min，BP 146/83mmHg。

辅助检查：

空腹血糖 6.3mmol/L，早餐后 2 小时血糖 9.8mmol/L。

尿 / 脑脊液总蛋白：1.22g/L；24 小时尿蛋白定量：2.59g/24h。

药物治疗调整：

中药方剂②：中药方剂①去党参；加太子参 15g，黄芩 10g；知母 10g 加至 15g，葛根 15g 加至 20g。

4 月 1 日（D14）

患者精神可，下肢水肿缓解，口干乏力明显减轻，尿中泡沫减少，腰部酸痛，纳可，寐安，大便调。查体：T 36.3℃，R 19 次 /min，P 78 次 /min，BP 144/86mmHg。

辅助检查：

空腹血糖 7.1mmol/L，早餐后 2 小时血糖 12.2mmol/L。

4 月 4 日（D17）

患者精神可，下肢水肿缓解、尿中泡沫减少，口干、腰部不适改善，视物模糊在服药后较前明显缓解，纳寐可，大便调。查体：T 36.2℃，R 19 次 /min，P 64 次 /min，BP 140/80mmHg。

辅助检查：

空腹血糖 7.3mmol/L，早餐后 2 小时血糖 10.5mmol/L。

复查尿常规：尿蛋白 ++，隐血 ±。

复查尿 / 脑脊液总蛋白：0.88g/L；24 小时尿蛋白定量：2.16g/24h。

4 月 5 日（D18）

患者精神可，下肢水肿缓解、尿中泡沫减少，口干、腰部不适改善，视物模糊较前明显缓解，纳寐可，大便调。查体：血压 141/94mmHg。患者病情好转，予带药出院。

辅助检查：

空腹血糖 6.5mmol/L，餐后 2 小时血糖 9.4mmol/L。

出院诊断：

中医诊断：消渴肾（气阴两虚证）。

西医诊断：①糖尿病肾病Ⅳ期（成人晚发自身免疫性糖尿病，糖尿病性视网膜病变，糖尿病性神经源性膀胱）；②高血压病 2 级（很高危）；③前列腺增生；④甲状腺结节；⑤白内障；⑥黄斑变性。

出院带药：

药品名称	剂量	用法	天数
氯沙坦钾片	50mg	p.o. b.i.d.	14d
硝苯地平控释片	30mg	p.o. q.d.	14d
盐酸二甲双胍缓释胶囊	0.5g	p.o. b.i.d.	14d
门冬胰岛素注射液	6U	i.h. t.i.d.	—
甘精胰岛素注射液	12U	i.h. q.d.	—
雷公藤多苷片	20mg	p.o. b.i.d.	14d
阿托伐他汀钙片	10mg	p.o. q.d.	14d
阿魏酸哌嗪片	150mg	p.o. t.i.d.	14d
阿法骨化醇软胶囊	0.5μg	p.o. q.d.	14d

（三）存在问题

1. 患者初始降血压治疗方案的调整不合理。
2. 患者初始降血糖方案不合理。
3. 雷公藤多苷片用法用量不合理。

（四）分析及药学监护

1. 初始降血压治疗方案分析

（1）患者以糖尿病肾病入院，根据《中国糖尿病肾脏病防治指南（2021 年版）》，患者的血压控制目标为 <130/80mmHg，推荐首选 ACEI 或 ARB 类药物治疗。患者既往使用硝苯地平控释片 30mg b.i.d.、赖诺普利氢氯噻嗪片 10mg/12.5mg q.d. 治疗，血压维持在 150/80mmHg，入院测血压 157/90mmHg，未达标。

（2）患者入院前使用三联降血压方案，CCB＋ACEI＋噻嗪类利尿剂。CCB 具有直接扩张动脉的作用，ACEI/ARB 既扩张动脉，又扩张静脉，故两药合用有协同降血压作用。CCB 常见的不良反应为踝部水肿，可被 ACEI/ARB 减轻或抵消。ACEI/ARB 也可部分阻断 CCB 所致反射性交感神经张力增加和心率加快的不良反应。ACEI/ARB＋噻嗪类利尿剂合用有协同作用，有利于改善降血压效果。ACEI/ARB 可使血钾水平略有上升，能拮抗噻嗪类利尿剂长期应用所致的低血钾等不良反应。此外，ACEI/ARB 除控制血压外，尚可通过降低肾小球内压和直接影响肾小球基底膜对大分子的通透性，从而减少尿蛋白的排出。

（3）入院后调整了患者的降血压方案，改用氯沙坦钾片 50mg p.o. b.i.d. 和氢氯噻嗪片 25mg p.o. q.d.，由三联降血压方案调整为二联降血压方案，由于患者此前血压已控制不佳，此次调整不利于血压控制，降血压方案欠合理。

2. 初始降血糖治疗方案分析

（1）该患者为成人晚发自身免疫性糖尿病（LADA），根据《成人隐匿性自身免疫糖尿病诊疗中国专家共识（2021 版）》（以下简称《共识》），应先根据 C 肽水平，再按 GADA 滴度以及是否合并心肾疾病，选择胰岛素、二甲双胍及可能具有胰岛功能保护或改善心肾结局的降血糖药，避免使用磺酰脲类药物。若 C 肽 <0.3nmol/L 或 GADA 滴度≥180U/ml，建议使用胰岛素治疗；对于新诊患者伴 HbA1c≥9%，可短期胰岛素强化治疗；合并慢性肾脏病推荐首选 SGLT-2i 或 GLP-1RA。

（2）该患者 C 肽 <0.01ng/ml，GAD（+/−），HbA1c：10.40%，以糖尿病肾病入院，胰岛功能、代谢状况较差，且胰岛素治疗史已长达 10 年，血糖控制不佳。磺酰脲类药物因其促进胰岛素释放，加速胰岛 β 细胞凋亡，可使得 LADA 患者胰岛功能减退更快，较其他药物更快进展至胰岛素依赖。因此建议 LADA 患者避免使用磺酰脲类降血糖药，该患者入院给予格列美脲片降血糖不合理。

3. 使用雷公藤多苷片的方案分析

（1）雷公藤多苷是具有抗炎免疫调节作用的中药活性成分。《共识》建议可以试用小剂量雷公藤多苷联合治疗 LADA。其引用的临床研究中所用的雷公藤多苷起始剂量为 1mg/(kg·d)，3 个月后 0.5mg/(kg·d) 维持。患者体重 61kg，计算雷公藤多苷起始给药剂量约为 60mg/d，患者初始实际给予 20mg t.i.d.。但考虑患者糖尿病肾病Ⅳ期，肾功能不全（Cr 118μmol/L、Ccr 54.05ml/min），建议监测肾功能，或减少给药剂量。

（2）研究表明，雷公藤多苷片有"中草药类激素"之称，具有保护足细胞、抗炎、抑制肾小球系膜细胞的增殖、减轻肾损伤等作用。目前在国内临床应用上，雷公藤多苷无论单药使用还是联合其他药物使用,对治疗肾脏疾病均有一定的疗效,如慢性肾小球肾炎、肾病综合征、糖尿病肾病、IgA 肾病、系统性红斑狼疮等,尤其在降低尿蛋白量上效果显著,但对改善其他肝肾功能指标仍存在争议,且不良反应较严重,用药期间应注意定期随诊并检查血、尿常规及心电图和肝肾功能,必要时停药并给予相应处理。

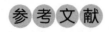

参 考 文 献

[1] 中国高血压防治指南修订委员会,高血压联盟(中国),中华医学会心血管病学分会,等. 中国高血压防治指南(2018 年修订版)[J]. 中国心血管杂志,2019,24(1):24-56.

[2] 中华医学会糖尿病学分会. 中国 2 型糖尿病防治指南(2020 年版)[J]. 中华糖尿病杂志,2021,13(4):315-409.

[3] 中国医师协会内分泌代谢科医师分会,国家代谢性疾病临床医学研究中心. 成人隐匿性自身免疫糖尿病诊疗中国专家共识(2021 版)[J]. 中华医学杂志,2021,101(38):3077-3091.

[4] 欧阳玲莉,周智广,彭健,等. 雷公藤多甙治疗 LADA 的初步临床观察 [J]. 中国糖尿病杂志,2000,8(1):7-9.

案例 80　痹证（痛风合并血脂异常）

（一）病例资料

患者，男，44 岁，身高 171cm，体重 71kg，体重指数 24.28kg/m^2。

主诉： 发现血尿酸升高 1 年余，伴右侧踝关节疼痛 2 天。

现病史： 患者 6 年前饮酒后出现右踝关节疼痛，未经特殊处理，后出现左踝关节红肿热，活动受限；就诊于当地医院，查血尿酸 541μmol/L，诊断为痛风，予秋水仙碱口服（具体剂量不明），症状稍缓解，后住院降低尿酸，消炎止痛对症处理后血尿酸恢复正常，出院后服用非布司他片治疗 2 个月后自行停药，期间未行血尿酸检查。2 日前患者突发右侧踝关节疼痛，红肿，皮温升高，为求进一步诊治入院。

既往史： 血脂异常病史 5 年。否认冠心病、脑梗死等慢性疾病；否认外伤手术史、输血史。

个人史、婚育史、家族史、过敏史： 无吸烟史，饮酒 20 年，白酒约 30g/d。已婚，子女体健。否认家族遗传病和传染病病史。否认食物、药物过敏史。

体格检查： T 36.6℃，R 20 次/min，P 80 次/min，BP 126/80mmHg。患者神志清楚，精神可，心、肺、腹部查体无明显异常。

中医四诊： 患者神清，精神可，右侧踝关节红肿、疼痛，局部皮温高；二便调。舌质红，苔黄腻，脉濡数。

辅助检查：

3 月 28 日　胸部 CT 平扫：右肺中叶少许慢性炎症及陈旧灶。

3 月 28 日　血管彩超：双下肢动脉硬化伴硬化小斑块形成。

3 月 28 日　泌尿系统彩超：前列腺轻度增生。

入院诊断：

中医诊断： 痹证（湿热痹阻证）。

西医诊断： ①痛风；②血脂异常（脂肪肝）。

（二）诊疗过程

初始治疗药物（3 月 28 日）

药品名称	剂量	用法
芙蓉膏	适量	外用 b.i.d.
注射用氯诺昔康	16mg	i.v.gtt. q.d.
0.9% 氯化钠注射液	100ml	
丹参川芎嗪注射液	10mg	i.v.gtt. q.d.
0.9% 氯化钠注射液	100ml	
碳酸氢钠片	1.0g	p.o. b.i.d.

3月29日（D2）

患者诉右侧踝关节肿痛稍有改善，活动时加重，纳寐一般，二便调。查体：右侧踝关节红肿，压痛（+），局部皮温高，舌质红，苔黄腻，脉濡数，余无异常。

辅助检查：

血常规：无明显异常；凝血常规：FIB 4.66g/L，余项正常。

生化：TG 2.13mmol/L，GGT 63U/L，SI 7.41μmol/L，UA 388μmol/L，余项正常。

甲状腺全套：细胞角蛋白19片段3.01ng/ml，TT$_4$ 52.22nmol/L，余项正常。

腹部彩超：脂肪肝；胆囊壁胆固醇结晶。

药物治疗调整：

加用：非布司他片40mg p.o. q.d.。

3月30日（D3）

患者右侧踝关节肿痛稍有改善，纳寐一般，二便调。患者诉夜间右侧踝关节时有疼痛。

药物治疗调整：

加用：双氯芬酸钠缓释胶囊50mg p.o. q.n.。

4月2日（D6）

患者右侧踝关节肿痛明显改善，余同前。查体：右侧踝关节暗红，压痛（±），局部皮温略高，烦躁，舌质红，苔黄腻，脉濡数。中医予以清热通络，祛风除湿之剂。

药物治疗调整：

加用：中药方剂①

中药方剂①				用法用量
萆薢 15g	土茯苓 15g	虎杖 15g	威灵仙 15g	
泽泻 15g	车前草 12g	滑石 10g	醋延胡索 15g	共5剂，每日1剂，400ml 分早晚2次温服
生地黄 10g	当归 10g	丹参 20g	蜂房 10g	
蜈蚣 2条				

4月5日（D9）

患者诉右侧踝关节疼痛基本缓解，余同前。查体：右侧踝关节红肿减退，压痛（±），局部皮温正常。

药物治疗调整：

停用：注射用氯诺昔康。

调整：非布司他片40mg p.o. q.d.减至20mg p.o. q.d.。

加用：非诺贝特缓释胶囊0.25g p.o. q.d.。

4月8日（D12）

患者右侧踝关节肿痛缓解，活动自如，纳寐可，二便调。查体：右侧踝关节红肿减退，压痛（-），局部皮温正常。办理出院。

出院诊断：

中医诊断：痹证（湿热痹阻证）。

西医诊断：①痛风；②高脂血症（脂肪肝）。

出院带药：

药品名称	剂量	用法	天数
非布司他片	20mg	p.o. q.d.	14d
非诺贝特缓释胶囊	0.25g	p.o. q.d.	14d
碳酸氢钠片	1.0g	p.o. b.i.d.	14d

中药方剂②：中药方剂①去蜈蚣，将蜂房改为炒蜂房 10g，共 7 剂，制配方颗粒，温水冲服，每日 1 剂，分 2 次服用。

（三）存在问题

1. 氯诺昔康给药方案不适宜。
2. 非布司他给药方案不适宜。
3. 丹参川芎嗪注射液使用不适宜。
4. 中药方剂①存在不规范和不适宜。
5. 患者自行停药，用药依从性不高。

（四）分析及药学监护

1. 氯诺昔康给药方案分析

（1）剂型选择不适宜：氯诺昔康注射剂型多用于术后或无法进食者。该患者可以进食，因此可以选择非甾体抗炎药口服剂型给药。

（2）单次起始剂量偏大：注射用氯诺昔康说明书载：本品常规剂量是起始剂量 8mg，如不能充分缓解疼痛，可加用一次 8mg，每日剂量不应超过 16mg。大于推荐用量并不增加本品疗效，相反可能引起不良反应。

2. 非布司他给药方案分析

（1）《中国高尿酸血症与痛风诊疗指南（2019）》建议，痛风急性发作完全缓解后 2～4 周开始降尿酸药物治疗，正在服用降尿酸药物的痛风急性发作患者，不建议停用降尿酸药物。而《美国风湿病学会痛风管理指南（2020 年版）》指出，痛风发作期的患者在有效抗炎的基础上可以考虑启动降尿酸的治疗。

（2）该患者入院前已自行停用非布司他，入院时处于痛风急性发作，可暂缓使用降尿酸药物。如重新启动降尿酸药物治疗，非布司他推荐初始剂量为 20mg，每日 1 次，在给药开始 4 周后根据血尿酸值逐渐增加用量，每次增量 20mg，每日最大剂量为 80mg，血尿酸值达标（<6mg/dl 或 <360μmol/L）后，维持最低有效剂量。患者入院后初始即给予非布司他片 40mg q.d.，每日剂量过大，易导致血尿酸波动，加重痛风发作。

3. 丹参川芎嗪注射液使用分析　该患者出入院诊断中均无心脑血管疾病和血瘀证候要素等，使用不适宜，分析如下：

（1）超说明书适应证：丹参川芎嗪注射液说明书用于闭塞性脑血管疾病，如脑供血不足、脑血栓形成、脑栓塞、缺血性中风等；缺血性心血管疾病，如冠心病的胸闷、心绞痛、心肌梗死、血栓闭塞性脉管炎、胸痹心痛等。患者无相关疾病，属于超说明书适应证用药。

（2）无血瘀证候要素：丹参川芎嗪注射液适用于心脑血管疾病中医证候需有血瘀证候要素，如气虚血瘀、气滞血瘀、风痰瘀阻、瘀血痹阻等证。患者中医诊断证型为湿热瘀阻证，用药与证型不符。

（3）溶媒用量不适宜：该药说明书推荐溶媒用量 250～500ml，医嘱予 100ml 偏小。

4. 中药方剂①的用药分析

（1）中药方剂①书写不规范：《处方管理办法》要求中药饮片处方的书写，对调剂、煎煮的特殊要求注明在药品右上方，如布包、先煎、后下等；中药方剂中滑石入汤剂宜先煎，应在处方右上角进行标注。

（2）炮制品选择不适宜：蜂房甘平，有毒，有生品和炒制品，生品有攻毒杀虫、祛风止痒、止痛功效；炒制品可降低毒性，增强疗效，建议内服选用炒制品。

（3）中西药合用时间间隔：该患者为碱化尿液服用碳酸氢钠片，中药方剂均含有醋延胡索、虎杖等，这两种药物均不宜与碳酸氢钠同服，药师应告知患者中药方剂或配方颗粒服用与碳酸氢钠片间隔 2 小时以上。

5. 患者用药依从性分析及药学监护

（1）患者误以为血尿酸在正常范围，可以停药：药师与患者交流过程中发现患者上次出院后认为尿酸值在化验单正常范围以内即可，自行停用非布司他。药师向患者解释化验单中血尿酸的正常范围为 208～428μmol/L，但并非该患者的达标值；降尿酸治疗目标是预防痛风关节炎的急性复发和痛风石的形成，帮助痛风石溶解，该患者合并血脂异常，血尿酸水平宜稳定在 300μmol/L 以下，有助于控制病情。通过药师用药指导，患者知晓了自身血尿酸控制水平，药物治疗需长程管理，从而提高用药依从性。

（2）患者院外用药期间未能对血尿酸进行定期监测：痛风是嘌呤代谢紊乱和 / 或尿酸排泄障碍所导致的一组异质性疾病。疾病的治疗是长期过程，服用药物后，需要定期监测血尿酸水平。非布司他为新型选择性黄嘌呤氧化酶抑制剂，可抑制尿酸生成。药师告知患者非布司他服用后 2 周复查血尿酸，2～5 周血尿酸不达标，需随访，医师根据病情调整用药剂量，逐渐增加剂量或使用维持剂量；服药期间应监测肝功能，如有胸闷、胸痛、心慌等不适，应及时来医院就诊，评估心血管情况。

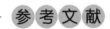

参 考 文 献

[1] 中华医学会内分泌学分会. 中国高尿酸血症与痛风诊疗指南（2019）[J]. 中华内分泌代谢杂志，2020，36（1）：1-13.

[2] FITZGERALD J D, DALBETH N, MIKULS T, et al. 2020 American College of Rheumatology guideline for the management of gout[J]. Arthritis Care Res（Hoboken），2020，72（6）：744-760.

[3] 高阳，王桂倩，王健，等. 丹参川芎嗪注射液临床应用专家共识 [J]. 中国中药杂志，2019，44（14）：2937-2942.

[4] 中华人民共和国卫生部. 处方管理办法：卫生部令第 53 号 [A/OL].（2018-08-30）[2020-03-12] http://www.nhc.gov.cn/fzs/s3576/201808/d71d4735f6c842158d2757fbaa553b80.shtml.

[5] 张冰. 临床中药学 [M]. 北京：中国中医药出版社，2012.

七、风湿病科案例

案例81 风湿痹病（痛风性关节炎）

（一）病例资料

患者，男，47岁，身高170cm，体重78.3kg，体重指数27.09kg/m²。

主诉：左膝关节、左脚踝疼痛11年余，加重2天。

现病史：患者11年前无明显诱因出现左膝关节疼痛，于当地医院就诊，考虑"痛风"，予中药汤药及间断口服依托考昔、新癀片治疗，症状时轻时重。半个月前患者劳累后出现左膝关节疼痛，未予系统治疗。2天前出现左脚踝疼痛，伴腰腿酸麻胀感。现症见左膝关节、左脚踝疼痛，腰腿酸麻胀感，关节活动受限，咳嗽咳痰，痰白黏稠，纳可，寐欠安，小便量可，色黄，大便不成形，质稀，3~4次/d。

既往史：肾结石病史3年余，2016年行肾结石碎石术。高血压病史6年合并突发性聋，血压最高达180/100mmHg，平素未系统监测血压。痛风病史11年。

个人史、婚育史、家族史、过敏史：饮酒史20余年，2~3两/d，吸烟史20余年，30支/d。已婚，育有1女，子女及配偶体健。否认家族性遗传病史。否认食物、药物过敏史。

体格检查：T 36.5℃，R 18次/min，P 64次/min，BP 140/93mmHg。患者神清，双肺呼吸音清晰，双侧肺未闻及干、湿性啰音。心律齐。双下肢无浮肿。四肢肌力、肌张力正常，生理反射正常。专科检查：左膝关节肿胀，皮肤纹理基本消失，骨标志不明显，皮温高，皮色不红，左膝浮髌试验（+）。

中医四诊：双目有神，面色欠润，毛发少光泽，形体偏胖。左膝关节、左脚踝疼痛，关节肿、热、痛，皮下有结节，活动受限。腰腿酸麻胀感，咳嗽咳痰，痰白黏稠，纳可，寐欠安。溲赤，大便正常。舌淡白，少苔，脉弦滑。

辅助检查：

肾功能：UA 555μmol/L，Cr 81.7μmol/L。

肝功能：GGT 257U/L。

血常规：WBC 9.82×10⁹/L。

血脂：HDL-C 0.92mmol/L，LDL-C 3.16mmol/L，TG 2.29mmol/L，TC 4.76mmol/L。

血浆D-二聚体：D-Dimer 910ng/ml。

胱抑素C：CysC 1.21mg/L。

胆碱酯酶：CHE 494U/L。

C反应蛋白：CRP 35.1mg/L。

入院诊断：

中医诊断：风湿痹病（风湿热痹兼痰瘀互结证）。

西医诊断：①痛风性关节炎；②高血压病3级（很高危）。

（二）诊疗过程

初始治疗药物（11月23日）

药品名称	剂量	用法
依托考昔片	60mg	p.o. q.n.
氯沙坦钾片	50mg	p.o. q.d.
0.9%氯化钠注射液	250ml	i.v.gtt. q.d.
注射用红花黄色素	150mg	

11月24日（D2）

患者情况：左膝关节、左脚踝肿、热、痛，活动受限。腰腿酸麻胀感，咳嗽咳痰，痰白黏稠，纳可，寐欠安。溲赤，大便正常。尿量1 600ml。体格检查：T 36.5℃，R 18次/min，P 64次/min，BP 143/94mmHg。舌淡白，少苔，脉弦滑。专科检查：左膝关节肿胀，皮肤纹理基本消失，骨标志不明显，皮温高，皮色不红，左膝浮髌试验（+）。

药物治疗调整：

中药方剂①：

中药方剂①				用法用量
土茯苓30g	虎杖15g	白花蛇舌草30g	牡丹皮12g	
赤芍12g	生石膏^{（先煎）}30g	知母12g	桂枝10g	每日1剂，水煎至400ml
黄柏12g	甘草6g	细辛3g	独活10g	分早晚2次空腹温服
牛膝15g				

11月25日（D3）

患者尿量2 100ml，余同11月24日。体格检查：T 36.1℃，P 70次/min，R 20次/min，BP 142/85mmHg。

辅助检查：

泌尿彩超：双肾结构未见异常。

X线：双膝关节退行性变，双足骨质未见异常。

药物治疗调整：

加用多烯磷脂酰胆碱胶囊456mg p.o. t.i.d.。

11月27日（D5）

左膝关节、左脚踝疼痛，夜间疼痛尤甚，活动后疼痛稍减轻。余同11月24日（D2）。体格检查：T 36.3℃，R 19次/min，P 76次/min，BP 135/80mmHg。

辅助检查：

肝功能：GGT 196U/L，TP 63.4g/L。

肾功能：UA 446μmol/L。

药物治疗调整：

加用：0.9% 氯化钠注射液 100ml＋注射用氢化可的松琥珀酸钠 100mg i.v.gtt. q.d. st.

　　　金黄膏外用，涂覆患处。

11 月 29 日（D7）

患者左膝关节、左脚踝无明显疼痛，活动后疼痛稍减轻。余同 11 月 24 日（D2）。体格检查：T 36.7℃，R 18 次 /min，P 64 次 /min，BP 124/75mmHg。

药物治疗调整：

中药方剂②：中药方剂①甘草 6g 改为炙甘草 6g；加陈皮 10g，清半夏 10g，茯苓 10g。

12 月 1 日（D9）

患者左膝关节、左脚踝无明显疼痛，夜间可平稳入睡，无咳嗽咳痰。体格检查：T 36.4℃，R 18 次 /min，P 77 次 /min，BP 130/80mmHg。

12 月 3 日（D11）

患者一般情况同 12 月 1 日。体格检查：T 36.2℃，R 17 次 /min，P 86 次 /min，BP 138/80mmHg。专科检查：左膝关节轻度肿胀，皮肤纹理变浅，骨标志可见，皮色不红，左膝浮髌试验（+）。

药物治疗调整：

停用：0.9% 氯化钠注射液 100ml＋注射用氢化可的松琥珀酸钠 100mg。

加用：甲泼尼龙片 8mg p.o. q.d.。

12 月 6 日（D14）

患者左膝关节、左脚踝疼痛较入院前明显好转。体格检查：T 36.4℃，R 18 次 /min，P 78 次 /min，BP 140/90mmHg。

辅助检查：

尿酸（尿）：UA 1 330.0μmol/L。

肾功能：UA 457μmol/L，Cr 80.6μmol/L。

肝功能：GGT 197U/L，ALT 96U/L，AST 49U/L。

血常规：WBC 10.55×10^9/L。

血脂：HDL-C 0.90mmol/L，LDL-C 2.81mmol/L，TG 2.71mmol/L，TC 4.52mmol/L。

C 反应蛋白：CRP 6.68mg/L。

药物治疗调整：

调整为中药方剂③：中药方剂①加薏苡仁 30g，绵萆薢 15g，当归 12g，川芎 12g，槲寄生 20g。

12 月 7 日（D15）

患者一般情况同 12 月 6 日。体格检查：T 36.4℃，R 18 次 /min，P 78 次 /min，BP 138/92mmHg。

药物治疗调整：

调整：甲泼尼龙片 8mg p.o. q.d. 调整为 4mg p.o. q.d.。

停用：中药方剂③。

加用：双环醇片 25mg p.o. t.i.d.。

12 月 9 日（D17）

患者一般情况同 12 月 6 日。T 36.9℃，R 19 次 /min，P 76 次 /min，BP 130/90mmHg。专科检查：左膝关节轻度肿胀，皮肤纹理变浅，骨标志可见，皮色不红，左膝浮髌试验（+）。

12 月 11 日（D19）

患者一般情况同 12 月 6 日。T 36.6℃，R 19 次 /min，P 79 次 /min，BP 128/92mmHg。

辅助检查：

肾功能：UA 446μmol/L，Cr 75.8μmol/L。

肝功能：GGT 213U/L，ALT 98U/L，AST 48U/L。

C 反应蛋白：CRP 8.45mg/L。

血脂：HDL-C 0.90mmol/L，LDL-C 2.84mmol/L，TG 3.58mmol/L，TC 4.71mmol/L。

药物治疗调整：

停用：依托考昔片。

调整：甲泼尼龙片 4mg p.o. q.d. 调整为甲泼尼龙片 4mg p.o. q.o.d.。

12 月 13 日（D21）

患者左膝关节、左脚踝疼痛较前明显好转。纳可。舌淡白，少苔，脉弦滑。症状好转拟明日出院。

出院诊断：

中医诊断：风湿痹病（风湿热痹兼痰瘀互结证）。

西医诊断：①痛风性关节炎；②高血压病 3 级（很高危）；③肝损害；④高脂血症。

出院带药：

药品名称	剂量	用法	天数
非布司他片	40mg	p.o. q.d.	7d
甲泼尼龙片	4mg	p.o. q.o.d.	7d
双环醇片	25mg	p.o. t.i.d.	7d
多烯磷脂酰胆碱胶囊	456mg	p.o. t.i.d.	7d

（三）存在问题

1. 中药方剂①的使用不合适。

2. 肝功能检查（ALT、AST、GGT）异常的处理不适宜。

3. 糖皮质激素用药方案不适宜。

（四）分析及药学监护

1. 中药方剂①的使用分析

（1）中药方剂①为白虎加桂枝汤加减。功用清热利湿，活血通络，主治风湿热痹证。

（2）患者咳嗽咳痰，痰白黏稠，舌淡白，脉弦滑。当属风湿热痹兼痰湿证，治宜白虎加桂枝汤合二陈汤加减，以清热利湿，活血通络，燥湿化痰。

（3）在药物组成、煎煮方法上宜加粳米与中药同煎。因粳米具有益胃生津的作用，可缓解石膏、知母、黄柏苦寒重降之性，防大寒伤中之弊。此外，因石膏在水中悬浮许多细微颗粒，与粳米同煎，可增加悬浮的颗粒，增强石膏的清热作用。

2. 肝功能检查异常的用药分析

（1）相关文献报道，虎杖含游离蒽醌及蒽醌苷类成分，可引起肝损伤。依托考昔说明书中提示，服用本品后可引起 ALT、AST 指标升高。根据《中药药源性肝损伤临床评价技术指导原则》（2018 年）、《RUCAM 因果关系评分表》对药物与肝损伤因果关系进行综合评估，患者 ALT、AST 指标升高可能与服用虎杖、依托考昔等药物有关,为轻度肝损伤。

(2)《药物性肝损伤诊治指南》(2015 年)中指出药物性肝损伤的首要治疗措施是及时停用导致肝损伤的可疑药物,对固有型药物性肝损伤可停药或减少剂量(1A)。应充分权衡停药引起原发病进展和继续用药导致肝损伤加重的风险。《2016 中国痛风诊疗指南》提出:痛风急性发作期,短期单用糖皮质激素,其疗效和安全性与 NSAID 类似(2B)。该患者痛风急性发作,目前症状好转,在肝脏生化检查异常后,单独使用甲泼尼龙片即可,应停用虎杖、依托考昔。

(3)《药物性肝损伤诊治指南》(2015 年)中指出:目前无证据显示 2 种或 2 种以上抗炎保肝药物对药物性肝损伤有更好的疗效,因此尚不推荐 2 种或 2 种以上抗炎保肝药物联用,建议使用双环醇片或多烯磷脂酰胆碱胶囊一种保肝药物即可。

3. 该患者糖皮质激素用药方案分析

(1)《中国高尿酸血症与痛风诊疗指南(2019)》中指出:痛风急性发作累及多关节、大关节或合并全身症状的患者,建议首选全身糖皮质激素治疗(2B)。糖皮质激素在痛风急性发作期镇痛效果与 NSAID 相似,但能更好地缓解关节活动痛。目前欧美指南多推荐糖皮质激素作为一线抗炎镇痛药物。为防止激素滥用及反复使用增加痛风石的发生率,专家组将糖皮质激素推荐为二线镇痛药物,仅当痛风急性发作累及多关节、大关节或合并全身症状时,才推荐全身应用糖皮质激素治疗。该患者痛风急性发作,左膝关节、左脚踝疼痛,夜间疼痛尤甚,活动后疼痛稍减轻,活动受限,腰腿酸麻胀感,选用糖皮质激素类药物治疗合理。

(2)《中国高尿酸血症与痛风诊疗指南(2019)》指出:当痛风急性发作累及多关节、大关节或合并全身症状时,建议口服泼尼松 0.5mg/(kg·d),3~5 天停药;其他激素,如地塞米松、倍他米松的用法按照等效抗炎剂量交换。《痛风及高尿酸血症基层诊疗指南(实践版·2019)》指出:糖皮质激素主要用于严重急性痛风发作伴有明显全身症状。口服剂量泼尼松 0.5mg/(kg·d),连续用药 5~10 天停药;或者 0.5mg/(kg·d)开始,用药 2~5 天症状好转后逐渐减量,7~10 天内停药,尽量避免使用长效制剂如地塞米松等。该患者使用注射用氢化可的松琥珀酸钠 100mg i.v.gtt. q.d. 6 天(11 月 27 日—12 月 2 日),后续使用甲泼尼龙片 8mg p.o. q.d. 4 天(12 月 3 日—12 月 6 日)、甲泼尼龙片 4mg p.o. q.d. 4 天(12 月 7 日—12 月 10 日)、甲泼尼龙片 4mg p.o. q.o.d. 3 天(12 月 11 日—12 月 13 日),共使用糖皮质激素类药物 17 天不合理,且不推荐使用注射剂型。此外,该患者体重 78.3kg,根据指南推荐,注射用氢化可的松琥珀酸钠、甲泼尼龙片的使用剂量不适宜。

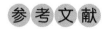

参考文献

[1] 刘博,阳洁,宋海波,等. 基于中医药古籍与现代文献的虎杖临床应用及不良反应情况分析 [J]. 中国药物警戒,2018,15(6):348-353.

[2] 席鹏. 虎杖炮炙品及热炎宁合剂肝毒性研究 [D]. 郑州:河南中医药大学,2017.

[3] 刘敏,柯巍,李月阳,等. 依托考昔致药物性肝损伤 1 例 [J]. 药学与临床研究,2017,25(3):267.

[4] 叶晓莉,薛泉瑞,成岗. 依托考昔与骨康胶囊联合应用导致急性药物性肝损伤一例 [J]. 实用药物与临床,2014,17(8):1084-1085.

案例82 骨痹（骨关节炎）

（一）病例资料

患者，女，43岁，身高156cm，体重61kg，体重指数25.07kg/m²。

主诉： 双膝、双肩关节反复疼痛7个月，再发加重1个月。

现病史： 患者7个月前无明显诱因出现双膝、双肩关节疼痛，就诊于当地医院，诊断为骨关节炎，予硫酸氨基葡萄糖胶囊（0.5g p.o. t.i.d.），自觉效果不佳，1个月后停用该药，自行于诊所行针灸、拔罐、推拿、外贴膏药等治疗，症状稍好转。1个月前自觉双膝、双肩关节疼痛加重，伴腰痛不适，畏寒乏力，于6月27日至医院门诊就诊，门诊医师拟骨关节炎收入风湿病科。

既往史： 平素身体健康状况一般，否认冠心病、高血压、脑梗死、脑出血、肺结核、肝炎，否认外伤手术史和输血史，近两年无住院治疗史。

个人史、婚育史、家族史、过敏史： 久居原籍，无疫区接触史、吸烟史和饮酒史；否认预防接种史。已婚，孕1产1子，配偶及子均体健。否认家族遗传病和传染病病史。否认食物、药物过敏史。

体格检查： T 36.0℃，R 18次/min，P 74次/min，BP 99/70mmHg。患者神志清楚，步入病房，慢性病容，表情自然，自动体位，对答切题，查体合作，精神可。双下肢无水肿，四肢无畸形，无杵状指/趾。关节无变形。双肩关节压痛（+），活动略受限，双膝关节压痛（+），被动活动后可触及骨擦感。余无特殊。

中医四诊： 患者神志清楚，动作不利，两眼灵活，面色晦滞，表情自然，呼吸平静，发育相称，体形中等，营养良好，语音低沉。纳可，二便调，夜寐欠安。舌淡红，苔少，脉弦细。

辅助检查：

6月27日 血常规：WBC 4.93×10⁹/L，RBC 4.01×10¹²/L，Hb 130g/L，PLT 186×10⁹/L。

6月27日 血生化：CRP 0.37mg/L，ALT 10U/L，AST 13U/L，BUN 3.87mmol/L，Cr 46.1μmol/L，UA 308μmol/L，TP 70.2g/L，ALB 42.7g/L，ASO 49IU/ml，RF 3.3U/ml。

6月27日 类风湿关节炎标志物、自身抗体、ANCA、HLA-B27、ESR、肿瘤标志物、免疫组合、心肺功能五联、凝血指标、尿常规、粪便常规＋隐血均未见异常。

6月27日 双手X线：双手轻度退行性变。

6月27日 双膝关节X线：双膝关节轻度退变、右侧髌上囊积液。

入院诊断：

中医诊断： 骨痹（肝肾亏虚证）。

西医诊断： 骨关节炎。

(二)诊疗过程

初始治疗药物(6月27日)

药品名称	剂量	用法
骨瓜提取物注射液	20ml	i.v.gtt. q.d.
5% 葡萄糖注射液	250ml	
小牛血清去蛋白注射液	20ml	i.v.gtt. q.d.
5% 葡萄糖注射液	250ml	
硫酸氨基葡萄糖胶囊	0.5g	p.o. t.i.d.
氯诺昔康片	8mg	p.o. b.i.d.

6月28日(D2)

患者双膝、双肩关节疼痛,腰痛不适,畏寒乏力,纳可,二便调,夜寐因痛欠安。查体:双肩关节压痛(+),活动略受限,双膝关节压痛(+),被动活动后可触及骨擦感。舌淡红,苔少,脉弦细。中药方剂内服以补益肝肾,通络除痹为法。

药物治疗调整:

加用中药方剂①:

中药方剂①				用法用量
杜仲 10g	续断 15g	枸杞子 15g	川牛膝 15g	
怀牛膝 15g	黄精 15g	山药 15g	川芎 15g	
丹参 20g	当归 10g	茯苓 15g	佛手 10g	温服 每日 1 剂 400ml 分早晚 2 次空腹服用
火麻仁 15g	郁李仁 15g	酸枣仁 15g	威灵仙 15g	
甘草 6g				

6月29日(D3)

患者仍感双膝、双肩关节疼痛,腰痛不适、畏寒乏力稍缓解,偶感头晕、心烦,夜寐因痛欠安,纳可,二便调。查体:神清,精神欠佳。双肩关节压痛(±),活动尚可,双膝关节压痛(+),被动活动可触及骨擦感。余大致同前。

辅助检查:

抑郁自评量表:57.5 分,焦虑自评量表:62.5 分,提示患者焦虑抑郁状态。

药物治疗调整:

加用:氟哌噻吨美利曲辛片 1 片 p.o. q.n.。

7月1日(D5)

患者诉双膝、双肩关节疼痛较前稍有改善,畏寒乏力有所缓解,仍感腰痛不适,夜寐欠安,纳可,二便调。查体:神清,精神欠佳。双肩关节压痛(±),活动尚可,双膝关节压痛(±),被动活动可触及骨擦感。余大致同前。

辅助检查:

腰椎 MRI:①L4-L5、L5-S1 椎间盘突出;②腰椎退行性变。

肩关节 MRI:①右肩关节肩袖损伤;②右肩关节退行性变,关节腔及周围滑膜囊积液。

药物治疗调整：

加用：盐酸曲马多缓释片 50mg p.o. q.12h.。

调整：氟哌噻吨美利曲辛片 1 片 p.o. q.d.（下午 4:00 前）。

7月4日(D8)

患者双膝、双肩关节轻微疼痛，腰痛不适、畏寒乏力明显改善，无头痛、头晕，夜间睡眠尚可，纳可，二便调。查体：神清，精神可。双肩关节压痛(±)，活动尚可，双膝关节压痛(±)。余大致同前。患者病情平稳，要求出院，予以办理。

出院诊断：

中医诊断：骨痹（肝肾亏虚证）。

西医诊断：①骨关节炎；②腰椎间盘突出症。

出院带药：

药品名称	剂量	用法	天数
硫酸氨基葡萄糖胶囊	0.5g	p.o. t.i.d.	30d
氯诺昔康片	8mg	p.o. b.i.d.	7d
氟哌噻吨美利曲辛片	1 片	p.o. q.d.	7d

中药方剂②：中药方剂①去川牛膝，余不变。

(三) 存在问题

1. 中药方剂①中川牛膝和怀牛膝联合用药不适宜。

2. 使用小牛血清去蛋白注射液适应证不适宜。

3. 氟哌噻吨美利曲辛片给药时间不适宜。

(四) 分析及药学监护

1. 中药方剂①中川牛膝和怀牛膝的使用分析

(1) 中药方剂①中重用牛膝，牛膝是风湿病科常用中药，有川牛膝和怀牛膝之分。川牛膝为苋科植物川牛膝 *Cyathula officinalis* Kuan 的干燥根，主产于四川、云南、贵州等地；怀牛膝为苋科植物牛膝 *Achyranthes bidentata* Bl. 的干燥根，因产于历史上的怀庆府而得名，位于今河南焦作一带。川牛膝味甘、微苦，性平，逐瘀通经、通利关节、利尿通淋，用于经闭癥瘕、胞衣不下、跌扑损伤、风湿痹痛、足痿筋挛等症；怀牛膝味苦、甘、酸，性平，逐瘀通经、补肝肾、强筋骨、利尿通淋，引血下行，常用于治疗经闭、痛经、腰膝酸痛、筋骨无力、淋证、水肿、头痛、眩晕、牙痛、口疮及吐血、衄血等。目前大多数医家认为川牛膝偏于活血通经，而怀牛膝补益作用强于川牛膝。

(2) 现代药理研究发现，怀牛膝主要有效成分是以齐墩果酸为苷元的三萜皂苷，并含羟基促蜕皮甾酮、牛膝甾酮、肽多糖等；川牛膝不含以齐墩果酸为苷元的三萜皂苷以及蜕皮甾酮，其主要活性成分是杯苋甾酮，另外还含有甜菜碱、阿魏酸等成分。怀牛膝多糖可提高机体免疫力，抗炎消肿；川牛膝对大鼠蛋清性足肿胀及炎症的功效胜于怀牛膝。药理作用提示二者均可用于血瘀病症，而怀牛膝兼有补益之功，可用于肝肾不足之证。

(3) 怀牛膝和川牛膝在来源、产地、性状、化学成分、药理作用和功效主治方面均有差异，其性状和显微结构也不尽相同，二者不宜混用，使用时应当注意加以辨别，以保证临床疗效。该患者诊断为骨痹，辨证为肝肾亏虚证。肝主筋，肾主骨，肝肾亏虚则筋骨失养，正气不足，卫外不固，风寒湿等外邪乘虚袭入，注于肌腠经络，滞留关节筋骨，而致气血痹阻，其治疗应以补益肝肾，通络除痹为主，因此不建议将川、怀牛膝联用，选用怀牛膝更为适宜。

2. 使用小牛血清去蛋白注射液适宜性分析

（1）小牛血清去蛋白注射液含多种游离氨基酸和肽，能促进细胞对葡萄糖和氧的摄取与利用，可促进能量代谢，增加供血量。该药说明书规定适应证为：①改善脑部血液循环和营养障碍性疾病（缺血性损害、颅脑外伤）所引起的神经功能缺损；②末梢动脉、静脉循环障碍及其引起的动脉血管病，腿部溃疡；③皮肤移植术，皮肤烧伤、烫伤、糜烂，愈合伤口（创伤、褥疮），放射所致的皮肤、黏膜损伤。

（2）该患者无脑梗死、脑出血病史，病程中未发生末梢动静脉循环障碍，无皮肤、黏膜损伤，使用小牛血清去蛋白注射液无明确用药指征。小牛血清去蛋白注射液为国家重点监控药品，应加强规范其临床应用。

3. 使用氟哌噻吨美利曲辛片适宜性分析

（1）氟哌噻吨美利曲辛片为复方制剂，其主要组分为盐酸氟哌噻吨和盐酸美利曲辛，适用于轻、中度抑郁和焦虑，神经衰弱，心因性抑郁，抑郁性神经官能症，隐匿性抑郁，心身疾病伴焦虑和情感淡漠，更年期抑郁，嗜酒及药瘾者的焦躁不安及抑郁。

（2）该药说明书规定用法用量为：成人通常每天 2 片，早晨及中午各 1 片；严重病例早晨剂量可加至 2 片，每天最大用量为 4 片；老年患者早晨服 1 片即可；维持量通常每天 1 片，早晨口服。对失眠或严重不安的病例，建议减少服药量或在急性期加服轻度镇静剂。

（3）该患者抑郁自评量表和焦虑自评量表得分提示为焦虑抑郁状态，使用氟哌噻吨美利曲辛片进行抗焦虑抑郁治疗，然医嘱睡前口服为给药时间不适宜。美利曲辛为一种双相抗抑郁药，低剂量应用时，具有兴奋特性，可能会导致短暂的不安和失眠等不良反应，夜间服用可能会影响睡眠，一般要求：下午 4 时后不宜服用；且通常抑郁症状在早晨较重，因此该患者服用氟哌噻吨美利曲辛片一日 1 片，宜在早晨服用。

─────────── **参 考 文 献** ───────────

[1] 国家药典委员会. 中华人民共和国药典：2020 年版. 一部 [S]. 北京：中国医药科技出版社，2020.

[2] 周莹莹，蒋淼，李文. 怀牛膝与川牛膝功效小考 [J]. 中药与临床，2015，6（5）：44-48.

[3] 王媛媛，张雪芹，袁菲菲，等. 川牛膝和怀牛膝多糖抗炎免疫调节活性研究 [J]. 济宁医学院学报，2018，41（2）：132-134.

[4] 中华医学会骨科学分会关节外科学组，中国医师协会骨科医师分会骨关节炎学组，国家老年疾病临床医学研究中心（湘雅医院），等. 中国骨关节炎诊疗指南（2021 年版）[J]. 中华骨科杂志，2021，41（18）：1291-1314.

[5] 尹航，于倩，戴维群. 小牛血清去蛋白注射液临床应用分析 [J]. 中国药物应用与监测，2017，14（6）：364-366.

案例83 大偻（强直性脊柱炎）

（一）病例资料

患者，男，26岁，身高172cm，体重67kg，体重指数22.65kg/m²。

主诉： 反复腰骶部疼痛3年余，加重1个月。

现病史： 患者3年前无明显诱因出现双膝关节肿痛，伴双髋关节疼痛，就诊于当地医院，予双膝积液引流术治疗，症状明显好转。后出现腰骶部疼痛，腰部后仰受限，于外院诊断为强直性脊柱炎，予风湿骨痛胶囊口服和丹皮酚磺酸钠注射液肌内注射，症状改善后，间断治疗。1个月前无明显诱因下腰背部酸痛加重，伴左肩及左侧胁肋部疼痛、双髋关节疼痛，于1月2日至医院门诊就诊，门诊医师拟强直性脊柱炎收入风湿病科。

既往史： 平素身体健康状况一般，否认冠心病、高血压、脑梗死、脑出血、肺结核、肝炎；否认外伤手术史和输血史。

个人史、婚育史、家族史、过敏史： 久居原籍；无疫区接触史；有吸烟史9年，10支/d；有饮酒史5年，2两/d；预防接种史不详。已婚，育1子1女，配偶及子女体健。否认家族遗传病和传染病病史。否认食物、药物过敏史。

体格检查： T 36.3℃，R 18次/min，P 80次/min，BP 113/78mmHg。患者神志清楚，步入病房，表情自然，自动体位，对答切题，查体合作，精神可。胸廓对称无畸形。胸骨无压痛。胸式呼吸，呼吸运动对称，肋间隙正常。腰背部压痛（+），左肩及左侧胁肋部压痛（+），双髋关节压痛（+），指地距20cm，枕墙距0cm，腰部后仰受限，双侧4字试验（-）。生理反射存在，病理反射未引出。余无特殊。

中医四诊： 患者神志清楚，动作不利，目光暗淡，面色晦暗，表情自然，呼吸平静，发育正常，体形中等，营养良好，语音洪亮。纳寐可，二便正常。舌质紫暗，苔薄，脉细涩。

辅助检查：

1月2日 血常规：WBC 9.20×10⁹/L，RBC 5.01×10¹²/L，Hb 145g/L，PLT 308×10⁹/L。

1月2日 血生化：CRP 12.19mg/L，ALT 8U/L，AST 14U/L，HCY 16.6μmol/L，RF 3.9U/ml。

1月2日 ESR：18mm/h。

1月2日 HLA-B27：阳性。

1月2日 类风湿关节炎标志物、ANCA、ACA、抗C1q抗体、肿瘤标志物、免疫组合、凝血指标、尿常规、粪便常规+隐血未见明显异常。

入院诊断：

中医诊断： 大偻（肾虚血瘀证）。

西医诊断： 强直性脊柱炎。

（二）诊疗过程

初始治疗药物（1月2日）

药品名称	剂量	用法
天麻素注射液	10ml	i.v.gtt. q.d.
5% 葡萄糖注射液	100ml	
鹿瓜多肽注射液	24mg	i.v.gtt. q.d.
5% 葡萄糖注射液	250ml	
丹皮酚磺酸钠注射液	0.1g	i.m. q.d.
美洛昔康分散片	7.5mg	p.o. b.i.d.
泮托拉唑钠肠溶胶囊	20mg	p.o. q.d.

1月3日（D2）

患者仍感腰背部酸痛，伴左肩及左侧胁肋部疼痛，双髋关节疼痛，夜间疼痛明显，纳寐可，二便正常。查体：神清，精神可。腰背部压痛（+），左肩及左侧胁肋部压痛（+），双髋关节压痛（+），指地距 20cm，枕墙距 0cm，腰部后仰受限，双侧 4 字试验（−）。舌质紫暗，苔薄，脉细涩。中药方剂内服以补肾强脊、活血通络为法。

辅助检查：

骶髂关节 CT：双侧骶髂关节炎。

双膝关节正侧位 X 线：未见明显异常。

髋关节 MRI：①左侧股骨头、双侧耻骨上支及坐骨支异常信号伴局部病灶周围软组织稍肿胀：考虑强直性脊柱炎累及所致（附着点炎）可能，随访；②结合病史双侧骶髂关节符合强直性脊柱炎表现。

药物治疗调整：

加用中药方剂①：

中药方剂①				用法用量
杜仲 10g	桑寄生 10g	怀牛膝 10g	狗脊 15g	每日 1 剂 400ml 分早晚 2 次空腹温服
丹参 12g	川芎 10g	桃仁 10g	红花 10g	
威灵仙 15g	徐长卿[后下] 10g	甘草 6g		

1月4日（D3）

患者诉腰背部酸痛稍好转，左肩及左侧胁肋部、双髋关节仍感疼痛，夜间疼痛明显，纳寐可，小便正常，大便干燥。查体：神清，精神可。腰背部压痛（±），左肩及左侧胁肋部压痛（±），双髋关节压痛（±），指地距 20cm，枕墙距 0cm，腰部后仰受限，双侧 4 字试验（−）。舌质紫暗，苔薄，脉细涩。余大致同前。

药物治疗调整：

加用：沙利度胺片 50mg p.o. q.n.。

1月6日（D5）

患者诉腰背部酸痛进一步好转，左肩及左侧胁肋部疼痛、双髋关节疼痛有所改善，纳可，夜寐可,小便正常,大便干燥难解。查体:一般情况同前。舌质淡紫,边有瘀斑,苔薄,脉细涩。

药物治疗调整:

中药方剂②:中药方剂①加大黄15g泻下攻积、逐瘀通经,余不变。

1月8日(D7)

患者腰背部酸痛明显好转,左肩及左侧胁肋部疼痛、双髋关节疼痛基本消失,纳可,夜寐可,小便正常,大便已解。查体:神清,精神可。复查:CRP 4.17mg/L, ESR 11mm/h。患者病情好转,予以办理出院。

出院诊断:

中医诊断:大偻(肾虚血瘀证)。

西医诊断:强直性脊柱炎。

出院带药:

药品名称	剂量	用法	天数
美洛昔康分散片	7.5mg	p.o. b.i.d.	14d
泮托拉唑钠肠溶胶囊	20mg	p.o. q.d.	14d
沙利度胺片	50mg	p.o. q.n.	14d

(三)存在问题

1. 中药方剂②中使用大黄及其煎煮方法不适宜。

2. 使用天麻素注射液适应证不适宜,且给药剂量及配制浓度不适宜。

3. 使用泮托拉唑钠肠溶胶囊无明确用药指征。

(四)分析及药学监护

1. 中药方剂②中大黄的使用分析

(1)大黄为蓼科植物掌叶大黄 *Rheum palmatum* L.、唐古特大黄 *Rheum tanguticum* Maxim. ex Balf. 或药用大黄 *Rheum officinale* Baill. 的干燥根和根茎,为传统中药泻下药的代表药,其味苦性寒,具有泻下攻积,清热泻火,凉血解毒,逐瘀通经,利湿退黄之功效。大黄临床应用有生大黄、熟大黄、酒大黄及大黄炭等不同炮制品种,其中生大黄泻下作用最强。

(2)现代医学研究表明,大黄主要含蒽醌、鞣质等有效成分,其中发挥泻下作用的主要为结合型蒽醌类成分双蒽酮苷。随着煎煮时间延长,双蒽酮苷易水解为单蒽醌苷及蒽醌苷元,泻下作用明显降低。生大黄使用时,须采用后下的方法煎煮才有助于其作用的发挥。本例患者病程中大便干燥难解,加用生大黄以泻下攻积,宜后下,可在第一煎结束前5~10分钟放入煎煮。

(3)大黄性味苦寒,作用偏于清热泻火攻积,主要用于大便秘结,胃肠积滞,实热内结,水肿停饮等里实证。该患者舌质淡紫,边有瘀斑,苔薄,脉细涩,为血瘀所致的血虚证,以致体内津血不足,肠燥便秘。建议可将大黄换用为润肠通便的火麻仁,再配以补血活血类药物如当归等更为适宜。

2. 使用天麻素注射液适宜性分析

(1)天麻素注射液说明书规定适应证为:神经衰弱、神经衰弱综合征及血管神经性头痛等症(如偏头痛、三叉神经痛、枕骨大神经痛等),亦可用于脑外伤性综合征,眩晕症如梅尼埃病、药性眩晕、外伤性眩晕、突发性聋、前庭神经元炎、椎基底动脉供血不足等。该患者无脑梗死、脑出血、脑外伤病史，病程中未出现血管神经性症状，使用天麻素注射液无明确用药指征。

（2）天麻素注射液（两种规格：2ml：0.2g 和 5ml：500mg）说明书均规定用于静脉滴注给药时，一次 0.6g，一日 1 次，用 5% 葡萄糖注射液或 0.9% 氯化钠注射液 250～500ml 稀释后使用。该患者一次给药 10ml（1.0g）剂量偏大不适宜，且采用 5% 葡萄糖注射液 100ml 稀释，溶媒用量过少，配制浓度不适宜。天麻素注射液为含中药成分的化药类注射剂，配制浓度过高有可能增加溶液中不溶性微粒的含量，导致不良反应发生风险，因此应严格掌握用法用量，按药品说明书要求给药。

3. 使用泮托拉唑钠肠溶胶囊适宜性分析　根据《质子泵抑制剂预防性应用专家共识（2018）》，需同时服用多种非甾体抗炎药（NSAID）或服用大剂量 NSAID，在用药期间可以应用质子泵抑制剂（PPI）预防 NSAID 相关性溃疡。患者诊断强直性脊柱炎，需长期服用 NSAID，且目前服用最大日剂量的美洛昔康片，有使用 PPI 预防消化性溃疡的指征。泮托拉唑钠肠溶胶囊为 PPI，该药说明书规定适应证为：活动性消化性溃疡（胃、十二指肠溃疡），反流性食管炎和佐林格 - 埃利森综合征。本例患者病程中未出现以上适应证相关症状，其使用该药考虑是为预防美洛昔康分散片可能导致的胃肠道不良反应风险。然而，根据《质子泵抑制剂临床应用指导原则（2020 年版）》，可用于预防 NSAID 相关性溃疡的 PPI 只有奥美拉唑和艾司奥美拉唑口服剂型，以及奥美拉唑注射剂，因此该患者选用 PPI 的品种选择不适宜。

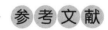

参 考 文 献

[1] 国家药典委员会. 中华人民共和国药典：2020 年版. 一部 [S]. 北京：中国医药科技出版社，2020.

[2] 刘静琰. 不同炮制和煎煮时间大黄对小鼠泻下作用的药效研究及临床观察 [D]. 武汉：湖北中医药大学，2019.

[3] 王涛，王丹. 天麻素注射剂安全性风险的分析及思考 [J]. 中国药物警戒，2019，16（11）：675-677.

[4] 北京中西医结合学会风湿病专业委员会. 强直性脊柱炎长期管理专家共识（2021 年）[J]. 中国中西医结合杂志，2021，41（12）：1426-1434.

[5] 中华人民共和国国家卫生健康委员会. 质子泵抑制剂临床应用指导原则（2020 年版）[J]. 中国实用乡村医生杂志，2021，28（1）：1-9.

[6] 质子泵抑制剂预防性应用专家共识写作组. 质子泵抑制剂预防性应用专家共识（2018）[J]. 中国医师杂志，2018，20（12）：1775-1781.

八、肿瘤科案例

案例84 肺癌(右肺上叶腺癌)

(一)病例资料

患者,男,57岁,身高170cm,体重61kg,体重指数21.11kg/m²。

主诉: 右肺癌术后20天。

现病史: 2021年5月26日,因发现右上肺结节来就诊,于2021年5月31日进行肺部肿瘤活检术。结果提示:右肺上叶穿刺下活检查见浸润性乳头状腺癌。CT提示:两肺及胸膜下多发结节灶。于2021年6月26日行胸腔镜下右肺上叶切除术+淋巴结清扫术,术后病理示:右肺上叶中低分化乳头状腺癌(肿瘤大小2cm×3cm×1cm),癌组织紧邻肺膜。免疫组化:ALK(D5F3)(+),ALK(D5F3)阳性对照(+),ALK(D5F3)阴性对照(−),ROS-1(−),Ki-67(+15%),CK7(+),TTF-1(+),Napsin-A(+)。基因检测示:EGFR(−)。

既往史: 平素身体健康,否认慢性疾病、传染病史,否认食物、药物过敏史。

个人史、婚育史、家族史: 生于本地,久居本地;吸烟20年,平均每日吸烟20支,已戒烟1个月。饮酒20年,主要饮烈性酒,平均每日饮酒100ml。未戒酒。30岁结婚,育1子体健。父母已故,1兄体健。

体格检查: T 36.6℃,P 68次/min,R 19次/min,BP 130/80mmHg。身高170cm,体重61kg,PS评分1分,NRS评分0分。胸廓对称无畸形,肋间隙正常,右侧胸壁有一横行手术瘢痕约5cm,愈合良好,锁骨上淋巴结无肿大,余无异常。

中医四诊: 患者面色淡白,体乏,少气懒言,对答切题,咳嗽、咳痰,痰不多、白黏,胃纳一般,眠可,二便调。舌质红,苔白腻,脉浮。

入院诊断:

中医诊断: 咳嗽(痰湿阻肺证)。

西医诊断: 右肺上叶腺癌 $T_1N_2M_0$ ⅢA期 EGFR(−)。

(二)诊疗过程

7月18日(D2)

患者神志清,精神可,饮食睡眠可,二便正常,心腹未见明显异常,双肺呼吸音粗,未闻及明显干湿啰音。

辅助检查:

血常规:WBC $7.22×10^9$/L,RBC $4.64×10^{12}$/L,Hb 146.0g/L,NEUT $3.28×10^9$/L。

生化：AST 15U/L，ALT 8U/L，BUN 8.2mmol/L，Cr 61μmol/L。

治疗药物：注射用奥美拉唑钠 40mg＋0.9%NS 100ml i.v.gtt. q.d.。

中药方剂①：

中药方剂①				用法用量
瓜蒌 12g	薤白 10g	法半夏 9g	陈皮 10g	
茯苓 15g	百部 10g	蜜紫菀 12g	蜜款冬花 10g	
蜜桑白皮 10g	仙鹤草 10g	白花蛇舌草 30g	半枝莲 30g	共3剂，每日1剂，水煎至200ml，分2次饭后温服
黄芪 15g	薏苡仁 30g	党参 12g	白术 10g	
甘草 6g				

7月19日(D3)

患者一般情况同前。

化疗方案：

地塞米松注射液 5mg＋5%GS 100ml i.v.gtt. q.d.。

多西他赛注射液 120mg＋0.9%NS 500ml i.v.gtt. q.d.。

奈达铂注射液 150mg＋0.9%NS 500ml i.v.gtt. q.d.。

氯化钾注射液 1g＋维生素 C 注射液 2g＋0.9%NS 500ml i.v.gtt. q.d.。

维生素 B_6 注射液＋5%GS 100ml i.v.gtt. q.d.。

7月20日(D4)

患者精神欠佳，纳差，入睡困难，小便正常，诉恶心、呕吐、厌食，余同前日。

药物治疗调整：

停用：多西他赛注射液、奈达铂注射液、地塞米松注射液。

加用：盐酸格拉司琼注射液 3mg＋0.9%NS 100ml i.v.gtt. q.d.。

7月21日(D5)

患者精神欠佳，纳差，睡眠可，小便正常，诉恶心感较前好转，仍厌食不适，呕吐，呕吐次数较前减少，昨日因胃不舒服，未服用中药。舌质红，苔白腻，脉浮。

药物治疗调整：

调整为中药方剂②：

中药方剂②				用法用量
瓜蒌 12g	薤白 10g	法半夏 9g	陈皮 10g	
茯苓 15g	百部 10g	蜜紫菀 12g	沙参 9g	
麦冬 9g	熟地黄 15g	白花蛇舌草 30g	砂仁 5g	
黄芪 30g	炒白扁豆 9g	党参 12g	白术 10g	共3剂，每日1剂，水煎至200ml，分2次饭后温服
桔梗 9g	鸡内金 12g	山楂 10g	莲子 6g	
甘草 6g				

7月22日(D6)

患者神志清，精神尚可，饮食较前好转，睡眠可，二便正常，诉轻度恶心，无呕吐，无腹痛、腹胀,无胸闷、气短。复查血常规、生化未见明显异常。

辅助检查:

血常规: WBC 6.52×10^9/L, RBC 4.61×10^{12}/L, Hb 141.0g/L, NEUT 3.69×10^9/L。

生化: AST 22U/L, ALT 9U/L, BUN 4.5mmol/L, Cr 60μmol/L。

药物调整方案:

停用:注射用奥美拉唑钠、盐酸格拉司琼注射液、氯化钾注射液、维生素 B_6 注射液。

7月23日(D7)

患者神志清,精神尚可,饮食较前好转,睡眠可,二便正常,恶心呕吐感不强,较前好转。目前病情稳定,准予出院。

出院带药:

中药方剂② 7 剂,水煎服,每日 2 次。

出院诊断:

中医诊断:咳嗽(痰湿阻肺证)。

西医诊断:右肺上叶腺癌 $T_1N_2M_0$ ⅢA 期。

(三)存在问题

1. 该患者抗肿瘤治疗预处理方案不合理。

2. 该患者止吐方案不合理。

3. 中药方剂①不合理。

(四)分析及药学监护

1. 使用多西他赛的预处理方案分析 为减少体液潴留的发生和严重性,减轻过敏反应的严重性,除有禁忌外,患者在接受多西他赛治疗前均必须口服糖皮质激素类,如地塞米松片,在多西他赛滴注一天前开始服用,每天 16mg,持续 3 天。但该患者未提前一天口服地塞米松片,而是在化疗当天静脉滴注一次,增大了发生体液潴留的风险,因此多西他赛预处理不合理。

2. 止吐方案分析 预防止吐方案选药及给药时机不合理。根据《中国肿瘤药物治疗相关恶心呕吐防治专家共识(2022 年版)》,化疗所致恶心呕吐的治疗原则首先应是预防为主,在肿瘤相关治疗开始前,应充分评估呕吐发生的风险,制订个体化防治方案,如在化疗前给予预防性的止吐治疗。本次化疗方案为中度致吐风险,预防推荐采用 5-HT$_3$ 受体拮抗剂联合地塞米松,然而该患者化疗第一天未使用 5-HT$_3$ 受体拮抗剂,仅使用质子泵抑制剂 + 地塞米松(奥美拉唑 + 地塞米松)预防呕吐,化疗前止吐方案不合理;当化疗后出现恶心呕吐,才开始使用盐酸格拉司琼注射液(5-HT$_3$ 受体拮抗剂),并没有在化疗前给予止吐治疗,故给药时机不对。

3. 中药方剂①分析

(1)根据患者舌苔、脉象,证属痰湿蕴肺、肺阴损伤,予中药方剂①以燥湿化痰。方选二陈汤合瓜蒌半夏薤白汤加减。方以半夏为君,取其辛温性燥,善能燥湿化痰,且可降逆和胃。以陈皮为臣,理气燥湿祛痰,燥湿以助半夏化痰之力,理气可使气顺则痰消。痰由湿生,湿自脾来,故佐以茯苓健脾渗湿,俾湿去脾旺,痰无由生。患者阳气虚致心阳不振,浊阴凝聚于胸,以致血行不畅,心血瘀阻,治宜温通心阳,宣痹通络。薤白、瓜蒌以振奋心阳。方中百部、紫菀、款冬花、桑白皮止咳润肺平喘。黄芪补中益气、仙鹤草治疗脱力劳乏,患者舌苔腻,脾胃运化不利以致纳少,党参、白术补气健脾,薏苡仁健脾利湿。配以白花蛇舌草、半枝莲清热解毒消痈抗肿瘤。

（2）中药方剂①不合理之处：①养阴润肺治法不足。患者舌质红，苔白，脉浮乃燥邪伤肺。在进行中医治疗时，以选择滋阴、清热、益气、补肺和化痰之品为主要治疗原则，方中滋阴药物不足。②寒凉药物用量过多。患者体乏无力，少气懒言，属于脾胃气虚症，白花蛇舌草、半枝莲味寒，大量使用伤及脾胃，可能会加重食欲不振以及化疗后的消化道反应，同时苦寒伤阴，亦加重患者阴虚症状。虽然两药均已证明有抗肿瘤功效，切忌堆砌"抗癌"药物，过多地使用"抗癌"药致使脾胃损伤、正气亏耗，则适得其反。

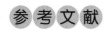

参考文献

[1]　王强.化疗联合沙参麦冬汤及续命汤加减治疗中晚期非小细胞肺癌临床观察[J].实用中医药杂志，2018，34（1）：64-65.

[2]　王骁，范焕芳，李德辉，等.白花蛇舌草的抗癌作用研究进展[J].中国药房，2019，30（10）：1428-1431.

[3]　刘钢.半枝莲抗肿瘤临床应用概述[J].海峡药学，2017，29（6）：132-134.

[4]　黄雅静，王昌俊.王昌俊中医辨证与现代药理相结合治疗肺癌经验[J].江西中医药，2019，50（10）：27-28.

[5]　张冰，周祯祥.临床中药药物治疗学[M].北京：人民卫生出版社，2016.

案例85 肺癌（肺恶性肿瘤伴骨转移）

（一）病例资料

患者，男，68岁，身高173cm，体重66kg，体重指数22.05kg/m²，体表面积1.79m²。

主诉：右肺癌术后23年余，确诊左肺腺癌近1个月。

现病史：1999年3月因咳嗽伴胸痛，病理活检肺腺癌，穿刺后出现气胸，患者拒绝手术仅口服中药治疗，1999年9月手术，术后化疗方案不详，因脱发及口腔溃疡未继续化疗，间断复查未见肿瘤复发。2022年11月19日因咳嗽伴背痛至医院门诊就诊，查肺部CT提示双肺多发结节，考虑恶性。2019年12月2日肺穿刺活检，结合免疫组化结果符合腺癌，免疫组化结果TTF-1（+），NapsinA（+），P40（-），CK5/6（-），CK7（+），CD56（-），Syn（-），CgA（-），ALK Neg（-），ALK（D5F3）（-）。进一步完善基因检测示：EGFR、ALK、ROS1均为阴性。2022年12月23日为行进一步专科治疗，由门诊拟"肺癌"收入肿瘤科。

既往史：1999年9月因肺癌行右肺上叶切除术，术中曾输血治疗，输血量不详；否认高血压、糖尿病、冠心病、肾病、结核等病史。近两年无住院治疗史。

个人史、婚育史、家族史、过敏史：抽烟28年，每日1包，戒烟22年余。偶饮酒，量少。已婚已育，子女及配偶体健。否认家族遗传病和传染病病史。否认食物、药物过敏史。

体格检查：T 36.7℃，R 20次/min，P 87次/min，BP 151/82mmHg。胸廓对称无畸形，右侧胸部有一沿肋间隙长约25cm手术瘢痕，双侧呼吸动度一致，叩诊清音，右上肺呼吸音低，余双肺呼吸音粗，未闻及散在湿啰音。心前区无隆起，未扪及震颤及心包摩擦音，心界无明显扩大，心率87次/min，心律齐。余无特殊。

中医四诊：患者神清，精神一般，稍疲倦乏力，形体中等，营养中等，面色如常，有光泽，未见黄染、潮红等，未见特殊面容。言语流利，时有咳嗽，咯少量白色黏痰，无血痰，活动后气促，未闻及呃逆、哮鸣、呻吟等。背部隐痛，偶有胸闷，无其他症状。查体合作，肢体形态正常，眠纳一般，二便调。舌暗红，苔稍黄腻，脉细滑。

辅助检查：

11月23日 肺相关抗原三项：NSE 19.5ng/ml。

11月23日 CEA定量：11.95ng/ml。

11月23日 生化、血常规、心电图、凝血六项、血栓四项，肝肾功等无特殊。

11月24日 颅脑MRI双侧额顶叶皮质下少许脑白质变性，双侧筛窦及上颌窦少许炎症。2019年11月25日PET-CT示：①右肺上叶切除术后改变；②右肺中叶慢性炎症，伴肺不张，其内结节状灶，代谢明显增高，上述病灶均考虑肺癌，请结合活检病理；③T3附件（椎板及棘突）溶骨性估值破坏，代谢增高，考虑骨转移瘤；④余全身未见明确异常高代谢病灶。

入院诊断：

中医诊断：肺癌（气虚痰瘀阻络证）。

西医诊断：①支气管或肺恶性肿瘤，腺癌（cT₄N₀M₁ Ⅳ期，ALK、ROS1、EGFR阴性）；②躯干骨继发恶性肿瘤（T3胸椎）；③手术史（右上肺癌根治术）。

（二）诊疗过程

初始治疗药物（12月23日）

药品名称	剂量	用法
多维元素片（29）	1粒	p.o. q.d.

12月24日（D2）

患者神清，稍疲倦乏力，时有咳嗽，咯少量白色黏痰，无血痰，活动后气促，背部隐痛，偶有胸闷，无心慌胸痛等其他症状，眠纳一般，二便调。舌暗红，苔稍黄腻，脉细滑。体格检查：T 36.8℃，R 20次/min，P 86次/min，BP 126/74mmHg。

辅助检查：

肺相关抗原四项：NSE 16.9ng/ml，CYFRA21-1 3.9ng/ml。

CEA定量：11.95ng/ml。CA-125：52.05U/ml。

血常规、生化、甲状腺功能、凝血功能、心电图等无特殊。

12月25日（D3）

体格检查：T 36.5℃，R 20次/min，P 78次/min，BP 139/81mmHg。余大致同前。

辅助检查：动态心电图检查，①窦性心律；②偶发房性期前收缩，短阵房性心动过速；③频发室性期前收缩；④完全性右束支阻滞。

药物治疗调整：

加用：唑来膦酸注射液5mg＋0.9%氯化钠注射液100ml i.v.gtt. q.d.。

中药方剂①：

中药方剂①				用法用量
太子参20g	薏苡仁20g	浙贝母20g	瓜蒌皮10g	每日1剂，水煎至400ml，分早晚2次温服
白术20g	茯苓20g	黄芪30g	盐女贞子20g	
桃仁10g	法半夏15g	蒸陈皮10g	生姜10g	
炙甘草10g				

12月26日（D4）

体格检查：T 36.5℃，R 20次/min，P 82次/min，BP 118/76mmHg。

药物治疗调整：

加用：醋酸地塞米松片4mg p.o. b.i.d.。

艾司奥美拉唑镁肠溶胶囊20mg p.o. q.d.。

维生素B_{12}注射液1mg i.m. q.d.。

12月27日（D5）

体格检查：T 36.6℃，R 20次/min，P 72次/min，BP 121/72mmHg。余大致同前。无明显化疗禁忌，拟今日开始化疗。

药物治疗调整：

加用：甲磺酸托烷司琼注射液4.48mg＋0.9%氯化钠注射液10ml i.v. q.d.。

甲氧氯普胺注射液20mg双侧足三里穴位注射 q.d.。

注射用培美曲塞二钠 0.89g + 0.9% 氯化钠注射液 100ml i.v.gtt. q.d.。

注射用洛铂 0.089g + 5% 葡萄糖注射液 500ml i.v.gtt. q.d.。

贝伐珠单抗注射液 500g + 0.9% 氯化钠注射液 100ml i.v.gtt. q.d.。

布洛芬混悬液 10ml p.o. b.i.d.。

12月28日(D6)

患者神清,稍疲倦乏力,时有咳嗽,咯少量白色黏痰,无血痰,活动后稍气促,背部隐痛,偶有胸闷,无心慌胸痛,无腹痛腹胀等其他症状,纳眠一般,二便调。舌暗红,苔稍黄腻,脉细滑。体格检查:T 36.6℃,R 20 次 /min,P 72 次 /min,BP 121/72mmHg,查体同前无特殊,予以办理出院。

出院诊断:

中医诊断:肺癌(气虚痰瘀阻络证)。

西医诊断:①支气管或肺恶性肿瘤,腺癌(cT$_4$N$_0$M$_1$ IV期,ALK、ROS1、EGFR 阴性);②躯干骨继发恶性肿瘤(T3 胸椎);③手术史(右上肺癌根治术)。

出院带药:中药方剂①。

(三)存在问题

1. 抗肿瘤方案基本合理,但选药非一线最佳推荐。

2. 唑来膦酸注射液选药不合理。

3. 中药方剂基本合理,组方中茯苓可优选为茯神。

(四)分析及药学监护

1. 抗肿瘤药物治疗方案分析　患者肺癌诊断明确,腺癌(cT$_4$N$_0$M$_1$ IV期,ALK、ROS1、EGFR 阴性)。根据《中华医学会肺癌临床诊疗指南(2023 版)》推荐,IV 期局限性骨转移的患者,PS 评分 0~1 分,可考虑放疗 + 双膦酸盐治疗,一线驱动基因 ALK、ROS1、EGFR 阴性者全身系统性治疗可选择化疗联合或不联合贝伐珠单抗(患者 PD-L1 表达不明),化疗方案培美曲塞联合铂类为 1 类推荐。铂类药物一般选择顺铂或卡铂,洛铂在中国的适应证为乳腺癌、小细胞肺癌及慢性粒细胞性白血病,该患者不存在顺铂或卡铂的用药禁忌,使用洛铂为非一线推荐用药,且为超说明书用药,临床选用洛铂应提供循证依据并进行超说明书用药备案。

化疗方案监护:首先注意化疗药物用药顺序,先培美曲塞给药结束后约 30 分钟再给铂类,最后给予贝伐珠单抗。培美曲塞需用 100ml 0.9% 氯化钠注射液稀释,静脉输注时间为10 分钟以上。贝伐珠单抗用 0.9% 氯化钠注射液稀释,浓度应该保持在 1.4~16.5mg/ml,不能用右旋糖苷或葡萄糖稀释。第一次静脉滴注时间需持续 90 分钟,如果耐受性良好,第二次滴注时间可以缩短到 60 分钟,如果耐受性良好,以后滴注时间可以缩短到 30 分钟。化疗后需要常规监测血常规、肝肾毒性,一般第一次化疗后,需每周监测一次,另外患者需要日常监测恶心呕吐、神经毒性、蛋白尿、出血等不良反应。

2. 唑来膦酸注射液选药分析　唑来膦酸是第三代双膦酸盐类药物,其作用强度和疗效优于其他双膦酸盐,能抑制破骨活性增加而导致的骨吸收。唑来膦酸注射液 5mg:100ml 说明书批准的适应证为用于治疗绝经后妇女的骨质疏松症和佩吉特病,使用频次为一年一次。如果需要治疗恶性肿瘤溶骨性骨转移引起的骨痛需要选用另外一种规格 4mg:5ml 的唑来膦酸,每 3~4 周使用一次。应严格按说明书适应证用药,有超适应证使用情况应提供相关循证支持证据进行超说明书备案。该患者选用唑来膦酸 5mg:100ml 用于治疗患者恶性肿瘤溶骨性骨转移引起的骨痛，适应证不适宜。

　　唑来膦酸用药监护：提醒护士唑来膦酸静脉滴注时间不应少于 15 分钟，不能与任何其他药物混合或静脉给药。提醒患者静脉滴注前多喝水，注意是否发生骨骼肌疼痛、一过性发热反应、疲乏、寒战等。

　　3. 中药方剂①用药分析　患者确诊肺癌，证属气虚痰瘀阻络，扶正固本是治疗肺癌的重要法则。肺癌晚期，正虚明显者，应以补益气血津液阴阳为主，兼顾运脾开胃。选用中药方剂为六君子汤加减，主治气虚兼痰湿阻络证。方中重用黄芪，加强补气作用，兼能生津养血，太子参性能缓和，益气健脾，生津润肺，兼有补气血、扶正祛邪的作用。加用贝母、瓜蒌皮，旨在润燥化痰，主治燥痰咳嗽，且瓜蒌皮能利气宽胸，可缓解患者胸闷的症状，女贞子滋补肝肾，薏苡仁健脾，桃仁活血祛瘀、止咳平喘，生姜化痰止咳，与半夏配伍使用，可祛上焦寒痰。全方诸药合用，共奏益气化痰、活血通络之功。中药方剂选方合理。组方中茯苓为多孔菌科真菌茯苓的干燥菌核，具有利水渗湿，健脾，宁心功效，茯神为多孔菌科真菌茯苓干燥菌核中抱有松根的白色部分，其功效与茯苓相似，但宁心安神作用较茯苓更强，该患者同时合并心神不安、睡眠不佳，建议可优先选用茯神。

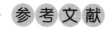

参 考 文 献

[1]　中华医学会肿瘤学分会，中华医学会杂志社. 中华医学会肺癌临床诊疗指南（2023 版）. 中华医学杂志，2023，103（27）：2037-2074.

案例86 肺癌(左上肺腺癌合并糖尿病)

(一)病例资料

患者,女,60岁,身高146cm,体重59kg,体重指数27.68kg/m²。

主诉: 左上肺腺癌综合治疗1个月后,返院化疗。

现病史: 患者2018年4月确诊左肺上叶癌,CT引导下经皮肺穿刺活检术。病理:左上肺穿刺标本,病变符合浸润性腺癌,提示肺来源。EGFR基因未检测到突变。排除化疗禁忌证后,于2018年7月31日起行4程PC方案化疗注射用培美曲塞二钠0.75g i.v.gtt. q.d. D1;顺铂注射液30mg i.v.gtt. q.d. D1~3;顺铂注射液20mg i.v.gtt. q.d. D4 q.21d.。4程化疗疗效评估:SD。2018年11月17日行2程PC方案,疗效评估:缩小SD。2019年1月10日行2程PC培美曲塞二钠针单药化疗0.81g i.v.gtt. D1 q.21d.,疗效评价:SD。并定期行双膦酸盐抑制骨质破坏,经治疗后患者病情好转,症状减轻后出院。患者于2019年2月18日因咳嗽咯痰入院,完善相关检查考虑患者存在严重肺部感染,予暂停化疗,给予对症处理后好转出院,其后考虑患者肿瘤有增大趋势,取得患者同意后,遂于2019年4月2日起行2程PC方案化疗注射用培美曲塞二钠0.79g i.v.gtt. q.d. D1,顺铂注射液30mg i.v.gtt. q.d. D1~3 q.21d.。2019年5月15日返院治疗,查胸部CT示:左肺上叶肺癌,与前片相仿。结合患者CT结果,患者经多次化疗,目前病灶较限,但有增大趋势,于2019年5月23日送放疗中心行经皮穿刺左卜肺肿瘤射频消融术。术后予抗感染等对症治疗,患者病情稳定出院。今日为求行下一程化疗,遂由门诊拟"肺腺癌"收入内五科进一步诊治。

既往史: 平素健康状况较差;无传染病史;有慢性疾病史,有高血压病史多年。血压最高达:160/100mmHg。长期口服氨氯地平片控制血压,血压控制情况不详,有糖尿病病史多年,口服二甲双胍、格列美脲控制血糖,未规律监测血糖;无输血史;预防接种史不详,无手术史,无外伤史。

个人史、婚育史、家族史、过敏史: 无异常。

体格检查: T 36.7℃,R 20次/min,P 96次/min,BP 133/76mmHg。其余体征无异常。专科情况:身高(H)146cm,体重(W)59kg,KPS 70分,NRS 0分。全身浅表淋巴结无肿大,胸廓对称。呼吸正常,双肺叩诊正常清音,呼吸音稍粗,双肺闻及少量干湿啰音。自发病以来,患者体重无明显变化。

中医四诊: 患者神识清。精神一般。表情自然。面色荣润。形体适中。语声清晰。双目有神,白睛不黄。唇色红润。耳轮红润不枯。咽部色泽红润未见乳蛾。胸部扁平。虚里搏动应手。腹部平坦,未扪及癥瘕痞块,无青筋暴露。间中咳嗽,伴痰少难咯,痰质黏,口干。胃纳可,睡眠佳,二便调。舌红,苔薄黄,脉滑数。

入院诊断:

中医诊断: 肺癌(肺脾气虚证)。

西医诊断: ①左上肺癌(腺癌)并纵隔淋巴结、骨转移 $cT_4N_2M_1$ Ⅳ期化疗;②高血压病2级(高危);③2型糖尿病;④心瓣膜结构退行性改变。

(二)诊疗过程

初始治疗药物(6月26日)

药品名称	剂量	用法
盐酸二甲双胍片	0.5g	p.o. t.i.d.
格列美脲片	2mg	p.o. q.d.
瑞格列奈分散片	0.5mg	p.o. t.i.d.
苯磺酸氨氯地平片	5mg	p.o. q.d.
甘露聚糖肽注射液	10mg	i.v.gtt. q.d.
0.9%氯化钠注射液	100ml	

6月27日(D2)

患者精神可,间中咳嗽,伴痰少难咯,痰质黏,口干。体格检查:T 36.5℃,R 20次/min,P 80次/min,BP 133/76mmHg。舌红,苔薄白,脉滑数。呼吸正常,双肺叩诊正常清音,呼吸音正常,双肺可闻及少量干湿啰音。

辅助检查:

心脏+左心功能彩超:心瓣膜结构退行性改变;左心室舒张功能降低,收缩功能检测值正常。

血糖 7:00 7.2mmol/L,11:00 8.4mmol/L,17:00 4.2mmol/L。

药物治疗调整:

加用中药方剂①:

中药方剂①				用法用量
黄芪15g	党参15g	薏苡仁10g	茯苓10g	
陈皮10g	法半夏10g	白术10g	桔梗10g	每日1剂 400ml分早晚2次空腹温服
浙贝母10g	苦杏仁10g			

6月28日(D3)

患者精神可,一般情况同前。体格检查:T 36.6℃,R 20次/min,P 74次/min,BP 133/76mmHg。其余同前。

辅助检查:

CT:"肺癌"复查,对比2019年5月15日胸部CT,左肺上叶病灶较前缩小,大部分液化坏死,边缘仍存在强化灶(考虑存活肿瘤组织可能大)。

相关肿瘤标志物:CEA>100.00ng/ml。CA19-9 650.84U/ml,CA-125 520.80U/ml,AFP、CEA15-3未见异常。血常规未见异常。尿常规:尿白细胞+++,白细胞56.00个/μl。HbA1c:7.1%。

血糖 7:00 7.2mmol/L,11:00 7.8mmol/L。

药物治疗调整:

加用:莫西沙星片400mg p.o. q.d.。

6 月 29 日（D4）

体格检查： T 36.6℃，R 21 次 /min，P 90 次 /min，BP 125/83mmHg，KPS 70 分，NRS 0 分。身高 146cm，体重 59kg，体表面积 1.5m²。其余同前。

辅助检查：

血常规、肝功能、肾功能无异常。

血糖 7:00 7.1mmol/L，11:00 4.5mmol/L，17:00 14.4mmol/L。

药物治疗调整：

加用：地塞米松片 3.75mg p.o. b.i.d.，叶酸片 0.4mg p.o. q.d.，维生素 B_{12} 注射液 1mg i.m. once。

6 月 30 日（D5）

患者影像学评估：SD，拟今日行单药培美曲塞方案化疗，患者目前一般状况可，无明显化疗禁忌证，可按期化疗。

辅助检查：

血糖 7:00 10.3mmol/L，11:00 13.5mmol/L，17:00 13.8mmol/L。

药物治疗调整：

停用：莫西沙星片。

加用：

药品名称	剂量	用法
甲磺酸托烷司琼注射液	4.48mg	i.v.gtt.（化疗前 30min）
0.9% 氯化钠注射液	100ml	
注射用奥美拉唑钠	40mg	i.v.gtt. q.d.
0.9% 氯化钠注射液	100ml	
地塞米松磷酸钠注射液	5mg	i.v.（补液末）
0.9% 氯化钠注射液	20ml	
注射用培美曲塞二钠	0.75g	i.v.gtt.（静脉滴注时间大于 30min）
0.9% 氯化钠注射液	100ml	

7 月 1 日（D6）

患者体格检查无异常。其余同前。

辅助检查：

血糖 7:00 12.5mmol/L，11:00 10.3mmol/L，17:00 11.8mmol/L。

患者 6 月 30 日行单药培美曲塞方案化疗，无明显不良反应发生，今日复查血常规未见明显异常，可今日行伊班膦酸钠抗骨质破坏，患者一般状况可，可预约明日出院。

药物治疗调整：

停用：甘露聚糖肽注射液、注射用奥美拉唑钠、地塞米松片、叶酸片。

加用：伊班膦酸钠注射液 4mg + 0.9% 氯化钠注射液 500ml i.v.gtt.。

出院诊断：

中医诊断： 肺癌（肺脾气虚证）。

西医诊断： ①左上肺癌（腺癌）并纵隔淋巴结、骨转移 $cT_4N_2M_1$ Ⅳ期化疗；②高血压病 2

级（高危）；③2 型糖尿病；④心瓣膜结构退行性改变；⑤泌尿系统感染。

出院带药：

药品名称	剂量	用法	天数
盐酸二甲双胍片	0.5g	p.o. t.i.d.	7d
格列美脲片	2mg	p.o. q.d.	7d
瑞格列奈分散片	0.5mg	p.o. t.i.d.	7d
苯磺酸氨氯地平片	5mg	p.o. q.d.	7d

住院期间血糖见表 86-1。

表 86-1　住院期间血糖　　　　　　　　　　　　　　　　　　单位：mmol/L

日期	6 月 26 日			6 月 27 日			6 月 28 日		
时间	7:00	11:00	17:00	7:00	11:00	17:00	7:00	11:00	17:00
血糖	—	6.8	6.2	7.2	8.4	4.2	7.2	7.8	—
日期	6 月 29 日			6 月 30 日			7 月 1 日		
时间	7:00	11:00	17:00	7:00	11:00	17:00	7:00	11:00	17:00
血糖	7.1	4.5	14.4	10.3	13.5	13.8	12.5	10.3	11.8

（三）存在问题

1. 该患者降血糖方案不合理。

2. 该患者抗感染方案不合理。

3. 该患者抗肿瘤方案预处理不合理。

4. 中药方剂①可优化。

（四）分析及药学监护

1. 降血糖方案分析　患者使用二甲双胍、格列美脲、瑞格列奈三联进行抗糖尿病治疗，格列美脲和瑞格列奈不适宜联合使用，具体分析如下。

（1）患者有糖尿病病史多年，未规律监测血糖，入院后在三联治疗的基础上，血糖控制仍不达标。根据《中国 2 型糖尿病防治指南（2020 年版）》，二联治疗 3 个月不达标的患者，应启动三联治疗，即在二联治疗的基础上加用一种不同作用机制的降血糖药。如三联治疗血糖仍不达标，则应将治疗方案调整为多次胰岛素治疗（基础胰岛素加餐时胰岛素或每日多次胰岛素治疗）。采用多次胰岛素治疗时应停用胰岛素促分泌剂。

（2）根据《2 型糖尿病基层合理用药指南》《评中国成人 2 型糖尿病胰岛素促泌剂应用专家共识》，联合治疗时应注意以下事项：①胰岛素促泌剂可与基础胰岛素合用，但不主张与格列奈类合用；②应选择作用机制互补的降血糖药物，这样既提升药物降血糖的治疗效果，又减少了各自的剂量，并且降低了体重增加、严重低血压等不良反应的发生率；③联合用药应考虑效价因素，尽量减轻患者经济负担；④磺酰脲类促泌剂与格列奈类促泌剂虽然在分子结构和作用靶位上存在不同，但两者合用的临床证据尚不充分，一般不推荐两者联用。

（3）患者的三联方案中格列美脲属于磺酰脲类药物，瑞格列奈属于格列奈类药物，两者不宜联用。且患者使用三联降血糖方案仍不能有效控制血糖，因此应启动胰岛素治疗。

2. 抗感染方案分析 患者住院期间使用莫西沙星抗感染，属于抗菌药物品种选择不合理，具体分析如下。

（1）该患者住院期间尿常规：尿白细胞+++，白细胞56.00个/μl；提示尿路感染；具有抗生素使用指征。

（2）目前国内莫西沙星被批准的适应证为：①成人的上呼吸道和下呼吸道感染，如急性鼻窦炎、慢性支气管炎急性发作、社区获得性肺炎；②成人的皮肤和软组织感染；③成人的复杂腹腔感染包括混合细菌感染，但并不包括泌尿系感染。

（3）《热病：桑福德抗微生物治疗指南》（新译第53版）指出，在治疗急性非复杂性膀胱炎和肾盂肾炎的药物选择方案中，环丙沙星和左氧氟沙星等均有不同程度推荐，并未提及莫西沙星；而《ABX指南——感染性疾病的诊断与治疗》更提出，与环丙沙星和左氧氟沙星相比，莫西沙星抗假单胞菌活性差，在尿液中药物浓度低，因此复杂性泌尿系统感染不应使用莫西沙星。

（4）依此推断，莫西沙星不作为治疗非复杂性泌尿系统感染的推荐治疗药物；而在治疗复杂性泌尿系统感染方面，由于莫西沙星在尿液中浓度较低，更不宜用来治疗复杂性泌尿系统感染。因此泌尿系统感染可考虑使用环丙沙星或左氧氟沙星。

3. 抗肿瘤方案预处理分析 该患者使用注射用培美曲塞二钠时预处理不合理。

（1）根据注射用培美曲塞二钠药品说明书，培美曲塞治疗过程中必须补充叶酸和维生素B_{12}。叶酸的补充方法为：治疗开始前7天内至少口服5天，整个用药周期内应连续服用，直至末次用药结束后21天才能停止。叶酸的推荐剂量为每天350～1 000μg。维生素B_{12}的补充方法：首次治疗开始前1周内肌内注射维生素B_{12} 1 000μg，治疗过程中每3个周期即每9周肌内注射1次。

（2）培美曲塞治疗前1天、当天和治疗后次日应口服地塞米松4mg，每日2次，以减少皮疹的发生。

（3）该患者于培美曲塞化疗前1天、当天和治疗后次日补充叶酸：0.4mg p.o. q.d.（疗程共计3天），叶酸用药疗程不合理。

4. 中药方剂①的用药分析

（1）中药方剂①为六君子汤加减，主要功效为健脾益气，用于肺脾气虚证。方中黄芪、党参甘温益气，健脾补气；薏苡仁、茯苓甘淡，健脾渗湿；半夏、陈皮，重在益气和胃，燥湿化痰；白术苦温，健脾燥湿，加强益气助运之力；桔梗载药上行，清利咽喉以化痰；浙贝母、杏仁止咳化痰。全方共奏健脾补肺，益气化痰之功。

（2）患者入院时症见咳嗽，伴痰少难咯，痰质黏，口干，舌红，苔薄黄，脉滑数。经治疗后症状改善不明显。根据《肺癌中西医结合诊疗专家共识》：放疗后患者常见干咳，咽干灼痛，痰黄稠、量少难咳，偶有身热，舌红，少苔，脉滑数或细数，多为气阴两伤或邪热蕴肺，治以益气养阴或养阴清热。该患者放疗后1个月余，入院时伴咳嗽，痰少难咯，痰质黏，口干，舌红，苔薄黄，提示患者有阴虚症状，因此患者仅针对气虚治疗是不够的，应在益气的同时加予补阴，故建议中药方剂在原方的基础上加用沙参、麦冬、知母、生地黄等养阴之品。

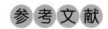

参 考 文 献

[1] 中华医学会糖尿病学分会. 中国2型糖尿病防治指南（2020年版）[J]. 中国实用内科杂志, 2021, 41（8）: 668-695.

[2] 中华医学会,中华医学会临床药学分会,中华医学会杂志社,等. 2 型糖尿病基层合理用药指南 [J]. 中华全科医师杂志,2021,20（6）：615-630.

[3] 黄李,童南伟.评中国成人 2 型糖尿病胰岛素促泌剂应用专家共识 [J]. 临床药物治疗杂志,2013,11（1）：42-44.

[4] 吉尔伯特,钱伯斯,萨格,等. 热病：桑福德抗微生物治疗指南：新译第 53 版 [M]. 范洪伟,译. 北京：中国协和医科大学出版社,2024.

[5] 巴特利特,奥威特,范. ABX 指南：感染性疾病的诊断与治疗 [M]. 马小军,徐英春,刘正印,译. 北京：科学技术文献出版社,2012：665.

[6] 石远凯,孙燕.临床肿瘤内科手册 [M]. 6 版. 北京：人民卫生出版社,2015.

[7] 林丽珠,王思愚,黄学武.肺癌中西医结合诊疗专家共识 [J]. 中医肿瘤学杂志,2021,3（6）：1-17.

案例 87 胃癌(胃神经内分泌癌肝转移)

(一)病例资料

患者,男,59 岁,身高 172cm,体重 68kg,体重指数 22.99kg/m²。体表面积 1.83m²,KPS 90 分。

主诉: 发现胃癌 5 个月余。

现病史: 患者 2019 年 3 月无明显诱因出现腹胀,就诊北京某医院。行上腹部 CT 提示胃小弯部胃壁肿块,考虑胃癌(T_4 可能),周围多发淋巴结转移,肝脏多发转移,随后就诊于外院,行胃镜检查提示胃癌(距门齿约 39～52cm),病变主要位于贲门至胃底及胃体,食管散在白苔,考虑为真菌性食管炎,病理提示:(胃体 6 块)分化差的癌,结合免疫组化染色,首先考虑大细胞神经内分泌癌(NEC)。由于 AFP 局灶表达,仍需鉴别肝样腺癌,免疫组化结果显示:AE1/AE3(+++),CK18(+++),CD56(++),ChrA(+++),Syno(+++),TTF-1(+),CDX-2(++),Ki-67(+80%),LCA(-),CK5/6(-),P63(-),P40(-),AFP(+)。原位杂交结果显示:EBER(-)。上腹部核磁提示胃癌肝转移,随后就诊于本院,2019 年 4 月 12 日行"信迪利单抗 200mg D1 + 依托泊苷 0.1g D1～ D5 + 顺铂 40mg D1～3/q.21d."化疗 4 周期,2 周期评估疗效为肝转移灶 PR,黑便消失,4 周期评估疗效为 PD,于 2019 年 7 月 25 日行"信迪利单抗 200mg D1 + 伊立替康 300mg D1 q.21d."化疗 2 周期,现为进一步治疗就诊于本院收入肿瘤科。现症见:腹胀,疲乏,嗳气,口苦心烦,食纳差,眠可,小便调,大便调。

既往史: 否认高血压、糖尿病、冠心病、脑血管病等慢性疾病病史,否认肝炎、结核等传染病史。预防接种史不详。否认手术、外伤史,否认输血史。

个人史、婚育史、家族史、过敏史: 生于原籍,长期居住于当地,生活居住条件尚可。否认到过自然疫源地,否认有害及放射物接触史,目前退休,无烟、酒、药物等嗜好,否认有冶游史。20 岁结婚,育 1 子 1 女,配偶体健,儿子女儿体健。父亲胆管癌。否认食物、药物过敏史。既往化疗疗程有呕吐的不良反应。

体格检查: T 36.2℃,R 20 次 /min,P 82 次 /min,BP 113/73mmHg。

一般情况: 发育正常,营养良好,体形适中,自主体位,步态正常,表情痛苦,面色少华,意识清楚,言语流利,对答切题,查体合作。淋巴结、皮肤、头颅、甲状腺、胸廓、肝、脾、双肾均未见明显异常。KPS:90 分。舌质淡,苔薄白,脉弦。

辅助检查:

2019 年 4 月 2 日胃镜病理提示:(胃体 6 块)分化差的癌,结合免疫组化染色,首先考虑大细胞神经内分泌癌(NEC)。由于 AFP 局灶表达,仍需鉴别肝样腺癌,免疫组化结果显示:AE1/AE3(+++),CK18(+++),CD56(++),ChrA(+++),Syno(+++),TTF-1(+),CDX-2(++),Ki-67(+80%),LCA(-),CK5/6(-),P63(-),P40(-),AFP(+)。原位杂交结果显示:EBER(-)。2019 年 4 月 2 日外院上腹部核磁平扫 + 增强:贲门、胃底及胃体上部壁不规则增厚伴溃疡型肿物形成,符合胃癌表现,浸透浆膜面,伴胃左区、腹膜后淋巴结转移,肝左外叶结节及肿物,考虑恶性,胃癌直接侵犯,肝右后叶肿物,考虑转移瘤,余肝脏多发异常信号影,倾向囊肿，建议密切追随，胆囊底部类结节影，息肉不除外，建议结合超声随诊，双肾多发囊肿，请追随。

2019 年 5 月 29 日胸部 CT 示：①右肺尖微结节，对比 2019 年 4 月 11 日片无著变；②双肺上叶可见局限性支气管扩张，无著变；③所示胃肿瘤影像改变；④所示肝胃韧带团块状软组织密度影、肝脏低密度，考虑转移性肿瘤（MT），请结合腹部检查。

2019 年 7 月 19 日胸部 + 上腹部 CT 平扫 + 增强示：①右肺微结节，对比 2019 年 5 月 28 日胸部 CT 片无著变；②左肺上叶条索及局限性支气管扩张，无著变；③所示甲状腺左叶低密度影及钙化，无著变；④符合胃肿瘤改变，肝门区、肝胃韧带内多发淋巴结 MT，肝内多发 MT；⑤肝脏多发囊肿；⑥胆囊结石；⑦左肾囊肿。

2019 年 7 月 23 日上腹部 MRI 平扫 + 增强示：①结合病史符合胃肿瘤改变，考虑累及肝实质、肝胃韧带，肝 MT，肝门区淋巴结 MT，与 2019 年 5 月 31 日平扫 MRI 片比较病变范围增大，淋巴结增大，DWI 信号增高，肝右叶病变无著变；②肝脏散在小囊肿，较前无著变；③胆囊底部结构不规则，请结合超声检查；④所示双肾小囊肿，较前无著变。

入院诊断：

中医诊断：胃癌（肝胃不和证）。

西医诊断：①胃神经内分泌癌（G_3）；②肝转移。

（二）诊疗过程

初始治疗药物（8 月 19 日）

药品名称	剂量	用法
软坚散结胶囊（医院制剂）	2g	p.o. t.i.d.
二藤散结胶囊（医院制剂）	2g	p.o. t.i.d.
斑蝥酸钠注射液	0.25mg	i.v.gtt. q.d.

中药方剂①

中药方剂①				用法用量
柴胡 6g	白芍 15g	枳实 15g	姜半夏 10g	每日 1 剂，水煎至 400ml，分早晚 2 次饭后温服
陈皮 10g	茯苓 15g	瓜蒌 30g	菝葜 15g	
醋莪术 15g	醋三棱 10g	八月札 15g	浙贝母 30g	
壁虎 6g	甘草 6g			

8 月 20 日（D2）

症状体征：腹胀，疲乏，嗳气，口苦心烦，食纳差，眠可，二便调，舌质淡，苔薄白，脉弦。

8 月 21 日（D3）

症状体征：腹胀，嗳气，纳差，少气懒言，四肢无力，困倦少食，眠可，小便调，大便稀，舌质淡，苔薄白，脉虚大而无力。

辅助检查：

血细胞分析：RBC 3.81×10^{12}/L，Hb 96.0g/L。

超声：腹膜后多发淋巴结肿大。

肝功能：ALB 31.4g/L，ALT 16.2U/L，AST 17.3U/L。余未见异常。

药物治疗调整：

中药方剂①调整为中药方剂②，补中益气汤加减：

中药方剂②				用法用量
黄芪 60g	党参 15g	太子参 30g	炒白术 15g	
升麻 6g	柴胡 6g	当归 10g	陈皮 10g	每日 1 剂，水煎至 400ml，
麦冬 15g	制五味子 10g	女贞子 30g	墨旱莲 30g	分早晚 2 次温服
炒白芍 15g	豆蔻 10g	厚朴 15g	甘草 6g	

嘱患者平素注意饮食，以纠正贫血，暂不用药。

8 月 22 日（D4）

患者一般情况同前。

辅助检查：

上腹部 MRI 平扫 + 增强示：①结合病史符合胃肿瘤改变，考虑累及肝实质、肝胃韧带，肝 MT，肝门区及腹膜后淋巴结 MT，与 2019 年 7 月 23 日平扫 MRI 比较，胃部病变增大，淋巴结增大，肝脏转移增多；②肝脏散在小囊肿，较前无著变；③胆囊底部结构不规则，请结合超声检查；④所示双肾小囊肿，较前无著变。

8 月 23 日（D5）

症状体征：今日行化疗，过程顺利，无恶心、呕吐、皮疹等不适。

药物治疗调整：

加用：

药品名称	剂量	用法
醋酸地塞米松片	7.5mg	p.o. b.i.d. 23:00、5:00
地塞米松磷酸钠注射液	5mg	i.v.gtt. once
盐酸苯海拉明注射液	20mg	i.m. once
信迪利单抗注射液	200mg	i.v.gtt. once
注射用兰索拉唑	30mg	i.v.gtt. once
紫杉醇注射液	270mg	i.v.gtt. 泵入 3 小时 once
盐酸托烷司琼注射液	4mg	入壶 q.d.
替吉奥胶囊	60mg	p.o. b.i.d.

8 月 24 日（D6）

症状体征：化疗后第 1 天，无恶心、呕吐、皮疹等不适。

药物治疗调整：

停用：醋酸地塞米松片、地塞米松磷酸钠注射液、盐酸苯海拉明注射液、信迪利单抗注射液、注射用兰索拉唑、紫杉醇注射液。

8 月 26 日（D8）

症状体征：化疗后第 3 天，患者诉双下肢远端麻木，右膝关节疼痛，食欲减退，二便调。

舌淡红,苔薄白,脉细。

辅助检查:

X线提示:右髋骨骨质密度不均匀,请结合临床。

药物治疗调整:

停用:盐酸托烷司琼注射液。

加用:注射用鼠神经生长因子 18μg + 灭菌注射用水 2ml i.m. q.d.。

　　　生白口服液 40ml p.o. t.i.d.。

　　　芪精颗粒(医院制剂)20g p.o. t.i.d.。

8月28日(D10)

症状体征:化疗后第 5 天,患者诉足部麻木较前缓解,膝关节疼痛减轻。一般症状改善,腹胀、疲乏、嗳气、口苦心烦、食纳差等症状缓解,眠可,二便调。今日出院。嘱每周复查血常规,肝肾功能;按时入院行下一周期化疗。

出院诊断:

中医诊断:胃癌(肝胃不和证,脾胃气虚证)。

西医诊断:①胃神经内分泌癌(G_3);②肝转移。

出院带药:

药品名称	剂量	用法	天数
生白口服液	40ml	p.o. t.i.d.	7d
芪精颗粒(医院制剂)	20g	p.o. t.i.d.	7d
中药方剂②	水煎液 200ml	饭后 p.o. b.i.d.	7d

(三)存在问题

1. 紫杉醇注射液预处理方案不合理。

2. 预防呕吐方案不合理。

3. 中药方剂②中厚朴炮制品选用不适宜。

(四)分析及药学监护

1. 紫杉醇注射液预处理方案分析

(1)紫杉醇注射液说明书指出为了防止发生严重的过敏反应,接受本品治疗的所有患者应事先进行预防用药,在使用紫杉醇前 12 小时及 6 小时给予地塞米松 20mg 口服,或在使用紫杉醇前 30～60 分钟静脉滴注地塞米松 20mg;在使用紫杉醇前 30～60 分钟静脉注射或深部肌内注射苯海拉明(或其同类药)50mg,以及在注射紫杉醇前 30～60 分钟给予静脉滴注西咪替丁(300mg)或雷尼替丁(50mg)。

(2)医嘱开具醋酸地塞米松片 7.5mg p.o. 23:00、5:00,地塞米松磷酸钠注射液 5mg i.v.gtt.,盐酸苯海拉明注射液 20mg i.m.,剂量均未达到说明书的要求。因此该患者紫杉醇注射液预处理方案不合理。

2. 预防呕吐方案分析

(1)根据《中国肿瘤药物治疗相关恶心呕吐防治专家共识(2022 年版)》,紫杉醇、替吉奥均为低度催吐风险药物(呕吐发生率 10%～30%),患者诊断为胃恶性肿瘤,患者既往化疗容易发生呕吐。根据化疗致恶心呕吐的治疗原则,应以预防为主,在化疗前按照低度催吐风险进行防治，建议使用单一止吐药物例如地塞米松、5-HT$_3$受体拮抗剂或多巴胺受体拮抗剂预防呕吐。推荐给药方案：地塞米松 8～12mg p.o./i.v. 一次或甲氧氯普胺 10～20mg p.o./i.v. 一次或氯丙嗪 10mg p.o./i.v. 一次或 5-HT$_3$ 受体拮抗剂。盐酸托烷司琼注射液说明书中成人推荐剂量为 5mg/d。

（2）医嘱开具地塞米松 7.5mg p.o.+ 5mg i.v.gtt.、盐酸托烷司琼注射液 4mg 入壶 q.d.，两药联用不合理，且盐酸托烷司琼注射液未达到说明书中的推荐剂量。

3. 中药方剂②分析

（1）中药方剂②补中益气汤加减，主治脾虚气弱证；功用补中益气。

（2）方中重用黄芪，补中益气，升阳固表，为君药。配伍党参、太子参、炙甘草、炒白术补气健脾为臣，与黄芪合用，以增强其补益中气之功。血为气之母，气虚时久，营血亦亏，故用当归、炒白芍、女贞子、墨旱莲养血和营，协二参、黄芪以补气养血；陈皮理气和胃，使诸药补而不滞，共为佐药。并以少量升麻、柴胡升阳举陷，协助君药以升提下陷之中气，共为佐使。炙甘草调和诸药，亦为使药。诸药合用，使气虚得补，再加豆蔻、厚朴化湿行气，增强补气之功，加五味子益气生津，使得气复津生。

（3）患者腹胀，嗳气，纳差，少气懒言，四肢无力，困倦少食，眠可，小便调，大便稀，舌质淡，苔薄白，脉虚大而无力，中医辨证属脾虚气弱证，选用补中益气汤加减方合理，但方中厚朴选用生品不适宜，因厚朴生品辛味峻烈，对咽喉有刺激性，宜选用姜厚朴。

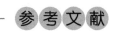

参 考 文 献

[1] YAO J, HASSAN M, PHAN A, et al. One hundred years after "carcinoid": epidemiology of and prognostic factors for neuroendocrine tumors in 35,825 cases in the United States[J]. J Clin Oncol, 2008, 26(18): 3063 -3072.

[2] LAWRENCE B, GUSTAFSSON BI, CHAN A, et al. The epidemiology of gastroenteropancreatic neuroendocrine tumors[J]. Endocrinol Metab Clin North Am, 2011, 40(1): 1-18.

[3] LAWRENCE B, KIDD M, SVEJDA B, et al. A clinical perspective on gastricneuroendocrine neoplasia[J]. Curr Gastroenterol Rep, 2011, 13(1): 101 -109.

[4] 中国抗癌协会肿瘤临床化疗专业委员会, 中国抗癌协会肿瘤支持治疗专业委员会. 中国肿瘤药物治疗相关恶心呕吐防治专家共识（2022 年版）[J]. 中华医学杂志, 2022, 102(39): 3080-3094.

案例88 胃癌（淋巴结转移）

（一）病例资料

患者，女，65岁。身高165cm，体重52kg，体重指数19.1kg/m²，体表面积1.57m²，KPS 80分。

主诉：发现胃癌1年余。

现病史：患者2020年7月无明显诱因出现食欲减退，全身疲乏无力，就诊于外院。行胃镜检查：胃窦部可见巨大菜花样隆起性肿物，覆褐苔，表面可见出血，给予活检6块，质软，触之易出血。病理诊断：胃窦腺癌。经住院输血及对症治疗，症状好转后出院。9月患者再次出现食欲减退，全身疲乏无力，遂就诊于外院，腹部彩超提示胃窦壁增厚性病变恶性肿瘤可能，胃周数枚淋巴结肿大；腹部CT提示胃窦部不均匀增厚，考虑胃癌，伴周围及小弯增大淋巴结，考虑转移可能；住院治疗，拒绝化疗，好转后出院。10月患者出现食欲减退，偶反酸，不伴恶心、呕吐，全身疲乏，遂就诊于本院，给予"替吉奥胶囊60mg p.o. b.i.d. D1～14 q.21d."化疗9周期，2、4、6、8周期评效SD。现为进一步治疗收入院。现症见：食欲减退，全身疲乏，活动后偶感心慌，眠可，大便干，2～3日1行，小便调。

既往史：有输血史。否认慢性疾病病史，否认传染病病史，否认手术、外伤史。

个人史、婚育史、家族史、过敏史：无烟、酒、药物等嗜好。已婚已育，子女及配偶体健。否认家族遗传病和传染病病史。否认食物、药物过敏史。

体格检查：T 36.3℃，R 22次/min，P 70次/min，BP 113/71mmHg，身高165cm，体重52kg，体表面积1.57m²，KPS 80分。发育正常，营养中等，体形适中，自主体位，步态正常，慢性病容，面色萎黄，表情安静，意识清楚，言语流利，对答如流，查体合作。眼结膜苍白。余均未见异常。

中医四诊：精神正常，意识清楚，表情自然，面色萎黄，形体正常，动态活动自如。二便调。舌质淡红舌苔薄白。发声清。呼吸如常，切脉：脉细。

辅助检查：

2020年7月7日 胃镜检查示：胃窦部可见巨大菜花样隆起性肿物，覆褐苔，表面可见出血，给予活检6块，质软，触之易出血。病理诊断：胃窦腺癌。

2020年9月23日 颈部及腹部彩超示：胃窦壁增厚性病变恶性肿瘤可能；胃周数枚淋巴结肿大；胆囊结石；左颈区Ⅵ区数枚淋巴结肿大。

2020年9月25日 腹部CT示：胃窦部不均匀增厚，考虑胃癌，伴周围及小弯增大淋巴结，考虑转移可能；左肾囊肿；胆结石；腹膜后及腹主动脉旁小淋巴结。

2020年12月12日 胸部+上腹部CT示：较前无著变。

2021年1月31日 胸部+上腹部平扫+增强CT示：胃窦部占位，并邻近淋巴结MT，较前减小，余较前无著变。

2021年3月21日 胸部+上腹部平扫+增强CT示：胃窦部占位，并邻近淋巴结MT，较前略增大，余较前无著变。

2021 年 5 月 10 日 胸部 + 上腹部平扫 + 增强示：较前无著变。

入院诊断：

中医诊断：胃癌（脾胃虚弱证）。

西医诊断：①胃癌，胃周、腹膜后淋巴结转移；②左肾囊肿；③胆囊结石。

（二）诊疗过程

初始治疗药物（9 月 27 日）

药品名称	剂量	用法
软坚散结胶囊	2g	p.o. t.i.d.
鸦胆子油乳注射液	30ml	i.v.gtt. q.d.
0.9% 氯化钠注射液	250ml	

中药方剂：

中药口服方剂①				用法用量
太子参 15g	生黄芪 30g	升麻 6g	柴胡 6g	温服，每日 1 剂，400ml 分早晚 2 次，空腹服用
白术 15g	当归 10g	茯苓 15g	砂仁 10g	
菝葜 15g	醋莪术 15g	甘草 6g		
中药外用方剂②				用法用量
白芥子 5g	细辛 3g	吴茱萸 5g	延胡索 5g	穴位贴敷（中脘、下脘、双天枢、双足三里、双三阴交、双涌泉）每日 1 剂

9 月 28 日（D3）

患者一般情况同前。

辅助检查：

9 月 27 日 胸部 + 上腹部平扫 + 增强 CT 示：胃窦部占位，与 5 月 10 日腹部片比较，肿块较前明显增大，邻近淋巴结 MT，较前增大。

血常规：Hb 83.0g/L，HCT 28.6%，MCV 72.8fl，MCH 21.1pg，MCHC 290.0g/L，RDW 23.2%。

D-Dimer：1 673.0μg/L。

血清电解质：Na 136.0mmol/L。

葡萄糖：Glu 2.13mmol/L。

肿瘤筛查：CEA 38.80ng/ml，CA724 7.52IU/ml。

余指标未见明显异常。

药物治疗调整：

加用：生血宝合剂 15ml p.o. t.i.d.。

　　　复方氨基酸注射液（18AA-Ⅴ）250ml i.v.gtt. q.d.。

　　　钠钾镁钙葡萄糖注射液 250ml i.v.gtt. q.d.。

　　　地塞米松片 7.5mg p.o. b.i.d.。

　　　益肾通便丸 10g p.o. b.i.d.。

<u>9 月 29 日—10 月 1 日(D4~6)</u>

患者化疗第 3 天,诉食欲减退明显,稍有恶心,双足三里、双三阴交等穴位局部皮肤出现红肿、水疱,余一般情况同前。

药物治疗调整:

加用:多西他赛注射液 120mg+0.9% 氯化钠注射液 250ml i.v.gtt. 泵入 2 小时 9 月 29 日。

顺铂注射液 40mg+0.9% 氯化钠注射液 500ml i.v.gtt. q.d. 避光 9 月 29 日—10 月 1 日。

地塞米松片 7.5mg p.o. b.i.d. 9 月 29 日—9 月 30 日。

地塞米松磷酸钠注射液 5mg+0.9% 氯化钠注射液 100ml i.v.gtt. q.d.。

盐酸托烷司琼注射液 4mg 入壶 q.d. 9 月 29 日—10 月 1 日。

注射用泮托拉唑钠 80mg+0.9% 氯化钠注射液 100ml i.v.gtt. q.d. 9 月 29 日—10 月 1 日。

注射用硫普罗宁钠 0.2g+0.9% 氯化钠注射液 250ml i.v.gtt. q.d. 9 月 29 日—10 月 1 日。

中药涂擦(中药外用方剂③白芷 5g,浙贝母 3g,生大黄 5g,木香 5g)预防静脉炎 q.d.。

<u>10 月 2 日(D7)</u>

患者化疗结束,诉食欲减退明显,恶心,余一般情况同前。

药物治疗调整:

停用:顺铂注射液、地塞米松磷酸钠注射液、注射用泮托拉唑钠、注射用硫普罗宁钠。

继续给予:盐酸托烷司琼注射液 4mg 入壶 q.d.,地塞米松片 7.5mg p.o. b.i.d.。

<u>10 月 4 日(D9)</u>

患者神疲乏力,喜卧懒言,进食差,食少纳呆,时有恶心、心慌,腹部胀痛,大便干结,中脘及下脘穴位皮肤肿痛,双足三里、双三阴交等穴位局部红肿情况较前缓解。输血治疗过程顺利,无不适,输血后贫血貌改善,疲乏稍有缓解。

辅助检查:

血常规:WBC 1.8×10^9/L, Hb 68.0g/L, PLT 84.0×10^9/L, NEUT 1.35×10^9/L。

药物治疗调整:

加用:重组人粒细胞刺激因子注射液 100μg i.h. q.d.。

其他治疗:输注悬浮红细胞 2 单位。盐酸苯海拉明注射液 20mg i.m. 输血前。

<u>10 月 8 日(D13)</u>

患者贫血貌改善,疲乏、心慌症状好转,食少纳呆,二便调。

辅助检查:

血常规:WBC 1.9×10^9/L, Hb 90.0g/L, PLT 120.0×10^9/L, NEUT 1.26×10^9/L。

药物治疗调整:

调整:重组人粒细胞刺激因子注射液 200μg i.h. q.d.。

<u>10 月 10 日(D15)</u>

患者一般状况可,无乏力,昨夜受凉后大便次数多,不成形,腹泻。患者自行口服硫酸庆大霉素缓释片。

药物治疗调整:

加用:酪酸梭菌活菌胶囊 840mg p.o. t.i.d.。

奥美拉唑镁肠溶片 20mg p.o. b.i.d.。

<u>10 月 12 日(D17)</u>

患者一般症状改善,食欲减退,偶感乏力,眠可,二便调。出院医嘱:①定期复查血常

规，肝肾功能，不适随诊；②按时入院行下一周期化疗；③调饮食，畅情志，节起居，避风寒。

辅助检查：

血常规：WBC 12.8×10^9/L，Hb 84.0g/L，PLT 157.0×10^9/L，NEUT 11.20×10^9/L。

药物治疗调整：

停用所有静脉滴注药物。

出院诊断：

中医诊断：胃癌（脾胃虚弱证）。

西医诊断：①胃癌，胃周、腹膜后淋巴结转移；②贫血；③左肾囊肿；④胆囊结石。

出院带药：

药品名称	剂量	用法	天数
芪精颗粒（医院制剂）	10g	p.o. b.i.d.	10d

中药口服方剂④

中药口服方剂④				用法用量	天数
太子参 15g	白术 15	茯苓 10g	清半夏 10g	温服，每日 1 剂，400ml 分早晚 2 次，空腹服用	10d
陈皮 10g	砂仁 10g	柴胡 6g	黄芩 10g		
炒枳实 30g	浙贝母 30g	山慈菇 30g	甘草 6g		
女贞子 30g	墨旱莲 30g	阿胶 6g^(烊化)			

（三）存在问题

1. 预防呕吐方案不合理。

2. 中药外用方剂②用药监护不足。

（四）分析及药学监护

1. 预防呕吐方案分析

（1）根据《NCCN 临床实践指南：止吐》和 2022 版《化疗所致恶心呕吐的药物防治指南》，该患者使用的顺铂为高致吐风险药物（呕吐发生率 >90%），多西他赛为低致吐风险药物（呕吐发生率 10%～30%），两药合并使用则可能增加恶心呕吐的发生率。《化疗所致恶心呕吐的药物防治指南》关于"化疗所致恶心呕吐的治疗原则"中指出，当联合使用化疗药物时，致吐风险等级由组合中风险最高的药物决定。因此该患者应按照静脉药物高度催吐性化疗方案所致恶心和呕吐的预防措施来实施，根据指南："推荐托烷司琼 5mg i.v./p.o.，D1；地塞米松 6～12mg，D1，3.75～8mg，D2～4，i.v./p.o.；NK-1 RA 选择一种（阿瑞匹坦、福沙匹坦、复方奈妥匹坦）"。

（2）医嘱开具了盐酸托烷司琼注射液 4mg 入壶 q.d. D1～3，地塞米松磷酸钠注射液 5mg i.v.gtt. q.d.，与《化疗所致恶心呕吐的药物防治指南》推荐的三药联合应用于高度致吐风险化疗药物的方案不相符。

2. 中药外用方剂②用药监护不足分析

（1）外敷方为院内自拟方，方中白芥子温肺豁痰利气，散结通络止痛；细辛散寒祛风止痛；吴茱萸散寒止痛、降逆止呕；延胡索活血行气止痛。贴敷穴位：中脘、下脘、双天枢、双足三里、双三阴交、双涌泉。共奏温里止痛，散结止呕之功效，对患者化疗起到辅助治疗的作用。

（2）中药外用方剂②中含有生白芥子，生白芥子中主要成分为芥子碱、白芥子苷、4-羟基-3-吲哚甲基芥子油苷、脂肪油、蛋白质及黏液质等物质，其中白芥子苷遇水，经芥子酶作用生成挥发油，为强力的皮肤发红剂，并具有起疱作用。白芥子油对皮肤黏膜有刺激作用，能引起充血、灼痛，甚至发疱。

（3）因白芥子遇水更易引起皮肤发红发疱，故贴敷时长应因季节、因人而异，一般是以患者反应为度，以局部皮肤有灼烧感为宜。如出现发疱，可用龙胆紫外搽或烧伤润湿膏、京万红等烫伤膏剂外涂；若水疱较大，先用无菌针头挑破以排除疱内液体，再用龙胆紫外搽或烧伤润湿膏、京万红等烫伤膏剂外涂。告知患者，对贴敷起疱不必过分担忧，发疱后温里止痛作用也相对更强，贴敷时间以自己感觉灼热为度，如出现发疱，不要用手乱抓，以免造成局部皮肤感染，及时告知医护人员做无菌处理即可。该患者穴位贴敷处出现红肿、水疱，但临床未给予监护及处理。

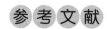

参 考 文 献

[1] 卫生部合理用药专家委员会. 中国医师药师临床用药指南 [M]. 重庆：重庆出版社，2009：108，412，722.

[2] 卫生部，国家中医药管理局，总后勤部卫生部. 卫生部国家中医药管理局总后勤部卫生部关于印发《医疗机构药事管理规定》的通知：卫医政发〔2011〕11 号 [A/OL].（2011-03-30）[2024-02-15]. http://www.nhc.gov.cn/wjw/gfxwj/201304/0149ba1f66bd483995bb0ea51a354de1.shtml.

[3] National Comprehensive Cancer Network. Antiemesis，NCCN Clinical Practice Guildlines in Oncology. [EB/OL]. [2024-05-06]. https://www.nccn.org/professionals/physician_gls/pdf/antiemesis.pdf.

[4] 中国药学会医院药学专业委员会《化疗所致恶心呕吐的药物防治指南》编写组. 化疗所致恶心呕吐的药物防治指南 [J]. 中国医院药学杂志，2022，42（5）：457-473.

案例 89 胃癌（胃恶性肿瘤合并高血压）

（一）病例资料

患者，男，67 岁，身高 165cm，体重 53kg，体重指数 19.47kg/m²，体表面积 1.56m²。

主诉：发现胃占位性病变 2 年余，胃窦支架植入术后 2 个月余。

现病史：患者于 2021 年 12 月 19 日无明显诱因感腹痛行胃镜检查。病理报告示：（胃窦）低分化腺癌，免疫组化 Her2（+++），Ki-67（+70%）。PET-CT 示：①胃窦块状高代谢病灶，考虑为胃癌；②胃窦部周围、肝胃间隙、腹膜后区、右侧横隔上及左侧锁骨上窝多个淋巴结稍增大，部分轻度代谢增高，考虑为淋巴结转移灶；③胃窦部周围腹膜、部分大网膜及部分肝包膜软组织增厚，代谢轻度增高，考虑为腹膜转移灶。2022 年 2 月 15 日、2022 年 3 月 12 日行 SOX 方案（奥沙利铂 250mg i.v.gtt.+ 替吉奥 60mg p.o. b.i.d.）全身化疗，过程顺利。现为下一步治疗来本院就诊，门诊以"胃恶性肿瘤"入院。

既往史：高血压病史近 20 年，最高 180/100mmHg，服用琥珀酸美托洛尔缓释片 47.5mg q.d.+ 苯磺酸氨氯地平片 5mg q.d.，服药后血压控制良好。

个人史、婚育史、家族史、过敏史：生于广州市，居住及工作环境良好，无吸烟、饮酒、药物等嗜好。已婚已育，子女及配偶体健。否认家族性遗传病史，否认家族性肿瘤病史。否认食物、药物过敏史。

体格检查：T 36.3℃，R 20 次 /min，P 65 次 /min，BP 130/80mmHg。营养一般，正常面容，表情自如，神志清楚，精神状态一般，语音清晰，查体合作，对答切题。KPS 评分 70 分。双肺呼吸音清，未闻及干湿啰音，腹部叩诊鼓音，移动性浊音阴性，肠鸣音正常，双下肢无水肿。

中医四诊：患者神清，精神可，流食，无梗阻感，偶有干呕反酸，无胸痛，偶有胃脘灼热隐痛，无腹痛腹泻，无发热恶寒，无心慌胸闷，平素怕冷，喜饮热水，纳差，饥不欲食，大便干结，小便可。近 1 个月体重未见明显改变。舌红少津，苔薄白，脉细数。

辅助检查：

9 月 10 日 血常规：RBC 2.69×10⁹/L，Hb 80g/L，WBC 3.11×10⁹/L，NEUT 1.63×10⁹/L，PLT 234×10⁹/L，MCV 92.2fl，MCH 29.7pg。

9 月 10 日 生化全套：ALB 36.2g/L，Cr 102μmol/L，ALT 9U/L，AST 19U/L，TBIL 6.0μmol/L，SFe 3.8μmol/L，TS 5.4%。

9 月 10 日 相关抗原检查：AFP 2.42ng/ml（0～7ng/ml），CEA 1.7ng/ml（0～5ng/ml），CA12-5 10.44U/ml（0～35U/ml），CA15-3 15.29U/ml（0～25U/ml），CA19-9 9.81U/ml（0～27U/ml），总 PSA 2.06ng/ml（0～4ng/ml）。

9 月 10 日 凝血四项、尿组合、大便检查三项未见明显异常。

入院诊断：

中医诊断：胃癌（胃阴虚证）。

西医诊断：①胃恶性肿瘤，胃窦低分化腺癌 $T_xN_xM_1$ Ⅳ期 Her-2（+++）；②高血压病 3 级（低危）；③中度贫血。

（二）诊疗过程

初始治疗药物（9月10日）

药物	剂量	用法
鸦胆子油乳注射液	50ml	i.v.gtt. q.d.
0.9%氯化钠注射液	250ml	
康艾注射液	50ml	i.v.gtt. q.d.
0.9%氯化钠注射液	250ml	
多糖铁复合物胶囊	150mg	p.o. q.d.
叶酸片	5mg	p.o. t.i.d.
苯磺酸氨氯地平片	5mg	p.o. q.d.
琥珀酸美托洛尔缓释片	47.5mg	p.o. q.d.

9月11日（D2）

患者神清，精神可，流食，无梗阻感，偶有胃脘部隐痛，偶有干呕反酸，无胸痛，纳差，眠可，大便干结，小便可。

体格检查： T 36.6℃，R 18次/min，P 68次/min，BP 132/86mmHg。KPS：70分。舌红少津，苔薄白，脉细数。

药物治疗调整：

加用中药方剂①：

中药方剂①				用法用量
当归20g	川芎15g	桃仁15g	牡丹皮15g	共3剂，每日1剂，水煎至200ml，分2次饭后温服
赤芍15g	乌药10g	延胡索10g	香附10g	
红花10g	枳壳15g	佛手15g	甘草6g	

9月12日（D3）

患者神清，精神可，纳差，胃脘部隐痛同前，眠可，大便干结，小便可。

体格检查： T 36.6℃，R 20次/min，P 77次/min，BP 138/86mmHg，KPS 70分。舌红少津，苔薄白，脉细数。余同前。

目前患者诊断明确，待CT结果报回后，评估病灶情况，排除相关禁忌证后，行本疗程抗肿瘤治疗。

9月14日（D5）

患者神清，精神可，胃脘部隐痛同前，无发热恶寒，无心慌胸闷，平素怕冷，喜饮热水，纳差，大便干结，小便可。生命体征平稳。

体格检查： BP 132/86mmHg，KPS 70分。舌红少津，苔薄白，脉细数。余同前。

辅助检查：

颈部＋胸部＋全腹增强CT示：①胃窦癌支架植入术后。肿瘤较前缩小，侵犯胰头及肠管；现肝内外胆管未见扩张；腹腔及腹膜后多发淋巴结较前缩小，建议随诊复查。②肝S3、4段小囊肿；胆囊结石，慢性胆囊炎，胆囊微小息肉可能，考虑胆囊底壁局限性腺肌增生症。

右髂骨低密度灶较前变化不大。③右肺中叶结节灶,较前相仿,考虑良性病变。双肺散在炎症较前已吸收,双侧胸膜稍增厚。

药物治疗调整:

中药方剂①调整为中药方剂②:

中药方剂②				用法用量
北沙参 15g	麦冬 15g	生地黄 15g	蒲公英 30g	共 3 剂,每日 1 剂,水煎至 200ml,分 2 次饭后温服
佛手 15g	牡蛎 30g	海螵蛸 15g	白芍 10g	
南方红豆杉 3g	枳壳 15g	甘草 6g		

9 月 15 日(D6)

患者神清,精神可,偶有胃脘部隐痛。今日开始靶向治疗加口服化疗,无恶心呕吐等胃肠反应,心率正常,纳差,眠可,二便正常。

体格检查: 血压 130/83mmHg,KPS 70 分。舌红少津,苔薄白,脉细数。余同前。

辅助检查: 双上肢静脉彩超,右侧贵要静脉、腋静脉、锁骨下静脉见 PICC 管强回声,右侧贵要静脉充盈差,管径细,请结合病史;右侧头静脉前臂段及右侧贵要静脉前臂段血栓形成;左侧头静脉及左侧贵要静脉附壁血栓形成;余双侧上肢静脉未见明显异常。

药物治疗调整:

曲妥珠单抗注射液 300mg + 0.9% 氯化钠注射液 250ml i.v.gtt. q.d.。

替吉奥胶囊(早 40mg,晚 20mg)p.o. b.i.d.。

奥美拉唑肠溶片 20mg p.o. q.d.。

参术健脾补血颗粒(医院制剂)15g p.o. t.i.d.。

利伐沙班片 20mg p.o. q.d.。

9 月 16 日(D7)

患者神清,精神可,化疗后无明显不适,纳眠可,二便正常。

体格检查: 血压 138/82mmHg,KPS 70 分。舌红少津,苔薄白,脉细数。

患者化疗过程顺利,现一般情况可,生命体征平稳,予以办理出院。

出院诊断:

中医诊断: 胃癌(胃阴虚证)。

西医诊断: ①胃恶性肿瘤,胃窦低分化腺癌 $T_xN_xM_1$ Ⅳ期 Her-2(+++);②高血压病 3 级(低危);③中度贫血;④上肢静脉血栓形成双上肢多发附壁血栓。

出院带药:

药品名称	剂量	用法	天数
替吉奥胶囊	2 粒	p.o. b.i.d.	7d
利伐沙班片	20mg	p.o. q.d.	7d
叶酸片	5mg	p.o. q.d.	7d
多糖铁复合物胶囊	150mg	p.o. q.d.	7d
苯磺酸氨氯地平片	5mg	p.o. q.d.	7d
琥珀酸美托洛尔缓释片	47.5mg	p.o. q.d.	7d

中药方剂②共 3 剂，每日 1 剂，水煎至 200ml，分 2 次饭后温服。

（三）存在问题

1. 抗肿瘤方案不合理。

2. 抗凝方案不适宜。

3. 中药方剂①的使用不合适。

（四）分析及药学监护

1. 抗肿瘤治疗方案分析及药学监护

（1）根据《中国临床肿瘤学会（CSCO）胃癌诊疗指南（2021）》，晚期转移性胃癌化疗的一线治疗，HER-2 阳性的患者，指南 1 级推荐的方案为：曲妥珠单抗联合氟尿嘧啶 / 卡培他滨 + 顺铂（1A 类证据）。患者 HER-2 阳性，但身体状况较差，可能无法耐受含铂类双药方案，故单用替吉奥联合曲妥珠单抗治疗，本次住院 CT 检查提示 PR，方案选择合理。

（2）患者体重 53kg，曲妥珠单抗注射液使用剂量为 6mg/kg。根据曲妥珠单抗注射液药品说明书推荐：初始负荷剂量为 8mg/kg，随后维持剂量 6mg/kg，每三周给药一次。患者为第一次使用曲妥珠单抗治疗，应参考初始负荷剂量 8mg/kg 来给药更为合理。

（3）患者的体表面积为 1.56m²，肝肾功能无明显异常，替吉奥胶囊使用剂量为早 40mg、晚 20mg。替吉奥胶囊说明书中提到：可根据患者情况增减给药量。每次给药量按 75mg、60mg、50mg、40mg 四个剂量等级顺序递减，减到 40mg 后就不再继续减量，直接停药。故该患者晚上的剂量为 20mg，存在剂量偏低。

（4）总之，CT 提示肿瘤 PR，该患者的化疗方案选择是合理的，用药剂量欠合理。治疗期间需要监测患者的心脏功能和骨髓抑制的风险。

2. 抗凝治疗方案分析

（1）根据 VTE 的 Khorana 风险评估模型（2014 年），该患者的 Khorana 评分为 3 分，属于高危风险，对于 VTE 高风险的门诊化疗肿瘤患者，可以考虑进行 VTE 预防。最新的 ASCO 肿瘤血栓指南和 ISTH 指南均推荐在起始化疗，对起始化疗。Khorana 评分≥2 分、无药物间相互作用且无出血高风险（如胃肠道肿瘤）的门诊肿瘤患者，建议采用利伐沙班作为血栓一级预防药物。

（2）患者双上肢静脉彩超：右侧头静脉前臂段及右侧贵要静脉前臂段血栓形成；左侧头静脉及左侧贵要静脉附壁血栓形成。临床诊断为上肢静脉血栓形成双上肢多发附壁血栓。头静脉和贵要静脉属于浅表静脉，根据《肿瘤相关静脉血栓栓塞症预防与治疗指南（2019版）》，考虑是浅表血栓性静脉炎，不排除导管相关性血栓。对于急性浅表血栓性静脉炎患者，应考虑抗凝治疗。

（3）VTE 肿瘤患者可以选用的抗凝药物有用低分子肝素、华法林、口服抗凝药物利伐沙班。利伐沙班具有治疗窗宽，无须常规凝血功能监测等优势，是抗凝治疗的首选单药治疗方案之一。利伐沙班片推荐剂量为：急性期初始治疗剂量为 15mg，每日 2 次，连用 3 周；后续使用剂量为 20mg，每日 1 次。故临床选用利伐沙班抗凝合理，但剂量偏小。

3. 中药方剂①的使用分析

（1）中药方剂①为膈下逐瘀汤加减，主治瘀毒内结证；功用活血祛瘀，行气止痛。

（2）方中桃仁破血行滞而润燥、红花活血祛瘀以止痛，共为君药，川芎、赤芍助君活血行血止痛；当归养血行血；枳壳行气消积；香附、延胡索、乌药、佛手行气止痛；牡丹皮凉血清热，亦可活血化瘀；甘草缓急止痛并调和诸药，共奏活血化瘀、行气止痛之功效。

（3）根据患者平素怕冷，喜饮热水，饥不欲食，大便干结，舌红少津，苔薄白，脉细数，当属胃阴虚证，治宜养阴益胃。

（4）膈下逐瘀汤用于瘀毒内结证，不适用于该患者，选方不合理。

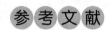

参 考 文 献

[1] 中国临床肿瘤学会指南工作委员会. 中国临床肿瘤学会（CSCO）胃癌诊疗指南（2021）[M]. 北京：人民卫生出版社，2021.

[2] 马军，秦叔逵，吴一龙，等. 肿瘤相关静脉血栓栓塞症预防与治疗指南（2019 版）[J]. 中国肿瘤临床，2019，46（13）：653-660.

案例90 肠癌（乙状结肠癌根治术后合并高血压）

（一）病例资料

患者，男，65岁，身高172cm，体重72kg，体重指数24.34kg/m²。

主诉：乙状结肠癌根治术后17天，返院化疗。

现病史：患者3个月余前在无明显诱因下出现便血，色暗红，量中，血与大便混杂而下，间有黏液便夹杂，大便质烂不成形，每日1~2次，无腹痛，无腹胀，无胸闷、心悸、气促，无恶心呕吐，无尿频、尿急、尿痛等不适。2019年4月22日肠镜示：①乙状结肠肿物性质待查；②结直肠多发息肉。病理示：（乙状结肠）考虑绒毛状腺瘤，局部轻度不典型增生，因送检组织局限，不能代表全貌，请结合临床，必要时再次送活检。于2019年5月15日行腹腔镜辅助乙状结肠癌根治术，术中见：结肠直肠肿物位于乙状结肠，大小约4cm×5cm，突破浆膜层，肠系膜见肿大淋巴结，腹腔无明显腹水。术后病理：（乙状结肠）大肠溃疡型，中-高分化腺癌，部分黏液腺癌（约占30%），侵透肌层到达浆膜下脂肪组织（PT3），未见脉管内癌栓及神经束侵犯，环周切缘未见癌细胞，肠周淋巴结16枚，未见癌转移（0/16）。为求进一步治疗，患者今日前来本院，由门诊拟"结肠癌"收入内五科进一步诊治。

既往史：平素健康状况一般；有高血压病史多年，血压最高达：190/102mmHg，长期口服缬沙坦胶囊控制血压，血压控制情况不详；否认有传染史；否认有输血史；预防接种史不详，否认有手术史；否认有外伤史。

个人史、婚育史、家族史、过敏史：否认冶游史，否认接触工业毒物、粉尘或放射性物质接触史；嗜烟50余年，每日2包；无嗜酒。已婚已育，配偶健康良好。否认家族遗传性疾病。否认药物及食物过敏史。

体格检查：T 36.7℃，R 20次/min，P 101次/min，BP 188/101mmHg。专科情况：身高172cm，体重72kg，KPS 80分，NRS 0分。腹部外形平。腹部可见陈旧性瘢痕，肌软，全腹部无压痛、反跳痛，无液波震颤、振水声，无腹部包块。移动性浊音阴性，肠鸣音正常。肛门检查未见异常。近期无明显体重减轻。余无明显异常。

中医四诊：患者神识清，面色苍白，倦怠乏力。形体适中。语声清晰。皮肤欠润泽，无斑疹，无水疱，无疮疡。双目有神，白睛不黄。唇色红润。耳轮红润不枯。腹部平坦，无癥瘕痞块，无青筋暴露。畏寒肢冷，脘腹冷痛，大便稀溏。纳差，眠可，无恶心欲呕，小便调。舌淡胖，苔白，脉沉细。

入院诊断：

中医诊断：肠癌（脾肾两虚证）。

西医诊断：①乙状结肠癌根治术后（中-高分化腺癌，部分黏液腺癌 $pT_3N_0M_0$）；②高血压病3级（极高危）；③结肠息肉；④直肠息肉；⑤左心房增大；⑥脂肪肝；⑦左肾囊肿；⑧前列腺增生并结石；⑨右侧腮腺肿物：腺瘤？

（二）诊疗过程

初始治疗药物（6月8日）

药品名称	剂量	用法
复方消化酶胶囊	2粒	饭前 t.i.d.
缬沙坦胶囊	80mg	p.o. b.i.d.
贝那普利片	10mg	p.o. q.d.
甘露聚糖肽注射液	10mg	i.v.gtt. q.d.
0.9%氯化钠注射液	250ml	

6月9日（D2）

患者神清，精神一般，面色苍白，倦怠乏力，畏寒肢冷，脘腹冷痛，大便稀溏。纳差，眠可，无恶心欲呕，小便调。体格检查：T 36.7℃，R 20 次/min，P 101 次/min，BP 162/95mmHg。舌淡胖，苔白，脉沉细。腹部外形平。伤口愈合良好，无出血坏死，无回缩，腹部无腹肌紧张，上腹无压痛，无反跳痛，麦氏点压痛阴性，无腹部包块。

辅助检查：

凝血功能：PTA 134%，FIB 5.10g/L，D-Dimer 0.90μg/ml。

肝功能：AST 13U/L，ALB 39.5g/L，IBIL 2.67μmol/L。

心肌酶四项：CPK 48U/L。

血常规：MONO 0.84×10^9/L，MONO% 10.40%，PLT 370×10^9/L，RET% 1.62%。

尿分析＋尿沉渣，大便常规正常。

心电图：窦性心律，室性期前收缩，下壁导联异常 Q 波，请结合临床考虑，T 波改变。

药物治疗调整：

加用中药方剂①：

中药方剂①				用法用量
党参15g	肉豆蔻10g	炙甘草20g	茯苓20g	每日1剂
补骨脂10g	五味子10g	白术20g	吴茱萸10g	400ml分早晚2次空腹温服
薏苡仁20g				

6月10日（D3）

患者一般情况同前，体格检查：T 36.3℃，R 20 次/min，P 86 次/min，BP 151/94mmHg。舌淡胖，苔白，脉沉细。

辅助检查：

肿瘤三项无异常。

患者心电图提示室性期前收缩，下壁导联异常 Q 波，无心肌梗死病史，结合临床症状，未见明显不适。余方案同前。

6月12日（D5）

患者一般情况同前，体格检查：T 36.5℃，R 20 次/min，P 80 次/min，BP 149/90mmHg。

药物治疗调整：

停用：甘露聚糖肽注射液。

加用：复方苦参注射液 20ml＋5% 葡萄糖注射液 250ml i.v.gtt. q.d.。

6月13日(D6)

患者一般情况同前，体格检查：T 36.7℃，R 20 次/min，P 101 次/min，BP 166/100mmHg。年龄 65 岁，KPS 80 分，NRS 0 分。身高 172cm，体重 72kg，体表面积 1.85m²。结合患者辅助检查，排除化疗禁忌证后，予以明日开始化疗，拟方案：CapeOx 卡培他滨片 1 500mg p.o. b.i.d. D1～14，0.9% 氯化钠注射液 500ml＋注射用奥沙利铂 200mg i.v.gtt. D1。增加护胃、止呕、促消化等对症治疗，余治疗同前，注意观察胃肠道、皮肤、神经系统、血液系统等化疗相关的不良反应。

辅助检查：

血常规：PLT 370×10⁹/L，MONO% 10.40%，MONO 0.84×10⁹/L，RET% 1.62%。

肝功能：AST 13U/L，ALB 39.5g/L，IBIL 2.67μmol/L。

肾功能：正常。

心功能(含心律失常评估)：CPK 48U/L。

凝血功能：PTA 134%，FIB 5.10g/L，D-Dimer 0.90μg/ml。

药物治疗调整：

加用：注射用奥美拉唑钠 40mg＋0.9% 氯化钠注射液 100ml i.v.gtt. q.d.，地塞米松磷酸钠注射液 10mg＋0.9% 氯化钠注射液 100ml i.v.gtt. q.d.。

6月14日(D7)

患者一般情况同前，查体：T 36.5℃，R 20 次/min，P 98 次/min，BP 147/88mmHg。患者今日为化疗第 1 天，未见明显不适，继续予以止呕、护胃等对症处理，余治疗同前，继续观察。

辅助检查：

病理：CTC 检测阳性。心肺膈未见异常。

药物治疗调整：

加用：

药品名称	剂量	用法
甲磺酸托烷司琼注射液	4.48mg	i.v.gtt. q.d. (化疗前 30min)
0.9% 氯化钠注射液	100ml	
甲氧氯普胺注射液	10mg	穴位注射 q.d. (足三里，化疗前 30min)
注射用奥沙利铂	200mg	i.v.gtt. (静脉滴注时间 60min)
0.9% 氯化钠注射液	500ml	
5% 葡萄糖注射液	500ml	i.v.gtt. (冲管，注射用奥沙利铂前后)
卡培他滨片	1 500mg	p.o. b.i.d.

6月16日(D9)

化疗第 3 天，患者神清，精神一般，面色可，倦怠乏力较前改善，四肢麻木较前减轻，纳可，眠可，二便调。查体：T 36.7℃，R 20 次/min，P 88 次/min，BP 158/96mmHg。NRS(疼痛评分)0 分，KPS 90 分。本次化疗患者未见不良反应，一般情况可，患者症状好转，病情稳定,予以明日出院。

辅助检查:

血常规:WBC $13.28 \times 10^9/L$,NEUT $10.74 \times 10^9/L$,NEUT% 80.80%。出院后复查血常规。

药物治疗调整:

停用:复方苦参注射液、注射用奥美拉唑钠、甲磺酸托烷司琼注射液、甲氧氯普胺注射液、地塞米松磷酸钠注射液。

出院诊断:

中医诊断:肠癌(脾肾两虚证)。

西医诊断:①乙状结肠癌根治术后(中 - 高分化腺癌,部分黏液腺癌 $pT_3N_0M_0$);②高血压病 3 级(极高危);③结肠息肉;④直肠息肉;⑤左心房增大;⑥脂肪肝;⑦左肾囊肿;⑧前列腺增生并结石;⑨右侧腮腺肿物:腺瘤?⑩室性期前收缩。

出院带药:

药品名称	剂量	用法	天数
复方消化酶胶囊	2 粒	p.o. t.i.d.	7d
缬沙坦胶囊	80mg	p.o. b.i.d.	7d
贝那普利片	10mg	p.o. q.d.	7d
甘露聚糖肽片	10mg	p.o. t.i.d.	7d
卡培他滨片	1 500mg	p.o. b.i.d.	7d

住院期间血压见表 90-1。

表 90-1 住院期间血压　　　　　　　　　　　　　　　　　　单位:mmHg

日期	6月8日	6月9日	6月10日	6月11日	6月12日	6月13日	6月14日	6月15日	6月16日
血压	188/101	162/95	151/94	160/84	149/90	166/100	147/88	153/90	158/96

(三)存在问题

1. 抗肿瘤治疗方案不合理。

2. 降血压方案不合理。

3. 奥沙利铂用药方案不合理。

4. 选用复方苦参注射液与证型不符,且溶媒选择不合理。

5. 甘露聚糖肽注射液无用药指征。

6. 中药方剂①可优化。

(四)分析及药学监护

1. 抗肿瘤治疗方案分析 该患者住院期间行 CapeOx 方案化疗:卡培他滨片 1 500mg p.o. b.i.d. D1～14,0.9% 氯化钠注射液 500ml + 注射用奥沙利铂 200mg i.v.gtt. D1(静脉滴注时间 60 分钟)。具体分析如下。

(1)根据《中国临床肿瘤学会(CSCO)结直肠癌诊疗指南(2022)》,患者病理分期是Ⅱ期,分层是 $T_3N_0M_0$,PMMR,且无高危因素,Ⅰ级推荐单药氟尿嘧啶化疗(1A 类证据)。推荐的单药氟尿嘧啶方案包括:口服卡培他滨(首选),5-FU/LV 持续静脉输注双周方案;对于Ⅱ

期术后辅助化疗,联合化疗方案(CapeOx 和 mFOLFOX)仅推荐分层为 $T_3N_0M_0$/PMMR 伴高危因素或 $T_4N_0M_0$ 的患者。

(2)患者术后病理:(乙状结肠)大肠溃疡型,中 - 高分化腺癌,部分黏液腺癌(约占30%),侵透肌层到达浆膜下脂肪组织(PT3),未见脉管内癌栓及神经束侵犯,环周切缘未见癌细胞,肠周淋巴结 16 枚,未见癌转移(0/16)。术后免疫组化:CK(+)、CEA(+)、EMA(+)、CDX-2(+)、Villin(+)、Ki-67(+80%)、MSH6(+)、MSH2(+)、MLH1(+)、PMS2(+)。入院肿瘤分期:$pT_3N_0M_0$。

(3)该患者使用 CapeOx 联合化疗方案不合理。

2. 降血压方案分析

(1)《高血压合理用药指南(第 2 版)》指出,由于 ACEI + ARB 有增加高钾血症的风险,且对心血管及肾脏保护无协同作用,应避免使用 ACEI + ARB 联合治疗。

(2)同时根据《高血压基层合理用药指南》意见,ARB + 利尿剂或 ARB + CCB 均是各国高血压指南推荐的优化联合方案,因为双药降血压机制不同,互补性强,ARB 可抑制噻嗪类利尿剂所致的 RAAS 激活和低血钾等不良反应,利尿剂减少 ARB 扩血管时由于肾脏压力利钠机制而引起的水钠潴留,增强 ARB 疗效。同样,ARB 也可抑制二氢吡啶类 CCB 引起的 RAAS 激活和下肢水肿等不良反应。二者优化联合降血压效果增强,不良反应减少。

(3)《中国老年高血压管理指南 2019》提示,联合用药时,药物的降血压作用机制应具有互补性,并可互相抵消或减轻药物不良反应。如 ACEI 或 ARB 联合小剂量噻嗪类利尿剂。应避免联合应用作用机制相似的抗高血压药,如 ACEI 联合 ARB。

(4)患者使用的缬沙坦胶囊为 ARB 类药物,贝那普利片为 ACEI 类药物,两者联用不合理。

3. 奥沙利铂用药方案分析 该患者使用注射用奥沙利铂化疗,选用 0.9% 氯化钠注射液作为本品溶媒,静脉滴注时长 60 分钟,均为用法不合理。

(1)配制本品溶液时应使用注射用水或 5% 葡萄糖溶液;50mg 需加入 10ml 溶剂,使奥沙利铂浓度达到 5.0mg/ml。

(2)从瓶中取出配制的溶液,立即用 250～500ml 的 5% 葡萄糖溶液稀释成 0.2mg/ml 以上浓度的溶液,必须通过外周或中央静脉滴注 2～6 小时。

(3)本品不得用盐溶液配制和稀释,奥沙利铂应用时不需要预先水化。

4. 使用复方苦参注射液合理性分析 该患者使用复方苦参注射液抗肿瘤辅助治疗,存在未辨证使用中药注射液及溶媒选择不当等问题。

(1)本品功能主治为清热利湿,凉血解毒,散结止痛。用于癌肿疼痛、出血。该患者中医辨证为脾肾两虚,治则宜补脾益肾,选药与证型不符。

(2)本品推荐成人静脉滴注一次 20ml,用 0.9% 氯化钠注射液 200ml 稀释后应用,一日 1 次。但医师予 5% 葡萄糖注射液 250ml 溶解稀释,尚无文献支持,属溶媒选择不合理。

5. 使用甘露聚糖肽注射液合理性分析 甘露聚糖肽注射液说明书指出:本品用于恶性肿瘤放、化疗中改善免疫功能低下的辅助治疗。但患者检查结果中未见显示免疫功能低下指标,如 T 细胞检查。因此使用甘露聚糖肽注射液属于无指征用药。

6. 中药方剂①分析

(1)中药方剂①为理中丸合四神丸去干姜加茯苓、薏苡仁而成,功效为健脾温肾,益气固泄,用于脾肾阳虚证。方中党参甘温补中、强壮脾阳,补骨脂温补脾肾,共为君药;吴茱萸、肉豆蔻温中散寒，温脾肾止泻，共为臣药；白术、茯苓、薏苡仁健脾利湿，五味子酸收固涩，炙甘草补中扶正，调和诸药，共为佐使药。以上诸药共奏健脾温肾，益气固泄之功。

（2）该患者入院时症见畏寒肢冷，脘腹冷痛，大便稀溏。纳差，眠可，无恶心欲呕，小便调。舌淡胖，苔白，脉沉细。中医辨证为脾肾两虚证，治宜健脾温肾，选用中药方剂①，选方基本合理。但患者畏寒肢冷、脘腹冷痛、大便稀溏，虚寒之象较重，建议在原方基础上加用干姜，增强温中祛寒之效。

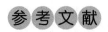

参 考 文 献

[1] 中国临床肿瘤学会指南工作委员会. 中国临床肿瘤学会（CSCO）结直肠癌诊疗指南（2022）[M]. 北京：人民卫生出版社，2022：55.

[2] 中华医学会，中华医学会临床药学分会，中华医学会杂志社，等. 高血压基层合理用药指南 [J]. 中华全科医师杂志，2021，20（1）：21-28.

[3] 中国老年医学学会高血压分会，国家老年疾病临床医学研究中心中国老年心血管病防治联盟. 中国老年高血压管理指南 2019[J]. 中华老年多器官疾病杂志，2019，18（2）：81-106.

案例91 肠癌(结肠恶性肿瘤合并淋巴结转移)

(一)病例资料

患者,男,61岁,身高169cm,体重70kg,体重指数24.51kg/m²,体表面积1.80m²。

主诉:结肠癌术后,复发3个月。

现病史:因反复便血数年,于2021年1月20日到当地医院做结肠镜检查,病理提示黏膜慢性炎伴腺体高级别上皮内瘤变,考虑癌变。2021年2月3日行乙状结肠切除术+十二指肠部分切除术,术中病理示:①乙状结肠溃疡型高-中分化管状腺癌,浸润肠壁全层;②乙状结肠"近肿块、远肿块"切缘未见癌浸润;③十二指肠溃疡型高-中分化管状腺癌,浸润肠壁深肌层;④十二指肠"近肿块、远肿块"切缘未见癌浸润。术后于当地医院行化疗8次,方案为:XELOX(奥沙利铂注射液+卡培他滨片),过程顺利。2022年5月16日行PET-CT:乙状结肠癌术后化疗后,乙状结肠吻合口复发;空肠局部肠壁增厚,FDG高代谢,侵犯周围组织可能,肠周淋巴结转移可能;盆腔小肠局灶性FDG代谢增高,不排除转移。于2022年6月15日起行化疗5程,方案为:FOLFIRI+C225(伊立替康注射液+亚叶酸钙+氟尿嘧啶+C225)。现门诊以结肠癌收入院,入院症见:神志清,精神可,上半身散在皮疹,头后部及后颈部皮疹较前减轻,伴有瘙痒,无腹痛腹泻,无胸闷心悸,无恶寒发热,纳眠可,二便调,近期体重未见明显变化。

既往史:否认高血压、冠心病、糖尿病等慢性疾病史。

个人史、婚育史、家族史、过敏史:无吸毒史,无吸烟、饮酒、药物等嗜好,无冶游史。已婚已育,子女及配偶体健。否认家族性遗传病史,否认家族性肿瘤病史。否认食物、药物过敏史。

体格检查:T 36.5℃,R 20次/min,P 78次/min,BP 118/77mmHg。卡氏评分90分。右颈前淋巴结肿大,大小约2.0cm×1.0cm,有少许压痛,移动度可,余淋巴结未见明显肿大。上半身散在红色皮疹,以躯干为主,头颈部明显。腹膨隆,左侧腹部可见一长约15cm的手术愈合瘢痕,无腹壁静脉曲张,腹部柔软,无压痛、反跳痛,腹部无包块,无移动性浊音,肠鸣音未见异常。

中医四诊:患者神清,精神可,语音清晰,查体合作,对答切题。上半身散在皮疹较前减轻,伴瘙痒,未闻及异常气味,腹部柔软,无压痛、反跳痛,腹部无包块。舌淡暗,苔薄黄,脉弦滑。

辅助检查:

2021年6月5日 基因检测报告:KRAS/NRAS/BRAF基因突变联合检测均为野生型。

入院诊断:

中医诊断:肠癌(痰湿内阻证)。

西医诊断:结肠恶性肿瘤(乙状结肠恶性肿瘤术后吻合口复发并空肠、淋巴结转移)。

（二）诊疗过程
初始治疗药物（9月10日）

药物	剂量	用法
复方苦参注射液	20ml	i.v.gtt. q.d.
0.9%氯化钠注射液	250ml	
复方皂矾丸	1.8g	p.o. t.i.d.
安康欣胶囊	3g	p.o. t.i.d.
注射用胸腺法新	1.6mg	i.h. b.i.w.

中药外洗方：

中药外洗方				用法用量
苦参 30g	白鲜皮 30g	地肤子 30g	薄荷(后下)30g	外洗
徐长卿 30g	关黄柏 30g	百部 30g	当归 30g	每日1剂
山楂 30g	乌梅 30g			水煎至2 000ml，外洗兼湿敷皮疹处

9月11日（D2）

患者神志清，精神可，上半身散在皮疹，以头后部及后颈部皮疹较多，伴有瘙痒。无腹痛腹泻，无胸闷心悸，无恶寒发热，纳可，入睡困难，眠浅易醒，二便调。

体格检查： T 36.4℃，HR 79 次 /min，BP 92/77mmHg。卡氏评分 90 分。上半身散在红色皮疹，以躯干为主，头颈部明显，小便黄，大便干结。舌红，苔薄黄，脉滑数。

辅助检查：

血常规：WBC 2.86×10^9/L，NEUT 2.53×10^9/L，Hb 138g/L，RBC 4.80×10^{12}/L，PLT 169×10^9/L。

生化检查：K 3.94mmol/L，Na 140.7mmol/L，Cr 62μmol/L，UA 304μmol/L，ALB 45.3g/L。

相关抗原检查：total PSA 4.41ng/ml，free PSA 0.659ng/ml，PSA-Ratio 0.149，AFP 4.02ng/ml，CEA 6.57ng/ml，CA125 4.17U/ml，CA15-3 11.44U/ml，CA19-9 9.40U/ml。

药物治疗调整：

加用：重组人粒细胞刺激因子注射液 300μg i.h. q.d.。

中药方剂①：

中药方剂①				用法用量
蝉蜕 15g	荆芥穗 15g	人参 30g	白术 15g	共3剂，每日1剂，水煎至200ml，分早晚2次，饭后温服
茯苓 15g	甘草 10g	防风 10g	五指毛桃 30g	
山药 15g	桔梗 5g	白扁豆 10g	砂仁 5g	

9月13日（D4）

患者神志清，精神可，皮疹瘙痒仍未见改善，口臭，大便未解，小便短赤，心烦，入睡困难，眠浅易醒。

体格检查： T 36.4℃，HR 79 次 /min，BP 92/77mmHg。卡氏评分 90 分。舌红，苔薄黄，脉滑数。

药物治疗调整：

停用：重组人粒细胞刺激因子注射液 300μg i.h. q.d.。

中药方剂①调整为中药方剂②：

中药方剂②				用法用量
荆芥 10g	防风 10g	生地黄 20g	赤芍 10g	
当归 10g	川芎 10g	白鲜皮 15g	紫草 10g	
蝉蜕 10g	甘草 6g	黄连 10g	黄芩 15g	共 3 剂，每日 1 剂，水煎至 200ml，分早晚 2 次，饭后温服
牡丹皮 10g	金银花 5g	蒲公英 10g	合欢花 10g	
酸枣仁 9g				

9月15日（D6）

患者皮疹较前消退，面部皮疹瘙痒较前减轻，小便不黄，大便可，入睡较前好转，仍觉眠浅。

体格检查：T 36.5℃，HR 79 次 /min，BP 108/77mmHg。卡氏评分 90 分。舌淡红，苔薄黄，脉弦细。

药物治疗调整：

中药方剂③：中药方剂②去蒲公英 10g，共 3 剂，每日 1 剂，水煎至 200ml，分 2 次饭后温服。

9月17日（D8）

患者神清，精神可，皮疹明显消退，无瘙痒，小便可，大便日行一次，质软不稀，眠可。

体格检查：T 36.6℃，HR 79 次 /min，BP 105/76mmHg，KPS 90 分。舌淡红，苔薄黄，脉弦细。

辅助检查：

血常规：WBC 10.90×10^9/L，NEUT 6.07×10^9/L，Hb 139g/L，RBC 4.82×10^{12}/L，PLT 180×10^9/L。

药物治疗调整：今日化疗

加用：0.9%NS 100ml ＋ 注射用奥美拉唑钠 40mg i.v.gtt. q.d.。

0.9%NS 100ml ＋ 注射用还原型谷胱甘肽 1.8g i.v.gtt. q.d.。

0.9%NS 100ml ＋ 盐酸昂丹司琼注射液 16mg i.v.gtt. q.d.。

盐酸苯海拉明注射液 40mg i.m. q.d.（于西妥昔单抗前用）。

0.9%NS 100ml ＋ 地塞米松磷酸钠注射液 10mg i.v.gtt. q.d.（于西妥昔单抗前用）。

0.9%NS 250ml ＋ 盐酸伊立替康注射液 320mg i.v.gtt. q.d.。

0.9%NS 250ml ＋ 亚叶酸钙注射液 0.7g i.v.gtt. q.d.。

0.9%NS 20ml ＋ 氟尿嘧啶注射液 0.7g i.v. q.d.。

0.9%NS 70ml ＋ 氟尿嘧啶注射液 4g i.v. q.d. 泵（50ml）持续泵入 46 小时。

0.9%NS 250ml ＋ 西妥昔单抗注射液 400mg i.v.gtt. q.d.。

盐酸洛哌丁胺胶囊 2mg p.o. q.d.。

9月19日（D10）

患者神清，精神差，诉昨日下午 6 点至晚上 12 点呕吐 10 次，今晨呕吐 3 次，呕吐物均为胃内容物，睡眠欠佳，纳差，二便可。

体格检查：T 36.6℃，HR 79 次 /min，BP 92/76mmHg，KPS 70 分。舌淡红，苔薄黄，脉细。

辅助检查：

生化检查：K 3.02mmol/L，Na 120.2mmol/L，Cl 89mmol/L，Cr 62μmol/L，ALB 40g/L。

药物治疗调整：

加用：阿瑞匹坦胶囊 125mg D1，80mg D2～3 p.o. q.d.（9 月 19 日—9 月 21 日）。

醋酸地塞米松片 10mg p.o. q.d.（9 月 19 日—9 月 21 日）。

氯化钾注射液 15ml ＋ 葡萄糖氯化钠注射液 500ml i.v.gtt. q.d.。

中药方剂④：中药方剂③去黄连 10g，黄芩 15g，金银花 5g，合欢花 10g，酸枣仁 9g；加党参 15g，白术 15g，茯苓 15g，砂仁 10g。共 3 剂，每日 1 剂，水煎至 200ml，分 2 次饭后温服。

9 月 21 日（D12）

患者精神可，恶心呕吐明显好转，纳差，睡眠一般，二便可。体格检查：T 36.6℃，HR 79 次 /min，BP 98/76mmHg，KPS 90 分。舌淡红，苔薄黄，脉弦细。患者化疗结束，予以办理出院。

出院诊断：

中医诊断：肠癌（痰湿内阻证）。

西医诊断：结肠恶性肿瘤（乙状结肠恶性肿瘤术后吻合口复发并空肠、淋巴结转移）。

出院带药：

药品名称	剂量	用法	天数
复方皂矾丸	1.8g	p.o. t.i.d.	7d
安康欣胶囊	3g	p.o. t.i.d.	7d
盐酸洛哌丁胺胶囊	2mg	p.o. q.d.	3d
甲氧氯普胺片	10mg	p.o. t.i.d.	3d

中药膏方：

中药膏方				用法用量
醋龟甲 105g	醋鳖甲 105g	鹿角霜 80g	熟党参 105g	
枸杞子 80g	酒黄精 80g	酒女贞子 105g	墨旱莲 105g	
蒸陈皮 32g	鸡内金 25g	炒麦芽 160g	阿胶(烊化)50g	每日一勺，一日两次，温水冲服
醋香附 40g	山楂 105g	玉竹 80g	麦冬 105g	
饴糖 130g				

中药方剂④共 3 剂，每日 1 剂，水煎至 200ml，分 2 次饭后温服。

（三）存在问题

1. 呕吐治疗方案不合理。

2. 预防腹泻方案不适宜。

3. 中药方剂①的使用不合适。

(四)分析及药学监护

1. 呕吐治疗方案分析

(1)根据《中国肿瘤药物治疗相关恶心呕吐防治专家共识(2022年版)》,伊立替康属于中度催吐危险级别的化疗药物(呕吐发生率为30%～90%),5-氟尿嘧啶及西妥昔单抗属于低度催吐危险级别的化疗药物(呕吐发生率为10%～30%),对于多药方案,应基于催吐风险系数最高的药物来选择止吐药。故该化疗应按催吐风险最高的伊立替康选择止吐药物。

(2)根据《中国肿瘤药物治疗相关恶心呕吐防治专家共识(2022年版)》,对于中度催吐风险级别的化疗药物,推荐标准方案为5-HT$_3$受体拮抗剂+地塞米松。

(3)本案例选择盐酸昂丹司琼注射液和地塞米松磷酸钠注射液二药预防化疗引起的恶心呕吐,与上述共识推荐的二药联合应用于中度致吐风险化疗药物的方案相符。地塞米松发挥作用约需3小时,应在化疗前给药,常用剂量5～10mg,一日2次,而医嘱开具10mg i.v. q.d.,未达到共识推荐的用法用量。且地塞米松于化疗当日完成后即予停用,不符合共识要求"化疗第2和第3天继续使用地塞米松"这一预防化疗引起恶心呕吐的建议。

(4)阿瑞匹坦是CYP3A4抑制剂,地塞米松经CYP3A4代谢,两者联用时,地塞米松应减量至5mg。

2. 预防腹泻方案分析

(1)伊立替康是特异性DNA拓扑异构酶抑制剂,通过与拓扑异构酶和DNA形成的复合体稳定结合,特异性抑制DNA重连步骤,从而引起DNA单链断裂,使DNA产生不可逆损伤。

(2)伊立替康最常见的不良反应为腹泻,分为早发性腹泻和迟发性腹泻。早发性腹泻多在静脉滴注过程中或结束后数小时发生,为胆碱能作用所致,通常为暂时性反应,可使用阿托品静脉注射或皮下注射治疗。而迟发性腹泻主要是由其代谢产物SN-38引起,通常发生在用药24小时后,中位发生时间为5天,可持续较长时间,导致脱水、电解质紊乱或感染,甚至致命。特别是伊立替康与氟尿嘧啶、亚叶酸钙联合使用时,更易发生化疗相关性腹泻。

(3)根据《ESMO临床实践指南:成人癌症患者的腹泻》(2018年版)推荐洛哌丁胺为首选治疗药物。患者一旦出现腹泻(粪便不成形、稀便或排便频率较以往增多),需要及时服用洛哌丁胺,首次服用4mg(2粒),然后每2小时服用2mg(1粒)直至腹泻停止后12小时(每天不超过16mg),治疗期间应注意补充水和电解质。如用药后腹泻持续超过48小时,伴发热或伴腹泻相关呕吐应及时就医进行住院止泻治疗。迟发性腹泻不推荐用洛哌丁胺进行预防,应在出现腹泻后治疗。因此本例患者使用洛哌丁胺预防化疗相关性腹泻不合理。

3. 中药方剂①的使用分析

(1)中药药剂①为参苓白术汤加减,主治脾虚湿盛证,功用健脾利湿。

(2)方中人参、白术、茯苓、五指毛桃益气健脾祛湿,山药健脾止泻,白扁豆助白术、茯苓以健脾渗湿,桔梗宣肺利气,通调水道,蝉蜕、荆芥、防风祛风宣肺,透邪外出而治其表。全方以健脾益气为主,祛风止痒为辅。

(3)患者上半身散在红色皮疹,以躯干为主,头颈部明显,入睡困难,眠浅易醒,小便黄,大便干结。舌红,苔薄黄,脉弦滑,表明热毒之邪入里煎灼阴液,已出现血热征象。故该中药方剂不适用于该患者,宜去掉人参、白术、五指毛桃等补益之品,加入清热泻火、凉血养阴之品。

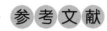

[1]　National Comprehensive Cancer Network. Antiemesis，NCCN Clinical Practice Guildlines in Oncology. [EB/OL]. [2024-05-06]. https://www.nccn.org/professionals/physician_gls/pdf/antiemesis.pdf

[2]　于世英，印季良，秦叔逵，等. 肿瘤治疗相关呕吐防治指南（2014 版）[J]. 临床肿瘤学杂志，2014，19（3）：263-273.

[3]　BOSSI P，ANTONUZZO A，CHERNY N I，et al. Diarrhoea in adult cancer patients，ESMO clinical practice guidelines[J]. Ann Oncol，2018，29（Suppl 4）：iv126-iv142.

（一）病例资料

患者，女，77 岁，身高 160cm，体重 53.5kg，体表面积 1.51m²，体重指数 20.9kg/m²。

主诉： 直肠癌肝转移术后 3 年余。

现病史： 2020 年 8 月大便次数增多，伴便血，查肠镜示直肠癌；病理提示直肠腺癌；2020 年 9 月 25 日行"直肠乙状结肠癌根治术 + 肝部分切除术"。术中见肝脏有一个转移性结节 2cm×3cm，术后病理提示直肠中分化腺癌，侵及肠壁外脂肪层，两切端未见癌累及，淋巴结见癌转移。2020-10-21、2020-11-15 行雷替曲赛 3mg D1 + 奥沙利铂 150mg D1 方案化疗共两程。2021-03-14 复查考虑肿瘤复发，2021-03-14、2021-04-09 予卡培他滨 1.5 b.i.d. D1～14 化疗两程，后因出现明显手足综合征予停药。于 2021-09-05 日改为替吉奥 60mg b.i.d. D1～14 化疗。2022-02-05 复查考虑病情进展。2022-02-23、2022-03-23、2022-04-28、2022-09-17 分别行奥沙利铂 100mg D1 + 雷替曲塞 3mg D1 方案各一程。2022-10-24 行奥沙利铂 100mg D1 + 雷替曲塞 3mg D1 方案化疗，患者因静脉滴注"奥沙利铂"时出现皮肤过敏反应而停用。2022-10-25 更换为伊立替康 180mg D1 化疗。2022-11-21、2022-12-26 行伊立替康 220mg D1 + 雷替曲塞 3mg D1 方案化疗，2022-02-13 在本院行经皮肾穿刺造瘘术（右），CT 示肿块增大。

既往史： 高血压病史 10 年，服厄贝沙坦氢氯噻嗪片，每日 1 片，银屑病史 10 年，否认糖尿病、冠心病等慢性疾病史。

过敏史： 青霉素、结构脂肪乳注射液（C6～24）、豆类、奥沙利铂过敏史。

体格检查： T 36.2℃，R 18 次 /min，P 82 次 /min，BP 114/61mmHg。下肢皮肤可见散在多发、红色脱屑皮损改变。右肾造瘘引出黄色液体约 90ml。

中医四诊： 患者舌体适中，舌淡红，苔薄白，脉细，大便不畅，3 日一行。

辅助检查：

3 月 5 日 血常规：WBC $6.46×10^9$/L，RBC $3.58×10^{12}$/L，Hb 112g/L。

3 月 5 日 尿常规：RBC 779.1 个 /μl，UF 549.7 个 /μl。

3 月 5 日 D- 二聚体（D-Dimer）：1.61mg/L。

3 月 5 日 生化 + 电解质：TP 55.90g/L，ALB 34.00g/L，G 21.90g/L，LDH 228.9U/L，Glu 3.54mmol/L。

3 月 5 日 肿瘤指标：CEA 199.4ng/ml。CA125：44.18IU/ml。CYFRA21-1：35.28ng/ml。NSE 22.78ng/ml。

入院诊断：

中医诊断： 肠癌病术后（气血两虚证）。

西医诊断： ①直肠癌肝转移术后复发；②高血压病；③右输尿管支架管置入术；④右上肢静脉血栓。

（二）诊疗过程

初始治疗药物（3月5日）

药品名称	剂量	用法
厄贝沙坦氢氯噻嗪片	150mg	p.o. q.d.
曲马多缓释片	0.1g	p.o. q.12h.

中药方剂①

中药方剂①				用法用量
党参 15g	生白术 60g	茯苓 15g	炙甘草 6g	
陈皮 10g	姜半夏 10g	生地黄 15g	玄参 15g	
酒萸肉 30g	牡丹皮 15g	麸炒泽泻 15g	当归 10g	每日 1 剂，水煎至 400ml，分早晚 2 次，饭后温服
肉苁蓉 15g	蜜瓜蒌 30g	生大黄^(后下)10g	生麦芽 30g	
炒鸡内金 10g	麸炒枳实 10g			

3月6日（D2）

患者神清，精神可，右肾造瘘引出黄色液体约 90ml。

辅助检查：

心电图：完全性左束支传导阻滞，T 波改变。

药物治疗调整：

加用：注射用紫杉醇（白蛋白结合型）200mg＋0.9%NS 100ml i.v.gtt. st.。

盐酸托烷司琼注射液 5mg＋0.9%NS 10ml i.v. st.。

贝伐珠单抗注射液 300mg＋0.9%NS 250ml i.v.gtt. st.。

醋酸地塞米松注射液 5mg i.v. st.。

盐酸托烷司琼注射液 5mg＋0.9%NS 10ml i.v. st.。

盐酸甲氧氯普胺注射液 20mg＋醋酸地塞米松注射液 3mg＋5%GS 250ml i.v.gtt. q.d.。

注射用泮托拉唑钠 40mg＋0.9%NS 100ml i.v.gtt. q.d.。

注射用还原型谷胱甘肽 2.4g＋0.9%NS 100ml i.v.gtt. q.d.。

异甘草酸镁注射液 200mg＋0.9%NS 100ml i.v.gtt. q.d.。

3月8日（D4）

右肾造瘘引出黄色液体约 100ml。食纳差，排便困难，予健胃消食口服液 + 乳果糖口服溶液治疗。

辅助检查：

血常规：WBC $8.45×10^9$/L，NEUT $7.01×10^9$/L，RBC $3.57×10^{12}$/L，Hb 113g/L，CRP 3.00mg/L。

药物治疗调整：

加用：健胃消食口服液 10ml×12 支 1 支 p.o. b.i.d.。

乳果糖口服溶液 15ml×6 支 1 支 p.o. t.i.d.。

3月12日（D8）

患者右肾造瘘引出黄色液体约 770ml。

辅助检查：

血常规：WBC 5.11×10^9/L，RBC 3.50×10^{12}/L，Hb 109g/L，CRP＜1mg/L。

生化常规：BUN 9.00mmol/L，K 3.40mmol/L，Na 133.40mmol/L，Cl 97.5mmol/L，P 0.69mol/L。

药物治疗调整：

加用：氯化钾缓释片 1g p.o. t.i.d.。

3月13日（D9）

患者右肾造瘘引出黄色液体约930ml。今日予注射用紫杉醇（白蛋白结合型）200mg D8化疗，心电监护。

药物治疗调整：

加用：盐酸托烷司琼注射液 5mg＋0.9%NS 10ml i.v. st.。

注射用紫杉醇（白蛋白结合型）200mg＋0.9%NS 100ml i.v.gtt. st.。

3月15日（D11）

患者右肾造瘘引出淡黄色液体约130ml。泌尿外科会诊，建议更换造瘘管。继续服中药，益气养血，解毒抗癌。

药物治疗调整：

调整为中药方剂②：

中药方剂②				用法用量
党参15g	玄参15g	生地黄15g	当归10g	
生白术60g	肉苁蓉15g	酒萸肉15g	盐补骨脂15g	
生茜草15g	小蓟炭15g	大蓟炭15g	三七粉3g	每日1剂，水煎至400ml，分早晚2次，饭后温服
生大黄(后下)10g	石韦15g	水飞蓟子20g	焦山楂15g	
焦六神曲15g	生麦芽30g	炒鸡内金10g	麸炒枳实10g	

3月18日（D14）

患者右肾造瘘引出黄色液体约150ml。B超示右下肢股总静脉血栓栓塞，血管外科急会诊：拟行下腔静脉滤器置入术。于今日行"右髂股静脉＋下腔静脉造影术"治疗。

辅助检查：

血管超声检查：右侧下肢股总静脉血栓栓塞。

药物治疗调整：

加用：肝素钠注射液 5 000IU i.h. q.12h.。

利伐沙班片 10mg p.o. q.d.。

重组人粒细胞刺激因子注射液 150μg i.h. st.。

注射用五水头孢唑林钠 2g i.v.gtt. b.i.d.。

3月19日（D15）

患者右下肢肿胀明显，稍有疼痛，皮色红，皮温较高。右肾造瘘引出淡红色液体约570ml。

辅助检查：

血常规：WBC 2.47×10^9/L，NEUT 1.59×10^9/L，RBC 3.57×10^{12}/L，Hb 112g/L，CRP 33mg/L。

药物治疗调整：

停用：盐酸甲氧氯普胺注射液 20mg＋醋酸地塞米松注射液 3mg＋5%GS 250ml i.v.gtt. q.d.。

加用：重组人粒细胞刺激因子注射液 150μg 皮下 once。

注射用七叶皂苷钠 10mg＋0.9%NS 250ml i.v.gtt. q.d.。

迈之灵片 300mg p.o. b.i.d.。

复方氨基酸注射液 250ml i.v.gtt. q.d.。

冰片霜（医院制剂）30g 外用。

注射用甲泼尼龙琥珀酸钠 40mg＋0.9%NS 10ml i.v. once。

3 月 26 日（D22）

患者脱发，右下组织肿胀好转，皮温恢复正常，右肾造瘘引出淡红色液体约 350ml。

药物治疗调整：

停用：注射用五水头孢唑林钠 2g i.v.gtt. b.i.d.。

3 月 29 日（D25）

患者胃部不适，右肾造瘘引出淡黄色液体 50ml。

药物治疗调整：

加用：莫沙必利片 10mg p.o. t.i.d.。

盐酸甲氧氯普胺注射液 20mg＋5%GS 250ml i.v.gtt. q.d.。

4 月 1 日（D28）

患者咳痰，痰稍黄，胃部不适，右肾造瘘引出淡黄色液体约 100ml。

辅助检查：

血常规：WBC 11.86×10^9/L，NEUT 88.2%，RBC 3.45×10^{12}/L，Hb 107g/L，CRP 45mg/L。

凝血功能：D-Dimer 1.89mg/L。

药物治疗调整：

加用：氯化铵甘草合剂（医院制剂）180ml×1 瓶 10ml p.o. t.i.d.。

注射用拉氧头孢钠 1g＋0.9%NS 100ml i.v.gtt. b.i.d.。

4 月 3 日（D30）

患者呕吐加重，右肾造瘘引出淡黄色液体约 115ml。右肾造瘘管更换术顺利。

药物治疗调整：

加用：盐酸托烷司琼注射液 5mg＋0.9% NS 10ml i.v. st.。

4 月 9 日（D36）

患者呕吐反复，续用中药。

药物治疗调整：

中药方剂③：中药方剂②去生茜草、小蓟炭、大蓟炭、三七粉；肉苁蓉 15g 改为 30g，生大黄 10g 改为 20g。

4 月 12 日（D39）

患者呕吐反复，右肾造瘘引出淡黄色液体约 60ml。患者右下肢静脉血栓，血管外科会诊：建议口服利伐沙班片 10mg q.d. 治疗。患者仍有呕吐，建议继续住院观察，患者拒绝，今日出院。

辅助检查：

血常规：WBC 7.68×10^9/L，RBC 3.35×10^{12}/L，Hb 102g/L，PLT 386×10^9/L，CRP 13mg/L。

药物治疗调整：

加用：人血白蛋白注射液 10g i.v.gtt. st.。

出院诊断：

中医诊断：肠癌病术后（气血两虚证）。

西医诊断：①直肠癌肝转移术后复发；②高血压病；③右输尿管支架管置入术；④右上肢静脉血栓。

出院带药：

药品名称	剂量	用法	天数
利伐沙班片	10mg	p.o. q.d.	7d
厄贝沙坦氢氯噻嗪片	150mg/12.5mg	p.o. q.d.	7d
曲马多缓释片	10mg	p.o. q.12h.	5d

（三）存在问题

1. 止吐方案不合理。

2. 抗感染方案不合理。

3. 保肝药物联用不适宜。

4. 重组人粒细胞刺激因子给药方案不合理。

5. 中药方剂炮制品选用不适宜。

（四）分析及药学监护

1. 止吐方案分析 患者化疗方案为贝伐珠单抗注射液 300mg D1 ＋ 注射用紫杉醇（白蛋白结合型）200mg D1、D8。根据 *Antiemesis, NCCN Clinical Practice Guildlines in Oncology*，注射用紫杉醇（白蛋白结合型）属于低致吐风险药物，贝伐珠单抗属于轻微致吐风险药物，可选择 5-HT$_3$ 受体拮抗剂 / 地塞米松 / 氯丙嗪 / 甲氧氯普胺止吐。3 月 6 日选择盐酸托烷司琼注射液 ＋ 盐酸甲氧氯普胺注射液 ＋ 醋酸地塞米松注射液止吐不合理，选择其中一种即可。化疗前、后均使用托烷司琼止吐，根据药品说明书，托烷司琼建议为一日 1 次即可。

2. 抗感染方案分析

（1）患者 4 月 1 日痰稍黄，考虑肺部感染。实验室检查提示血象明显升高，CRP 增高，予注射用拉氧头孢钠 1g b.i.d. 对症治疗。CRP 与感染范围及感染严重程度有一定关系，患者 CRP 为 45mg/L，提示局灶性或浅表性感染，予拉氧头孢抗感染。

（2）根据《中国成人医院获得性肺炎与呼吸机相关性肺炎诊断和治疗指南（2018 年版）》，患者有感染医院获得性肺炎的危险因素，宿主自身因素：高龄、呕吐造成有误吸的危险因素，恶性肿瘤，卧床。医疗环境因素：使用质子泵抑制剂、平卧位等。

（3）拉氧头孢为半合成氧头孢烯类抗生素，其抗菌活性与第三代头孢菌素类似，对铜绿假单胞菌的作用不及头孢他啶，对厌氧菌的抗菌作用明显强于第一、二、三代头孢菌素，临床适用于敏感菌引起的各种感染症，如败血症、脑膜炎、呼吸系统感染、消化系统感染、腹腔内感染、泌尿生殖系统感染、皮肤及软组织感染、骨和关节感染及创伤感染。拉氧头孢分子中含有 N- 甲硫四唑侧链，可杀死多种产生维生素 K 的肠道内菌群，导致维生素 K 缺乏，降低凝血功能。因此，应用拉氧头孢可能延长机体出血时间，尤其与肝素及阿司匹林等同时应用可增加出血倾向。患者有 PICC 和肾造瘘管，两日前尿隐血阳性，考虑拉氧头孢出血的不良反应，建议更换成其他抗菌药物如头孢他啶。

3. 保肝方案分析 患者生化指标显示肝功能正常，化疗前使用了注射用还原型谷胱甘肽和异甘草酸镁注射液两种保肝药物。多数保肝药物通过肝脏代谢，使用不当也会增加肝脏负担，可能发生肝损伤，影响临床结局，合理使用保肝药的原则是针对病情和肝损伤类型有的放矢，根据患者的不同情况灵活掌握，建议保肝药联合应用不超过三种。该患者肝功能正常，建议使用一种保肝药物即可。

4. 重组人粒细胞刺激因子给药方案分析

（1）贝伐珠单抗和紫杉醇都可产生骨髓抑制。重组人粒细胞刺激因子的说明书中除再生障碍性贫血的中性粒细胞减少症外，其他适应证静脉注射给药时剂量为5μg/kg；皮下注射给药剂量均为2μg/kg。

（2）患者D9完成本周期化疗，D13出现中性粒细胞减少症后使用重组人粒细胞刺激因子，有用药指征。按照说明书的用量，重组人粒细胞刺激因子应开具267.5μg静脉注射或静脉滴注，或者107μg皮下注射，而医嘱开具重组人粒细胞刺激因子注射液150μg皮下注射，给药方案不合理。

5. 中药方剂炮制品选用不适宜 中药方剂①用生大黄泻下，大黄主要用于实热积滞便秘。而患者舌淡红，苔薄白，脉细，气血两虚，且年老久病，建议改用清宁片或熟大黄以减少苦寒之性，缓泻而不伤气，逐瘀而不败正。中药方剂②使用生麦芽30g，《中国药典》麦芽的用量10～15g，这里超量使用，用量较大，生麦芽健脾和胃，主要用于脾虚食少之证，患者胃纳可，以食积为主要表现，炒麦芽行气消食，用于食积不消，建议生麦芽减量加用炒麦芽15g，可增强消食的作用。

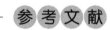

参 考 文 献

[1] National Comprehensive Cancer Network. Antiemesis, NCCN Clinical Practice Guildlines in Oncology. [EB/OL]. [2024-05-06]. https://www.nccn.org/professionals/physician_gls/pdf/antiemesis.pdf

[2] 姚杰，刘伯荣，魏继福，等. 药物性肝损害279例分析 [J]. 中国医院药学杂志，2015，35（5）：457-462.

案例 93 卵巢癌（卵巢恶性肿瘤多发转移伴系统性红斑狼疮）

（一）病例资料

患者，女，57 岁，身高 158cm，体重 46kg，体重指数 $18.43kg/m^2$，体表面积 $1.42m^2$。

主诉：发现盆腔包块 1 个月，确诊卵巢癌 9 天。

现病史：患者 1 个月前在右侧腹部触及一包块，轻压痛，当时无腹痛腹胀，无恶心呕吐等不适，伴阴道出血，量少，色鲜红，出血约 3 天后停止，遂于 2018 年 5 月 14 日于外院就诊，查 B 超提示子宫右后方混合性包块（160mm×89mm）。盆腔 MRI 平扫提示：盆腔内占位病变，双侧卵巢囊腺瘤？2018 年 5 月 21 日行剖腹探查，术中见：右侧卵巢膨大 8cm×7cm，囊实性，表面凹凸不平，呈菜花样，质地硬，与盆壁粘连。右侧输卵管增粗，僵硬，伞端见灰白色结节，与右侧盆壁粘连。盆腔可扪及数个肿大淋巴结，沿腹主动脉可扪及串珠状肿大淋巴结，最大约 1cm×1cm。遂行腹式卵巢癌肿瘤减灭术，术后病理：（左侧附件肿物）浆液性囊腺癌，（右侧附件肿物）浆液性囊腺癌。（结肠回盲部肿物）炎性纤维组织中可见少量癌巢，考虑转移癌。患者为求进一步治疗，由门诊拟"卵巢恶性肿瘤"收入肿瘤科。

既往史：患者诉有轻度系统性红斑狼疮多年，长期服用醋酸泼尼松片及硫酸羟氯喹片。否认高血压、糖尿病、冠心病、肾病等慢性疾病史，否认结核、肝炎等传染病史，否认外伤、其他手术病史，否认输血史。

既往用药史：①醋酸泼尼松片 5mg p.o. q.o.d.；②硫酸羟氯喹片 0.1g p.o. q.d.。

个人史、婚育史、月经史、家族史、过敏史：出生并长期居住于当地，居住环境可，否认疫区、疫水接触史。否认吸烟史、饮酒史。适龄婚育，育有 1 女，家人均体健。12 岁初潮，已绝经，绝经年龄 53 岁。否认家族遗传性疾病史。否认食物、药物过敏史。

体格检查：T 36.6℃，R 20 次/min，P 80 次/min，BP 102/73mmHg。患者神清，精神一般，形体中等，营养中等，自动体位，查体合作，对答切题。全身体格检查无异常。

专科检查：PS 评分 1 分、体重 46kg、身高 158cm、体表面积 $1.42m^2$。患者腹微平坦，腹肌软，可见一长约 10cm 手术瘢痕，无压痛反跳痛，肝肋下未及，脾脏未触诊，肝肾区叩痛（−），墨菲征（−），麦氏点压痛（−），肠鸣音正常，移动性浊音（−）。

中医四诊：患者神清，精神一般，无异常阴道流血流液，无发热恶寒等，腹部术口少许牵拉性疼痛，无腹胀，双下肢少许乏力，纳一般，眠可，小便调，大便难解，需开塞露辅助排便。

辅助检查：

2018 年 5 月 14 日（外院）盆腔 MRI 平扫：①盆腔内占位病变，双侧卵巢囊腺瘤？②考虑宫颈区前壁小囊肿。

2018 年 5 月 16 日（外院）子宫内膜病检结果：见部分区域为复层鳞状上皮，上皮无异型性；见少许破碎的内膜腺体；宫颈 TCT：未见上皮内病变。

2018 年 5 月 21 日（外院）病理：（左侧附件肿物）浆液性囊腺癌，（右侧附件肿物）浆液性囊腺癌。（结肠回盲部肿物）炎性纤维组织中可见少量癌巢，考虑转移癌。

入院诊断：

中医诊断：卵巢癌（气虚血瘀证）。

西医诊断：①卵巢恶性肿瘤，浆液性囊腺癌（ⅣB 期）；②小肠继发性恶性肿瘤，转移性肿瘤（结肠回盲部）；③盆腔内淋巴结继发性恶性肿瘤，转移性肿瘤；④系统性红斑狼疮；⑤手术史（宫腔镜检查＋诊刮术、腹式卵巢癌肿瘤减灭术）。

（二）诊疗过程

初始治疗药物（5月29日）

药品名称	剂量	用法
醋酸泼尼松片	5mg	p.o. q.o.d.
硫酸羟氯喹片	0.2g	p.o. b.i.d.

5月31日（D3）

入院第 3 天，患者神清，精神一般，阴道无流血流液，无发热恶寒，无头晕头痛，无胸闷气促，无恶心呕吐，腹部术口无明显疼痛，无腹胀，双下肢乏力好转。纳一般，眠可，小便调，大便难解。舌淡暗，苔薄白，脉弦细。查体基本同前。

药物治疗调整：

加用：

药名	剂量	用法
地塞米松磷酸钠注射液	10mg	i.v.gtt. q.d.
5% 葡萄糖注射液	100ml	
盐酸甲氧氯普胺注射液	20mg	i.m. q.d.
注射用兰索拉唑	30mg	i.v.gtt. q.d.
0.9% 氯化钠注射液	100ml	
盐酸苯海拉明注射液	50mg	i.m. q.d.
甲磺酸托烷司琼注射液	4.48mg	i.v.gtt. q.d.
0.9% 氯化钠注射液	20ml	
注射用卡铂	0.45g	i.v.gtt. q.d.①
5% 葡萄糖注射液	500ml	
紫杉醇脂质体	210mg	i.v.gtt. q.d.②
5% 葡萄糖注射液	500ml	
维生素 B_6 注射液	200mg	i.v.gtt. q.d.
葡萄糖氯化钠注射液	250ml	
通腑醒神胶囊（医院制剂）	3 粒	p.o. t.i.d.

注：①、②表示化疗给药顺序。

中药方剂①：

中药方剂①				用法用量
北沙参15g	有瓜石斛15g	猫爪草15g	枳壳15g	
蒲公英15g	五指毛桃30g	党参片15g	陈皮8g	每日1剂，水煎至400ml，分早晚2次温服
砂仁（后下）8g	炙甘草15g	牛膝15g	木瓜15g	
桃仁（打碎）10g				

6月1日（D4）

患者一般情况同前。

辅助检查：

全腹MRI平扫＋增强，"双侧卵巢癌术后复查"，示：①子宫及双侧附件术后缺如，盆腔肠系膜增厚、水肿，前下腹壁软组织水肿；小肠普遍积气积液扩张，建议复查。②肝S1囊肿。③腹盆腔少量积液。

全腹MRI示：盆腔肠系膜增厚、水肿，前下腹壁软组织水肿考虑为术后组织水肿所致。

药物治疗调整：

加用：地榆升白片 4片 p.o. t.i.d.。

中药方剂①调整为中药方剂②：中药方剂①加肉苁蓉15g。

6月3日（D6）

患者神清，精神可，诉恶心呕吐减轻，食欲差，阴道未见流血流液，双下肢乏力好转。眠可，小便调，大便难解。舌淡暗，苔薄白，脉弦细。查体基本同前。

辅助检查：

血常规：WBC 2.4×10⁹/L，NEUT 1.69×10⁹/L，Hb 97g/L，PLT 163×10⁹/L。

药物治疗调整：

加用：重组人粒细胞刺激因子注射液 250μg i.h. q.d.。

6月4日（D7）

辅助检查：

复查血常规：WBC 18.26×10⁹/L，NEUT 17.41×10⁹/L，Hb 93g/L，PLT 149×10⁹/L。

免疫六项：IgM 0.35g/L；总补体CH50 22U/ml。

自身免疫十二项：ANA 阳性；重组Ro-52 强阳性（＋＋＋）；抗SSA抗体 阳性（＋＋）；抗SSB抗体 强阳性（＋＋＋）。

出院诊断：

中医诊断：卵巢癌（气虚血瘀证）。

西医诊断：①卵巢恶性肿瘤，浆液性囊腺瘤（ⅣB期）；②小肠继发性恶性肿瘤，转移性肿瘤（结肠回盲部）；③盆腔内淋巴结继发性恶性肿瘤，转移性肿瘤；④系统性红斑狼疮；⑤肝囊肿（S1）；⑥腹水（少量）；⑦盆腔积液（少量）；⑧手术史（宫腔镜检查＋诊刮术、腹式卵巢癌肿瘤减灭术）。

出院带药：

药品名称	剂量	用法	天数
地榆升白片	4片	p.o. t.i.d.	7d
麻仁软胶囊	2粒	p.o. q.d.	7d
甲氧氯普胺片	5mg	p.o. t.i.d.	7d

中药方剂②共7剂，每日1剂，水煎至400ml，分早晚2次温服。

住院期间主要辅助检查结果见表93-1。

表93-1 住院期间主要辅助检查结果

项目		日期		
		5月30日	6月3日	6月4日
血常规	WBC/$(\times 10^9 \cdot L^{-1})$	3.45	2.4	18.26
	NEUT/$(\times 10^9 \cdot L^{-1})$	2.06	1.69	17.41
	RBC/$(\times 10^{12} \cdot L^{-1})$	3.42	—	—
	Hb/$(g \cdot L^{-1})$	103	97	93
	PLT/$(\times 10^9 \cdot L^{-1})$	267	163	149
Cr/$(\mu mol \cdot L^{-1})$		58	—	—
ALT/$(U \cdot L^{-1})$		4	—	—
ALB/$(g \cdot L^{-1})$		37.1	—	—
ALP/$(U \cdot L^{-1})$		37	—	—
PA/$(mg \cdot L^{-1})$		165	—	—
LAP/$(U \cdot L^{-1})$		14	—	—
CA19-9/$(U \cdot ml^{-1})$		37.42	—	—

（三）存在问题

1. 抗肿瘤方案化疗给药顺序欠合理。

2. 重组人粒细胞刺激因子使用欠规范。

3. 中成药选药不合理。

（四）分析及药学监护

1. 抗肿瘤方案化疗给药顺序欠合理　患者女性，57岁，卵巢癌（ⅣB期）诊断明确，有术后辅助化疗指征。根据《卵巢恶性肿瘤诊断与治疗指南（第四版）》，紫杉醇联合卡铂Ⅳ期卵巢癌的一线化疗方案，标准方案为紫杉醇175mg/m²，静脉滴注3小时；卡铂AUC 5～6 D1，静脉滴注1小时；每3周重复，共6个周期。该患者3周化疗方案（紫杉醇脂质体210mg i.v.gtt. D1 ＋ 注射用卡铂0.45g i.v.gtt. D1），用药剂量在推荐剂量范围。该患者抗肿瘤化疗方案合理。患者为红斑狼疮综合征患者，长期使用羟氯喹，该药与紫杉醇、卡铂合用，可能加重骨髓抑制作用,为减少化疗后出现严重骨髓抑制风险,适当降低(趋向低值)化疗剂量可能有利,同时应注意紫杉醇先于卡铂用药,有药代动力学资料证明铂类给药后给予紫杉醇,紫杉醇清除率降低 30%,可能加重骨髓毒性。

2. 重组人粒细胞刺激因子使用分析 重组人粒细胞刺激因子注射液使用欠规范。

(1)根据 2017 年《肿瘤放化疗相关中性粒细胞减少症规范化管理指南》患者诊断卵巢癌,使用紫杉醇 + 卡铂联合化疗,属于发生中性粒细胞减少伴发热(FN)的高风险方案,可在化疗后次日或最长至化疗后 3~4 天内预防性使用重组人粒细胞刺激因子,从而减少合并感染发热的危险性。

(2)该患者在化疗后 72 小时复查血常规发现出现Ⅱ度骨髓抑制(WBC 2.4×10^9/L, NEUT 1.69×10^9/L, Hb 97g/L, PLT 163×10^9/L)时开始使用重组人粒细胞刺激因子,该患者有预防用升白药指征。注意不宜在化疗后当天使用升白药,以避免加重化疗对骨髓粒细胞储备功能损伤,增加骨髓抑制风险。

(3)重组人粒细胞刺激因子通常皮下注射 2µg/kg 每日 1 次,静脉注射 5µg/kg 每日 1 次,医嘱开具 250µg(约 5µg/kg)皮下注射,给药途径选择不合理。

3. 中成药选药分析 通腑醒神胶囊功能主治通腑醒神,豁痰开窍。用于中风病闭症。患者气虚便秘可能,宜选用益气通便类中成药。

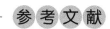

参 考 文 献

[1] 周琦,吴小华,刘继红,等. 卵巢恶性肿瘤诊断与治疗指南(第四版)[J]. 中国实用妇科与产科杂志,2018,34(7):739-749.

[2] 贾公孚,谢惠民. 临床药物新用联用大全 [M]. 北京:人民卫生出版社,2006.

[3] 中国临床肿瘤学会指南工作委员会. 肿瘤放化疗相关中性粒细胞减少症规范化管理指南 [J]. 中华肿瘤杂志,2017,39(11):868-878.

九、外科案例

案例 94 痈（乙状结肠癌术后软组织感染）

（一）病例资料

患者，女，63 岁，身高 158cm，体重 48kg，体重指数 19.23kg/m²。

主诉： 左下腹伤口流脓 15 天。

现病史： 患者 20 天前确诊乙状结肠癌，15 天前行腹腔镜下乙状结肠癌扩大根治术 + 肠粘连松解术 + 阑尾切除术 + 腹腔穿刺置管术，术后左下腹伤口愈合欠佳，并流出黄绿色脓液，逐渐增多，为求进一步治疗来本院就诊，门诊拟"软组织感染"收入院。入院症见：患者神清，精神可，偶有左下腹隐痛，左下腹伤口流出黄绿色脓液。无腹胀、恶心呕吐，无头晕头痛、胸闷心悸等不适，纳可，眠一般。

既往史： 肾结石病史 20 余年，1997 年行双侧肾结石开放手术；胆结石病史 1 年余；高血压病史 20 余年，规律服用甲磺酸氨氯地平片 2.5mg q.d.，缬沙坦胶囊 80mg q.d. 控制血压，血压控制良好。否认肝炎、结核等传染病病史，否认其他慢性疾病病史，否认其他手术、外伤史，否认输血史，预防接种史不详。

个人史、婚育史、家族史、过敏史： 居住及工作环境良好，无工业毒物、粉尘、放射性物质接触史，无吸烟、饮酒、药物等嗜好，无冶游史。适龄结婚，配偶健在。育有 1 子 1 女，已停经 9 年余。否认家族性遗传病史，否认家族性肿瘤病史。否认食物、药物过敏史。

体格检查： T 36.4℃，R 19 次 /min，P 71 次 /min，BP 89/63mmHg。腹平坦，无腹壁静脉曲张，腹部柔软，下腹部轻压痛、无反跳痛，腹部无包块。肝脏肋下未触及，脾脏肋下未触及，墨菲征阴性，肝区无叩击痛，肾区无叩击痛，移动性浊音阴性。左下腹可见一大小约 1cm×1cm 伤口，可见有黄绿色脓液流出。中下腹可见一长约 12cm 陈旧性手术瘢痕，双侧腰部分别可见一长约 10cm 长手术瘢痕，肠鸣音未闻及异常，4 次 /min。

中医四诊： 患者神清，精神可，面色萎黄，乏力，表情自如，对答切题，轻畏寒。舌红，苔薄黄。未闻及异常声音气味。腹平软，下腹部轻压痛、无反跳痛。脉弦。

辅助检查：

7 月 14 日 电子结肠镜检示：循腔进镜至距肛门 30cm 见菜花状肿物，管腔狭窄，镜身不能通过。距肛门 15cm 见一 1.2cm×1.2cm 短蒂肿物。考虑：①结肠癌；②直肠息肉。

7 月 18 日 腹部 CT：考虑乙状结肠癌，并周围小淋巴结肿大。胆囊结石并胆囊炎。双肾结石并左肾上段输尿管轻度积水。肝脏及左肾囊肿。

入院诊断：

中医诊断：痈（湿热下注证）。

西医诊断：①腹壁软组织感染；②乙状结肠恶性肿瘤（术后）。

（二）诊疗过程

初始治疗药物（8月3日）

药品名称	剂量	用法
注射用哌拉西林钠他唑巴坦钠	2.5g	i.v.gtt. q.12h.
0.9%氯化钠注射液	100ml	
痰热清注射液	20ml	i.v.gtt. q.d.
0.9%氯化钠注射液	250ml	
生脉注射液	50ml	i.v.gtt. q.d.
5%葡萄糖注射液	250ml	

8月4日（D2）

入院第 2 天，患者神清，精神可，偶有左下腹隐痛，左下腹伤口流出黄绿色脓液。无腹胀、恶心呕吐，无头晕头痛、胸闷心悸等不适，纳可，眠一般。舌红，苔薄黄，脉弦。

辅助检查：

8月3日 血液分析：WBC 11.21×10^9/L，NEUT 9.07×10^9/L，NEUT% 80.9%，RBC 3.46×10^{12}/L，Hb 100g/L。

8月3日 生化：Na 134.8mmol/L，Cr 106μmol/L，ALP 154U/L，GGT 273U/L。

8月3日 相关抗原五项：AFP、CEA、CA-125、CA15-3、CA19-9，未见明显异常。

药物治疗调整：

加用中药方剂①：

中药方剂①				用法用量
金银花 10g	当归 10g	赤芍 10g	醋乳香 5g	
醋没药 5g	蒸陈皮 10g	白芷 15g	防风 10g	
浙贝母 10g	天花粉 15g	白术 15g	皂角刺 5g	每日 1 剂，水煎至 400ml，分早晚 2 次空腹温服
黄芪 30g	人参 15g	茯苓 15g	炙甘草 10g	
广升麻 30g	干姜 10g			

8月8日（D6）

患者神清，精神可，左下腹伤口疼痛减轻，伤口仍有黄绿色脓液流出，量有所减少，诉大便秘结。无恶寒发热等不适，纳可，眠一般。舌红，苔薄黄，脉弦。患者诉中药服用量多，中药方剂①难喝拒服。

辅助检查：

血液分析：WBC 6.30×10^9/L，NEUT 4.18×10^9/L，NEUT% 66.3%，RBC 3.31×10^{12}/L，Hb 95g/L。

生化：Cr 103μmol/L，eGFR 43.90ml/（min·1.73m^2），ALP 154U/L，GGT 273U/L。

8月3日伤口分泌物细菌培养+鉴定培养有 G^+ 球菌，G^- 杆菌等多种生长。

药物治疗调整：

中药方剂①调整为中药方剂②：

中药方剂②				用法用量
黄芪 30g	人参 15g	白术 15g	炙甘草 10g	每日 1 剂，水煎至 200ml，分早晚 2 次空腹温服
干姜 10g	当归 10g	广升麻 30g	白芷 10g	
天花粉 10g	青皮 10g	茯苓 15g	蒲公英 15g	
败酱草 20g	番泻叶(后下)10g			

8月11日（D9）

患者中下腹伤口较前肿胀，有轻压痛，考虑缝合下方有脓液生成，纳眠可，大便通畅。舌红，苔薄黄，脉弦。

辅助检查：

血液分析：WBC 6.85×10^9/L，NEUT 4.57×10^9/L，NEUT% 66.7%，RBC 3.43×10^{12}/L，Hb 98g/L。

生化：Cr 105μmol/L，eGFR 44.93ml/（min·1.73m²）。

药物治疗调整：

中药方剂③：在中药方剂②基础上减番泻叶；停用生脉注射液。

8月16日（D14）

患者下腹偶有胀感，左上腹及左下腹伤口已生长闭口，中下腹伤口有少许渗血渗液，无脓液渗出，伤口皮肤对合良好，周围皮肤无红肿压痛。舌红，苔薄黄，脉弦。

辅助检查：

8月14日 血液分析：WBC 6.05×10^9/L，NEUT 4.57×10^9/L。

8月14日 生化：Cr 108μmol/L。

腹部彩超：腹腔检查未见明显积液或包块。

药物治疗调整：

中药方剂④：在中药方剂②基础上加皂角刺 30g 续服。

加用：补气生血片（医院制剂）4 片 p.o. t.i.d.。

停用：注射用哌拉西林钠他唑巴坦钠。

8月18日（D16）

患者精神好，伤口无明显疼痛，纳眠可，二便调。伤口敷料外观干洁，内层有少许渗血渗液痕迹，伤口皮肤对合良好，周围皮肤无红肿压痛。予出院。

出院诊断：

中医诊断：痈（湿热下注证）。

西医诊断：①腹壁软组织感染；②乙状结肠恶性肿瘤（术后）。

出院带药：

药品名称	剂量	用法	天数
补气生血片（医院制剂）	4 片	p.o. t.i.d.	7d
健脾祛湿方（膏方）	一勺	p.o. q.d.	30d

（三）存在问题

1. 中药方剂①中饮片炮制品及用药选择欠妥。

2. 中药方剂②中导泻药的选用问题。

（四）分析及药学监护

1. 中药方剂①的合理性分析

（1）中药方剂①为仙方活命饮合补中益气汤加减而成。《灵枢·痈疽篇》："营卫稽留于经脉之中，则血泣而不行，不行则卫气从之而不通，壅遏不得行，故热。大热不止，热盛则肉腐，肉腐则为脓……故命曰痈。"阳证痈疡多为热毒壅聚，气滞血瘀痰结而成。阳证痈疮初起，治宜清热解毒为主，配合理气活血、消肿散结为法。仙方活命饮，前人称为"疮疡之圣药，外科之首方"，适用于痈肿初起属阳证者。

（2）方中金银花性味甘寒，善清热解毒疗疮，以当归尾、赤芍、乳香、没药、陈皮行气活血通络，消肿止痛，疮疡初起，其邪多羁留于肌肤腠理之间，用辛散的白芷防风相配，通滞而散其结，使热毒从外透解；气机阻滞可致液聚成痰，故配用贝母、天花粉清热化痰散结，可使脓未成即消；皂角刺通行经络，透脓溃坚，可使脓成即溃。仙方活命饮性偏寒凉，脾胃本虚，气血不足者应慎用。

（3）该患者术后伤口愈合欠佳，流出黄绿色脓液，偶有腹痛，焦虑，轻畏寒，舌红，苔薄黄，脉弦，辨证属热毒壅聚，适用仙方活命饮。且患者术后面色萎黄，神疲乏力，伤口久不愈合，为脾气虚弱的表现，因此合用补中益气汤益气健脾生肌，托毒排脓，去瘀生新。

（4）仙方活命饮原方中使用的是归尾，本方中用当归，当归补血活血，但活血祛瘀之力不如归尾，建议应按原方使用归尾。患者舌红，苔薄黄，方中加用辛热的干姜欠妥。

2. 中药方剂②的选药分析

（1）因患者诉中药服用量多，中药方剂①难喝拒服，入院第6天调整为中药方剂②补中益气汤加减。脾主肌肤，脾失运化，水湿内停，湿滞成毒，蕴结而成痈。

（2）本方将补中益气汤原方陈皮改为青皮，增强破气散结之功效；加白芷、天花粉消肿排脓；败酱草入大肠经，清热解毒，祛瘀排脓，为治疗肠痈之要药，合蒲公英清热解毒，燥湿排脓；茯苓健脾利湿；番泻叶泻下导滞。

（3）8月8日患者诉大便秘结，中药方剂②中番泻叶泻热行滞，适用于热结便秘，但中药临床药师认为大黄不但能泻下通便，导湿热外出，且有凉血解毒，活血逐瘀之功效，番泻叶改为生大黄更为合适。患者年龄较大，术后脾气虚弱，大黄轻用为宜。

3. 对患者的用药教育及用药监护 仙方活命饮中的乳香为橄榄科乳香树及同属植物树皮渗出的树脂，没药为橄榄科地丁树或哈地丁树的干燥树脂，两者的生品均气味浓烈，对胃有刺激性，易引起恶心、呕吐，醋制可增强两者活血止痛、收敛生肌的功效，且能矫臭矫味，可缓和刺激性，便于服用，但入煎剂后仍有部分类似胶漆的特殊气味，饮用后口腔留有胶质感，部分患者不能接受。中药临床药师可向患者进行用药宣教，解释该方特殊气味的来源，并详细讲述方中醋乳香、醋没药的活血止痛、消肿生肌的功效，增强患者依从性，监护患者有无恶心、呕吐的症状。服用一段时间后患者无恶心呕吐，但诉中药量大难饮。8月8日医师考虑患者伤口疼痛减轻，方剂改为补中益气汤加减。因患者诉大便干结，方中加入番泻叶通便，患者年龄较大，术后脾气虚弱，中药临床药师每日监护患者大便性状，有无腹痛腹泻等。

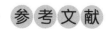

参考文献

[1] 龚千锋. 中药炮制学 [M]. 3 版. 北京: 中国中医药出版社, 2012: 242-244.

十、妇科案例

案例 95 阴疮（外阴肿物）

（一）病例资料

患者，女，40 岁，身高 158cm，体重 52kg，体重指数 20.83kg/m²。

主诉：发现外阴肿物 3 个月余，加重 9 天。

现病史：患者末次月经 2018 年 2 月 15 日，量色同前。患者 3 个月余前无明显诱因出现外阴肿块，无红肿热痛，无恶寒发热，无恶心呕吐等不适。2017 年 12 月 2 日至省妇保医院门诊，予抗感染治疗，具体用药不详，后肿块较前缩小。2018 年 2 月 13 日本院门诊妇检，予康妇炎胶囊 1.2g p.o. t.i.d.、替硝唑片 0.5g p.o. q.n. 抗感染治疗。2018 年 2 月 24 日因饮食不当，肿块增大，自感红肿热痛，于医院妇科检查后停用替硝唑，予三黄软膏（医院制剂）外用、清炎洗剂（医院制剂）150ml 外洗。今患者自诉外阴仍有肿痛，为进一步治疗收住入院。

既往史：否认心肝脑肾等内科疾病史。

个人史、婚育史、月经史、家族史、过敏史：无烟酒等不良嗜好。已婚。结婚年龄 26 岁。配偶健康。初潮年龄 14 岁，经期 3 天，月经周期 25 天，末次月经 2018 年 2 月 15 日。经量一般，无痛经，经期规律，G2P2A0L2。现有子女 2 个。2005 年足月顺产 1 子，2016 年足月顺产 1 子。父亲已故，母健在，哥哥体健，否认家族遗传病和传染病病史。否认食物、药物过敏史。

体格检查：T 36.9℃，R 18 次 /min，P 76 次 /min，BP 99/63mmHg，神志清，形态自如，心肺听诊无殊。腹平软，无压痛及反跳痛，肝脾肋下未及，余无特殊。

妇科检查：2018 年 2 月 13 日门诊妇检，外阴右侧大阴唇可及直径 2cm 左右囊肿，活动度可，阴道畅，宫颈光，举痛（-），宫体前位压痛（-），右附件压痛（+），左附件压痛（-）。2018 年 2 月 24 日：外阴右侧大阴唇可及直径 3cm 肿物，活动度可，触痛（+）。

中医四诊：患者神志清，形态自如，精神稍焦虑，外阴右侧前庭大腺开口处肿痛明显，胃纳一般，眠差，二便无殊。舌红，苔黄腻，脉弦滑数。

辅助检查：

2 月 13 日 白带检查：清洁度Ⅲ，一般细菌 + 支原体 + 衣原体 + 淋球菌培养（-）。

入院诊断：

中医诊断：阴疮（热毒证）。

西医诊断：外阴肿物。

(二)诊疗过程

初始治疗药物(3月4日)

药品名称	剂量	用法
依替米星氯化钠注射液	0.1g	i.v.gtt. b.i.d.
左氧氟沙星氯化钠注射液	0.5g: 100ml	i.v.gtt. q.d.
三黄消肿软膏(医院制剂)	2g	外用 q.d.
呋喃西林溶液(医院制剂)	30ml	外敷 q.d.

3月5日(D2)

患者自诉直立时阴部有坠痛,无腰酸腹痛,无发热恶寒,神清,精神可,胃纳可,夜寐安,二便无殊,舌红,苔黄腻。

辅助检查:

尿常规、粪便常规无特殊。

血常规: WBC 5.55×10^9/L, LY% 27.2%, NEUT 3.53×10^9/L。

红细胞沉降率: 23mm/h。

肝功能及肾功能: ALT 9U/L, AST 12U/L, UREA 3.96mmol/L, Cr 57μmol/L。

妇科检查: 外阴右侧大阴唇可及直径3cm肿物,质硬,活动度可,触痛(+)。

3月6日(D3)

患者外阴部仍有肿胀及痛感,无发热等其他不适情况,舌红,苔黄腻。余大致同前。

辅助检查:

甲状腺功能: TSH 2.747 8mIU/L, FT_3 3.69pmol/L, FT_4 13.34pmol/L, ATG 18.76IU/ml, TPOAb 0.37IU/ml。

甲状腺颈前淋巴结B超提示:甲状腺实质回声改变,右侧叶内见数枚片状的回声减低区,大者范围约 0.3cm×0.1cm。

药物治疗调整:

加用中药方剂①:

中药方剂①				用法用量
黄芪 15g	黄芩 9g	黄连 3g	党参 15g	
茯苓 15g	薏苡仁 30g	泽泻 15g	焦山栀 15g	3剂,每日1剂,水煎至
败酱草 30g	莪术 12g	三棱 15g	附子 6g	400ml,分早晚2次温服
柴胡 6g	制大黄 3g	生姜 6g	大枣 10g	

3月7日(D4)

患者神清,精神可,前庭大腺开口处肿痛较前好转,无恶寒发热,无外阴瘙痒,胃纳可,夜寐安,舌红,苔黄腻。

药物治疗调整:

加用:院内自制制剂清炎洗剂 150ml 外洗 q.d.。

3月9日(D6)

患者自诉外阴仍有疼痛,局部伴瘙痒,无畏寒发热等不适,口干,舌红苔黄腻,脉弦滑数。夜间外阴少量暗红色出血。

妇科检查：查体见右侧小阴唇内侧见一小破口，流脓约 20ml，脓液呈血性，轻度触痛。

患者目前前庭大腺脓肿已破溃，予 PVP 碘消毒后予呋喃西林溶液湿敷创面治疗，继续予抗生素抗感染治疗。

药物治疗调整：

中药方剂①调整为中药方剂②：

中药方剂②				用法用量
红藤 30g	黄芩 9g	焦山栀 15g	泽泻 15g	
柴胡 10g	茯苓 15g	薏苡仁 30g	熟大黄 3g	4 剂，每日 1 剂，水煎至
通草 6g	猫爪草 15g	猫人参 10g	蒲公英 30g	400ml，分早晚 2 次温服
桂枝 6g	车前子 10g	当归 15g		

3 月 10 日（D7）

患者自述外阴疼痛较前缓解，无外阴瘙痒，无畏寒发热等不适，舌红苔薄，脉弦滑数。

妇科检查：外阴右侧较左侧稍肿，大小阴唇间下 1/3 处可触及两枚大小约 0.8cm 肿物，质稍硬，活动度可，触痛（-）。

药物治疗调整：

停用：依替米星氯化钠注射液、左氧氟沙星氯化钠注射液。

3 月 13 日（D9）

患者外阴肿胀，无外阴瘙痒，无发热畏寒等不适，舌红苔薄。

妇科检查：外阴右侧较左侧稍肿，大小阴唇间下 1/3 处可触及两枚大小约 0.5cm 肿物，质稍硬，活动度可，触痛（-）。创面脓液培养：培养 2 天未检到厌氧菌，培养 2 天无需氧菌生长。

出院诊断：

中医诊断： 阴疮（热毒证）。

西医诊断： 前庭大腺脓肿。

出院带药：

药品名称	剂量	用法	天数
清炎洗剂（医院制剂）	150ml	外洗 q.d.	7d
呋喃西林溶液（医院制剂）	30ml	外敷 q.d.	7d

（三）存在问题

1. 初始抗感染方案中依替米星氯化钠注射液联用左氧氟沙星氯化钠注射液不合理。

2. 中药方剂①的使用不适宜。

（四）分析及药学监护

1. 初始抗感染方案分析

（1）根据《国家抗微生物治疗指南》（第 3 版）中妇产科感染抗菌药物经验治疗指出，外阴炎中的前庭大腺炎的常见病原体为葡萄球菌、大肠埃希菌、淋病奈瑟菌或沙眼衣原体，初始经验性抗感染药物推荐：①氯唑西林；②头孢氨苄；③头孢呋辛酯；④左氧氟沙星。根据《抗菌药物临床应用指导原则（2015 年版）》联合使用抗菌药物的基本原则为：存在病原菌尚未查明的严重感染；单一抗菌药物不能控制的感染以及多重耐药菌或泛耐药菌感染；需长疗程治疗，但病原菌易对某些抗菌药物产生耐药菌的感染；毒性较大的抗菌药物联合用药的剂量可适当减少的以上几种情况时有联合用药指征。

（2）依替米星氯化钠注射液为氨基糖苷类抗菌药，对肠杆菌科细菌和铜绿假单胞菌等革兰氏阴性菌具有强大的抗菌活性，对葡萄球菌属也有良好的作用。左氧氟沙星氯化钠注射液属于喹诺酮类抗菌药，对甲氧西林敏感的金黄色葡萄球菌、肺炎链球菌等革兰氏阳性菌，肺炎克雷伯菌、军团菌等革兰氏阴性菌，以及衣原体、支原体的作用强。

（3）前庭大腺炎急性炎症发作，可取前庭大腺开口处分泌物进行细菌培养确定病原体，根据病原体针对性选用抗生素。患者入院血常规无异常，白带检查一般细菌 + 支原体 + 衣原体 + 淋球菌培养阴性。病原体未明确，初始予经验性抗感染治疗。该患者的情况不符合联用抗菌药物的指征，单用依替米星氯化钠注射液或左氧氟沙星氯化钠注射液即可覆盖常见致病菌，不需要联合使用。

2. 中药方剂①的使用分析

（1）中药方剂①组方中以薏苡附子败酱散加减，主治阳虚肠痈；功用消肿排脓。方中薏苡仁、附子、败酱草组成薏苡附子败酱散，薏苡仁利湿排脓，败酱草解毒祛瘀，附子振奋阳气，破滞散结。

（2）急性前庭大腺炎或前庭大腺脓肿属中医妇科"阴疮"范畴，可分为热毒阴疮和寒凝阴疮。根据患者入院时已有阴部肿物 3 个月余，因进食牛、羊肉等辛热发物导致肿物变大，外阴部伴有红肿热痛且肿物未成脓，口干，舌红，苔黄腻，脉弦滑数。当属热毒阴疮，治宜清热解毒利湿，活血化瘀。

（3）该处方薏苡附子败酱散用于阳虚，寒湿瘀血互结证，不适用于该患者，选方不合理。其中附子辛热燥烈，有可能加重患者口干，舌红的症状，同时附子有明显的强心作用，患者服药后应关注是否出现乌头碱中毒样症状，如出现心率变慢、传导阻滞等心脏不适应及时停用。

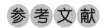

参 考 文 献

[1] 罗元恺. 女科述要 [J]. 新中医, 1993（10）：14-15.

[2] 艾洁, 李鑫. 中药内服外用治疗前庭大腺炎 50 例 [J]. 中医外治杂志, 2011, 20（4）：25.

案例96 胎动不安（先兆流产）

（一）病例资料

患者，女，34岁，身高161cm，体重63kg，体重指数24.30kg/m²。

主诉：停经39天，腰酸1天。

现病史：患者末次月经2017年12月11日，量色同前。2018年1月10日自测尿妊娠试验（+）。目前患者自述腰酸，无阴道出血，无腹痛，无畏寒发热，无胸闷气急等不适，既往有2次难免流产史，为求进一步治疗，收住入院。

既往史：否认心肝脑肾等内科疾病史。既往有桥本甲状腺炎5年余，未分化结缔组织病2年余，双手雷诺现象5～6年。

个人史、婚育史、月经史、家族史、过敏史：无烟酒等不良嗜好。已婚。结婚年龄27岁。配偶健康。初潮年龄14岁，经期7天，月经周期30天，末次月经2017年12月11日。经量一般，无痛经，经期规律，G1P0A0L0。现有子女0个。2015年、2016年胚胎移植术后生化妊娠各1次。父母健在，弟弟体健，否认家族遗传病和传染病病史。有海鲜、芒果过敏史，表现为皮疹。

体格检查：T 37.1℃，R 17次/min，P 89次/min，BP 130/82mmHg，神志清，形态自如，心肺听诊无殊。腹平软，无压痛及反跳痛，肝脾肋下未及，余无特殊。

妇科检查：因保胎暂缓。

中医四诊：患者神清，精神可，腰酸，无腹痛，无阴道下血，胃纳可，夜寐安，二便无殊，舌红，苔薄，脉细滑尺弱。

辅助检查：

1月10日 查HCG 49IU/ml，E_2 176.62pg/ml，P 38.01nmol/L。

1月12日 复查血HCG 179.4IU/ml，P 56.71nmol/L，E_2 220.78pg/ml。

1月16日 复测血HCG 1 285.6IU/ml，E_2 198.66pg/ml，P 54.09nmol/L。

1月18日 于外院复测血HCG 3 208.32IU/ml，E_2 116pg/ml，P 12.60ng/ml（39.3nmol/L）。

入院诊断：

中医诊断：①胎动不安（肾虚证）；②异位妊娠？③堕胎？

西医诊断：①先兆流产；②异位妊娠？③难免流产？④桥本甲状腺炎；⑤未分化结缔组织病。

（二）诊疗过程

初始治疗药物（1月18日）

药品名称	剂量	用法
地屈孕酮片	10mg	p.o. t.i.d.
0.9%氯化钠注射液	2ml	i.m. q.o.d.
注射用绒促性素	2 000单位	

续表

药品名称	剂量	用法
胚宝胶囊	0.9g	p.o. t.i.d.
清炎洗剂（医院制剂）	250ml	外洗 q.d.

中药方剂①				用法用量
柴胡 6g	莲子 15g	炒白芍 10g	龙骨 15g	
生牡蛎 15g	黄芩 6g	柏子仁 10g	当归 10g	5剂，每日 1 剂，水煎至
川芎 10g	枸杞子 15g	桑寄生 20g	杜仲 10g	400ml，分早晚 2 次温服
续断 15g	穿山龙 10g	菟丝子 20g		

1月19日（D2）

患者目前无阴道出血，无腹痛，腰酸，怕热，夜寐欠安，胃纳差，口干，大便秘结，舌红少苔，脉细滑数。

辅助检查：

1 月 18 日 子宫附件 B 超提示：宫内早孕考虑，宫腔内可见一类孕囊，大小约 6mm×7mm×6mm，囊内未见明显卵黄囊及胚芽。子宫动脉 B 超提示：左侧子宫动脉 RI 0.8，S/D 5.11；右侧子宫动脉 RI 0.83，S/D 5.73。

粪便常规、尿常规、血常规无异常，

血激素：HCG 4 675.1IU/L，E_2 247.23pg/ml，P 44.76nmol/L。

甲状腺功能：TT_3 0.93ng/ml，TT_4 6.24μg/dl，TSH 2.740 2mIU/L，FT_3 3.58pmol/L，FT_4 12.67pmol/L，TPOAb 270.30IU/ml，ATG 431.08IU/ml。

生化：TP 61.3g/L，ALB 39.6g/L，TCH 3.03mmol/L。

血黏度：低切 6.27，中切 4.03，高切 3.54。

糖类抗原 CA-125：74.7U/ml。

凝血功能：D-Dimer 310μg/L。

血小板聚集功能：AA 92%，ADP 89%。

抗 $β_2$- 糖蛋白 1 抗体测定（−）。

肝炎类：乙肝表面抗体阳性。

1月21日（D4）

今日患者一般情况同前。

1月23日（D6）

患者今日腰酸较前好转，无阴道出血，身怕热，口舌生疮，面部及胸口有痤疮，胃纳差，夜寐差，大便畅，下午起出现感冒症状，鼻塞咳嗽咽痛有白痰，无发热，舌红少苔，脉细滑数。

辅助检查：

1 月 22 日血激素：HCG 13 561IU/L，E_2 304.74pg/ml，P 56.64nmol/L。

药物治疗调整：

患者外感咽痛明显，建议先停用补肾固冲安胎的中药方剂①，防止敛邪于内，待外感症状好转再继续保胎治疗。

改用中药方剂②、③：

中药方剂②				用法用量
党参 20g	桑寄生 15g	续断 10g	茯苓 10g	7 剂，每日 1 剂，水煎至 400ml，分早晚 2 次温服
当归 10g	炒白芍 10g	桑叶 20g	鸡血藤 15g	
穿山龙 15g	川芎 6g	龙骨 10g	生牡蛎 15g	
炒竹茹 10g	炙枇杷叶 10g			
中药方剂③				用法用量
桑叶 2g	桔梗 2g	甘草 2g	连翘 2g	3 剂，每日 1 剂，代茶饮泡服
板蓝根 2g	白菊花 2g	姜半夏 2g	干芦根 2g	

1 月 24 日（D7）

患者精神可，无阴道出血，纳差，大便较前通畅，舌红苔腻，脉细滑数。

辅助检查：

不育三项：抗人绒毛膜促性腺激素抗体阳性，抗透明带抗体、抗滋养细胞膜抗体阴性。

药物治疗调整：

停用：胚宝胶囊。

1 月 26 日（D9）

患者诉偶有恶心，无阴道出血，面部无新增痤疮，胃纳差，舌红苔腻，脉细滑数。中药处方未服完，继续予当前治疗方案。

辅助检查：

血激素：HCG 36 495.7IU/L，E_2 443.07pg/ml，P 56.84nmol/L。

甲状腺功能：TT_3 0.97ng/ml，TT_4 6.49μg/dl，TSH 1.909 8mIU/L，FT_3 3.82pmol/L，FT_4 12.77pmol/L，TPOAb 12.77IU/ml，ATG 3.82IU/ml。

血小板聚集功能：AA 82%，ADP 89%。

1 月 28 日（D11）

患者一般情况同前，夜寐差。

1 月 31 日（D14）

患者自述腹痛好转，腰酸、感冒好转，无阴道出血，胃纳差，夜寐不安，偶有春梦，身怕热，口苦，舌红苔薄，脉细滑数。

辅助检查：

1 月 30 日 血激素：HCG 70 507.3IU/L，E_2 749.36pg/ml，P 43.98nmol/L。

1 月 30 日 糖类抗原 CA-125：68.1U/ml。

1 月 31 日 子宫附件 B 超提示：宫内早孕，宫腔内可见形态光整的胚囊，胚囊大小约 30mm×23mm×13mm，囊内可见卵黄囊，大小约 4mm，囊内可见长径约 5mm 的胚芽，原心搏动可见。子宫动脉 B 超提示：左侧子宫动脉 RI 0.81，S/D 5.3；右侧子宫动脉 RI 0.82，S/D 5.6。

药物治疗调整：

调整为中药方剂④：

中药方剂④				用法用量
菟丝子 15g	桑寄生 15g	续断 15g	当归 10g	
炒白芍 10g	桑叶 15g	炒竹茹 6g	阿胶珠 6g	7 剂,每日 1 剂,水煎至
南沙参 15g	生白术 15g	黄芩 6g	川芎 6g	400ml,分早晚 2 次温服
鸡血藤 10g	穿山龙 10g	苎麻根 15g	炙甘草 5g	

出院诊断:

中医诊断:胎动不安(肾虚证)。

西医诊断:①先兆流产;②桥本甲状腺炎;③未分化结缔组织病。

出院带药:

药品名称	剂量	用法	天数
地屈孕酮片	10mg	p.o. b.i.d.	7d

中药方剂④共 7 剂,每日 1 剂,水煎至 400ml 分早晚 2 次温服。

(三)存在问题

1. 初始治疗方案中胚宝胶囊使用不合理。

2. 中药方剂①的组方清热功效不足。

3. 中药方剂③的组方中半夏炮制品使用不当。

(四)分析及药学监护

1. 胚宝胶囊使用分析

(1)胚宝胶囊为羊胎盘加工而成,具有补肾温阳、养血填精之功,用于肾阳不足、精血亏虚、面色萎黄、食欲不振、畏寒肢冷、腰膝冷痛、气短自汗。

(2)患者入院时雌二醇、孕酮均较前下降,无阴道出血,无腹痛,腰酸,怕热,夜寐欠安,胃纳差,口干,大便秘结,舌红少苔,证属肾阴虚有热,不适宜使用胚宝胶囊。哈蟆油为蛙科动物中国林蛙雌蛙的输卵管,经采制干燥而得,味甘、咸,性平,归肺、肾经,具有补肾益精、养阴润肺的功效,临床用于病后体弱,神疲乏力,心悸失眠,盗汗,痨嗽咳血。建议使用哈蟆油改善患者肾阴虚的症状,且本品能一定程度上补充激素。

2. 中药方剂①的使用分析

(1)中药方剂①为寿胎丸合柴胡加龙骨牡蛎汤加减而成,寿胎丸主治肾虚型胎动不安;功用固肾安胎。柴胡加龙骨牡蛎汤主治邪犯少阳;功用和解少阳,重镇安神。

(2)方中菟丝子、桑寄生、续断、杜仲补肾填精安胎;柴胡透泄、清解少阳之邪,黄芩苦寒清泄少阳之热,柴胡之升散配伍黄芩之清泄,达到清解少阳的目的;白芍敛阴养血,与柴胡合用,既可敛阴和阳条达肝气,又可使柴胡升散而无耗阴伤血之弊;当归补血,合白芍养血安胎;枸杞子补肝肾益精血;少量川芎行气以防补益药滋腻太过;龙骨、牡蛎重镇安神;穿山龙祛风除湿,舒筋通络;柏子仁润肠通便;莲子养心安神。全方共奏补肾安胎,和解少阳,重镇安神之功。

(3)根据患者曾 2 次生化妊娠,目前血激素水平上升不理想,症见腰酸,精神紧张,心烦口干,夜寐欠安,大便秘结,舌质红、少苔,脉细滑数。证属肾虚内热,胎元不固,治宜清热养阴,益肾安胎。

（4）该处方以补肾安胎为主，方中唯有黄芩一味清热药，且剂量较小，清热之力不足，改善患者怕热、口干、舌红等热证的相关效果有限，可选用桑椹、麦冬等增加清热生津的功效。此外，方中莲子能补脾养心、益肾固精，然又有涩肠止泻之功，患者已大便秘结，建议减去本品。

3. 中药方剂③中姜半夏的使用分析 患者因外感而鼻塞、咳嗽、咽痛有痰，无发热，医嘱予代茶饮疏风清热治疗，处方中使用了姜半夏。

（1）半夏生品有毒，一般宜炮制后使用，姜半夏长于降逆止呕；法半夏长于燥湿且温性较弱；清半夏长于燥湿化痰；半夏曲有化痰消食之功；竹沥半夏药性由温转凉，能清热化痰。

（2）患者因外感而鼻塞、咳嗽、咽痛有痰，无发热，医嘱予代茶饮疏风清热治疗，处方中使用了姜半夏，根据患者的症状，建议选用竹沥半夏或半夏曲。

同时半夏的药理研究表明，半夏蛋白具有抗生育和抗早孕的作用。实验研究显示生半夏混悬液对小鼠有显著的母体毒性及胚胎毒性，而经炮制后的姜半夏混悬液则无母体毒性或胚胎毒性。目前半夏单品妊娠毒性的实验研究尚未深入到分子水平，毒性机制仍不明确；半夏复方的研究较少，对于指导临床用药依旧存在一定距离。因此，对于妊娠期特别是有不良妊娠史的妇女使用胚胎毒性机制尚不明确的药物，其必要性值得商榷，建议可以使用其他更安全的化痰药品代替。

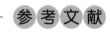

参 考 文 献

[1] 金晓滢. 何嘉琳治疗先兆流产的经验 [J]. 浙江中医杂志，2014，49（9）：630-631.

[2] 蔡彬彬，何嘉琳. 何嘉琳治疗胚胎移植术后先兆流产诊疗思路 [J]. 广西中医药大学学报，2014，17（4）：39-41.

[3] 陈怡，金蕴，虞和永. 胚宝胶囊治疗肾阳虚症的临床研究 [J]. 中国现代应用药学杂志，2008，25（8）：690-691.

[4] 陈贤微，赵宏利. 赵宏利六经辨证治疗卵巢储备功能减退经验 [J]. 成都中医药大学学报，2019，42（1）：26-28.

[5] 靳晓琪，黄传奇，张耕. 半夏的毒性物质基础及其炮制解毒机制 [J]. 时珍国医国药，2019，30（7）：1717-1720.

案例97　癥瘕（子宫肌瘤合并贫血）

（一）病例资料

患者，女，43 岁，身高 160cm，体重 62kg，体重指数 24.2kg/m²。

主诉：发现子宫肌瘤 1 年半。

现病史：患者既往月经规律，30 天一行，经期 6 天，经量适中，无痛经。2018 年体检时行 B 超检查发现子宫肌瘤，具体不详，未诊治，定期复查 B 超，子宫肌瘤逐渐增大。近半年子宫肌瘤增大明显，月经无明显改变。

2019 年 12 月 11 日就诊，B 超示子宫肌瘤，大小约 47.2mm×41.8mm。妇科检查宫体后壁可及一大小约 4cm×4cm 凸起。为手术治疗入院。现患者无下腹疼痛，阴道无出血，白带量中，纳眠可，小便可，大便干。

既往史：2019 年 6 月 19 日于外院行脑膜瘤手术。乙肝小三阳 10 余年，未予药物治疗。否认地中海贫血病史、外伤史、输血史。

个人史、婚育史、月经史、家族史、过敏史：生于原籍，长期居住于当地，否认到过自然疫源地，否认有害及放射物接触史，无烟、酒、药物等嗜好，否认有冶游史。14 岁月经初潮，月经规律，30 天一行，经期 5~6 天，末次月经 2019 年 11 月 23 日。经量适中，无痛经。已婚，孕一产一，子女及配偶体健。未发现家族遗传疾病史。否认食物、药物过敏史。

体格检查：T 36.5℃，R 19 次 /min，P 87 次 /min，BP 99/66mmHg。一般情况良好，未见明显阳性体征。

妇科检查：外阴已婚式；阴道畅，分泌物量中等，色白；宫颈管息肉；宫体前位，约 7cm×8cm，宫体后壁可及一大小约 4cm×4cm 凸起；附件未见明显异常。

中医四诊：患者神志清，面色红润，形体正常，活动自如。舌质暗，苔薄白。声清。呼吸如常，咳嗽无，痰涎无。脉弦、细。

辅助检查：

12 月 11 日　B 超示：子宫肌瘤，大小约 47.2mm×41.8mm。

入院诊断：

中医诊断：癥瘕（气滞血瘀证）。

西医诊断：子宫肌瘤，贫血（轻度）。

（二）治疗经过

初始治疗药物（12 月 11 日）

入院较晚，暂未予。

12 月 12 日（D2）

患者精神尚可，无下腹疼痛，无阴道出血，白带量中等，纳眠可，小便可，大便干。T 36.8℃，R 19 次 /min，P 78 次 /min。舌质暗，苔薄白，脉弦细。

辅助检查：

血常规：RBC 3.86×10¹²/L，Hb 91.0g/L，HCT 29.7%。

凝血功能、肝肾功能、空腹血糖、术前检查均无异常,ABO 血型鉴定 A 型,Rh(+)。心电图正常。胸部正侧位片未见明显异常。

盆腔彩超:子宫肌瘤(47.2mm×41.8mm 内回声杂乱),盆腔积液,节育器适中。

12 月 13 日(D3)

患者一般情况同前,于昨晚开始禁饮禁食,术前半小时给予抗感染药物,于今日 10 时 00 分入手术室。在腰硬联合麻醉下行经腹子宫肌瘤剔除术。术程顺利,术毕患者清醒,妥返病房。

药物治疗调整:

注射用头孢美唑钠 2g + 0.9% 氯化钠注射液 100ml i.v.gtt. q.d. 术前半小时。

奥硝唑氯化钠注射液 0.5g i.v.gtt. q.d.。

10% 葡萄糖注射液 500ml i.v.gtt. q.d.。

氯化钾注射液 1g。

维生素 C 注射液 3g。

维生素 B_6 注射液 200mg。

复方氨基酸注射液(18AA-Ⅶ)400ml i.v.gtt. q.d.。

复方氯化钠注射液 500ml i.v.gtt.。

葡萄糖氯化钠注射液 500ml i.v.gtt.。

12 月 14 日(D4)

患者术后第一天,精神尚可,阴道少量出血,腹部伤口疼痛可忍,眠可,未排气。T 37.7℃,R 18 次 /min,P 80 次 /min。

辅助检查:

血常规:RBC $3.69×10^{12}$/L,Hb 86.0g/L,HCT 0.281 L/L,MCV 76.2fl,MCH 23.3pg,MCHC 306.0g/L,D-Dimer 397.0μg/L。

血清电解质:K 3.77mmol/L,Na 138.0mmol/L,Cl 111.7mmol/L。

药物治疗调整:

停用:复方氨基酸注射液(18AA-Ⅶ)、葡萄糖氯化钠注射液、注射用头孢美唑钠、奥硝唑氯化钠注射液。

12 月 15 日(D5)

患者术后第二天,精神尚可,腹部伤口疼痛可忍,无阴道出血,已排气,胃脘部憋胀,眠可,未解大便,小便调。嘱半流质饮食。T 36.6℃,R 17 次 /min,P 78 次 /min。

药物治疗调整:

停用:10% 葡萄糖注射液、维生素 C 注射液、维生素 B_6 注射液、氯化钾注射液。

加用:蔗糖铁注射液 100mg i.v.gtt. q.o.d.,纠正贫血;再造生血胶囊 1.6g p.o. t.i.d.;补气生血胶囊(医院制剂)1g p.o. t.i.d.。

加用中药方剂①:

中药方剂①				用法用量
木香 6g	砂仁(后下) 6g	太子参 12g	茯苓 12g	5 剂,每日 1 剂,水煎取汁 400ml,分 2 次服用,早晚饭后温服
炒白术 12g	甘草 6g	炒枳壳 15g	厚朴 15g	
炒鸡内金 15g	炒王不留行 15g			

12 月 20 日（D10）

腹部伤口无疼痛，阴道无出血，精神可，纳食好，眠可，已解大便，小便调。腹部伤口敷料干燥无渗出，伤口愈合良好。T 36.5℃，R 18 次 /min，P 76 次 /min，BP 87/67mmHg。今日出院。

辅助检查：

血常规：RBC 4.15×10^{12}/L，Hb 99.0g/L，HCT 0.317L/L，PLT 304.0×10^9/L，NEUT 55.6%。

术后病理：子宫平滑肌瘤，核分裂象 3 个 /10HP，建议随诊。

免疫组化：SMA（+），Ki-67（+5%），PHH3（3 个 /10HP）。

药物治疗调整：

停用：所有静脉滴注药物；中药方剂①。

出院诊断：

中医诊断：癥瘕（气滞血瘀证）。

西医诊断：①子宫肌瘤；②贫血（轻度）。

出院带药：

药品名称	剂量	用法	天数
补气生血胶囊	1g	p.o. t.i.d.	7d
再造生血胶囊	1.6g	p.o. t.i.d.	7d

（三）存在问题

1. 围手术期抗感染预防用药不合理
2. 贫血治疗药物使用不合理。

（四）分析及药学监护

1. 围手术期抗菌药物使用合理性分析

（1）根据《抗菌药物临床应用指导原则（2015 年版）》，经阴道或腹腔的子宫肌瘤剔除术为Ⅱ类切口，属清洁 - 污染手术，可能的污染菌主要有革兰氏阴性杆菌、肠球菌属、B 组链球菌以及厌氧菌。可选择的抗菌药物有：第一、二代头孢菌素 ± 甲硝唑，或头霉素类。围手术期预防用抗菌药物一般应在切皮前半小时静脉给药，用药的维持时间一般为 24 小时，不超过 48 小时。

（2）头孢美唑是第二代头霉素类抗生素，抗菌谱包括 G^+、G^- 及厌氧菌，易透入子宫，临床可用于子宫及附件感染等，用药剂量一般为每日 1～2g，每日最大用量为 4g，给药频次为一日 2 次。奥硝唑用于治疗敏感厌氧菌引起的多种感染性疾病，用于成人围手术期预防用药时，手术前 1～2 小时静脉滴注 1g，术后 12 小时静脉滴注 0.5g，术后 24 小时静脉滴注 0.5g。

（3）该患者术前半小时予注射用头孢美唑钠 2g q.d.，术后予奥硝唑氯化钠注射液 0.5g q.d.，存在选药、给药频次不合理。该患者围手术期预防用药应选用单药头孢美唑或第一、二代头孢菌素 ± 甲硝唑，头孢美唑、奥硝唑给药频次应为一日 2 次。

（4）患者既往乙肝小三阳十余年，用药时需要考虑肝功能损伤对药物吸收的影响，头孢美唑主要由肾脏排泄，使用时无须调整剂量。奥硝唑用于肝功能受损的患者时则需要延长给药间隔时间，一般可由 q.12h. 延长至 q.d.。该患者肝功能未见异常，给药间隔不需调整。

2. 贫血治疗药物使用的合理性分析 患者入院时 Hb 91.0g/L，术后 Hb 86.0g/L（轻度贫血），予蔗糖铁注射液 100mg i.v.gtt. q.o.d.，纠正贫血；予再造生血胶囊 1.6g p.o. t.i.d.，补肝益肾，补气养血；补气生血胶囊 1g p.o. t.i.d.，益气养血，同时使用中药方剂①益气健脾。

（1）蔗糖铁注射液：缺铁性贫血是女性常见的疾病，对于非妊娠期妇女，治疗时应在积极去除病因的条件下补铁治疗。根据 2019 年《缺铁性贫血营养防治专家共识》，缺铁性贫血以口服铁剂治疗为主，如不耐受口服铁剂、依从性差或口服铁剂治疗效果不佳，需采用静脉注射铁剂治疗。依据"蔗糖铁注射液说明书"，该患者注射铁剂理论用量应为 1 005.92mg，以 100mg 静脉滴注（不可用药过量，以免发生高铁血症），隔日一次给药，疗程应为 20 天。因患者之前未使用过口服铁剂治疗，也未提及存在口服铁剂不耐受情况，且用药三次后患者出院，故直接给予注射用铁制剂欠妥。

（2）中药

1）中医认为贫血属于"虚损""血虚"范畴，气血互生互根，补血当先补气，血的生成和调节又与心、肝、脾、肾等脏腑关系密切。因此中医在治疗贫血时，除用补血药外，还会适当配伍补气药、健脾和胃药及温阳补肾药等。

2）再造生血胶囊为中成药，成分为菟丝子（酒制）、红参（去芦）、鸡血藤、阿胶、当归、女贞子、黄芪、益母草、熟地黄、白芍、制何首乌、淫羊藿、酒黄精、鹿茸（去毛）、党参、麦冬、仙鹤草、炒白术、盐补骨脂、枸杞子、墨旱莲。其中熟地黄养血滋阴、补精益髓，鹿茸补肾阳、益精血，红参大补元气、复脉固脱、益气摄血，三药合用补益肝肾、滋阴温阳、益气养血为君药。黄芪补气升阳、益卫固表，阿胶、当归滋阴养血，制首乌补益精血，补骨脂补肾壮阳，合用加强君药补益肝肾、益气养血之功。黄精、女贞子、淫羊藿补气养阴、健脾益肝补肾，白芍养血敛阴，益母草活血化瘀，党参、白术补中益气、生津养血，麦冬养阴润肺，枸杞子滋补肝肾，墨旱莲、仙鹤草凉血收敛止血，鸡血藤补血通络，共奏温润相兼，五脏同补，气血同调。加菟丝子引诸药直归肝肾二经，诸药配合，温而不燥，滋而不腻，辛而不散，具补益肝肾，补血养血，益气摄血之功，可用于缺铁性贫血。

3）补气生血胶囊为医院中药制剂，成分为西洋参、虫草头孢菌粉、当归、三七、砂仁、巴戟天、阿胶、龙眼肉、大枣。其中当归、三七、阿胶、大枣补血养血，活血调经，西洋参、虫草头孢菌粉补气，巴戟天补肝肾，砂仁理气，龙眼肉养血益脾，全方益气养血，用于气血不足引起的头晕乏力、纳差等症。

4）患者属于轻度贫血，术后胃脘部憋胀、纳差，使用院内制剂"再造生血胶囊"和"补气生血胶囊"治疗贫血，同时还使用中药方剂①香砂六君子加减。方中太子参补气养胃，辅以白术、茯苓健脾燥湿，扶助运化；木香、枳壳、厚朴燥湿行气止痛，加鸡内金消食运脾；炙甘草调和诸药达补气健脾，益气补血之功，全方补而不滞，温而不燥，能消痰湿、健脾胃。但院内制剂与中药方剂均含有较多种益气健脾的中药，同时使用有重复用药之嫌。患者体虚，兼脾胃不和，两种补益的中药制剂同时使用，滋腻碍胃，虚不受补。建议暂不予补气生血胶囊。

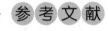

参 考 文 献

[1] 《抗菌药物临床应用指导原则》修订工作组. 抗菌药物临床应用指导原则：2015 年版 [M]. 北京：人民卫生出版社，2015.

[2] 中国营养学会"缺铁性贫血营养防治专家共识"工作组. 缺铁性贫血营养防治专家共识 [J]. 营养学报，

2019，41（5）：417-426.

[3] 中华医学会血液学分会红细胞疾病（贫血）学组．铁缺乏症和缺铁性贫血诊治和预防的多学科专家共识（2022 年版）．中华医学杂志，2022，102（41）：3246-3256.

[4] 周琦浩，朱里洁，童露露．缺铁性贫血的中医证型及用药规律分析 [J]．湖南中医杂志，2020，36（4）：129-131.

[5] 丁皓．再造生血胶囊治疗骨髓增生异常综合征临床研究 [D]．北京：北京中医药大学，2019.

十一、儿科案例

案例98 肺炎喘嗽（急性支气管肺炎）

（一）病例资料

患者，女，3岁4个月，身高90cm，体重16.5kg，体重指数20.37kg/m²。

主诉：咳嗽、发热2天。

现病史：患者2天前受凉后咳嗽、发热寒战，自测最高体温39.8℃，发热时可见脸部少量皮肤花斑，自服阿莫西林及布洛芬后，体温稍降未复测，患者于今日凌晨再次出现发热遂于医院急诊就诊，查血常规：WBC 25.61×10⁹/L，NEUT% 87.9%，CRP 10.44mg/L，结合胸片，急诊予阿莫西林＋头孢唑肟抗感染，布洛芬退热治疗后仍有间断发热，急诊医师拟"急性支气管肺炎"收入儿科。

既往史：既往体健，否认肝炎、结核、疟疾病史，无甲型流行性感冒、手足口病接触史，否认特殊疾病史，否认手术、外伤、输血史，否认异物吸入史，按当地防疫部门要求预防接种，已进行卡介苗、乙肝疫苗、百白破疫苗、脊髓灰质炎糖丸、麻疹疫苗、流脑疫苗、乙脑疫苗接种。

个人史、婚育史、家族史、过敏史：1胎第1产，孕39周剖宫产，无产伤、窒息史。出生体重3.95kg，母乳喂养，2个月抬头，4个月翻身，6个月会坐，6个月添加辅食，8个月会爬，12个月会走、会喊爸妈。生长发育与同龄儿相符。父母体健，无近亲婚配，无类似病史可询，否认家族性遗传病史。否认食物、药物过敏史。

体格检查：T 38.3℃，R 20次/min，P 140次/min。发育正常，营养良好，神志清楚，查体合作。齿龈正常，咽部充血，无疱疹，扁桃体Ⅱ度肿大，有脓性分泌物。颈软无抵抗，气管居中，呼吸规整，无三凹征，双肺呼吸音粗，可闻及少许湿啰音。心律齐。余无特殊。

中医四诊：患儿望之少神，表情正常，面色荣润，形体适中；发热微出汗，偶有咳嗽，喉中有黄脓痰，畏寒，鼻塞流涕，无喘息气促，无恶心呕吐，无腹痛，精神欠佳，纳寐一般，大小便正常；舌红，苔黄，脉滑数。

辅助检查：

5月3日 血常规：WBC 25.61×10⁹/L，NEUT% 87.9%。

5月3日 CRP：10.44mg/L。

5月4日 血常规：WBC 30.85×10⁹/L，NEUT% 83.2%。

5月4日 CRP 74.56mg/L。

5月4日　PCT 4.31ng/ml。

5月4日　生化: UREA 2.00mmol/L, Cr 30.00μmol/L。

5月4日　甲型流行性感冒病毒抗原: 阴性。

5月4日　乙型流行性感冒病毒抗原: 阴性。

5月4日　胸片: 考虑支气管肺炎。

入院诊断:

中医诊断: 肺炎喘嗽（痰热闭肺证）。

西医诊断: ①急性支气管肺炎；②急性化脓性扁桃体炎；③败血症？

（二）诊疗过程

初始治疗药物（5月4日）

药品名称	剂量	用法
注射用阿莫西林钠克拉维酸钾	0.6g	i.v.gtt. q.8h.
0.9% 氯化钠注射液	50ml	
注射用头孢唑肟钠	0.8g	i.v.gtt. q.8h.
0.9% 氯化钠注射液	50ml	
重组人干扰素 α-2b 注射液	300 万 IU	雾化 b.i.d.
0.9% 氯化钠注射液	2ml	
热毒宁注射剂	8ml	i.v.gtt. q.d.
5% 葡萄糖注射液	100ml	

5月5日（D2）

患儿昨日出现发热，服用布洛芬 4 次，今晨测体温: 37.0℃，偶有咳嗽，喉中有黄脓痰，畏寒，鼻塞流涕，无喘息气促，无恶心呕吐，无腹痛，精神欠佳，睡时打鼾，纳寐一般，大、小便正常。体格检查: T 37.0℃，R 140 次/min，P 22 次/min。齿龈正常，咽部充血，无疱疹，扁桃体Ⅱ度肿大，有脓性分泌物。颈软无抵抗，气管居中，呼吸规整，无三凹征，双肺呼吸音粗，可闻及少许湿啰音。心律齐。舌红，苔黄，脉滑数。

辅助检查:

血常规: WBC 16.38×10^9/L, NEUT% 80.8%。

CRP: 56.91mg/L。

流感病毒、腺病毒、呼吸道合胞病毒、副流感病毒: 阴性。

乙肝表面抗体 287.633mIU/ml。

粪便常规未见异常。

药物治疗调整:

加用中药方剂①:

中药方剂①				用法用量
水牛角（先煎）10g	生地黄 10g	玄参 5g	竹叶 5g	每日 1 剂，水煎至 200ml，分早晚 2 次温服
麦冬 5g	金银花 3g	连翘 3g	黄连 3g	
丹参 3g	紫花地丁 5g	炒麦芽 9g	建曲 9g	

5月9日(D6)

患儿至今暂无发热,偶有咳嗽,喉中有痰,无畏寒,稍鼻塞流涕,睡时打鼾较前好转,余大致同前。体格检查:T 36.9℃,R 22 次/min,P 118 次/min。齿龈正常,咽部充血,无疱疹,扁桃体Ⅰ度肿大,右侧扁桃体可见米粒大小脓点,少量黄绿色脓性分泌物。

辅助检查:

5月8日 血常规:WBC $10.25×10^9$/L,NEUT% 63.2%。

5月8日 CRP:21.08mg/L。

5月8日 PCT:0.51ng/ml。

尿常规大致正常。

药物治疗调整:

停用:注射用头孢唑肟钠、注射用阿莫西林钠克拉维酸钾。

调整为中药方剂②:

中药方剂②				用法用量
玄参 5g	炒牛蒡子 5g	白芷 5g	马勃 5g	
麦冬 6g	薄荷(后下)3g	桔梗 5g	瓜蒌皮 5g	每日 1 剂,水煎至 200ml, 分早晚 2 次温服
桑白皮 5g	建曲 9g	枳壳 5g	炙甘草 3g	
炒麦芽 9g				

5月11日(D8)

患儿一般情况同前。T 36.8℃,R 23 次/min,P 112 次/min。

辅助检查:

5月10日 血常规:WBC $10.73×10^9$/L,NEUT% 65.4%。

5月10日 CRP:6.86mg/L。

患儿症状体征明显好转,患者家属要求出院,经上级医师查看后予以办理出院。

出院诊断:

中医诊断:肺炎喘嗽(痰热闭肺证)。

西医诊断:①急性支气管肺炎;②急性化脓性扁桃体炎。

出院带药:无。

(三)存在问题

1. 初始抗感染治疗方案不合理。

2. 重组人干扰素 α-2b 注射液使用不合理。

3. 中药方剂①的使用不合适。

(四)分析及药学监护

1. 初始抗感染方案分析 患者初始用药使用阿莫西林钠克拉维酸钾联合头孢唑肟钠抗感染,两药联合不适宜,具体分析如下。

(1)根据《儿童社区获得性肺炎诊疗规范(2019 年版)》,儿童社区获得性肺炎(CAP)常见病原菌为肺炎链球菌、流感嗜血杆菌、卡他莫拉菌、金黄色葡萄球菌、肺炎支原体、肺炎衣原体。经验性抗感染推荐:①存在致命性并发症者,推荐糖肽类抗生素或利奈唑胺,必要时联合头孢菌素/加酶抑制剂或第四代头孢菌素或碳青霉烯类抗生素。②存在非致命性并发症者，在大叶肺实变合并胸腔积液，或伴有肺坏死或脓肿、起病1～3天内炎性指标明显升高者：推荐使用头孢曲松或头孢噻肟。若当地流行病学提示侵袭性肺炎链球菌存在对头孢曲松或头孢噻肟耐药菌株、疗效不佳时或可疑SA肺炎尤其是MRSA，推荐使用糖肽类抗生素或利奈唑胺。若考虑革兰氏阴性、产生超广谱β-内酰胺酶（ESBL）细菌感染可能时，推荐使用头孢菌素/加酶抑制剂、第四代头孢菌素等，也可应用亚胺培南、美罗培南等。③无上述表现者，根据病情和胃肠道耐受等情况，口服或静脉应用阿莫西林或阿莫西林/克拉维酸，第一、二代头孢菌素，必要时使用第三代头孢菌素，但第三代头孢菌素需覆盖肺炎链球菌。怀疑革兰氏阴性细菌，但产生ESBL菌的可能性不大者，首选以抗革兰氏阴性杆菌为主的第三代头孢菌素或头霉素类。

（2）注射用阿莫西林钠克拉维酸钾为青霉素类/酶抑制剂药物，对革兰氏阳性菌、革兰氏阴性菌均有效；头孢唑肟钠是第三代头孢菌素，具广谱抗菌作用，对多种革兰氏阳性菌和革兰氏阴性菌产生的广谱β-内酰胺酶（包括青霉素酶和头孢菌素酶）稳定。

（3）该患者入院查血常规：WBC $30.85 \times 10^9/L$，NEUT% 83.2%，CRP 74.56mg/L，PCT 4.31ng/ml，甲型流行性感冒病毒抗原为阴性，乙型流行性感冒病毒抗原为阴性，胸片示考虑支气管肺炎，双肺可闻及少许湿啰音。扁桃体Ⅱ度肿大，有脓性分泌物。结合该患儿入院前的辅助检查，感染指标升高，细菌感染可能性大，具有抗菌药物使用指征。根据《儿童社区获得性肺炎诊疗规范（2019年版）》单用阿莫西林克拉维酸钾或头孢唑肟即可覆盖常见致病菌，不需要联合使用。

2. 重组人干扰素 α-2b 注射液使用适宜性分析 该患者使用重组人干扰素 α-2b 注射液不适宜。

（1）干扰素是一类多功能细胞因子，具有抗病毒和调节免疫等作用。在临床上广泛应用于病毒感染性疾病的治疗。雾化吸入治疗方式靶向性强，雾化吸入重组人干扰素 α 治疗毛细支气管炎、病毒性肺炎等在国内广泛应用。干扰素 α-2b 为人体内源性分子，能诱导细胞合成抗病毒蛋白体，阻断病毒RNA结合宿主细胞核糖体，进而抑制病毒多肽链的合成，发挥抗病毒作用。另外，干扰素也可增强NK、巨噬细胞及T淋巴细胞的活力，从而发挥调节机体免疫功能的作用。

（2）研究显示干扰素 α-2b 在体外对甲型H1N1流感病毒和乙型流感B/Y病毒均具有明显的抑制作用，雾化吸入给药能够明显延长干扰素 α-2b 在体内的作用时间，且肺部药物浓度更高。

（3）该患儿呼吸道病毒检测结果未出时可以经验性进行抗病毒治疗，临床选择重组人干扰素 α-2b 注射液进行雾化治疗属超说明书用药。虽然许多临床研究显示重组人干扰素 α-2b 注射液用于雾化吸入安全有效，但说明书中并没有雾化吸入的用药途径。

（4）《雾化吸入疗法合理用药专家共识（2019年版）》指南中不推荐以静脉制剂替代雾化吸入制剂使用，静脉制剂中常含有酚、亚硝酸盐等防腐剂，吸入后可诱发哮喘发作。而且非雾化吸入制剂的药物无法达到有效雾化颗粒要求，无法经呼吸道清除，可能沉积在肺部，从而增加肺部感染的发生率。因无雾化吸入剂型而不推荐使用的药物包括：抗病毒药物、干扰素等。所以从安全用药角度考虑，不建议将重组人干扰素 α-2b 注射液用于雾化。

3. 中药方剂①的使用分析

（1）中药方剂①为清营汤加减，主治热入营分证；功用清营解毒、透热养阴。

（2）方中水牛角苦、咸、寒，清营分热毒，为君药。生地黄、麦冬、玄参，为增液汤成分，既可甘寒养阴保津，又可助君药清营凉血解毒。金银花、连翘清热解毒，轻清透泄，使营分热邪有外达之机，促其透出气分而解，此即"入营犹可透热转气"之具体应用；竹叶清心除烦，黄连清心解毒；丹参清热凉血，并能活血散瘀，可防热与血结。紫花地丁清热解毒，炒麦芽、建曲健脾和胃。诸药配伍，共奏清营解毒，透热养阴之功。

（3）患儿发热微出汗，畏寒，偶有咳嗽，喉中有黄脓痰，鼻塞流涕，无喘息气促，无恶心呕吐，无腹痛，精神欠佳，纳寐一般，大小便正常；舌红，苔黄，脉滑数。辨证为痰热闭肺证，治宜开宣肺气、清热涤痰。

（4）患儿畏寒，微出汗，发热，虽出现斑疹隐隐，但是表证在，治法以轻宣透发为主，选用清营汤不合理。因清营汤过于寒凉，服后虽可暂折邪气，但易使邪郁在里而不宣，使疾病迁延数日，甚或转为重症。可仿叶天士辛凉轻解法，轻症选银翘散加减，重症麻杏石甘汤加减。

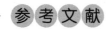

参考文献

[1] 赵顺英，钱素云，徐樨巍，等. 关注社区获得性肺炎细菌病原的变化 [J]. 中华儿科杂志，2010，48（10）：729-732.

[2] 赵德育，秦厚兵. 儿童社区获得性肺炎常见细菌病原的近年变化 [J]. 中国实用儿科杂志，2012，27（4）：244-247.

[3] IROHTAM P Y. Appruachto common bacterialinfections: community-acquired pneumonia[J]. PediatrClin Noah Am，2013，60：437-453.

（一）病例资料

患者，男，4岁，身高102cm，体重16.5kg，体重指数15.86kg/m^2。

主诉： 反复水肿2年余，再发9天，咳嗽3天。

现病史： 患者2017年2月无明显诱因出现肢体、眼睑浮肿，外院尿蛋白（+++），诊断为"肾病综合征"，予以住院治疗（具体不详）后肢体浮肿缓解，尿蛋白（-），出院后予以口服泼尼松龙片30mg，q.d.并逐渐减量（具体不详），3个月后自行停服泼尼松龙片，改为口服草药汤剂（具体不详）。

2017年8月—2019年2月，患者多次因肢体浮肿，尿蛋白阳性住院治疗，住院期间予以口服泼尼松龙片30mg q.d.，出院后予以口服泼尼松龙片30mg q.d.，并规律门诊复查，每半个月泼尼松龙片逐步减量至维持剂量，隔日2.5mg。

2019年4月24日，患者再发肢体水肿明显，尿蛋白（++），医生建议住院治疗，患者家属拒绝，于次日来本院门诊就诊，予以加服麻黄连翘赤小豆汤。

3日前无明显诱因出现咳嗽，痰多，无畏寒发热，无鼻塞流涕。门诊医师拟"肾病综合征"收入儿科。

既往史： 既往体质欠佳，2岁龄"肠套叠"病史已行手术治疗（具体不详），有"手足口病"病史，曾输"白蛋白"。

个人史、婚育史、家族史、过敏史： 1胎第1产，孕足月剖宫产，无产伤、窒息史。母乳喂养，1岁添加辅食，1岁断奶。7个月会坐，1岁半会走、会喊爸妈。与周围同龄人交流好。生于湖南沅江，久居本地。父母体健，无近亲婚配，无类似病史可询，否认家族性遗传病史。否认食物、药物过敏史。

体格检查： T 36.0℃，R 28次/min，P 100次/min，BP 101/68mmHg。咽部充血，无疱疹，扁桃体Ⅰ度肿大，无脓性分泌物。呼吸规整，无三凹征，双肺呼吸音粗，偶可闻及少许喘鸣音及痰鸣音。腹部无包块，脐右侧可见长约10cm手术瘢痕。肾脏无叩击痛，有移动性浊音。双下肢凹陷性水肿。

中医四诊： 患儿望之无神，表情正常，肢体浮肿；行动自如、精神一般，无发热，易汗出，咳嗽，喉间有痰，无鼻塞、流涕，无呕吐、头痛；二便正常，舌红，苔薄黄，脉浮数。

辅助检查：

5月2日 血常规：WBC 8.59×10^9/L，NEUT% 78.1%。

5月2日 CRP：28.09mg/L。

5月2日 肝肾功能：TP 40.30g/L，ALB 18.80g/L，ALT 34.40U/L，AST 43.40U/L。

5月2日 生化：UREA 2.40mmol/L，Cr 24.00μmol/L。

5月2日 红细胞沉降率：101mm/h。

5月2日 肺炎支原体IgM：0.02 S/Co（-），肺炎衣原体IgM：0.01 S/Co（-）。

5月2日 胸部正侧位片：支气管肺炎。

入院诊断：

中医诊断： ①水肿病（肺脾气虚证）；②肺炎喘嗽（风热犯肺证）。

西医诊断： ①肾病综合征；②支气管肺炎。

（二）诊疗过程

初始治疗药物（5月2日）

药品名称	剂量	用法
醋酸泼尼松片	15mg	p.o. q.d.
注射用美洛西林钠舒巴坦钠	1.25g	i.v.gtt. q.12h.
0.9%氯化钠注射液	50ml	
注射用单磷酸阿糖腺苷	0.1g	i.v.gtt. q.d.
5%葡萄糖注射液	250ml	
葡萄糖酸钙口服溶液	10ml	p.o. q.d.
维生素 D 滴剂	400U	p.o. q.d.

5月3日（D2）

患儿一般情况同前。体格检查：T 36.5℃，R 28 次 /min，P 100 次 /min。

辅助检查：

乙肝五项、流感病毒、腺病毒、呼吸道合胞病毒、副流感病毒检测未见明显异常。

药物治疗调整：

加用中药方剂①：

中药方剂①				用法用量
蜜麻黄 3g	连翘 5g	赤小豆 10g	太子参 5g	每日 1 剂，水煎至 200ml，分早晚 2 次温服
茯苓 10g	白术 10g	甘草 5g	猪苓 5g	
泽泻 5g	桂枝 3g	焦山楂 10g	桑白皮 5g	

加用：氢氯噻嗪片 12.5mg p.o. b.i.d.。

　　　螺内酯片 10mg p.o. b.i.d.。

　　　肝素钠注射液 2 000U＋0.9% 氯化钠注射液 50ml i.v.gtt. q.d.。

5月4日（D3）

患儿左下腹稍有疼痛，昨日 24 小时入量 1 200ml，24 小时出量为 1 780ml。体格检查：
T 36.5℃，R 29 次 /min，P 98 次 /min。

辅助检查：

尿常规：尿蛋白（＋＋＋）。

尿液分析：24 小时尿蛋白定量 1 241.76mg/24h，尿蛋白定量 796.00mg/L。

5月7日（D6）

患儿一般情况同前，昨日 24 小时入量 1 135ml，24 小时出量为 1 050ml。体格检查：
T 36.7℃，R 28 次 /min，P 100 次 /min。

药物治疗调整：

停用：氢氯噻嗪片。

5月9日（D8）

患儿肢体浮肿较前明显减轻，易汗出，腹部隐痛，尿中仍有泡沫，昨日24小时入量820ml，24小时出量为1 300ml。体格检查：T 36.5℃，R 32次/min，P 100次/min。

辅助检查：

肝肾功能：TP 39.90g/L，ALB 23.90g/L，ALT 48.60U/L，AST 55.70U/L。

生化：UREA 4.40mmol/L，Cr 27.00μmol/L。

药物治疗调整：

停用：注射用美洛西林钠舒巴坦钠、注射用单磷酸阿糖腺苷。

5月11日（D10）

患儿肢体浮肿基本缓解，汗出减少，稍有咳嗽，喉间有痰，尿中泡沫减少，昨日24小时入量880ml，24小时出量为900ml。体格检查：T 37.0℃，R 24次/min，P 80次/min。

辅助检查：

尿液分析：尿蛋白阴性。

药物治疗调整：

停用：葡萄糖酸钙口服溶液、螺内酯片。

调整为中药方剂②：中药方剂①去蜜麻黄、连翘；加薏苡仁10g，炒麦芽10g；桂枝3g改为2g。

5月14日（D13）

患儿一般情况同前，昨日24小时入量780ml，24小时出量为620ml。体格检查：T 37.0℃，R 28次/min，P 92次/min。患儿经治疗后肢体浮肿基本缓解，患儿家属要求出院，详细告知相关注意事项后予以出院，嘱随诊。

辅助检查：

尿常规：尿蛋白阴性。

尿液分析：24小时尿蛋白定量73.78mg/24h，尿蛋白定量119.00mg/L。

出院诊断：

中医诊断：①水肿病（肺脾气虚证）；②肺炎喘嗽（风热犯肺证）。

西医诊断：①肾病综合征；②支气管肺炎。

出院带药：

药品名称	剂量	用法	天数
甲泼尼龙片	15mg	p.o. q.d.	6d

（三）存在问题

1. 初始激素治疗方案不合理。

2. 单磷酸阿糖腺苷选用不合理。

3. 中药方剂②的使用不合适。

（四）分析及药学监护

1. 初始激素治疗方案分析　患儿入院时ALT、AST已偏高，初始激素治疗即选用须经肝脏转化才有药理活性的醋酸泼尼松片不适宜,具体分析如下。

(1)该患者入院查肝肾功能:TP 40.30g/L,ALB 18.80g/L,ALT 34.40U/L,AST 43.40U/L。

(2)根据《儿童激素敏感、复发/依赖肾病综合征诊治循证指南(2016)》:口服糖皮质激素一直是原发性肾病综合征公认的一线治疗药物。

(3)在肾病综合征的治疗中,泼尼松是临床常用的激素,但需在肝脏中转化成泼尼松龙才能发挥药理活性;而甲泼尼龙属于一种人工合成激素,不需要经肝脏转化,吸收后直接发挥抗炎作用,以较快的速度改善患者的临床症状。同时,与醋酸泼尼松相比,甲泼尼龙具有更好的受体亲和力,更强的免疫抑制作用、抗炎作用。此外,甲泼尼龙的代谢符合线性药代动力学,临床较易对药物浓度进行预测,对药物剂量进行准确调整,因此甲泼尼龙具有更为稳定的体内血浆清除率。

(4)该患儿入院时 ALT、AST 已经偏高,至入院第 8 日患儿肝功能已出现异常。将醋酸泼尼松片更换为甲泼尼龙片是适宜的,根据等效剂量换算醋酸泼尼松片 15mg 换算为甲泼尼龙片应为 12mg,而不应加量至 15mg。

2. 单磷酸阿糖腺苷使用适宜性分析　　该患者使用单磷酸阿糖腺苷不适宜。

(1)《儿童社区获得性肺炎诊疗规范(2019 年版)》指出儿童社区获得性肺炎常见病毒病原体为:合胞病毒、流感病毒、腺病毒、副流感病毒、鼻病毒等;新发病毒有人偏肺病毒、博卡病毒、新型冠状病毒、人禽流感病毒等;其他如巨细胞病毒等疱疹类病毒以及肠道病毒等偶可引起 CAP。腺病毒目前尚无特效抗病毒药物。对重症腺病毒感染,应用激素及丙种球蛋白等治疗。《流行性感冒诊疗方案(2020 年版)》推荐奥司他韦、扎那米韦、帕拉米韦用于抗甲型流行性感冒病毒、乙型流行性感冒病毒。《儿童社区获得性肺炎管理指南(2013 修订)》指出利巴韦林对呼吸道合胞病毒有体外抑制活性,更昔洛韦是儿童巨细胞病毒感染的一线用药。其他病毒性肺炎,无特效抗病毒药物,可根据病情、病程以及有无混合感染证据等,确定是否应用抗病毒药物。

(2)说明书中单磷酸阿糖腺苷用于治疗疱疹病毒感染所致的口炎、皮炎、脑炎及巨细胞病毒感染。

(3)病毒是婴幼儿 CAP 常见病原,也是儿童 CAP 病原学区别于成人的重要特征,临床考虑病毒感染时可以经验给药,但阿糖腺苷不能覆盖呼吸道常见病毒,不是儿童 CAP 病毒感染的首选药物,该患者如考虑有病毒感染,建议根据上述指南选择对应的抗病毒药物。

3. 中药方剂①、中药方剂②的使用分析

(1)中药方剂①为麻黄连翘赤小豆汤合五苓散加减,中药方剂②为五苓散加减。麻黄连翘赤小豆汤主治表热不从汗解,与太阴湿土并居,瘀热在里,肌表为之发黄之症,常用于肾病综合征之风水相搏证,功能疏风利水。五苓散主治膀胱气化不利之蓄水证,多见小便不利兼口渴等症,功能利水渗湿,温阳化气。

(2)麻黄连翘赤小豆汤中麻黄意在辛温宣发,解表散邪;连翘清上热,桑白皮清相火,赤小豆去里湿;甘草甘平和中,助脾阳,诸药合用共奏辛温解表散邪,解热祛湿之效。阳黄为湿热侵袭机体,兼有外感证,此时应用麻黄连翘赤小豆汤既可散外邪又可内清湿热。

(3)五苓散中泽泻利水渗湿为君药,猪苓、茯苓协助泽泻渗湿利水,茯苓还有健脾作用,白术健脾燥湿,桂枝解表、温阳化气、平冲降逆。五味药,以利水渗湿为主,兼顾温阳化气治本。太子参补气健脾,焦山楂消食导滞。

(4)患儿望之无神,肢体浮肿,精神一般,无发热,易汗出,咳嗽,喉间有痰,舌红,苔薄黄，脉浮数。患儿素体虚弱，病程日久，肺脾亏虚；新感外邪，肺气失宣，水湿泛溢肌肤，表热不从汗解，瘀热在里。急则治其标，宜疏风解表，祛湿利水。选用麻黄连翘赤小豆汤合五苓散加减，用于水肿病急性期，选方合理。五苓散主治膀胱气化不利之蓄水证，患儿肢体浮肿基本缓解，尿蛋白阴性后，应以补脾益肺为主，故调整为五苓散加减不合适。

参 考 文 献

[1] 韩子明. 儿童肾病综合征复发的原因和治疗对策 [J]. 临床肾脏病杂志，2012，12（11）：489-490.

[2] 苗静，徐虹，沈茜，等. 原发性肾病综合征患儿糖皮质激素治疗致眼科不良反应分析 [J]. 临床儿科杂志，2013，31（4）：335-338.

[3] 张碧丽，张瑄，王文红，等. 原发性肾病综合征患儿复发的危险因素分析 [J]. 临床儿科杂志，2011，29（8）：746-748.

[4] 成学琴，鲍华英，张爱华，等. 儿童原发性肾病综合征不同种类糖皮质激素治疗的临床研究 [J]. 临床儿科杂志，2013，31（2）：159-161.

[5] 钱古岭，赵镭，刘爱民. 槐杞黄颗粒辅助治疗儿童肾病综合征的疗效观察 [J]. 中草药，2014，45（16）：2375-2377.

[6] 韩婷婷，张碧丽. 血清和尿转化生长因子 β_1、白细胞介素 -18、中性粒细胞明胶酶相关脂质运载蛋白水平对激素耐药型肾病综合征的预测作用 [J]. 中华实用儿科临床杂志，2015，30（5）：389-391.

[7] ASCHIJVENS A M, TER HEINE R, DE WILDT S N, et al. Pharmacology and pharmacogenetics of prednisone and prednisolone in patients with nephrotic syndrome[J]. Pediatr Nephrol，2019，34（3）：389-403.

案例100 紫癜病(过敏性紫癜)

(一)病例资料

患儿,女,11岁,身高150cm,体重36kg,体重指数16kg/m²。

主诉:皮肤紫癜伴关节痛半个月,腹痛1周。

现病史:半个月前患儿无明显诱因出现皮肤紫癜,色红,针尖至绿豆样大小,部分融合成片,压之不褪色,伴瘙痒,伴膝关节疼痛,暂不伴腹痛,至外院,给予口服药物治疗(具体药物不详),效果欠佳;1周前患儿腹痛,遂至外院,给予输液治疗及口服药物治疗(双嘧达莫片、维生素C片、枸地氯雷他定、泼尼松片),紫癜稍消退,但仍有反复新出,仍有腹痛、时伴呕吐。为进一步治疗,今至本院门诊,门诊以"过敏性紫癜"收入院,入院症见:神志清,精神可,双下肢皮肤紫癜,量中等,色鲜红,针尖至黄豆样大小,部分融合成片,压之不褪色,伴瘙痒,伴膝关节疼痛、腹痛、呕吐,纳眠可,小便正常,大便干。

既往史:平素身体健康状况良好;否认肺结核;否认肝炎;否认其他疾病;否认手术史;否认输血史;预防接种随当地进行。

个人史、婚育史、家族史、过敏史:患儿系G2P2,足月顺产,生长发育同正常同龄儿。父母体健。姐1人,体健。否认家族遗传病史。否认食物、药物过敏史。

体格检查:T 36.5℃,R 20次/min,P 85次/min,BP 126/78mmHg。患儿发育正常,营养良好,正常面容,表情自然,自动体位,神志清楚,查体合作。皮肤黏膜:双下肢皮肤紫癜,量中等,色鲜红,针尖至黄豆样大小,部分融合成片,压之不褪色。腹部平坦,未见腹壁静脉曲张,腹部柔软,脐周有压痛及轻微反跳痛。

中医四诊:患者面色淡白,精神疲倦,对答切题,语声低微无力,咳嗽、咳痰,痰多、白、黏,纳一般,腹部稍胀,眠一般,小便尚可,大便3日未解。舌淡,苔白腻,脉滑。

辅助检查:暂无。

入院诊断:

中医诊断:紫癜病(血热妄行兼血瘀证)。

西医诊断:过敏性紫癜(混合型)。

(二)诊疗过程

初始治疗药物(7月29日)

药品名称	剂量	用法
注射用甲泼尼龙琥珀酸钠	40mg	i.v.gtt. q.d.
5%葡萄糖注射液	100ml	
西咪替丁注射液	0.2g	i.v.gtt. q.d.
维生素B₆注射液	0.1g	
维生素C注射液	1g	
5%葡萄糖注射液	500ml	

药品名称	剂量	用法
碳酸钙 D$_3$ 片	600mg	p.o. q.n.
复方甘草酸苷注射液	60mg	i.v.gtt. q.d.
5% 葡萄糖注射液	100ml	

7 月 30 日（D2）

患儿双下肢皮肤紫癜，量中等，色鲜红，颜色稍变浅，无新出，伴瘙痒，伴腹痛，脐周压痛减轻，无反跳痛。不伴膝关节疼痛，纳眠可，小便正常，大便干。体格检查：T 36.2℃，R 19 次 /min，P 87 次 /min。

辅助检查：

血常规：WBC 14.5×10^9/L，NEUT% 82.2%。

血栓止血示：D-Dimer2.51mg/L，FDP 12.13μg/ml。

尿常规，心电图，肝肾功能，特定蛋白，肝胆脾胰彩超均无异常。

药物治疗调整：

停用：西咪替丁注射液 0.2g + 维生素 B$_6$ 注射液 0.1g + 维生素 C 注射液 1g + 5% 葡萄糖注射液 500ml i.v.gtt. q.d.。

加用：地塞米松磷酸钠注射液 5mg + 5% 葡萄糖注射液 100ml i.v.gtt. q.n.。

丹参酮 II$_A$ 磺酸钠注射液 7ml + 5% 葡萄糖注射液 100ml i.v.gtt. q.d.。

低分子肝素钙注射液 3 600IU + 0.9% 氯化钠注射液 100ml i.v.gtt. q.d.。

中药方剂①：

中药方剂①				用法用量
党参 30g	姜半夏 9g	黄芩 10g	砂仁 6g	每日 1 剂，分早晚 2 次温服，每次 200ml
陈皮 6g	车前草 30g	川芎 10g	地黄 10g	
白芍 10g	炙甘草 6g	竹茹 10g		

8 月 1 日（D4）

患儿一般情况同前。体格检查：T 36.5℃，R 21 次 /min，P 87 次 /min。

药物治疗调整：

停用：地塞米松磷酸钠注射液。

加用：醋酸泼尼松片 20mg p.o. q.n.。

调整：注射用甲泼尼龙琥珀酸钠由 40mg i.v.gtt. q.d. 改为 20mg i.v.gtt. q.d.。

8 月 3 日（D6）

患儿因饮食不节腹痛，痛时剧烈，伴呕吐；余一般情况同前。体格检查：T 36.2℃，R 20 次 /min，P 83 次 /min。

辅助检查：

腹部 CT 示：胃肠道、阑尾区未见明显异常。

药物治疗调整：

停用：复方甘草酸苷注射液、醋酸泼尼松片。

调整：注射用甲泼尼龙琥珀酸钠由 20mg i.v.gtt. q.d. 改为 40mg i.v.gtt. q.d.。

加用：注射用奥美拉唑钠 40mg+5% 葡萄糖注射液 100ml i.v.gtt. q.d.。

　　　西咪替丁注射液 0.2g+维生素 B$_6$ 注射液 0.1g+维生素 C 注射液 1g+5% 葡萄糖注射液 500ml i.v.gtt. q.d.。

　　　注射用头孢硫脒 1g+0.9% 氯化钠注射液 100ml i.v.gtt. b.i.d.。

　　　地塞米松磷酸钠注射液 10mg+5% 葡萄糖注射液 100ml i.v.gtt. q.n.。

停用中药方剂①。

8月4日(D7)

患儿昨日夜晚腹痛、呕吐明显，今日未诉腹痛、呕吐，余一般情况同前。体格检查：T 36.7℃，R 19 次/min，P 80 次/min。

药物治疗调整：

停用：西咪替丁注射液 0.2g+维生素 B$_6$ 注射液 0.1g。

8月7日(D10)

患儿原有紫癜基本消退，无新出，未诉腹痛、关节痛，纳眠可，二便调。体格检查：T 36.2℃，R 18 次/min，P 80 次/min。

药物治疗调整：

调整：地塞米松磷酸钠注射液 10mg 改为 5mg。

停用：注射用奥美拉唑钠。

8月10日(D13)

患儿一般情况同前。T 36.5℃，R 21 次/min，P 85 次/min。

辅助检查：

尿常规：镜检红细胞 0~3 个/HP，隐血（±），尿蛋白（-），红细胞 14.2 个/μl。

血常规：HCT 44.8%，MONO% 2.5%，EOS% 0.2%，NEUT 7.33×10^9/L。

肝肾功能、血栓止血均无异常。

药物治疗调整：

停用：地塞米松磷酸钠注射液、注射用头孢硫脒。

调整：注射用甲泼尼龙琥珀酸钠由 40mg 改为 20mg。

加用：醋酸泼尼松片 10mg p.o. t.i.d.。

　　　中药方剂①续方。

8月12日(D15)

患儿一般情况同前。T 36.2℃，R 18 次/min，P 80 次/min。

辅助检查：

尿常规：镜检红细胞 0~1 个/HP，隐血（-），尿蛋白（-）。

药物治疗调整：

停用：丹参酮 II$_A$ 磺酸钠注射液、低分子肝素钙注射液。

调整为中药方剂②：

中药方剂②				用法用量
柴胡 15g	白芍 9g	枳壳 10g	鸡内金 10g	每日 1 剂，分早晚 2 次温服，每次 200ml
焦山楂 10g	砂仁 6g	紫草 10g	荆芥 10g	
防风 10g	炙甘草 6g			

出院诊断：

中医诊断：紫癜病（血热妄行兼血瘀证）。

西医诊断：过敏性紫癜（混合型）。

出院带药：

药品名称	剂量	用法	天数
醋酸泼尼松片	10mg	p.o. t.i.d.（3 天减 1 片）	18d

住院期间主要辅助检查结果见表 100-1。

表 100-1　住院期间主要辅助检查结果

项目		日期		
		7 月 29 日	8 月 10 日	8 月 12 日
尿常规	BLD	−	±	−
	PRO	−	−	−

（三）存在问题

1. 抗炎、抑制异常免疫治疗方案不合理。

2. 中药方剂②的使用不合适。

3. 抗凝治疗方案不适宜。

4. 使用注射用奥美拉唑钠不合理。

（四）分析及药学监护

1. 抗炎、抑制异常免疫治疗方案分析　患儿初始用药使用注射用甲泼尼龙琥珀酸钠，后联合地塞米松磷酸钠注射液抗炎、抑制异常免疫不适宜，具体分析如下。

（1）《儿童过敏性紫癜循证诊治建议》推荐糖皮质激素适用于儿童过敏性紫癜（HSP）所致的胃肠道症状、关节炎、血管神经性水肿、肾损害较重及表现为其他器官的急性血管炎的患儿。有腹痛症状者推荐采用口服泼尼松治疗，1～2mg/kg（最大剂量 60mg）1～2 周，不能口服的患儿及重症患儿推荐静脉使用糖皮质激素：推荐使用氢化可的松琥珀酸钠 5～10mg/（kg·次），根据病情可间断 4～8 小时重复使用，也可使用甲泼尼龙 5～10mg/（kg·d）[急性器官血管炎病情严重者冲击治疗剂量可达 15～30mg/（kg·d），最大剂量小于 1 000mg/d，连用 3 天，必要时 1～2 周后重复冲击 3 天]或地塞米松 0.3mg/（kg·d），严重症状控制后应改口服糖皮质激素，并逐渐减量，总疗程推荐 2～4 周。

（2）甲泼尼龙为中效糖皮质激素，作用持续时间 12～36 小时，对 HPA 轴抑制作用较弱；地塞米松属于长效糖皮质激素，作用持续时间达 36～54 小时，不良反应较多，对 HPA 轴抑制作用最强。

（3）该患儿关节痛、腹痛、呕吐，静脉使用糖皮质激素符合诊治建议要求，患儿体重 36kg，按照诊治建议推荐应使用甲泼尼龙 180～360mg/d 连用 3 天，或使用地塞米松 10.8mg/d。7 月 30 日—8 月 1 日与 8 月 3 日—8 月 9 日，联用甲泼尼龙 40mg + 地塞米松 5～10mg，根据等效剂量甲泼尼龙 40mg 相当于地塞米松 7.5mg，两者联用超出诊治建议推荐剂量，会增加不良反应发生的风险，故联用不合理。

2. 中药方剂②的使用分析

（1）中药方剂②为四逆散加减，具有调和肝脾、透邪解郁，疏肝理脾之功效，主治阳郁厥逆证。

（2）在四逆散基础上，方中加用鸡内金、焦山楂健脾消食，砂仁化湿开胃、温脾止泻，小儿为纯阳之体，针对小儿易积食的体质特点；紫草功能清热凉血；荆芥、防风能够祛风解表，外散表邪；炙甘草调和诸药。

（3）根据患儿紫癜基本消退，未诉腹痛、关节痛，辨证证型为血热妄行兼血瘀，应用清热凉血、活血方对症治疗。方中虽有紫草凉血，但用量甚小。

（4）该方适合于脾胃不和、有食积的患儿，不适用于本患儿，故选方不合理。

3. 抗凝治疗方案分析 该患儿抗凝治疗方案不适宜。

（1）根据卫生部办公厅 2010 年颁布的《过敏性紫癜等 6 种疾病诊疗指南》指出，本病可有纤维蛋白原沉积、血小板沉积及血管内凝血的表现，故近年来有使用肝素的报道。剂量为肝素钠 120～150IU/kg 加入 10% 葡萄糖溶液 100ml 中静脉滴注，每日 1 次，连续 5 天，或肝素钙 10IU/（kg•次），皮下注射，每日 2 次，连续 7 天。也有推荐使用尿激酶 2 500IU/kg。

（2）低分子肝素钙注射液应通过皮下注射给药，结合指南的推荐剂量，患者的抗凝给药方案应为低分子肝素钙注射液 360IU i.h. b.i.d.。因此低分子肝素钙注射液 3 600IU + 0.9% 氯化钠注射 100ml i.v.gtt. q.d. 的给药方案不合理。

4. 使用注射用奥美拉唑钠适宜性分析 该患者使用注射用奥美拉唑钠不适宜。

（1）根据《质子泵抑制剂临床应用指导原则（2020 年版）》，注射用奥美拉唑钠为质子泵抑制剂，适应证包括：消化性溃疡出血、吻合口溃疡出血；应激状态时并发的急性胃黏膜损害、非甾体抗炎药引起的急性胃黏膜损伤；主要用于口服疗法不适用时，十二指肠溃疡、胃溃疡、反流性食管炎及佐林格 - 埃利森综合征的替代疗法。该患者未出现以上适应证相关症状，不需要使用。

（2）注射用奥美拉唑钠能显著升高胃内 pH，可能影响许多药物的吸收，且抑制胃酸分泌的作用强，时间长，故应用本品时不宜同时再使用其他抗酸剂或抑酸剂，故不可与西咪替丁注射液同时使用。

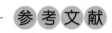

参 考 文 献

[1] 中华医学会儿科学分会肾脏学组. 紫癜性肾炎诊治循证指南（2016）[J]. 中华儿科杂志，2017，55（9）：647-651.

[2] 刘德滢，鲁莹，刘敏，等. 过敏性紫癜的发病机制及糖皮质激素在治疗中的地位 [J]. 中华风湿病学杂志，2014，18（9）：640-642.

[3] CHARTPISAK W, OPASTIRAKU S, WILLIS N S, et al. Prevention and treatment of renal disease in Henoch-Schonlein purpura: a sysematic review[J]. Arch Dis Child, 2009, 94（2）: 132-137.

[4] 质子泵抑制剂预防性应用专家共识写作组. 质子泵抑制剂预防性应用专家共识（2018）. 中国医师杂志，2018，20（12）：1775-1781.